F. Séquin · R. Texhammar

Das AO-Instrumentarium

Anwendung und Wartung

Einleitung und wissenschaftliche Hinweise
von H. Willenegger

Mit über 1300 Abbildungen
und 17 Arbeitsblättern

Springer-Verlag
Berlin · Heidelberg · New York 1980

Fridolin Séquin
Rigmor Texhammar
AO International
Murtenstraße 35
CH-3008 Bern

ISBN 3-540-10173-X Springer-Verlag Berlin Heidelberg New York
ISBN 0-387-10173-X Springer-Verlag New York Heidelberg Berlin

CIP-Kurztitelaufnahme der Deutschen Bibliothek
Séquin, Fridolin: Das AO-Instrumentarium: Anwendung u. Wartung / Fridolin Séquin; Rigmor Texhammar.
Berlin, Heidelberg, New York: Springer, 1980
ISBN 3-540-10173-X (Berlin, Heidelberg, New York)
ISBN 0-387-10173-X (New York, Heidelberg, Berlin)
NE: Texhammar, Rigmor

Printed in Germany

Satz, Druck und Bindearbeiten: Konrad Triltsch, Graphischer Betrieb, 8700 Würzburg.
2124/3130-543210

Geleitwort

Während ihrer 20jährigen Tätigkeit konnte sich die Arbeitsgemeinschaft für Osteosynthesefragen (AO) als wesentlicher Mitträger in die Entwicklung der Osteosynthese einschalten. Durch enge Zusammenarbeit zwischen Chirurgie, Grundlagenforschung, Metallurgie, Technik und klinischen Nachkontrollen gelang es, der Osteosynthese eine solide wissenschaftliche Basis zu verschaffen, sie zu standardisieren und die verschiedenen Arten von Osteosynthesen klar zu definieren: interfragmentäre Kompression, innere Schienung, Abstützung, sowie die Kombination dieser 3 Prinzipien. Gleichzeitig wurde auf dieser Basis ein wissenschaftlich und handwerklich fundiertes Instrumentarium erarbeitet, von der Idee geleitet, die Diversifikation eher in engen Grenzen zu halten, die Zusammensetzung aber doch umfassend genug zu gestalten, um damit alle Probleme lösen zu können, die sich aus der Vielfältigkeit der Operationen am Knochen ergeben.

In ihrer Bewertung ist die Osteosynthese als schwierige und anspruchsvolle Operationsmethode einzustufen. Sie stellt nicht nur an den Operateur, sondern auch an das Operationspersonal hohe Anforderungen. Darum bestand schon längere Zeit der Plan, als Ergänzung zum „Manual der Osteosynthese" und für das Operationspersonal eine ausführliche Beschreibung des AO-Instrumentariums, dessen Anwendung und Wartung herauszugeben.

Unser Mitarbeiter, Dipl.-Ing. Fridolin Séquin, hat sich dieser Aufgabe mit großer Sachkenntnis gewidmet. Viele Jahre organisierte er Ausbildungskurse für Operationsschwestern und konnte die dort gesammelten Erfahrungen und Anregungen mitberücksichtigen. Als Schwester Rigmor Texhammar vor 3 Jahren in die AO-International aufgenommen wurde, war es naheliegend, sie als Mitautorin heranzuziehen. Ihre langjährige Spitalpraxis als Operationsschwester und ihre jetzige Tätigkeit als Instruktorin bei Kursen und in Spitälern haben dazu beigetragen, den Erwartungen und Wünschen des Operationspersonals noch besser nachzukommen.

Wir glauben, daß die Autoren dieses Ziel in hohem Maße erreicht haben und wünschen dem übersichtlichen und handlichen Buch nicht nur beim Operationspersonal, sondern auch bei den Ärzten als Vademecum und Nachschlagwerk weite Verbreitung.

Bern, im August 1980

M. E. MÜLLER · M. ALLGÖWER
R. SCHNEIDER · H. WILLENEGGER

Vorwort

Der Wunsch nach einer Anleitung für die praktische Anwendung ist ebenso alt wie das AO-Instrumentarium selbst. An allen Kursen für Ärzte und für OP-Personal wurde immer wieder die stereotype Frage an uns gerichtet: „Sind die Vorträge über das Instrumentarium und über seine Anwendung und Pflege nicht schriftlich erhältlich?“
Zweck und Ziel dieses Buches sind damit bereits umschrieben. Es soll *allen* Mitarbeitern des Operationsteams neben den Zielen und Prinzipien der AO-Technik eine umfassende Kenntnis des AO-Instrumentariums und seiner Anwendung vermitteln. Nach Themen aufgegliedert und als „Bilderbuch“ gestaltet, kann es als Nachschlagewerk und Manual dienen. Die lose beigelegten Tabellen für das Bereitstellen der Instrumente im OP sind als Checklisten gedacht. Selbstverständlich wurden das „Manual der Osteosynthese“ (Müller, Allgöwer, Schneider, Willenegger; Springer 1969 und 1977) und das Buch „Periphere Osteosynthesen“ (Heim, Pfeiffer; Springer 1972) als Grundlagen hinzugezogen. In beiden wird die medizinische Seite der Osteosynthese ausführlich dargestellt, doch kommt die Kenntnis des Instrumentariums zu kurz. In dieser Hinsicht soll „das AO-Instrumentarium“ diese Bücher ergänzen.
Den Herren Professoren R. Schneider, W. Bandi, S. Weller, H. Willenegger und den Doktoren U. Heim, P. Matter, S. Perren danken wir herzlich für Anregungen, Rat und Kritik. Zu Dank verpflichtet sind wir aber auch den beiden Fotografinnen Ursula von Allmen und Lotti Schwendener, der Schwester Renate Schenkel und ihren Mitarbeiterinnen vom OP des Lindenhofspitals, Bern, sowie Herrn K. Oberli, welcher einen großen Teil der Zeichnungen ausgeführt hat.
Unter den vielen anderen Helfern, die hier nicht alle namentlich erwähnt werden können, danken wir speziell den geduldigen Sekretärinnen, die viele Abschnitte des Manuskriptes ungezählte Male neu schreiben mußten.
Dem Verlag danken wir für die verständnisvolle Zusammenarbeit und die tadellose Gestaltung dieses Buches.

Bern, Herbst 1980 F. Séquin · R. Texhammar

Inhaltsverzeichnis

III Praktischer Teil

17 lose Arbeitsblätter in einer Einstecktasche auf der dritten Einbandseite

Einleitung

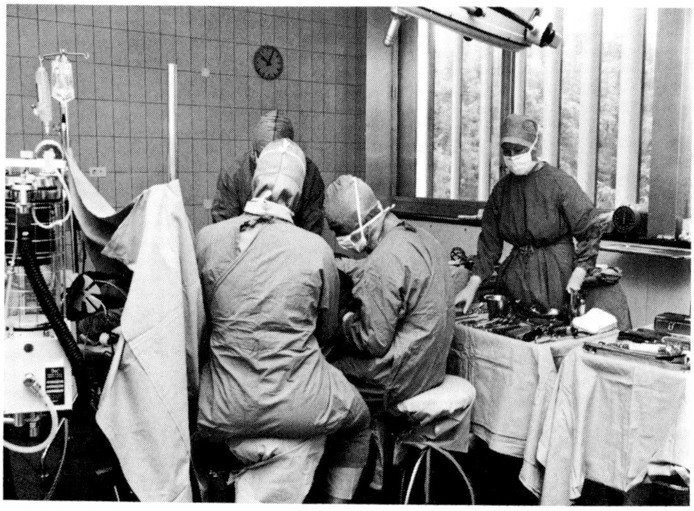

Der *chirurgische Eingriff* ist ein „Teamwork". Jeder daran Beteiligte hat eine bestimmte Aufgabe. Die Zusammenarbeit beginnt bereits *vor* der Operation. Die Ärzte besprechen die Indikation und planen den Eingriff in Zusammenarbeit mit dem verantwortlichen Operationspersonal.
Für den speziellen Fall der *Osteosynthese* sind die Anforderungen besonders groß, weil das benötigte Instrumentarium in der Regel viel umfangreicher ist als z. B. in der Abdominalchirurgie. Auch das Operationspersonal muß den Ablauf der Operation kennen. Für jede Art Osteosynthese sind eine ganze Reihe von bestimmten Implantaten und Instrumenten bereitzustellen. Ebenso wichtig ist das richtige Handhaben der Instrumente, das in allen Einzelheiten bekannt sein muß, wie z. B. das Montieren der Instrumente zum Ein- oder Ausschlagen eines Marknagels.
In den letzten 20 Jahren sind neben den AO-Kursen für Ärzte auch spezielle *Instruktionskurse für das Operationspersonal* durchgeführt worden. Bei diesen Kursen lag das Schwergewicht auf der technischen Schulung. Von seiten des Operationspersonals wurde aber immer wieder der Wunsch geäußert, auch bestimmte Einblicke in ärztliche und wissenschaftliche Belange zu erhalten, im Bestreben, das AO-Instrumentarium auch in seiner klinischen Bedeutung kennenzulernen. Die zusätzlichen Interessengebiete bezogen sich hauptsächlich auf die Entstehungsgründe der AO, auf die Zielsetzung der Osteosynthese, auf die Heilvorgänge am Knochen, auf die Ursachen von eventuellen Mißerfolgen; oft bezogen sich die Fragen auch auf die Dokumentation.

In diesem Sinne bildet das vorliegende Buch eine *Ergänzung* zum „Manual der Osteosynthese". Es beinhaltet

- Einblicke in wissenschaftliche und klinische Belange
- eine genaue Beschreibung der einzelnen Implantate und Instrumente
- ausführliche Angaben über die Art und Weise, wie die einzelnen Implantate und Instrumente zu handhaben sind und eingesetzt werden
- Vorschriften über deren Pflege und Wartung.

Je gründlicher auch das Operationspersonal mit dem AO-Instrumentarium vertraut ist und dessen Anwendung kennt, um so mehr kann auch von dieser Seite zum guten Gelingen einer Osteosynthese und zur Vermeidung methodisch bedingter Mißerfolge beigetragen werden. Es ist dies ein echtes Anliegen von seiten der Ärzteschaft, dessen Bedeutung für die Zusammenarbeit im Operationsbetrieb nicht genug hervorgehoben werden kann!
Gänzlich im Verantwortungsbereich des Operationspersonals liegen *Pflege* und *Wartung*. Je genauer die entsprechenden Anweisungen befolgt werden und je mehr Sorgfalt darauf verwendet wird, um so länger bleiben Qualität und Präzision des AO-Instrumentariums erhalten und um so seltener sind Reparaturen und Ersatz. In dieser Hinsicht lohnen sich Mühe und persönliches Engagement!

I Ärztliche und wissenschaftliche Hinweise

H. Willenegger

1 Entstehung und Zielsetzung der AO

„AO" heißt „**A**rbeitsgemeinschaft für **O**steosynthesefragen".
Die *Osteosynthese* ist eine *Operationsmethode*. Die Silbe „osteo-" bedeutet Knochen; „synthese" heißt zusammensetzen.
Im Jahre 1958 haben sich einige Schweizer Chirurgen zu dieser *Arbeitsgemeinschaft* zusammengeschlossen mit dem Ziel, den damaligen Stand der Osteosynthese zu verbessern und weiterzuentwickeln. Wohl hatte man schon einige Jahrzehnte früher erkannt, daß viele Probleme in der Knochenchirurgie nur auf operativem Wege gelöst werden können, indem man gebrochenen oder durchtrennten (Osteotomie) Knochen unter Sicht reponiert und mit Implantaten oder in bestimmten Fällen mit einem äußeren Festhalter fixiert. Aber es gab nur wenige zuverlässige Methoden, wie z. B. die Marknagelung nach Küntscher. Demgegenüber waren viele der *damals angewandten Osteosynthesen* mit *Schwierigkeiten* und *Mißerfolgen* belastet, wie es der nachfolgende Fall aus den Fünfziger Jahren – einer von vielen – illustriert:

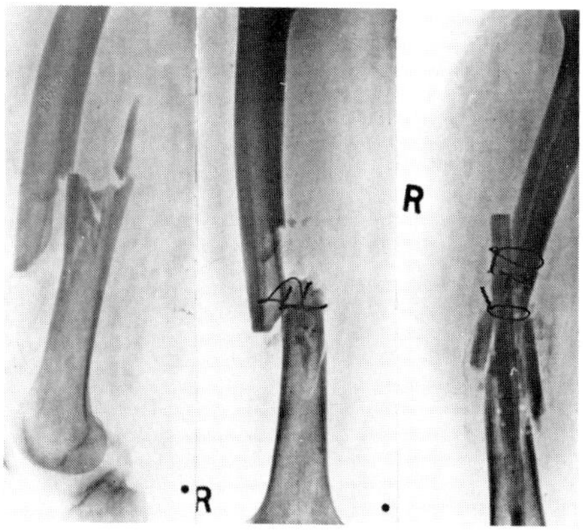

Geschlossene Oberschenkelfraktur bei einem jüngeren Mann. Erfolglose Behandlung im Zug während 11 Wochen.
Im Auseinanderklaffen der Fragmente erblickte man die Hauptursache für das Ausbleiben der Knochenheilung. Darum wurden die Fraktur operativ freigelegt, die Fragmente aneinandergelegt und mit einer Drahtcerclage zusammengehalten. Wegen *Instabilität der Cerclage* zusätzlicher Beckengips mit Einschluß des Hüft- und Kniegelenks; denn zur Knochenheilung genügt die bloße Adaptation der Fragmente nicht, sondern es ist auch ein hoher Grad an Ruhigstellung notwendig.
5 Monate später war die Fraktur immer noch beweglich. Als Ursache wurde jetzt ein Mangel an osteogenetischer (knochenbildender) Aktivität in Betracht gezogen. Darum wurden in einem weiteren Eingriff Knochenspäne eingesetzt, in der Erwartung, daß sie die Knochenneubildung anregen. Wiederum wurde das Ganze mit einer Drahtcerclage festgehalten und ein Beckengips angelegt.
Doch auch diese zweite Operation führte zum Mißerfolg. Seit der Fraktur war bereits mehr als 1 Jahr verstrichen. Überdies mußte der Patient Schäden in Kauf nehmen, die unter den Begriff „Frakturkrankheit" fallen: beträchtliche Versteifung des Kniegelenks, Muskelschwund und Zirkulationsstörungen – alles Folgen der monatelangen Ruhigstellung.

Dieser Einzelfall ist für die damalige Situation repräsentativ: *Notwendigkeit* der Osteosynthese auf der einen, *Fehlleistungen* auf der anderen Seite! Solche Behandlungsfälle drängten auf eine Lösung, wollte man nicht weiterhin auf dem Stand unbefriedigender Osteosynthesen verharren. Der Weg, aus diesem Dilemma herauszukommen, war an sich naheliegend: weit mehr als bisher mußte man den *Ursachen dieser Mißerfolge* nachgehen, und darin lag das *Hauptmotiv für die Entstehung der AO*. Zunächst war abzuklären, wie sich die Knochenheilung unter Osteosynthesebedingungen vollzieht. Bereits bekannte Ergebnisse der Grundlagenforschung wurden aufgegriffen und eine Reihe von neuen Studien in Angriff genommen. In diesem Bestreben hat die Schweizer AO ein eigenes Forschungsinstitut in Davos aufgebaut, das heute über 40 Mitarbeiter aufweist. Darüber hinaus werden regelmäßige Verbindungen mit weiteren Forschungsstätten in der Schweiz, in Deutschland und einigen anderen Ländern unterhalten.

Das hervorstechendste Ergebnis dieser Forschungen war die Forderung nach *Stabilität*. Schon bald stand fest, daß nur von einer stabilen Osteosynthese in regelmäßiger Folge gute Heilergebnisse zu erwarten waren. Die bloße Adaptation der Fragmente genügt nicht, ganz abgesehen von der zusätzlichen Notwendigkeit eines langdauernden Gipsverbandes. In diesem Sinne haben die Bemühungen der AO entscheidend dazu beigetragen, das vorwiegend handwerkliche Denken zu verlassen und zur Durchführung erfolgreicher Osteosynthesen eine klare wissenschaftliche Basis zu schaffen.

Gleichzeitig wurde es notwendig, ein *Instrumentarium* zu entwickeln, das mit den wissenschaftlichen Erkenntnissen übereinstimmt. Dazu wurde eine Technische Kommission gebildet. Ihre Tätigkeit begann damit, in enger Verbindung von Ärzten, Wissenschaftlern und Produzenten bereits bestehende Implantate und Instrumente technisch zu verbessern und Neues zu entwickeln. Insbesondere für die Implantate sind bloße Studien am Reißbrett und in der Werkstatt ungenügend. Deren Form und Größe muß auch am Objekt selber, d. h. am tierischen und menschlichen Knochen, überprüft werden. Erst daraus ergeben sich endgültige Hinweise für die definitive Gestaltung der Implantate.

Auch metallurgische Anforderungen müssen erfüllt werden: z. B. die Verträglichkeit der Implantate im Körper; Verformbarkeit (Duktilität) ohne Festigkeitseinbuße, um die Platten während der Operation an die Knochenoberfläche anzupassen. Hat ein Implantat die technischen, biologischen und metallurgischen Anforderungen erfüllt, so wird es von der Technischen Kommission genehmigt.

Dann werden Prototypen zur klinischen Prüfung in AO-Kliniken hergestellt. Bewährung in der Praxis wird nicht nur für die Implantate, sondern für das gesamte Instrumentarium verlangt. Erst unter dieser Voraussetzung wird die Serienproduktion freigegeben. Auf diese Weise ist die AO imstande, ein einheitliches und vollständiges Instrumentarium anzubieten, das mit der medizinischen Entwicklung Schritt hält. Allein schon mit den Standard-Instrumentarien lassen sich fast alle Behandlungsprobleme, die eine Osteosynthese erfordern, lösen. Außerdem stehen für spezielle Fälle eine Reihe von Ergänzungsimplantaten und -instrumenten zur Verfügung.

Ein weiteres Anliegen der AO ist die *Dokumentation*. Um eine Operationsmethode zu bewerten, gibt es nur *ein* schlüssiges Kriterium: das definitive Behandlungsergebnis! Darum werden eine möglichst große Zahl von operierten Patienten nachuntersucht und die Befunde ausgewertet. Zu diesem Zwecke unterhält die Schweizer AO ein Dokumentationszentrum in Bern, wo die Untersuchungsbefunde erfaßt werden. Die entsprechenden Unterlagen stehen allen Ärzten, die sich für solche Studien interessieren, zur Verfügung.

Jede *Entwicklung in der Chirurgie* hat ihre *Vorläufer* und basiert auf dieser oder jener Pionierleistung. Dies gilt auch für die Osteosynthese, in deren Entwicklungsprozeß sich die AO als wesentlicher Mitträger einschalten konnte. Entscheidend dafür war die Erkenntnis, daß es nur durch eine Verbindung zwischen Grundlagenforschung, Technik, Klinik und Nachkontrolle möglich ist, die nötige Basis zu finden, um die Osteosynthese zu einer sicheren und erfolgreichen Operationsmethode zu gestalten. Mit diesen wenigen Sätzen läßt sich das Wesen der AO wohl am besten ausdrücken.

Analog der Schweizer AO haben sich im Verlauf der Sechziger und Siebziger Jahre auch in *anderen Ländern AO-Gruppen* gebildet: zunächst in Italien, der Bundesrepublik Deutschland und in Österreich, dann auch in Spanien, Norwegen, Mexiko, in der DDR und in Belgien. Damit konnte sich das gemeinsame Werk auf eine immer breitere Basis stützen. Dies hat sich in doppelter Hinsicht ausgewirkt: auf der einen Seite wuchsen die wissenschaftlichen Kenntnisse und klinischen Erfahrungen, die in zahlreichen Zeitschriften und Büchern internationale Verbreitung fanden. Auf der anderen Seite sah sich die AO immer mehr vor die Aufgabe gestellt, ihre Kenntnisse und Erfahrungen mit der Osteosynthese auch direkt zu vermitteln. Vor diesem Hintergrund haben die bekannten AO-Kurse, die in der Schweiz ihren Anfang nahmen, auch in anderen Ländern vielfachen Eingang gefunden. Der Umfang dieser Tätigkeit geht aus den nachstehenden Zahlen hervor:

Kurse für Ärzte:		
1960–1979:	28 in der Schweiz (Davos)	10 266 Teilnehmer
1965–1979:	103 in 32 weiteren Ländern	13 134 Teilnehmer
Total	131 Kurse	23 400 Teilnehmer
Kurse für Operationspersonal:		
1963–1979:	29 in der Schweiz	2 088 Teilnehmer
1965–1979:	127 in 23 weiteren Ländern	13 612 Teilnehmer
Total	156 Kurse	15 700 Teilnehmer

Im Jahre 1973 ist die *AO-International* entstanden. Ihre Aufgabe liegt in erster Linie darin, das Wissens- und Erfahrensgut der AO überall dort zu vermitteln, wo solche Kontakte gesucht werden. Zur Zeit bestehen regelmäßige Verbindungen mit Kliniken in rund 80 Ländern aller 5 Kontinente. Sie umfaßt nur wenige Personen und ist zusammen mit der AO-Dokumentation, Unterrichts- und Demonstrationsräumen in einem Gebäude der Universität Bern untergebracht. Die wichtigsten Aktivitäten der AO-International seien kurz genannt:

- Mitarbeit bei AO-Kursen, welche in den verschiedenen Ländern von Fachgesellschaften, Universitätskliniken, gelegentlich auch von Gesundheitsbehörden organisiert werden. Es handelt sich dabei um Basiskurse, Kurse für Fortgeschrittene, Werkstattkurse mit vorwiegend praktischen Übungen und Symposien für Ärzte, sowie auch spezielle Instruktionskurse für das Operationspersonal.
- Vermittlung von AO-Stipendien an Fachärzte zur Ausbildung in einer AO-Klinik. Analoge Möglichkeiten gibt es neuerdings auch für das Operationspersonal.
- Delegierung von AO-Ärzten an Kliniken, um die Einführung der von der AO entwickelten Osteosynthesemethoden durch persönliche Mitarbeit und Assistenz zu unterstützen. Analogen Zielen dient die Delegierung einer Operationsschwester, welche in der AO-International tätig ist.

2 Knochenheilung

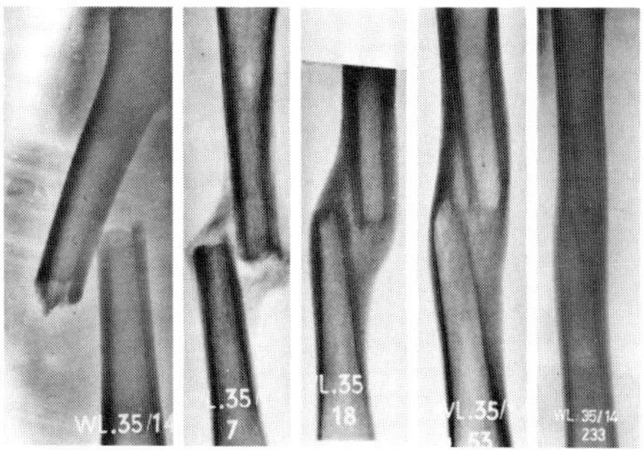

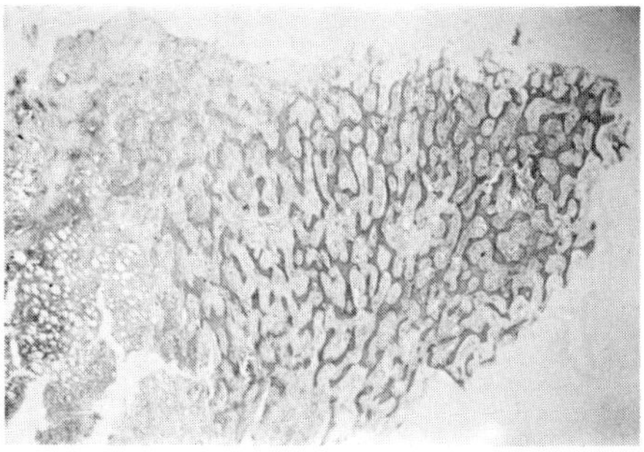

Oberschenkelfraktur bei 16jährigem Knaben. *Konservative* Behandlung im Zug.
Zuerst Bildung eines wolkigen Kallus (b), der noch nicht fest ist; mikroskopisch besteht er aus Knochenbälkchen (f).
Durch zunehmende Knochenbildung wird der wolkige Kallus zum Fixationskallus (c); die Fraktur wird fest und belastungsfähig. Unter dem Schutz des Fixationskallus wird die Kortikalis umgebaut (d, e). Dabei hat der Knochen die Tendenz, seine normale Form und Gestalt zurückzugewinnen. Im Wachstumsalter ist diese Tendenz besonders groß, beim Erwachsenen ist sie weniger ausgeprägt.
(Die Zahlen bedeuten Wochen nach Fraktur.)

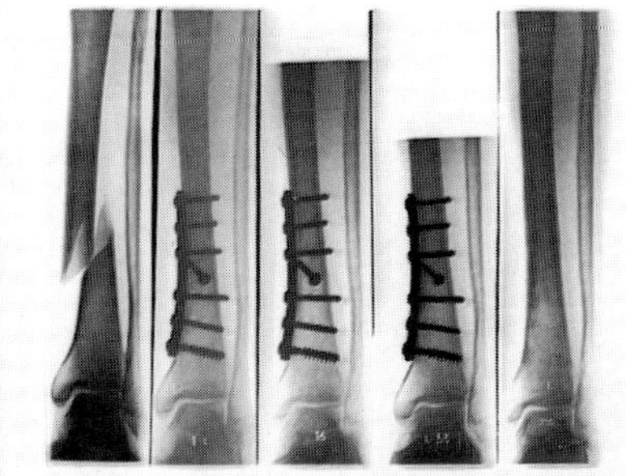

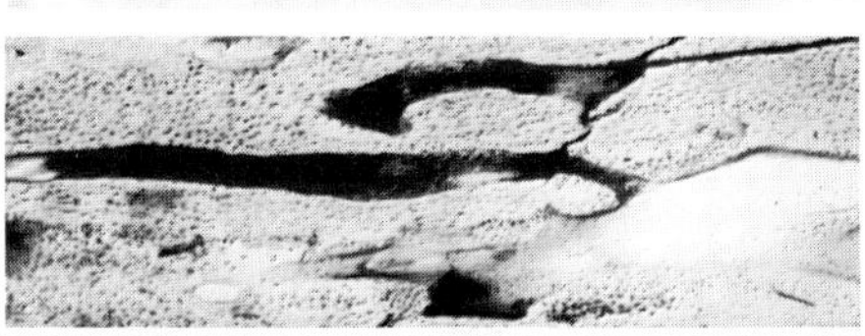

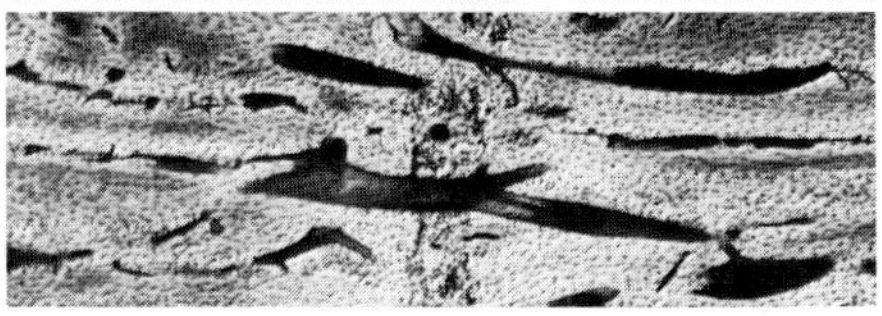

Kurze Schrägfraktur im unteren Drittel der *Tibia* bei 25jährigem Mann. *Korrekte Osteosynthese* mit Zugschraube und Neutralisationsplatte.
Das Entscheidende dieser Art Osteosynthese liegt darin, daß sie zu einer *interfragmentären Kompression* führt. Dadurch entsteht ein so hoher Grad an Stabilität, daß die Knochenfragmente fest aneinanderliegen und sich nicht mehr gegenseitig verschieben können.
Unter diesen Umständen erfolgt eine sog. *primäre Knochenheilung*, im Röntgenbild an der fehlenden Kallusbildung erkenntlich. Träger dieser Art Knochenheilung sind die Osteone. Dies sind die Bauelemente der Kortikalis; sie bestehen aus einem Gefäßkanal, darum herum konzentrische Knochenlamellen. Bei direkter Berührung der Kortikalisfragmente wachsen die Osteone direkt von einem Fragment in das andere hinüber (Kontaktheilung). Ist an anderen Stellen ein ganz kleiner Spalt zurückgeblieben, dann bildet sich zuerst eine „Knochennarbe", und erst dann wird die Frakturstelle von Osteonen „verzapft" (Spaltheilung).

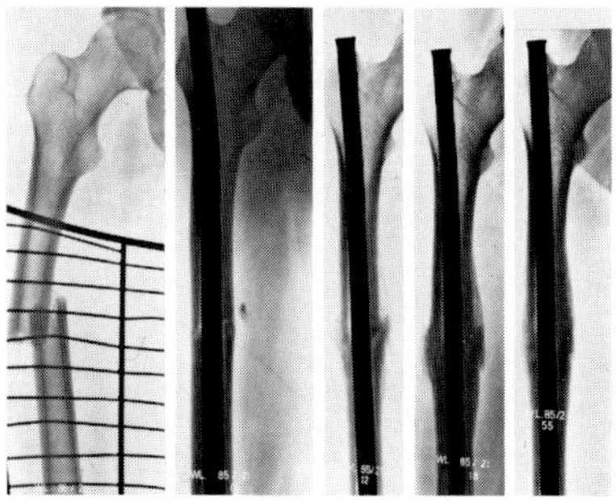

Die *Marknagelung* zeigt in der Regel nicht die Stabilität, welche zu einer primären Knochenheilung führt. Sie ist aber sehr widerstandsfähig und gestattet normalerweise eine frühzeitige Belastung.
Sie erzeugt keine interfragmentäre Kompression. Wenigstens anfänglich bleibt eine minimale Beweglichkeit im Frakturbereich zurück, so daß die Marknagelung fast immer mit einer mehr oder weniger ausgeprägten Kallusbildung verbunden ist.

3 Die erfolgreiche Osteosynthese

Wichtigste Voraussetzung sind *anatomische Reposition* und *Stabilität*. Ganz besonders wichtig ist die anatomische Reposition bei allen Osteosynthesen, die eine interfragmentäre Kompression verlangen, also bei Verschraubung und Verplattung.
Ungestörte Knochenheilung ist nicht das eigentliche Ziel der Osteosynthese. Das Entscheidende liegt in der bestmöglichen *funktionellen Wiederherstellung*. Ideal ist das seitengleiche Funktionsresultat. Um dieses Ziel zu erreichen, muß die – an sich stabile – Osteosynthese so viel Festigkeit aufweisen, daß der Patient schon nach Abschluß der Operation aktiv bewegen kann. Die *gipsfreie Nachbehandlung* nach Osteosynthese gilt als grundsätzliche Regel.

Beispiele von *stabilen Osteosynthesen*:
Notfallmäßige *Marknagelung* bei Tibia-Querfraktur.
Schon wenige Tage nach der Operation konnte der Patient mit Belastungsübungen beginnen. Nach 3–4 Wochen war er ohne Stock gehfähig.
Klinikaufenthalt 1 Woche.

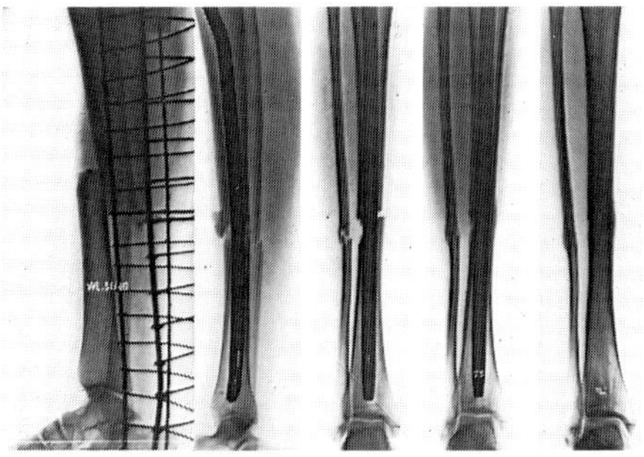

Notfallmäßige *Verplattung* eines Querbruchs beider Vorderarmknochen. Nach exakter anatomischer Repostion wurden die Fragmente mit einer Spanngleitloch-Platte unter Druck gesetzt.
Sofort nach der Operation konnte der Patient im Rahmen des natürlichen Schonbedürfnisses aktiv bewegen. Ein Gipsverband wurde nie angelegt. Nach 4 Wochen waren die Drehbewegungen im Vorderarm sowie die Hand- und Ellenbogenbeweglichkeit in vollem Umfang zurückgekehrt.
Klinikaufenthalt 9 Tage.

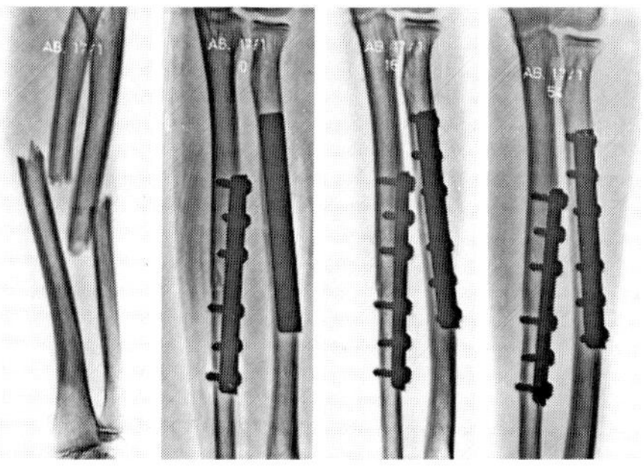

Notfallmäßige *Osteosynthese bei Y-Fraktur* am distalen Femurende.
Bei dieser Osteosynthese sind 2 Phasen zu unterscheiden: a) Zuerst werden die beiden Kondylenfragmente exakt reponiert und mit Hilfe einer Spongiosaschraube, die als Zugschraube eingesetzt wird, gegeneinander fixiert. Nur eine Osteosynthese erlaubt die so wichtige anatomische Wiederherstellung der Gelenkfläche. b) Dann wird das wiederhergestellte Kondylenmassiv mit dem Femurschaft in Verbindung gebracht, wobei ebenfalls eine interfragmentäre Kompression erzeugt wird.
Sofort nach der Operation konnte der Patient mit aktiven Bewegungsübungen beginnen. Bei den intraartikulären Frakturen ist die gipsfreie Nachbehandlung besonders wichtig. Bereits nach 4 Wochen zeigte das Kniegelenk volle Beugefunktion.
Klinikaufenthalt 12 Tage.

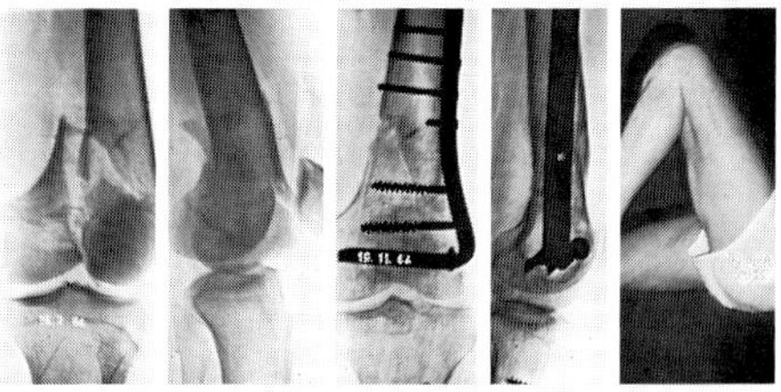

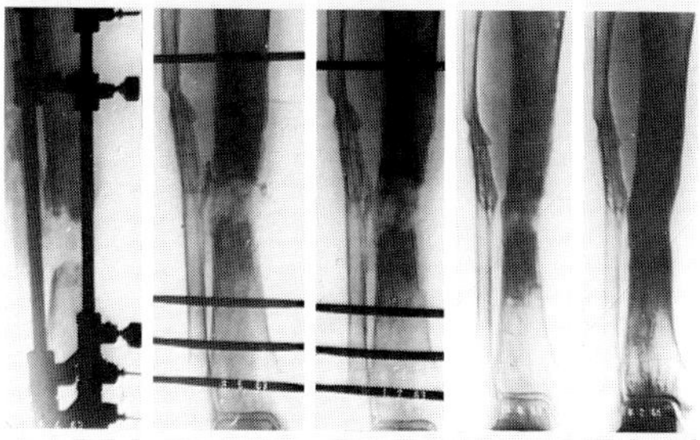

Defektpseudarthrose an der Tibia als Folge einer infizierten Fraktur.
Nach Entfernung des infizierten Knochens kam die Infektion zur Ruhe, Knochen und Weichteile zeigten gute Durchblutung. Damit waren die Voraussetzungen zur endgültigen Sanierung erfüllt. Manchmal sind mehrere kleine Eingriffe erforderlich, um dieses Ziel zu erreichen.
Die Operation bestand in folgendem: a) Osteosynthese mittels *Fixateur externe*, zur Abstützung und Stabilisierung des defekten Knochens. b) Auffüllen des Knochendefektes mit körpereigener Spongiosa.
Ungestörte Heilung.

Knochen ist *lebendes Gewebe* und steht in enger Gefäßverbindung mit dem umgebenden Weichteilmantel. Darum muß bei jeder Osteosynthese auf das Sorgfältigste darauf geachtet werden, daß die Blutversorgung des Knochens bestmöglich erhalten bleibt. Dies wird dadurch erreicht, daß man einerseits den Knochen nur gerade so weit freilegt, um die Reposition beurteilen und das Implantat einsetzen zu können; andererseits erfordern auch die Weichteile schonende Behandlung. *Sorgfältige operative Arbeit am Knochen – schonende Weichteiltechnik!*

Nach jeder Osteosynthese ist eine Saugdrainage einzusetzen. Sie verfolgt einen doppelten Zweck: a) Durch das Entfernen von Blutansammlungen wird die Bildung von Gefäßbrücken zwischen Knochen und Weichteilmantel gefördert, was die Knochenheilung begünstigt. b) Untersuchungen haben ferner gezeigt, daß etwa $^1/_5$ bis $^1/_4$ aller postoperativen Hämatome Bakterien enthalten. Werden die Hämatome als Keimträger durch Absaugen entfernt, so leistet man damit einen Beitrag zur Herabsetzung der Infektionsgefahr.

Bei der Osteosynthese können die Anforderungen an die *Asepsis* nicht hoch genug gestellt werden. Jede Wundinfektion nach Osteosynthese ist folgenschwer. Die Sanierung ist ein langwieriger Prozeß, der oft wiederholte Eingriffe erfordert und den Patienten schwer belastet. Auch besteht die Gefahr, daß das funktionelle Endresultat beeinträchtigt ist.

Unter Asepsis versteht man die Gesamtheit aller Maßnahmen, welche das Eindringen von Infektionskeimen in die Operationswunde zu verhindern suchen. Nach wie vor bezieht sich die Durchführung einer wirksamen Asepsis auf die drei klassischen Prinzipien, wie sie zur Zeit von Semmelweis und Lister in der zweiten Hälfte des letzten Jahrhunderts entwickelt worden sind:

a) Sterilisation
b) Desinfektion
c) aseptisches Verhalten, was in erster Linie Verantwortungsbewußtsein und Disziplin bedeutet.

Jeder Mensch ist mehr oder weniger ausgeprägter Keimträger. Der im Operationsbetrieb Tätige muß sich dessen besonders bewußt sein. Er hat bestimmte *Pflichten* zu erfüllen:

- jedes überflüssige Hin und Her im Operationssaal ist zu vermeiden: keine Schritte zuviel; rechtzeitige und vollständige Bereitstellung der Instrumente und Geräte; richtige und endgültige Lagerung des Patienten im Vorbereitungsraum, nicht erst im Operationssaal (Vorbereitung des Patienten s. S. 233);
- steriles Einkleiden, Haar-, Nasen- und Mundschutz, um die Abgabe von Keimen in die Umgebung zu vermeiden;
- sich stets so verhalten, daß eine zusätzliche Verkeimung des Körpers vermieden wird. z. B. das Tragen von Gummihandschuhen beim Umgang mit septischem Material;
- Fernbleiben vom Operationsbetrieb bei Infektionsherd am eigenen Körper.

Ein Problem, das heute so gut wie alle Kliniken der Welt in hohem Maße beschäftigt, ist der *Hospitalismus*. Man versteht darunter die Verkeimung mit Antibiotika-resistenten Erregern, welche im Spital selber entstehen. Gefürchtet sind vor allem die gramnegativen Keime wie Pseudomonas, Proteus, Klebsiellen. Ihre Hauptgefahr liegt darin, daß Patienten erst in der Klinik damit infiziert werden und nicht selten in einen lebensbedrohenden Zustand geraten. Dieser Gefahr besonders ausgesetzt sind Patienten, die unter Intensivpflege stehen. Dazu gehören z. B. Polytraumatisierte, also Patienten, die man sonst mit den heute verfügbaren Behandlungsmaßnahmen heilen könnte. Bei der postoperativen Wundinfektion nach Osteosynthese treten die gramnegativen Keime zurück. Haupterreger sind immer noch die grampositiven Staphylokokken, unter denen es auch schon viele Antibiotika-resistente Stämme gibt.

Betrachtet man die *Bekämpfung der Wundinfektion* aus der Sicht der Klinik, dann steht man vor einem umfassenden Problem, das sich nicht allein auf den Operationstrakt beschränkt. Entsprechende Maßnahmen müssen sich auf die ganze Klinik beziehen, wie z. B. die Bekämpfung des Hospitalismus an der Quelle (Reduktion der Antibiotika), den Verhältnissen angepaßtes Reinigungs- und Desinfektionssystem. Allein schon damit, zusammen mit diszipliniertem Verhalten, lassen sich Wundinfektionen nach Osteosynthese auf ein Minimum senken. Wichtige Aspekte ergeben sich schon bei der Planung von Operationsabteilungen. Reinluftanlagen werden vor allem in der orthopädischen Chirurgie diskutiert und als Ergänzung zu allen übrigen Maßnahmen bewertet.

4 Die Mißerfolge nach Osteosynthese

Infektion und *Instabilität* sind weitaus die häufigsten Ursachen für die Mißerfolge nach Osteosynthese.
Auch unter besten aseptischen Bedingungen kann die Gefahr einer Wundinfektion nicht gänzlich eliminiert werden. Bei strikter Einhaltung aller Regeln der Asepsis ist es aber möglich, die Infektionsrate unter 1–2% zu halten. Bei höheren Infektionsraten ist die Anwendung der Osteosynthese in Frage zu stellen.
Im Gegensatz zur Infektion ist die *Instabilität* eine *vermeidbare Komplikation*, vorausgesetzt, daß man den wissenschaftlichen Hintergrund kennt, die Operationstechnik beherrscht und ein Instrumentarium zur Verfügung hat, das den hohen Anforderungen genügt.
Die drei nachfolgenden Fälle zeigen das Wesen und den ungünstigen Ausgang von unstabilen Osteosynthesen:

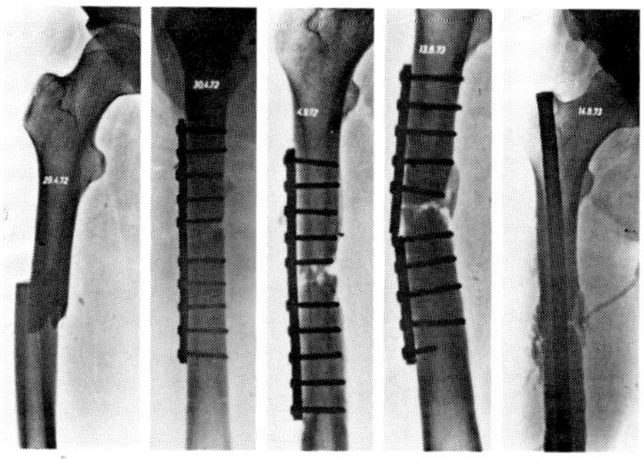

Fall mit *Plattenbruch*
Geschlossene Oberschenkelfraktur. Kompressions-Osteosynthese mit Platte, unter Benützung des Plattenspanners (s. Schraubenloch distal von der Platte). Leider aber wurde die Platte nicht vorgebogen. Die interfragmentäre Kompression beschränkte sich auf die plattennahe Kortikalis. Darum verblieb eine geringfügige Instabilität an der Frakturstelle.
Auch die kleinste Instabilität führt zur Knochenresorption. Dadurch Erhöhung der Instabilität und zunehmende Wechselbiegebelastung der Platte genau über der Frakturstelle. In solchen Fällen kann man schon im voraus sagen, daß die Platte infolge Materialermüdung brechen wird.
Sanierung durch Plattenentfernung und Marknagelung.
Bei queren Schaftbrüchen am Femur und an der Tibia ist die Marknagelung das bessere Verfahren. Die Verplattung von Querbrüchen am Oberschenkelschaft sollte nur ausnahmsweise gemacht werden, nämlich dann, wenn die Indikation zur Osteosynthese zwingend ist und die Marknagelung aus irgendwelchen Gründen nicht durchgeführt werden kann.

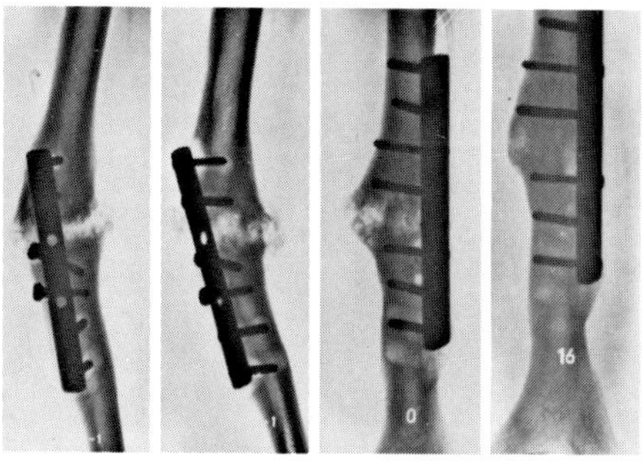

Fall mit *Plattenlockerung*
Es handelte sich um eine Pseudarthrose nach Querfraktur am Humerus. Behandlung mit fehlerhaft aufgesetzter Platte: zu kurz und kein Druck.
Wegen des kurzen proximalen Hebelarmes wirken die Kräfte der Instabilität in erster Linie auf die Schrauben, so daß sich um diese herum Resorptionszonen bilden. Deshalb kommt es nicht zum Ermüdungsbruch der Platte, sondern zur Lockerung, mitunter auch zum Schraubenbruch.
Problemlose Sanierung mittels einer längeren und korrekt aufgesetzten Druckplatte.

Fall mit *Plattenbruch und Spontanheilung*

Wegen fehlender medialer Abstützung war der Ermüdungsbruch der Winkelplatte vorauszusehen. Die Platte war von Anbeginn einer Wechselbiegebelastung im Bereich der Frakturstelle ausgesetzt.

Durch den Plattenbruch kam es zu einer spontanen Kompressionswirkung auf die Bruchstelle, dadurch zur Stabilität und zu rascher Knochenheilung.

Eine chirurgische Sanierung erübrigte sich.

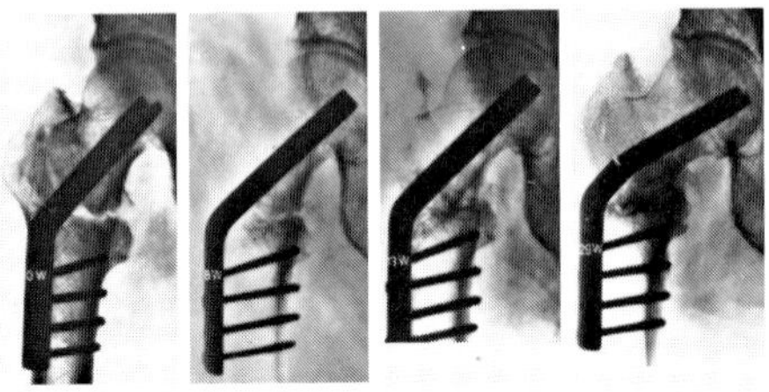

5 Indikation und Zielsetzung der Osteosynthese

Die Osteosynthese ist eine Operationsmethode. Ihre Anwendung in der Praxis ist eine Frage der *Indikationsstellung*.

Wie überall in der Chirurgie darf eine Operationsmethode erst dann zum Einsatz kommen, wenn man sie beherrscht. In dieser Hinsicht ist die Osteosynthese besonders anspruchsvoll und setzt ein hohes Maß an Grundlagenkenntnissen und Schulung voraus. Fehlleistungen nach Osteosynthese können nach dem heutigen Stand der Kenntnisse kaum mehr der Methode als solcher zur Last gelegt werden.

Im folgenden werden die fünf wichtigsten Indikationsgebiete zur Osteosynthese mit je einem Beispiel dargelegt:

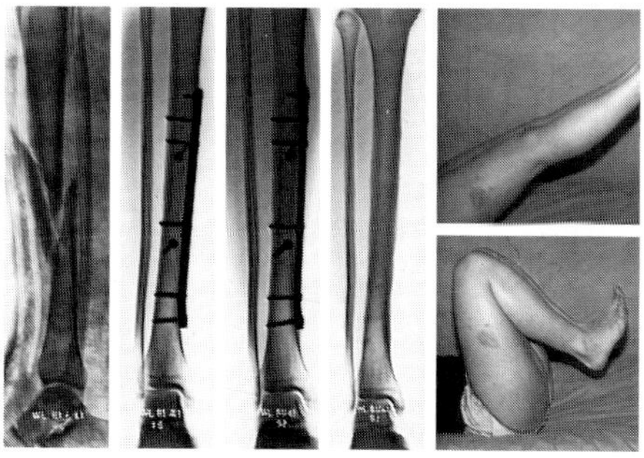

Osteosynthese bei Fraktur

Nach 5 Wochen wurde die erfolglose Behandlung eines Unterschenkelbruchs aufgegeben und durch eine Osteosynthese ersetzt. Gipsfreie Nachbehandlung. Seitengleiches Behandlungsresultat.

Bei vielen Knochenbrüchen ist die konservative Behandlung unbestritten. Demgegenüber gibt es aber eine große Zahl von Frakturen, die nur auf operativem Wege ein optimales Endergebnis erwarten lassen, wie z. B. erfolglose konservative Behandlungsfälle, Gelenkbrüche, gelenknahe Brüche, bestimmte Frakturtypen bei langen Röhrenknochen. Auch bei offenen Frakturen spielt die chirurgische Stabilisierung eine immer größere Rolle.

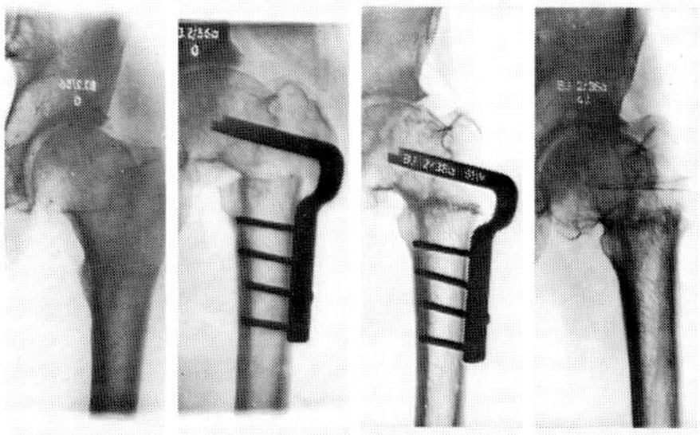

Osteosynthese nach Osteotomie

Nach Verschiebeosteotomie bei Arthrose des Hüftgelenks wurde der durchtrennte Knochen mit einer 90°-Winkelplatte fixiert. Bei ungestörter Knochenheilung konnte der Patient von Anfang an aktiv bewegen, was für die Verbesserung der Arthrose mitentscheidend ist.

Es ist heute undenkbar, Osteotomien irgendwelcher Art ohne nachfolgende Osteosynthese durchzuführen.

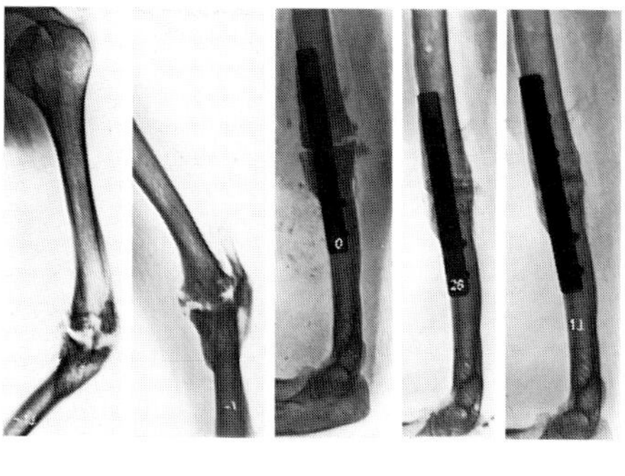

Osteosynthese bei Pseudarthrose

Bei dieser Humerusschaftpseudarthrose wurde zuerst ein Phemisterspan eingesetzt; anschließend Gipsverband. Wegen Instabilität blieb die Pseudarthrose bestehen; auch konnte der Span seinen Zweck nicht erfüllen und wurde teilweise resorbiert. Da es sich um eine hypertrophe (gut durchblutete) Pseudarthrose handelte, genügte das bloße Aufsetzen einer Druckplatte, um rasche und ungestörte Heilung ohne zusätzlichen Gipsverband zu erzielen.

Die stabile Osteosynthese gilt heute als Methode der Wahl, wobei die atrophen (ungenügend vaskularisierten) Pseudarthrosen noch zusätzliche Knocheneinlagerungen erfordern.

Osteosynthese nach Gelenkresektion (Arthrodese)
Es handelte sich um eine schwere Arthrose des Kniegelenks. Die genau adaptierten Resektionsflächen wurden mit einem Fixateur externe unter Druck gesetzt. Wegen einwandfreier Stabilität erfolgte die Knochenheilung rasch und ungestört. Der äußere Festhalter konnte nach 10 Wochen entfernt werden.
Resultat: völlig schmerzfreies Stand- und Gehbein.

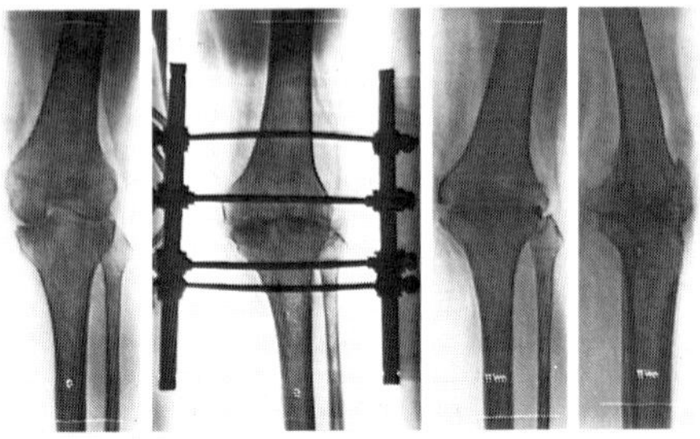

Osteosynthese bei Knochentumoren
Bei der Resektion von Knochentumoren ist die präliminäre Osteosynthese eine große Hilfe. Unter dem Schutz der Platte bleiben anatomische Form des Knochens und Stabilität erhalten, was eine exakte Resektion und das Einsetzen von überbrückendem Knochenmaterial sehr erleichtert.
Hier handelte es sich um ein Osteom mit maligner Entartung. Nachbestrahlung bei liegender Platte.
9-Jahres-Kontrolle: rezidivfrei.

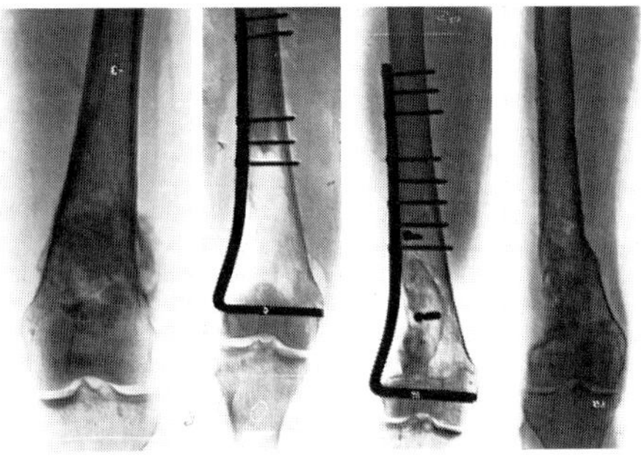

Gerade aus diesen fünf Beispielen läßt sich die *Zielsetzung der AO* leicht herauslesen und formulieren:

Korrekte Durchführung der Osteosynthese
Rasche Wiederherstellung der Funktion der operierten Extremität

verwirklicht durch

Anatomische Reposition der Fragmente, insbesondere bei Gelenkfrakturen.

Erhaltung der Blutzirkulation in den Knochenfragmenten und in den Weichteilen durch gewebeschonende Operationstechnik.

Stabile Osteosynthese unter Berücksichtigung der lokalen mechanischen Situation.

Frühzeitige aktive, schmerzfreie Mobilisierung der frakturnahen Muskeln und Gelenke zur Vermeidung der „Frakturkrankheit".

Die Verwirklichung dieser vier Bedingungen, aufgebaut auf dem mechanischen Prinzip der Stabilität und dem biologischen Postulat der Vaskularität, gilt als Voraussetzung für eine einwandfreie Osteosynthese und führt zu einer optimalen Ausheilung nicht nur des Knochens, sondern der Verletzung oder des osteotomierten Gliedes schlechthin.

6 Dokumentation

Das endgültige Behandlungsresultat ist das einzige schlüssige Kriterium, um eine chirurgische Behandlungsmethode zu bewerten.
Ziel der AO-Dokumentation ist es, möglichst viele Daten festzuhalten, um bei den verschiedenen Osteosynthesemethoden Auskunft zu erhalten über die damit verbundene Knochenheilung, das funktionelle Ergebnis, aber auch über Schwierigkeiten und Komplikationen.
Die nachstehende Bildfolge vermittelt einen kleinen Ausschnitt, der zeigt, wie wichtig gerade die Erfassung von Störungen ist. Auch wenn es nur wenige Fälle waren, so haben sie doch entscheidend dazu beigetragen, diejenigen Methoden herauszufinden, die am zuverlässigsten sind.

Vorderseite einer Dokumentationskarte
Die Karte wird beim Spitaleintritt ausgefüllt.

Auf der *Rückseite* werden Kopien der Röntgenbilder aufgeklebt, bei einer Fraktur z. B.:

- das Unfallbild
- das postoperative Bild
- ev. die 4-Monate-Kontrolle
- das Schlußergebnis

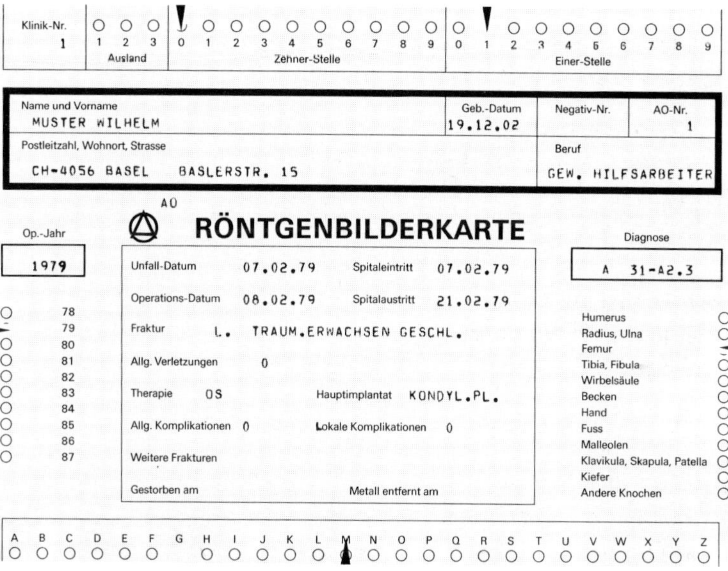
Klinik-Nr. 1 | 1 2 3 Ausland | 0 1 2 3 4 5 6 7 8 9 Zehner-Stelle | 0 1 2 3 4 5 6 7 8 9 Einer-Stelle

Name und Vorname: MUSTER WILHELM | Geb.-Datum: 19.12.02 | Negativ-Nr. | AO-Nr.: 1
Postleitzahl, Wohnort, Strasse: CH-4056 BASEL BASLERSTR. 15 | Beruf: GEW. HILFSARBEITER

AO RÖNTGENBILDERKARTE

Op.-Jahr: 1979 | Diagnose: A 31-A2.3

Unfall-Datum 07.02.79 | Spitaleintritt 07.02.79
Operations-Datum 08.02.79 | Spitalaustritt 21.02.79
Fraktur L. TRAUM.ERWACHSEN GESCHL.
Allg. Verletzungen 0
Therapie OS | Hauptimplantat KONDYL.PL.
Allg. Komplikationen 0 | Lokale Komplikationen 0
Weitere Frakturen
Gestorben am | Metall entfernt am

78 79 80 81 82 83 84 85 86 87

Humerus, Radius, Ulna, Femur, Tibia, Fibula, Wirbelsäule, Becken, Hand, Fuss, Malleolen, Klavikula, Skapula, Patella, Kiefer, Andere Knochen

A B C D E F G H I J K L M N O P Q R S T U V W X Y Z

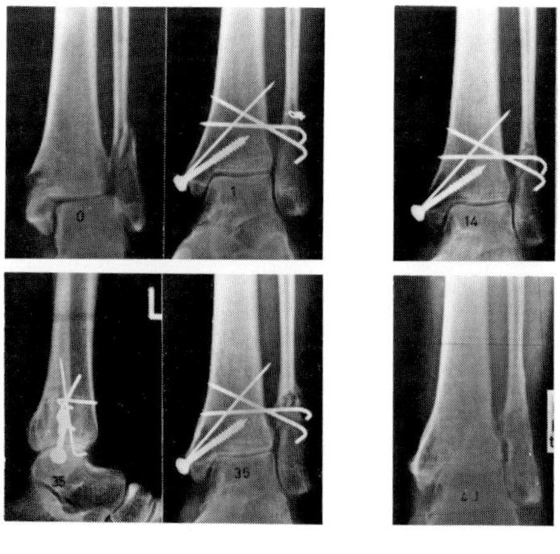

Malleolarfraktur Typus B
Obschon die Osteosynthese zu einer exakten anatomischen Reposition führte, ergab das Spätresultat eine schwere sekundäre Arthrose.
Grund: die Osteosynthese war nicht widerstandsfähig genug, um die perfekte Reposition an der Fibula bis zur Frakturheilung aufrechtzuerhalten. Die Beanspruchung des Wadenbeins führte zur Instabilität; die Folge waren Knochenresorption, Verkürzung des Wadenbeines, Valgusstellung des Talus und Valgusarthrose.

Malleolarfraktur Typus C
Schlechtes Resultat nach konservativer Behandlung, weil die Fraktur nicht reponiert werden konnte.

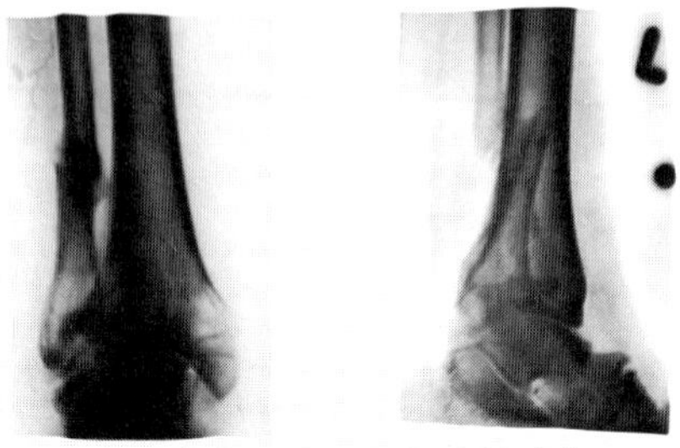

Malleolarfraktur Typus C
Trotz anatomischer Reposition durch Osteosynthese zeigte die Nachkontrolle ein ebenso schlechtes Resultat wie im oben erwähnten Fall nach konservativer Behandlung.
Grund: auch hier war die Osteosynthese nicht widerstandsfähig genug, um eine schleichende Instabilität der Fibula mit nachfolgender Knochenresorption, Verkürzung und Valgusstellung des Talus zu verhindern.

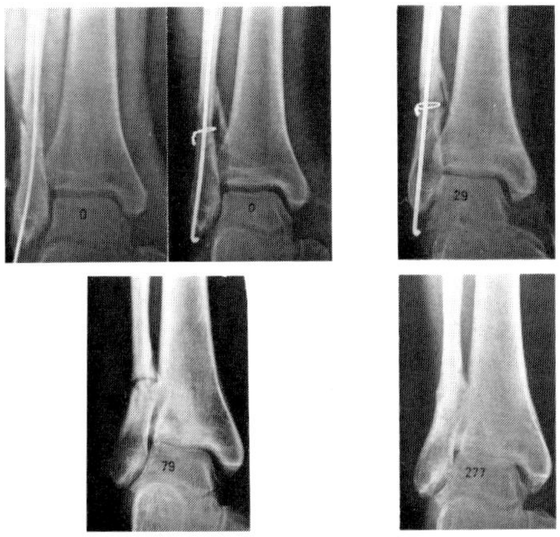

Malleolarfraktur Typus B
Perfekte anatomische Reposition durch Osteosynthese. Die Fixation des Wadenbeines mit Drittelrohr-Platte führte zu einer widerstandsfähigen Osteosynthese, die eine ungestörte Knochenheilung gewährleistet hat.
Auch wenn die Osteosynthese des Wadenbeines mit Spickdrähten, Cerclage und Markdrahtung in vielen Fällen zu guten Resultaten führte, so sind in einigen Fällen doch Fehlleistungen eingetreten. Darum sind diese Methoden zu Gunsten der Drittelrohr-Platte verlassen worden. Anhand der Dokumentation hat sich die Drittelrohr-Platte beim Wadenbein als das Verfahren der Wahl herausgestellt.

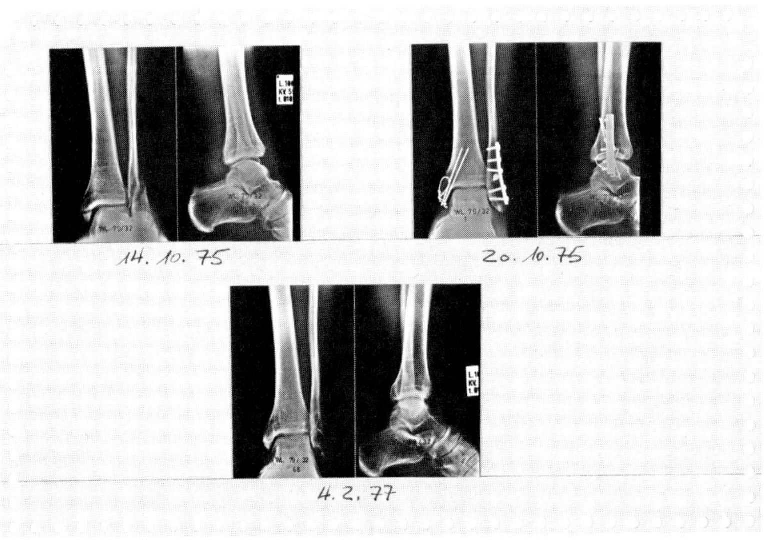

II Prinzipien der AO-Technik und ihre mechanischen Grundlagen

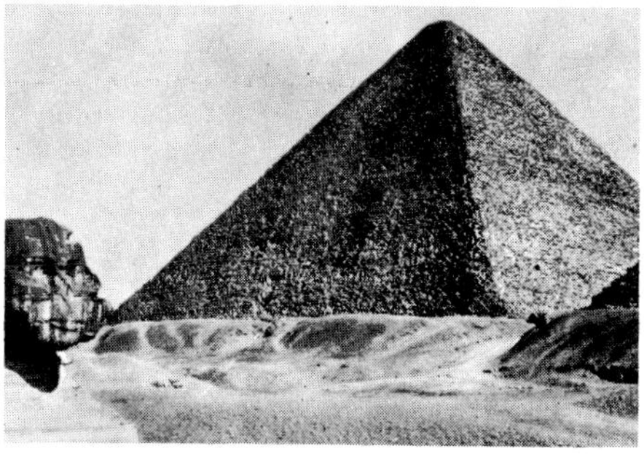

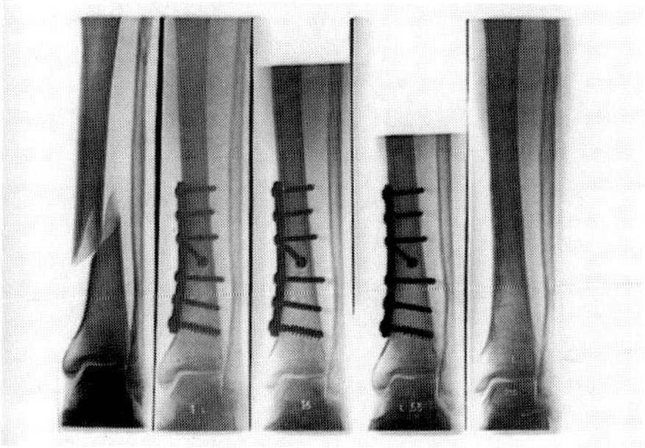

Nachdem in den vorhergehenden Abschnitten die Zielsetzung und die Anforderungen an eine gute Osteosynthese behandelt wurden, soll nun dargelegt werden, nach welchen Prinzipien und mit welchen Mitteln die Stabilisierung vorgenommen wird. Mechanische Gesetze bilden neben biomechanischen und biologischen Überlegungen die Grundlage.
Wenn eine Fraktur oder Osteotomie mit einer Osteosynthese versorgt wird, so muß deren Grundprinzip erfüllt sein:

> Grundanforderung an eine Osteosynthese
> ist die Stabilität!

Im Verlaufe der Heilung und Nachbehandlung kann man im Röntgenbild erkennen, ob dieses Ziel erreicht wurde:

> Kennzeichen der dauernden Stabilität einer Osteosynthese ist die Knochenheilung ohne Reizkallus.

Prinzipien der AO-Technik

Zwei Grundprinzipien haben sich zur Erzielung einer zweckmäßigen Osteosynthese bewährt:

Interfragmentäre Kompression und Schienung
Für die Verwirklichung beider Prinzipien gibt es verschiedene Methoden mit speziellen Indikationen und Gegenindikationen, die durch die örtlichen Verhältnisse bestimmt werden. Jede Methode hat ihre eigene Operationstechnik, welche durch das Instrumentarium vorgezeichnet ist.

In vielen Fällen sind aber auch *Kombinationen* der Prinzipien und Verfahren notwendig (vgl. auch „Manual der Osteosynthese", S. 26 und 27).

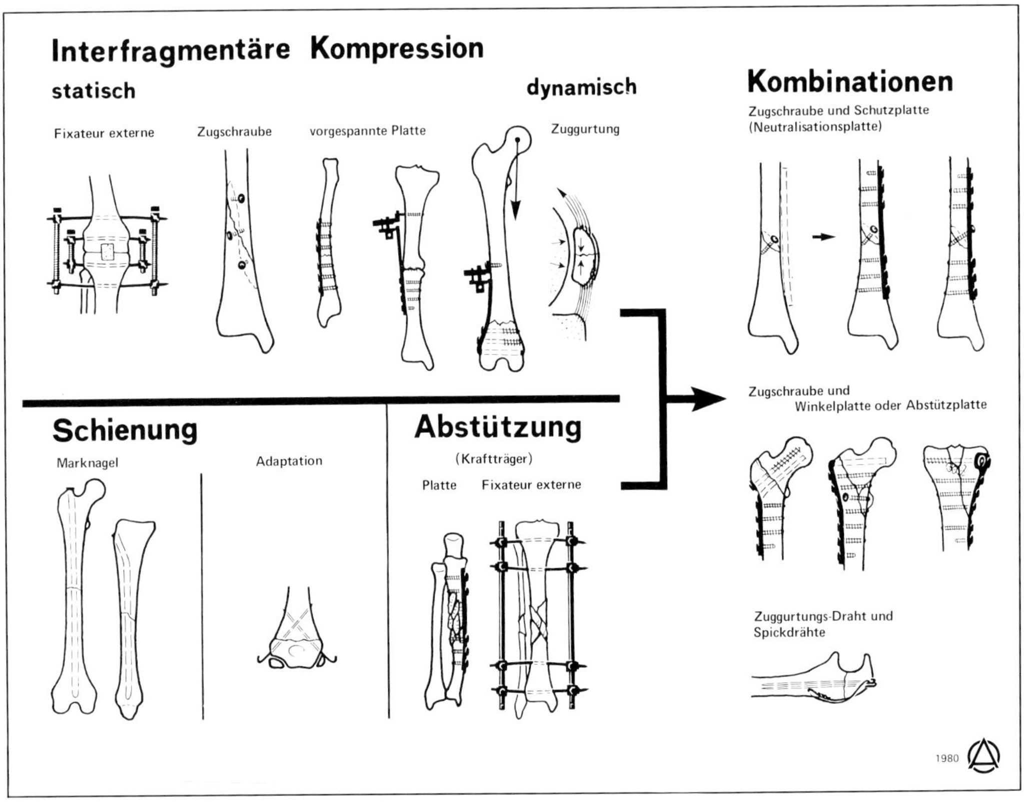

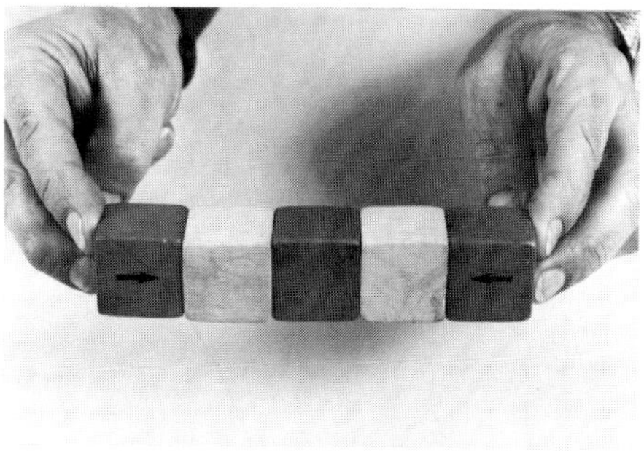

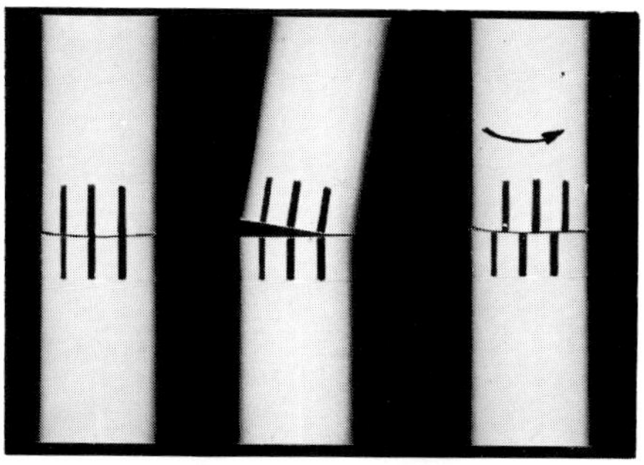

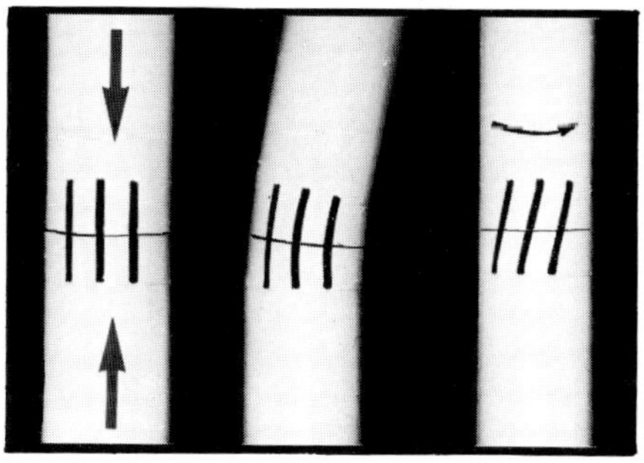

1 Interfragmentäre Kompression

Kompression an sich besitzt keine mystische osteogenetische Wirkung, sie hilft uns aber, eine stabile Osteosynthese zu verwirklichen.

Die interfragmentäre Kompression erhöht die Reibung zwischen den Fragmenten und damit auch die Stabilität der Fixation.

Die schädlichen Torsions-, Scher- und Biegungskräfte werden neutralisiert, die Beanspruchbarkeit der Osteosynthese wird entsprechend erhöht und erlaubt frühzeitige funktionelle Nachbehandlung ohne Gipsverband. Bei guter Durchblutung des Knochens heilen die komprimierten Fragmente primär, ohne im Röntgenbild sichtbare Kallusbildung.
Zur Erzielung einer *dauerhaften interfragmentären Kompression* müssen die *Implantate vorgespannt*, d. h. unter Zug gesetzt werden.

Interfragmentäre Kompression läßt sich statisch oder dynamisch verwirklichen.

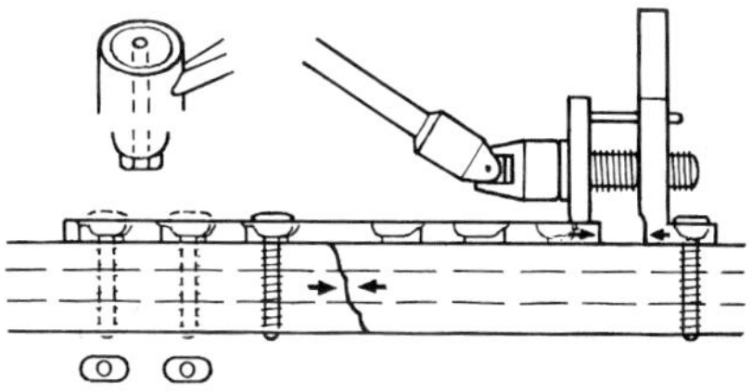

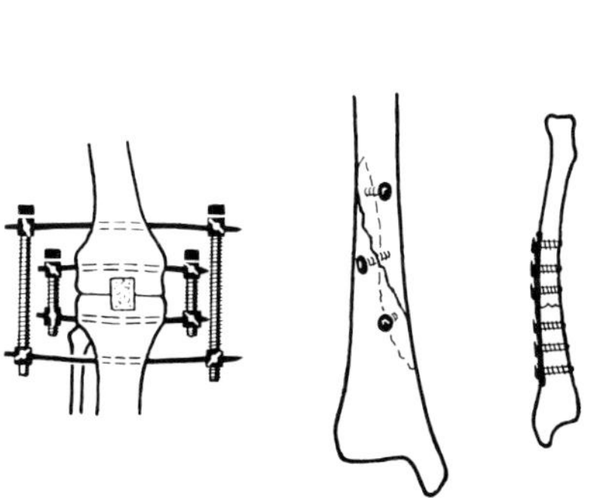

1.1 Statische, interfragmentäre Kompression

Bei der *statischen* Kompression wirken die Druckkräfte dauernd, ungefähr in gleicher Größe.
Der von den vorgespannten Implantaten ausgeübte Druck soll sich möglichst auf die ganze Bruchfläche verteilen.

- *Der Fixateur externe* – als äußerer Spanner – erzeugt durch scine Gewindespindeln hohen interfragmentären Druck (axiale Kompression).
- Auch die *Zugschraube* erzeugt mit ihrem Gewinde interfragmentäre Kompression, die aber meistens quer oder schief zur Längsachse wirkt. Sie gilt als das meistverwendete Grundelement der Kompressions-Osteosynthese.
- *Die vorgespannte Platte* – selbstspannende DCP oder mit dem Plattenspanner gespannt – erzeugt Druck in der Längsrichtung des Knochens (axiale Kompression).

1.1.1 Statische Kompression mit dem Fixateur externe

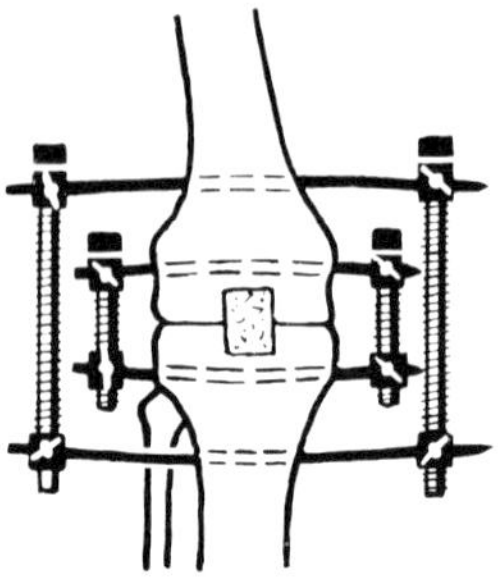

Die äußeren Festhalter (Fixateurs externes) mit Gewindespindeln oder mit separaten Spannern gehören zu den klassischen Vorrichtungen zum Erzeugen axialer interfragmentärer Kompression. Häufigste diesbezügliche Anwendung: Arthrodesen, metaphysäre Osteotomien.

1.1.2 Statische Kompression mit Zugschrauben

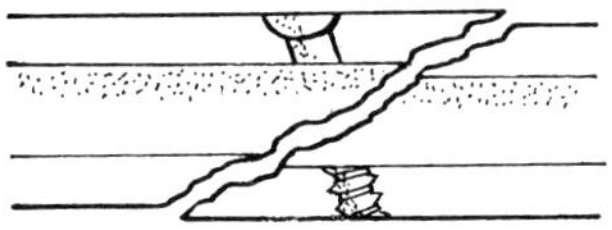

Bei langen Schrägbrüchen kann der interfragmentäre Druck mit Schrauben erzeugt werden.

Jede Schraube, die eine Frakturfläche kreuzt, soll nach dem *Prinzip der Zugschraube* eingesetzt werden.

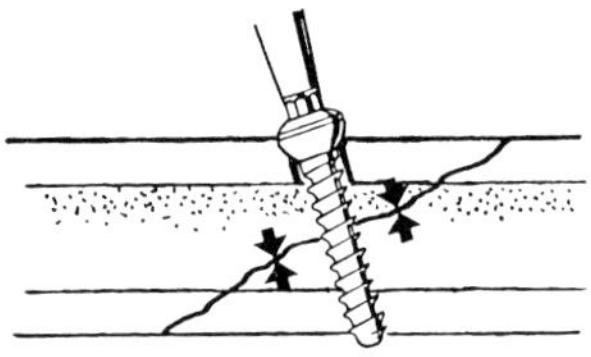

Wie der Name sagt, soll die Zugschraube die beiden Fragmente zusammenziehen und dadurch Druck auf die Frakturfläche erzeugen.
Nur wenn die Schraube im *kopfnahen Fragment frei drehen kann* und das *Gewinde nur das gegenüberliegende Fragment* faßt, kann man beim Anziehen der Schraube interfragmentäre Kompression erzeugen.

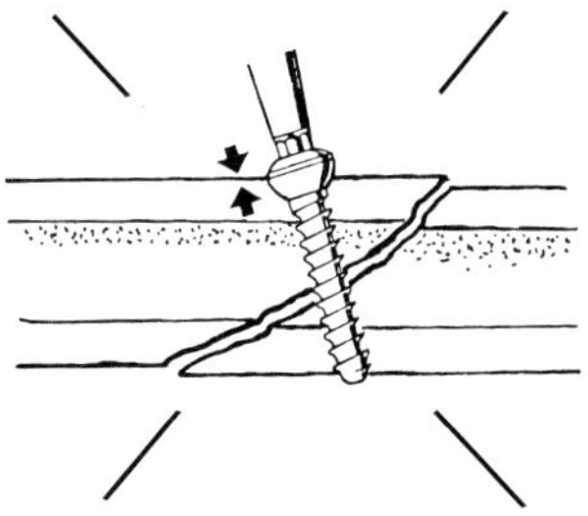

Für eine Kortikalisschraube – Gewinde auf der ganzen Länge – muß also im kopfnahen Fragment ein *Gleitloch* erstellt werden. Der dazu verwendete Bohrer muß dem Außendurchmesser des Schraubengewindes entsprechen.

Würde das Gewinde der Schraube *beide Fragmente* fassen, so blieben diese im gleichen Abstand – wie zwei Muttern auf einer Schraube –, bis der Schraubenkopf anstößt und blockiert wird. Dadurch bliebe der Frakturspalt offen, und es ließe sich *keine Kompression* zwischen den Fragmenten erzielen (die Schraube würde sperren!).

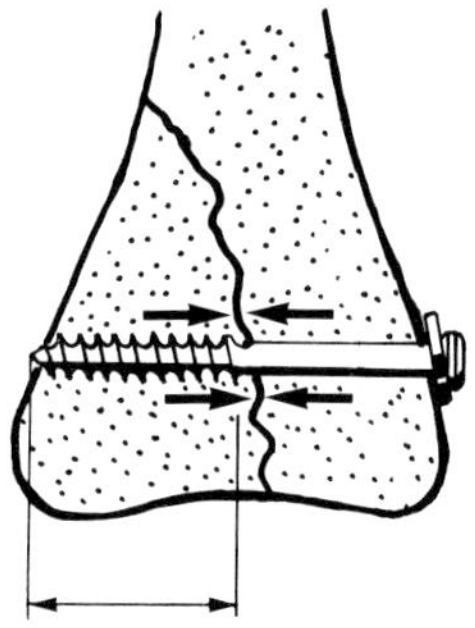

Bei Spongiosa- und Malleolarschrauben vereinfacht der glatte Schaft deren Anwendung als Zugschrauben; es muß kein spezielles Gleitloch erstellt werden. Der Schaft muß aber so lang sein, daß auch hier das *Gewinde ganz im gegenüberliegenden Fragment* liegt.

Prinzip der Zugschraube Die Schraube muß im kopfnahen Fragment frei gleiten können. Das Gewinde darf nur das gegenüberliegende Fragment fassen.

Bemerkungen (vgl. S. 24)

Eine Schraube allein ergibt bei kleinen Fragmenten genügend interfragmentäre Kompression für eine ungestörte Knochenheilung. Die Stabilität ist aber zur Aufnahme starker äußerer Belastung zu gering (Verdrehung um die Schraube als Achse).

Mit einer reinen Verschraubung kann genügend Stabilität nur dann erreicht werden, wenn der Bruch lang genug ist, so daß die beiden Fragmente mit mindestens zwei Zugschrauben fixiert werden können (Mindestlänge 2- bis 3facher Durchmesser des Knochens).

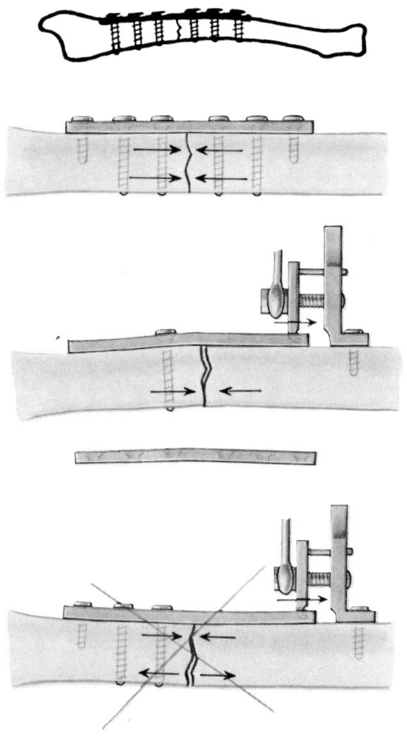

1.1.3 Statische Kompression mit Platten

Statische Kompression mit Platten kommt bei Querbrüchen und ganz kurzen Schrägbrüchen an geraden Knochen zur Anwendung, vorzugsweise an der oberen Extremität (Humerus, Radius, Ulna).

Die Platte wird während des Anbringens unter *Zug gesetzt bzw. vorgespannt*, so daß *auf die Fraktur ein axialer Druck ausgeübt wird.*

Die Vorspannung wird entweder mit dem Plattenspanner oder durch Einsetzen der Spannschraube in die Spann-Gleitloch-Platte (DCP) erzeugt.

Da in diesen beiden Fällen die *Spannkraft der Platte einseitig* am Knochen angreift, ist es absolut notwendig, die *Platte vorgängig zu überbiegen.*

Die überbogene Platte wirkt dabei als Blattfeder und komprimiert auch die gegenüberliegende Kortikalis.

Wird die Platte nicht überbogen, so wird nur die plattennahe Kortikalis unter Druck gesetzt, nicht aber die gegenüberliegende; es besteht sogar die Gefahr, daß die gegenüberliegende Kortikalis auseinanderklafft.

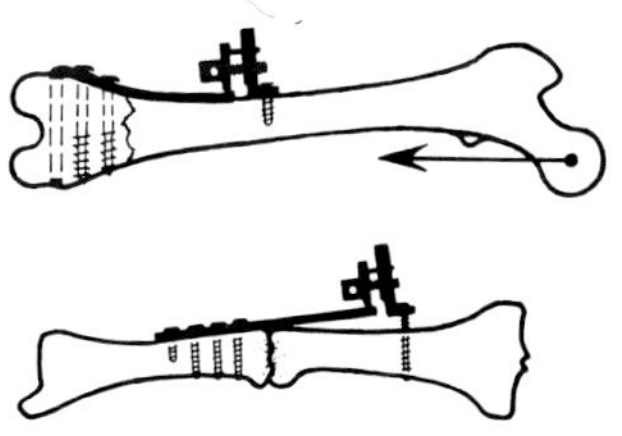

Bei der Anwendung einer Platte ist die Wirkung der Kompression (statisch oder dynamisch) oft nicht eindeutig definiert (fließender Übergang). Wenn immer möglich wird sie als Zuggurtung (s. nächste Seite) angebracht und dadurch die zusätzliche Stabilisierungswirkung ausgenützt. Das technische Vorgehen ist immer dasselbe, ein Unterschied besteht nur in der Lage der Platte.

1.2 Dynamische Kompression mittels Zuggurtung

Das Zuggurtungsprinzip, aus der Mechanik übernommen, wurde von Pauwels auch als Behandlungsprinzip für die Knochenchirurgie postuliert.

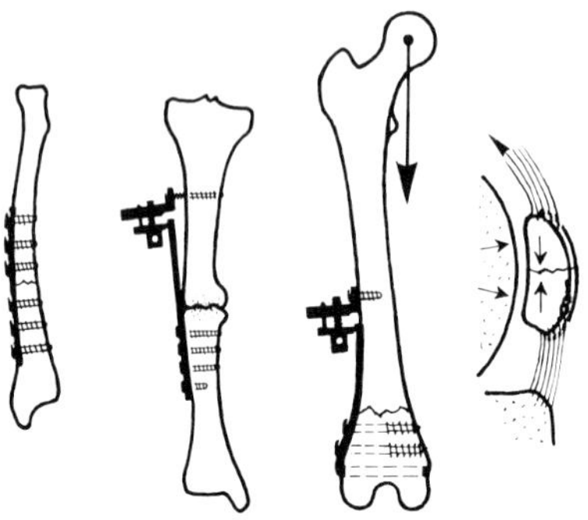

Wirkungsweise der Zuggurtung
Jeder exzentrisch (einseitig) belastete Knochen wird u. a. auch auf Biegung beansprucht. Am Femur entstehen z. B. auf der Außenseite Zugkräfte und auf der Innenseite Druckkräfte (a). Bei einem *Bruch führt* dies *zum Klaffen der Zugseite* und zum Ausknicken (b).
Werden die *Zugkräfte* mit einer *Zuggurtung* (Draht, Platte) aufgenommen, und die *Druckkräfte vom Knochen* abgestützt, so ist die Tragfähigkeit wieder hergestellt (c).

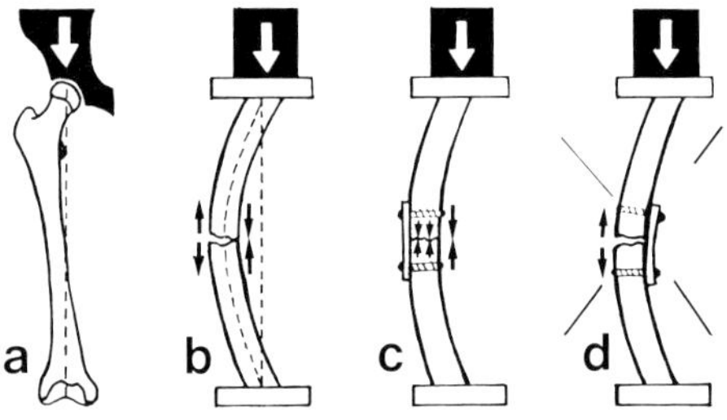

Die axiale *interfragmentäre Kompression* wird dabei durch die Vorspannung des Implantates (Platte, Draht) erzeugt und durch die Belastung verstärkt. Dieses Zusammenwirken der Kräfte führte zum Namen „*dynamische Kompression*".

Bei *fehlender, knöcherner Abstützung* ist das Prinzip der Zuggurtung *nicht erfüllt*, die Platte wird bei der Belastung auf Biegung beansprucht und muß nach kurzer Zeit infolge Ermüdung brechen, ebenso wie eine auf der falschen Seite angebrachte Platte (d).
Eine als Zuggurtung verwendete gerade Platte muß überbogen werden, damit ihre Federwirkung die Gegenkortikalis von Anfang an ebenfalls komprimiert.

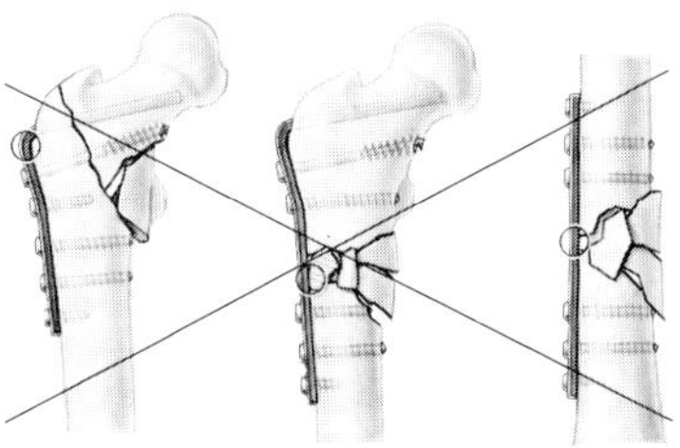

> *Prinzip der Zuggurtung*
> Das Implantat nimmt die Zugkräfte auf, der Knochen muß die Druckkräfte aufnehmen können.

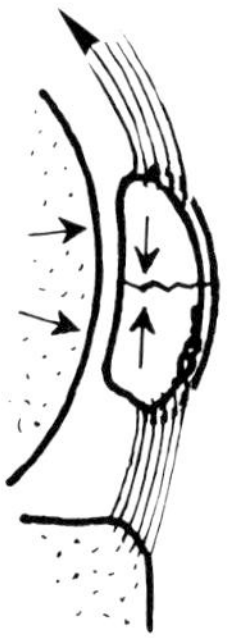

Eindrucksvolles Beispiel: *Patella-Querfraktur*
Es wird an der ventralen Seite der Patella eine Drahtzuggurtung angebracht, die die Fragmente komprimiert. Beim Beugen des Kniegelenks entsteht eine zusätzliche interfragmentäre Kompression, die sich insbesondere auf der dorsalen Seite der Patella kräftig auswirkt. Das Zusammenwirken von statischen (Zuggurtungsdraht) und funktionellen Kräften (bei der Kniebeugung) führt auch hier zur dynamischen Kompression.

2 Die Schienung

In Fällen, wo eine Osteosynthese mit interfragmentärer Kompression nicht möglich ist, verwendet man eine Schienung. In der Regel führt diese nicht zu einer absoluten Stabilität. Die Knochenheilung erfolgt deshalb über eine mehr oder weniger ausgeprägte Kallusbildung (sekundäre Knochenheilung).
Bei der Schienung unterscheidet man zwei verschiedene Funktionsgruppen:

2.1 Schienung *mit* Kraftträger-Funktion

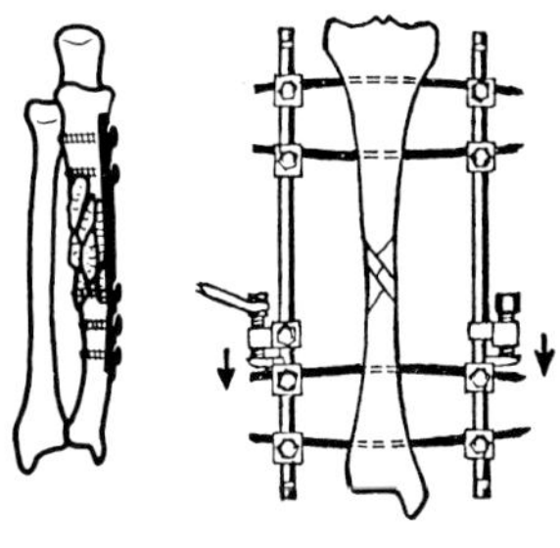

Insbesondere bei Trümmerbrüchen, wo eine Kraftübertragung durch den Knochen nicht möglich ist, wird der Knochen durch eine innere oder äußere Schienung fixiert, um seine Länge zu sichern. Die Kraftübertragung übernimmt in diesem Falle die Abstützplatte, der abstützende Fixateur externe oder der Verlängerungsapparat. In den meisten Fällen wird diese Osteosynthese durch eine Spongiosa-Plastik ergänzt.

2.2 Schienung *ohne* Kraftträger-Funktion

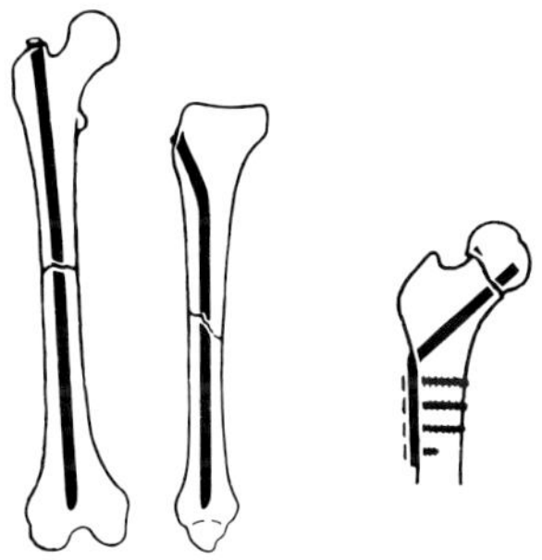

Der Marknagel, wie auch der 130°-Schenkelhalsnagel, halten die Fragmente in der richtigen Lage. Die Kraftübertragung erfolgt durch den Knochen, sobald der Patient zu belasten beginnt.

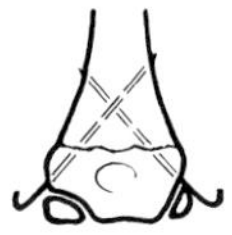

Auch die Adaptations-Osteosynthese mit Spickdrähten (z. B. Kinderfrakturen) gehört in diese Gruppe.

3 Kombinationen

Ziemlich häufig kommen die beiden Grundprinzipien interfragmentäre Kompression und Schienung *kombiniert zur Anwendung.*

3.1 Zugschraube und Schutzplatte (Neutralisationsplatte)

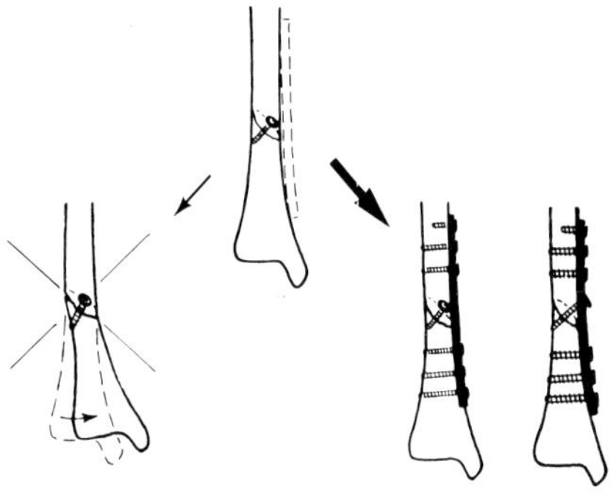

ist die weitaus häufigste Kombination. Bei diesem Beispiel führt eine einzelne *Zugschraube* durch den kurzen Schrägbruch wohl zu einer an sich guten interfragmentären Kompression. Die Stabilität der Verschraubung ist aber zur Aufnahme der äußeren Belastung zu gering. Es ist daher nötig, die Zugschrauben-Osteosynthese durch eine Schutzplatte (Neutralisationsplatte) zu verstärken.

3.2 Zugschraube und Abstützplatte

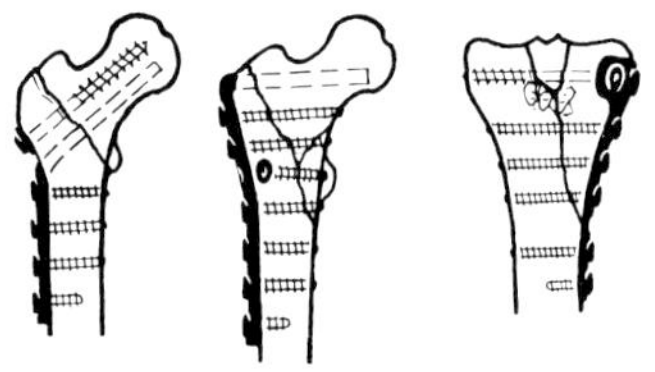

werden oft kombiniert verwendet, z. B. in der Metaphyse, um die gut verschraubten Bruchstücke in ihrer Lage zu sichern und vor dem Zusammensintern zu bewahren.

3.3 Zugschraube und Zuggurtungsplatte

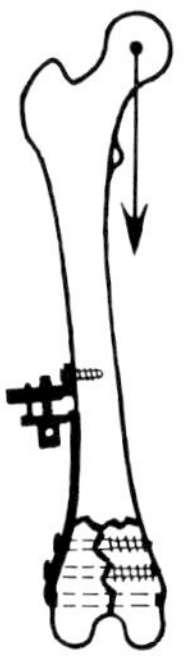

als Kombination ergibt sich bei den meisten Winkelplatten. Eindrückliches Beispiel dafür ist die Versorgung einer Y-Fraktur am distalen Femur. Die Zugschrauben komprimieren in der ersten Phase der Operation die beiden Kondylen-Fragmente. Die vorgespannte Platte komprimiert in der zweiten Phase den Querbruch zwischen dem Kondylen-Fragmentblock und dem Femurschaft und ist – auf der lateralen Seite angebracht – zugleich eine Zuggurtung.

3.4 Spickdrähte und Zuggurtungsdraht

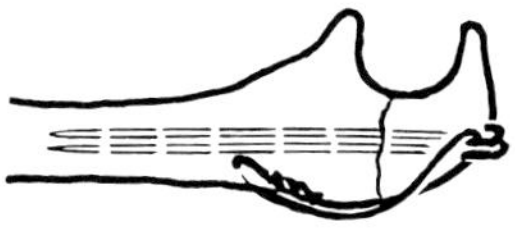

am Olekranon oder an der Patella sind Beispiele der Kombination Zuggurtung plus Schienung. Die beiden parallelen Spickdrähte sichern die Osteosynthese vor sekundären Fehlstellungen und ermöglichen trotzdem die volle Auswirkung der Zuggurtung.

III Praktischer Teil

A Das AO-Instrumentarium

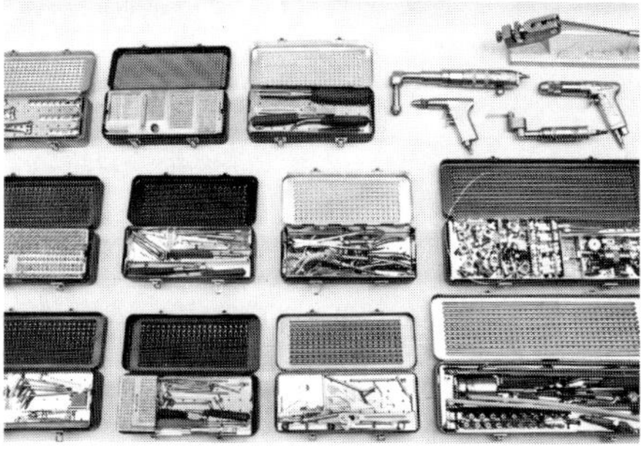

Das AO-Instrumentarium wurde entwickelt, um ein *einheitliches Instrumentarium* zur Lösung aller sich stellenden Fixationsprobleme bei frischen Frakturen, Pseudarthrosen, Osteotomien und Arthrodesen zur Verfügung zu haben.
Seit 1958 haben AO-Orthopäden und -Chirurgen, die täglich Osteosynthesen ausführen, an der Entwicklung dieser Instrumente gearbeitet. Die ständige Überprüfung der Original-AO-Instrumente und -Implantate durch die technische Kommission führt weiterhin zu Verbesserungen und zu Anpassungen an neuentwickelte Methoden.
Die Nachahmungen des AO-Instrumentariums, welche von fast allen größeren Produzenten chirurgischer Instrumente verkauft werden, haben wesentlich zur Verbreitung der AO-Methoden beigetragen. Es besteht aber keinerlei Zusammenarbeit oder Beratung, so daß die AO und die SYNTHES jede (Mit)-Verantwortung für diese Produkte ablehnen.
Die *Original-AO-Instrumente und -Implantate* sind am eingravierten (eingeäzten) Zeichen zu erkennen:

- Altes AO-Zeichen, bis 1969 verwendet.
- Heutiges, geschütztes Zeichen, welches seit 1978, soweit möglich, auf sämtlichen Teilen angebracht wird.

1 Aufbau des Instrumentariums

Das *Baukastensystem* ermöglicht es, eine übersichtliche Anzahl von Grundelementen für eine große Zahl von Anwendungen zu kombinieren und die Standard-Instrumentarien durch zusätzliche Instrumente und Implantate für spezielle Zwecke zu erweitern.
Das AO-Instrumentarium ist in folgende drei *Kategorien* eingeteilt:

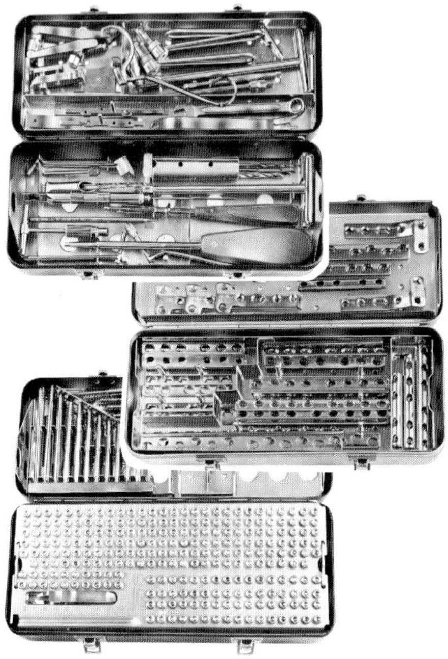

1.1 Die Standard-Instrumentarien

enthalten als Grundausrüstung die für die Versorgung der allermeisten Frakturen ausreichenden Instrumente und Implantate.

Damit während einer Operation nicht ein entscheidendes Instrument oder Implantat fehlt, sollen die Standard-Sätze immer vollständig vorhanden sein. In den Implantate-Sätzen kann die Anzahl der Schrauben oder Platten evtl. reduziert (dem Verbrauch der Klinik angepaßt) werden. Weglassen von einzelnen Längen oder Typen, z. B. von den Platten, ist zu vermeiden.

1.2 Die zusätzlich benötigten Instrumente

Zu dieser Gruppe gehören:

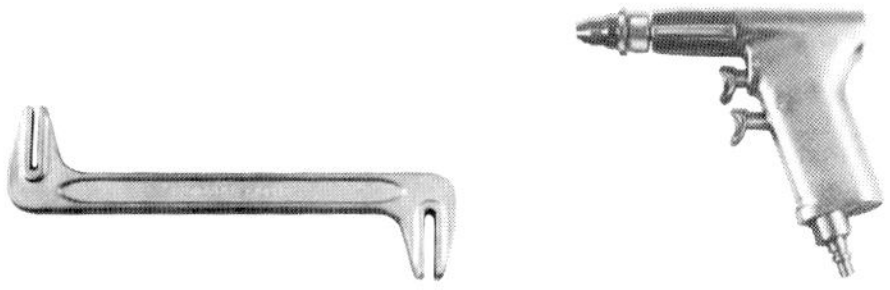

- Instrumente, die mit verschiedenen Standard-Instrumentarien Verwendung finden (Bohrmaschinen, Schläuche, Filter und Reduzierventile, etc.).
- Instrumente, die aus Platzgründen nicht in den Standard-Kassetten Platz finden (Biegeinstrumente, etc.).
- Allgemeine knochenchirurgische Instrumente, die in den zusätzlichen AO-Standard-Kassetten enthalten sind oder in ähnlicher Form bereits in vielen Kliniken existieren (Knochenzangen, Hämmer, Meißel, Raspatorien, etc.).

1.3 Die besonderen Ergänzungs-Instrumente

leisten bei speziellen Operationen dem erfahrenen Chirurgen weitere vorzügliche Dienste.
Diese beiden letzten Gruppen sind sowohl in diesem Buch, als auch im SYNTHES-Katalog jeweils nach den Standard-Instrumentarien kurz erwähnt.

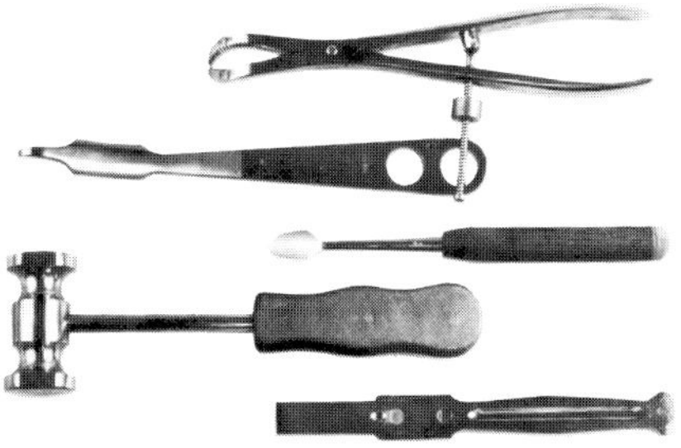

Bemerkung: Durch die Weiterentwicklung des Instrumentariums können sich mit der Zeit Form und Dimension der Instrumente und Implantate oder der Inhalt der Standard-Kassetten ändern. Für den aktuellen Stand ist der SYNTHES-Katalog maßgebend.

2 Die verwendeten Werkstoffe

Da die Anforderungen an die Implantate und Instrumente verschieden sind, werden für deren Herstellung auch verschiedene Werkstoffe verwendet.

2.1 Werkstoffe für Implantate

Implantate müssen einige ganz bestimmte Eigenschaften haben:

- Kaltverformbarkeit (Duktilität), damit sie während der Operation der Knochenoberfläche angepaßt werden können (Platten). Spröde Materialien sind unbrauchbar.
- Ausreichende Festigkeit und genügende Elastizität.
- Bestmögliche Korrosionsresistenz im agressiven Körpermilieu.

Je nach Verwendungszweck müssen einige Implantate speziell angepaßte Festigkeiten haben: ein Spickdraht muß hart sein, ein Cerclagedraht weich. *Alle* Implantate sollen aber in der *Zusammensetzung einheitlich* sein. Der Metallurge fordert diese Einheitlichkeit als Voraussetzung für höchste Korrosionsresistenz.

Genormte Implantat-Werkstoffe
In nationalen und internationalen Normen sind chemische Zusammensetzung, Eigenschaften und Herstellungsverfahren festgelegt, welche genügenden Korrosionswiderstand, Gewebeverträglichkeit und auch die nötige mechanische Festigkeit des Metalles sicherstellen. Normen bestehen heute für rostfreien Stahl, Kobalt-Chrom-Legierungen und Titan.
Für Implantate bei Osteosynthesen ist der rostfreie Stahl auch heute noch der geeignetste Werkstoff.

Der rostfreie Stahl der AO-Implantate
Seit 1962 sind die matallurgischen Forschungen der AO wegleitend für die Normierung, speziell aber für die AO-eigenen Liefervorschriften. Diese schreiben einen Chrom-Nickel-Molybdän-Stahl mit der allgemeinen Bezeichnung *AISI 316 L* vor. Sie beinhalten jedoch verschärfte Toleranzen für die optimale Zusammensetzung (für maximalen Korrosionswiderstand), dazu besondere Schmelzverfahren (für höchste Reinheit) und bestimmte Verarbeitungsprozesse beim Glühen und Umformen des Metalles (für beste Festigkeitseigenschaften).
Sämtliche AO-Implantate sind aus dieser einheitlichen Legierung gefertigt.

Materialkontrolle
Sämtliche Halbfabrikate (Stangen, Bleche) werden von der AO auf Zusammensetzung, Metallstruktur, Korrosionsresistenz, Festigkeit und Duktilität kontrolliert. In besonderen Prüfungen werden sie auf Herstellungsfehler, wie Poren und Fremdstoffeinschlüsse vom Gießen, Risse vom Walzen, u. a. m. kontrolliert. Fehlerhaftes Material wird strikte zurückgewiesen.

Herstellung der Implantate
In einem ersten, AO-eigenen Prozess werden die inneren Spannungen (vom Walzen und Ziehen herrührend) abgebaut, so daß das Material die höchste Festigkeit gegen äußere Belastung erreicht. Dann folgt die Formgebung durch Fräsen, Bohren, Schleifen etc. Durch mechanisches und elektrolytisches Polieren wird die glänzende Oberfläche hergestellt. Für alle diese Prozesse bestehen strenge Vorschriften, so daß in den fertigen Implantaten die optimalen Eigenschaften des Halfabrikates erhalten bleiben.

Identifikation
Die auf den meisten Implantaten (exklusive Schrauben) und allen Original-Implantat-Verpackungen angegebene Kontrollnummer ermöglicht die Rekonstruktion der ganzen Fabrikationsgeschichte vom Rohmaterial bis zur Schlußkontrolle des Implantats.

Korrosion
Im agressiven Milieu des Körpers werden sämtliche Metalle angegriffen. Das Ausmaß der entstehenden Korrosion (und Metallzerstörung) ist eine Frage des Materials. Je nach Legierungsbestandteilen können deren Korrosionsprodukte sichtbar sein (Rost) oder nur zu Gewebeverfärbungen führen. Entzündungen oder Metallose können eine weitere Folge der Korrosion sein.
Der *rostfreie Implantatstahl* bildet an seiner Oberfläche eine schützende Passivschicht, welche die Korrosion stark einschränkt. Bei leichten Verletzungen regeneriert sie sich im sauerstoffhaltigen Milieu spontan, weshalb feine Kratzer nicht schädlich sind. Trotzdem wird empfohlen, die Implantate bis zum Gebrauch in ihren Verpackungen zu belassen.
Wird aber die Passivschicht andauernd zerstört, wie dies bei instabilen Osteosynthesen zwischen Schraubenkopf und Platte der Fall ist, so kann sie sich nicht mehr regenerieren, und es bildet sich lokalisierte – manchmal starke – Korrosion. Stabilität der Osteosynthese ist deshalb nicht nur aus biomechanischen Gründen, sondern auch für das Metall selber von Wichtigkeit.

Festigkeit der Implantate
Die Festigkeit des Metalles und die Dimensionierung der Implantate wurden den biomechanischen und biologi-

schen Anforderungen bestmöglich angepaßt. Man muß sich aber bewußt sein, daß bei Osteosynthesen das Implantat niemals die Funktion einer Prothese haben kann. Sein Zweck ist, den frakturierten oder durchtrennten Knochen so lange zu stabilisieren, bis er durch die Knochenheilung wieder teilweise belastungsfähig wird. Ferner muß das Implantat eine so große Festigkeit aufweisen, daß der Patient das operierte Glied frühzeitig aktiv bewegen kann, am besten schon nach der Operation.

Verläuft die Knochenheilung verzögert, so wird dem Implantat zuviel „zugemutet". Es wird dann einer dauernden Wechselbiegung ausgesetzt, was aus metallurgischen Gründen gesetzmäßig zur Materialermüdung und letztlich zum Ermüdungsbruch führt. Anhand der Oberflächenstruktur des Bruches kann der Metallurge feststellen, ob es sich um einen Ermüdungsbruch oder um einen Gewaltbruch handelt.

Die Stabilität der Osteosynthese ist also auch als Schutz vor gefährlicher Materialermüdung ausschlaggebend (bei Verplattung: Abstützung der gegenüberliegenden Kortikalis).

Implantate sollen nie zweimal verwendet werden (niemand kann feststellen wie „müde" sie schon sind). Hin- und Herbiegen von Platten, „Reparieren" von Implantaten, etc. ist zu unterlassen. Ein nicht beanspruchtes Implantat (z. B. eine Schraube, die während der Operation wegen falscher Länge ausgewechselt wurde) darf selbstverständlich wieder verwendet werden.

Vermischen der Implantate

Es gibt verschiedene Gründe, das Mischen von Implantaten verschiedener Hersteller abzulehnen:

- Zu einer einheitlichen Operationstechnik gehört auch ein einheitliches Instrumentarium: Konstruktion, Formgebung und Toleranzen von Implantaten und Instrumenten müssen sich entsprechen, was durch die Normen nicht genügend sichergestellt ist.
- Die Normen für Implantatmetalle geben nur Minimalanforderungen, welche aber eine absolute Kompatibilität nicht garantieren.

Sowohl das mechanische wie auch das metallurgische Zusammenpassen der Implantate liegt somit vollständig in der Verantwortlichkeit des Herstellers. Eine „geteilte Verantwortung" wie sie bei der Verwendung von Implantaten verschiedener Hersteller entstehen müßte, ist unmöglich.

Man sollte sich für *ein* System entscheiden.

Zu beachten ist auch, daß (zur Zeit) nur beim AO-Instrumentarium ein *umfassendes Sortiment* zur Verfügung steht.

2.2 Werkstoffe für Instrumente

An die Korrosionsbeständigkeit der Werkstoffe für Instrumente können weniger strenge Anforderungen gestellt werden als bei den Implantaten. Vielmehr werden diese Werkstoffe so ausgewählt, daß die Instrumente eine bestimmte Funktion erfüllen und diese auf Dauer gewährleisten: Schneidfähigkeit, Abnutzungsbeständigkeit, Gewicht, leichte Pflege, etc.
Es werden verwendet:

- Chrom-Nickel-Stähle als Werkstoff für die Instrumente ohne spezielle Anforderungen, bei welchen nur einfache und ökonomische Herstellung wichtig sind.
- Rostfreier, härtbarer Chromstahl für schneidende Instrumente wie Bohrer, Gewindeschneider, Meißel, Drahtschneidezangen, etc.
- Rostfreie, vergütbare Chromstähle für Zangen, Knochenhebel, etc.

Die beiden letzten Gruppen sind nicht absolut rostbeständig. Je besser sie gepflegt werden (unbeschädigte Oberfläche), um so weniger neigen sie zu Korrosion und Wasserflecken. Instrumente nicht naß liegen lassen!
Einige bei der Werkzeugindustrie eingekaufte Instrumente wie Bohrmaschinen, Flach- und Drahtschneidezangen, etc. haben nur eine Oberflächenbehandlung (meistens Verchromung) als Rostschutz. Zur Verbesserung der Korrosionsbeständigkeit werden sie in den SYNTHES-Werkstätten zerlegt und nachverchromt. Einige Bestandteile werden dort durch solche aus rostfreiem Material ersetzt. Trotzdem wird keine absolute Rostbeständigkeit erreicht.
Die Kunststoffe und Gummisorten, die für Instrumentengriffe, Lagerteile, Dichtungen und Schläuche verwendet werden, sind so ausgewählt, daß sie eine Dampfsterilisation (Autoklav 140° C) auch bei vielfacher Anwendung aushalten.
Über Pflege der Instrumente und Sterilisation siehe separates Kapitel (S. 220).
Bei korrekter Handhabung und Pflege der Instrumente ist deren Funktionstüchtigkeit auch im rauhen OP-Betrieb auf lange Zeit gewährleistet. Absolute Korrosionsbeständigkeit wie die Implantate benötigen die Instrumente nicht.

3 Das Instrumentarium für Verschraubung und Verplattung der großen Knochen

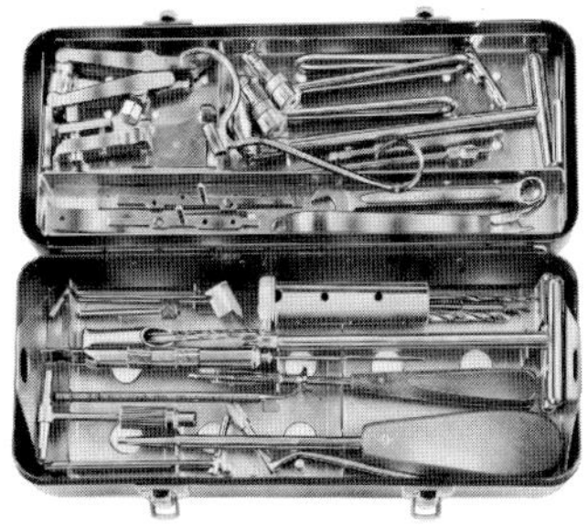

Es besteht aus drei Standard-Kassetten:

Grund-Instrumentarium
Eine rote Kassette enthält alle Standard-Instrumente für Verschraubung und Verplattung mit den großen Schrauben und Platten.

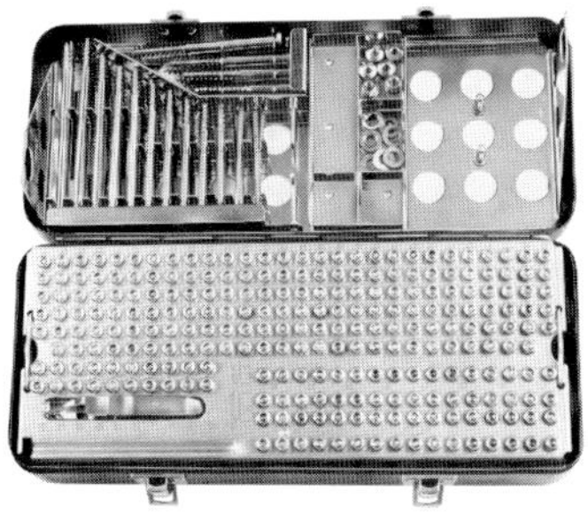

Schrauben-Kassette
Die zweite rote Kassette enthält das Standard-Sortiment der großen Schrauben:

- 4,5 mm-Kortikalisschrauben
- 6,5 mm-Spongiosaschrauben
- Malleolarschrauben.

Seit 1977 sind keine Kleinschrauben mehr enthalten.

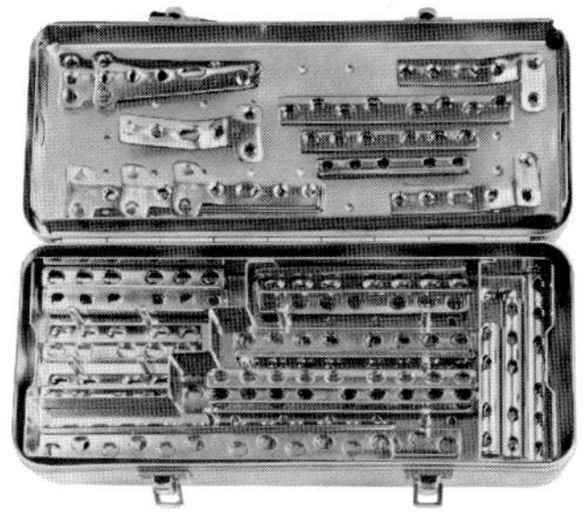

Platten-Kassette
In einer gelben Kassette ist der Standard-Plattensatz enthalten (2 Varianten):
Er umfaßt entweder:

- Spann-Gleitloch-Platten (schmale und breite) oder Rundlochplatten (schmale und breite), ferner
- Halbrohrplatten und
- eine Auswahl der Spezialplatten (T-, L-, Löffelplatten).

Die meistgebrauchten Platten sind in ausgewogener Anzahl vorhanden. Genügend Reserveplatz gestattet die Aufnahme von weiteren Standard- oder Spezialplatten nach Wunsch des Chirurgen.

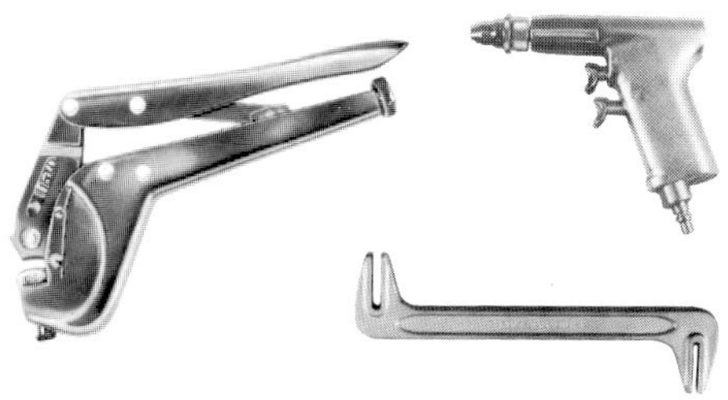

Zusätzlich benötigte AO-Instrumente

- Antriebsmaschine: z. B.
  kleine Preßluft-Bohrmaschine mit Schnellkupplung oder Universal-Bohrmaschine mit Dreibackenfutter
- Biegeinstrumente:
  Biegepresse oder Biegezange und Schränkeisen.

Zur Ergänzung und Erweiterung des Instrumentariums sind folgende AO-Standard-Sätze geeignet:

– Knochenfaßzangen	s. S. 184
– Allgemeine knochenchirurgische Instr.	s. S. 185
– Draht-Instrumentarium	s. S. 157
– Reduziertes Kleinfragment-Instr.	s. S. 96
– Winkelplatten-Instrumentarium	s. S. 80
– Entfernen abgebrochener Schrauben	s. S. 130
– Spongiosastößel und Meißel	s. S. 190

3.1 Das Grund-Instrumentarium

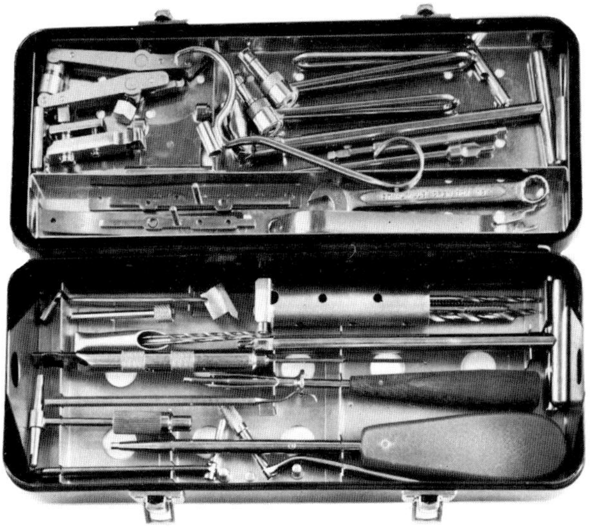

Das Grund-Instrumentarium umfaßt in einer roten Kassette alle Standard-Instrumente für die Verschraubung und Verplattung mit großen Schrauben und Platten.

Unterer Einsatz: Instrumente für Schrauben
Mittlerer Einsatz: Instrumente für Platten
Oberer Einsatz: Reserve-Platz für Ergänzungs-Instrumente

3.1.1 Standard-Instrumente

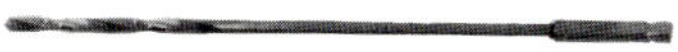

Der Spiralbohrer Φ 3,2 mm
dient zum Bohren des *Gewindelochs* für 4,5 mm-Kortikalisschrauben, Malleolarschrauben und für 6,5 mm-Spongiosaschrauben.

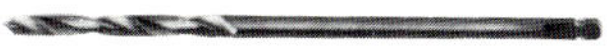

Der Spiralbohrer Φ 4,5 mm
dient zum Bohren des *Gleitlochs*, wenn eine 4,5 mm-Kortikalisschraube als *Zugschraube* eingesetzt wird.

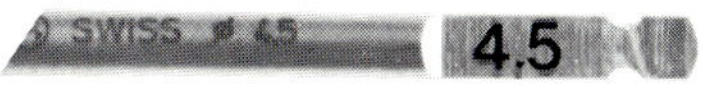

Wird ausnahmsweise eine 6,5 mm-Spongiosaschraube durch eine dickere Kortikalis eingesetzt, so muß diese auf 4,5 mm aufgebohrt werden, was die Gefahr des Sprengens durch den 4,5 mm-Schraubenschaft verkleinert.

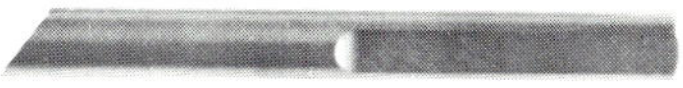

Die Spiralbohrer in den *Standard-Kassetten* sind alle mit *Ende für die Schnellkupplung* der kleinen Preßluft-Bohrmaschine versehen. Bohrer mit *Dreikantende* zum Einspannen im Dreibackenfutter sind auf Wunsch erhältlich.

> Spiralbohrer sollen immer mit den genau übereinstimmenden Bohrbüchsen resp. Gewebeschutzhülsen verwendet werden (spielfreie Passung!).

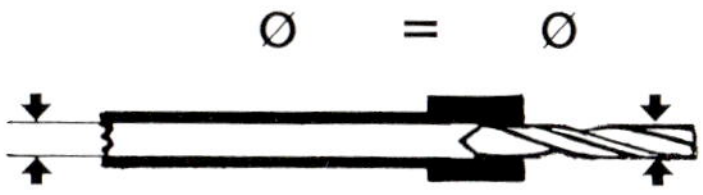

Die Bohrer sollen beim Einführen in die Bohrbüchse *stillstehen* (nicht drehen).

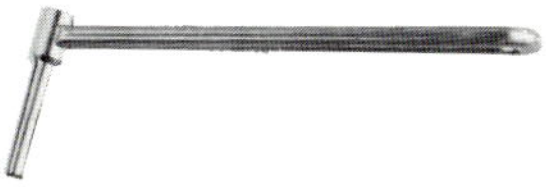

Die Gewebeschutzhülse Φ 3,5 mm
kann als Bohrbüchse für den Bohrer Φ 3,2 beim Bohren auf nacktem Knochen verwendet werden. Die spielfreie Passung ist nicht gewährleistet, was aber bei einer Einzelschraube nicht wichtig ist. Sie darf *nie als Steck-Bohrbüchse* im Gleitloch für eine 4,5 mm-Zugschraube verwendet werden, da hier der 3,5 mm-Innendurchmesser den 3,2 mm-Bohrer zuwenig genau zentriert!

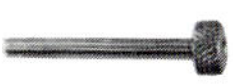

Die Steck-Bohrbüchse Φ 4,5/3,2 mm
wird bei der Zugschrauben-Technik in das 4,5 mm-Gleitloch eingesetzt und führt den 3,2 mm-Bohrer beim Bohren des Gewindelochs ins gegenüberliegende Fragment. Das gezähnte Ende verhindert das Abrutschen beim Anbohren der Innenseite der zweiten Kortikalis.

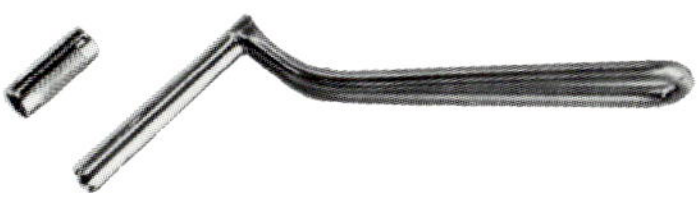

Die Gewebeschutzhülse Φ 4,5 mm
dient als *Bohrbüchse* für den 4,5 mm-Bohrer bei der Zugschrauben-Technik (Gleitloch) und als *Gewebeschutzhülse* für die Gewindeschneider Φ 4,5 mm.
Die *Zentrierhülse* führt das Instrument im *Plattenloch* beim Bohren resp. Gewindeschneiden (auf nacktem Knochen wegnehmen).

Das Zielgerät mit Spitze
wird *zusammen* mit der Gewebeschutzhülse-4,5 mm als richtunggebende Bohrbüchse für den 4,5 mm-Gleitlochbohrer verwendet, wenn im gegenüberliegenden Fragment das *3,2 mm-Gewindeloch vor der Reposition* gebohrt wurde.

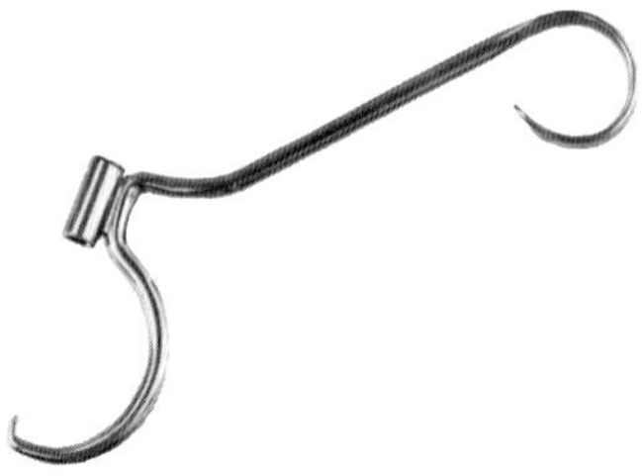

Ältere Instrumente weisen eine Bohrung von 4,5 mm auf. Diese führt den 4,5 mm-Bohrer direkt, ohne Zuhilfenahme der Gewebeschutzhülse.

Die Bohrbüchse für Platten
zentriert den 3,2 mm-Bohrer (Gewindelöcher) in den *runden* Plattenlöchern.
Nicht für DC-Platten verwenden!

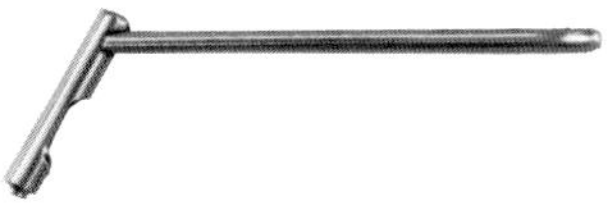

Die DCP-Bohrbüchse, neutral (*grün*)
zentriert das 3,2 mm-Gewindeloch genau in die Mitte des Plattenlochs. Die Schraube kommt damit in *neutrale* Position.
Für DC-Platten die *meistgebrauchte* Bohrbüchse.

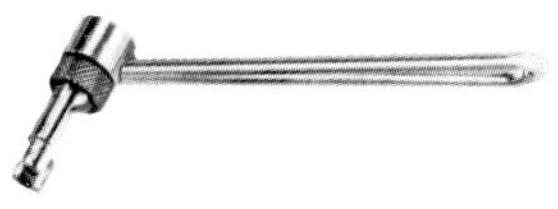

Die DCP-Spann-Bohrbüchse, (*exzentrisch, gelb*)
plaziert das 3,2 mm-Gewindeloch für die *Spannschraube* exzentrisch im Plattenloch.
Achtung: *Der Pfeil muß immer gegen die Frakturlinie zeigen.* Nur für die DCP, die als *selbstspannende* Platte verwendet wird!

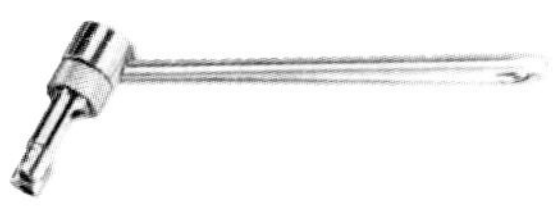

DCP-Bohrbüchsen sind drehbar und können zur Reinigung zerlegt werden.

Die DCP-Bohrbüchsen werden ausschließlich für DCP-Platten verwendet.

Bemerkung: Die frühere rote Abstütz-Bohrbüchse wird nicht mehr fabriziert, da sie oft falsch verwendet wurde.

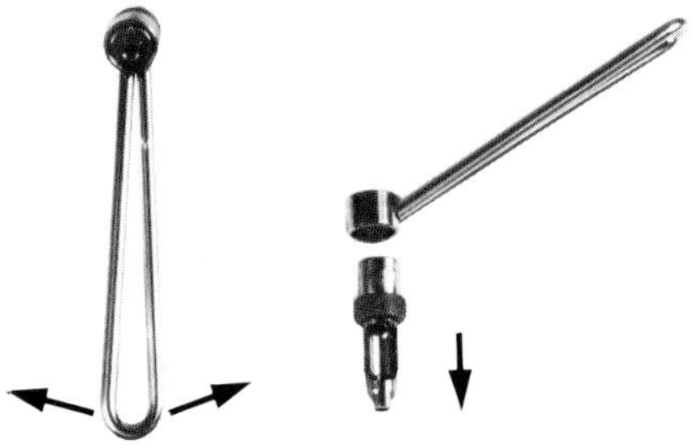

Grundsätzlich sind auf dem nackten Knochen immer *gezähnte* Bohrbüchsen oder Gewebeschutzhülsen, in Plattenlöchern *genau zentrierende* (zu den Platten passende) Büchsen zu verwenden.

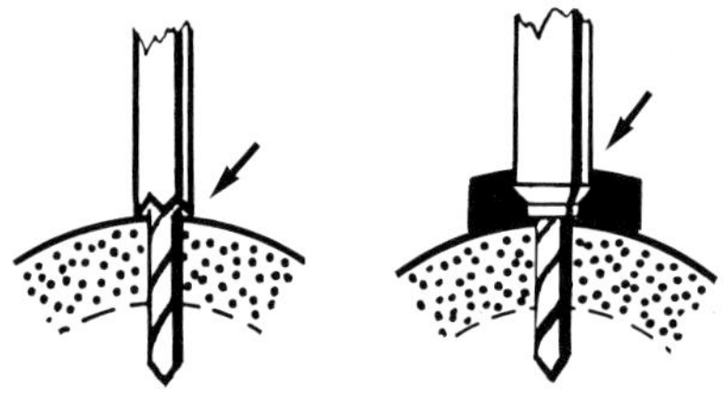

Der Kopfraumfräser (*Zapfen Φ 4,5 mm*)
dient zum Ansenken des Sitzes für den Schraubenkopf der 4,5 mm-Kortikalis- und evtl. der 6,5 mm-Spongiosa-Zugschraube.

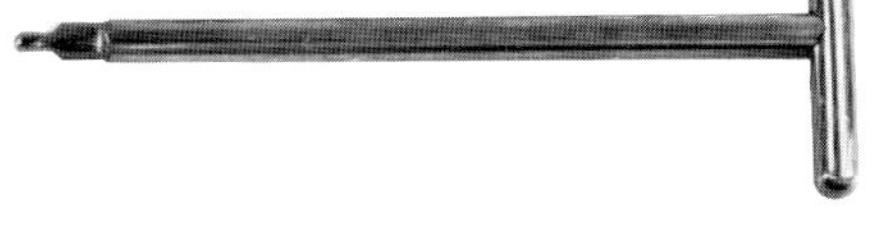

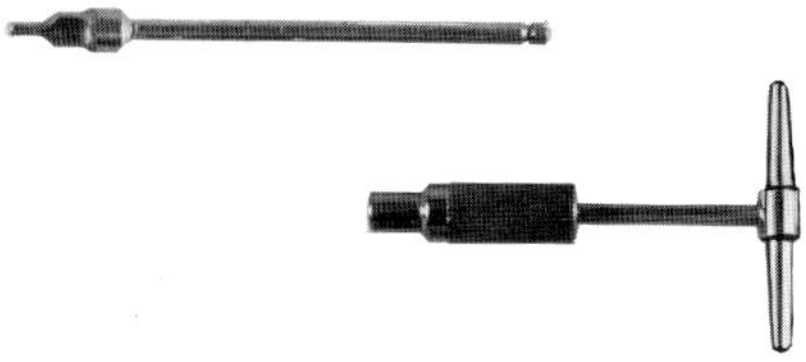

Der Malleolar-Kopfraumfräser-Einsatz (*Zapfen Φ 3,2 mm*) wird zusammen mit dem Griffstück zum Vorbereiten des Sitzes für einen Malleolarschraubenkopf verwendet (selten!).

Er wird für eine 4,5 mm-Kortikalisschraube benötigt, wenn diese ausnahmsweise als Fibula-Stellschraube mit Gewinde in Fibula *und* Tibia verwendet wird (bei instabiler Gabel und zerrissener Membrana interossea).

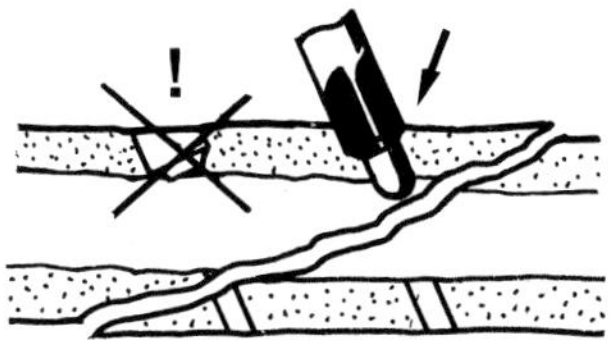

Richtige Frästiefe für die Kopfraumfräser:
In dicker Kortikalis soll der ganze Durchmesser des Fräsers arbeiten; eine dünne Kortikalis nicht schwächen!

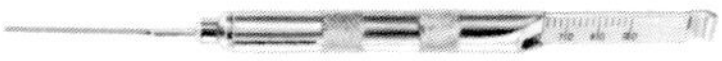

Das große Schraubenmeßgerät
wird zum Bestimmen der benötigten Länge der 4,5 mm-Kortikalis-, Malleolar- und 6,5 mm-Spongiosaschrauben verwendet.
Immer *nach* dem Kopfraumfräser resp. *durch* das Plattenloch, aber *vor* dem Gewindeschneiden messen.
Der kleine Haken wird an der gegenüberliegenden Kortikalis eingehängt und der obere Teil bis auf den Knochen (resp. auf die Platte) geschoben. Die benötigte Schraubenlänge kann dann direkt abgelesen werden (aufrunden).
Das Schraubenmeßgerät kann zur Reinigung auseinandergenommen werden.
Warnung: Verwendung der kleinen Meßgeräte führt für große Schrauben zu Falschmessungen.

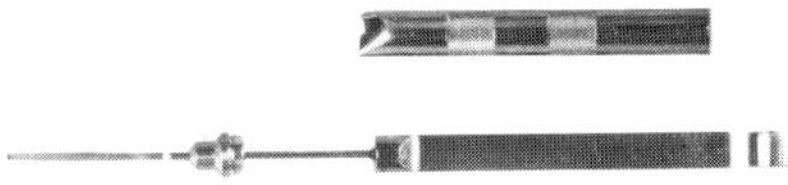

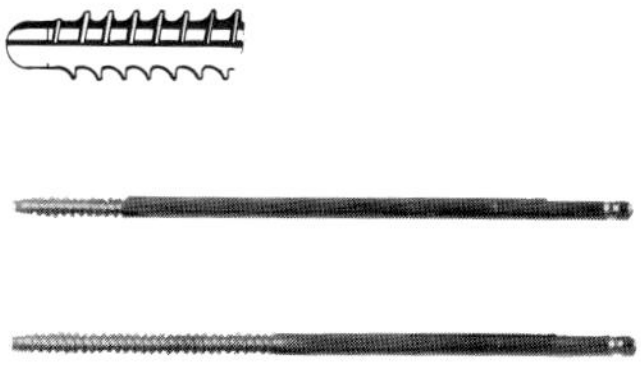

4,5 mm-Gewindeschneider mit kurzem Gewinde
zum Schneiden des Gewindes in der *gegenüberliegenden* Kortikalis, wenn eine 4,5 mm-Kortikalisschraube als *Zugschraube* eingesetzt wird. Der glatte Schaftteil schont das Gleitloch in der kopfnahen Kortikalis.

4,5 mm-Gewindeschneider mit langem Gewinde
zum Gewindeschneiden *in beiden* Kortikales für eine *Platten-Fixationsschraube.*

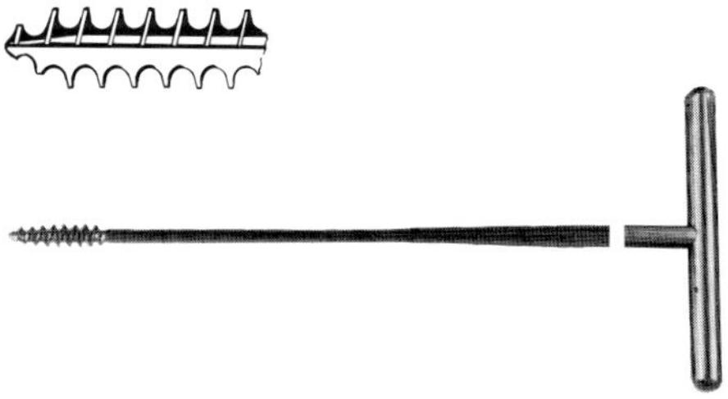

Der Gewindeschneider Φ 6,5 mm.
zum Schneiden des 6,5 mm Spongiosa-Gewindes
- durch eine harte, erste Kortikalis
- in der harten Spongiosa des Jugendlichen auf der ganzen Länge der Schraube.

6,5 mm-Gewinde nie durch Plattenlöcher schneiden (Beschädigung der Platte und des Gewindeschneiders).

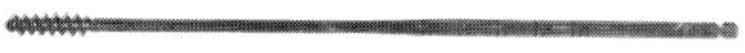

Gewindeschneider Φ 6,5 mm *mit Ende für Schnellkupplung*. Gleiche Anwendung wie oben. Er paßt ins Griffstück. Nicht mit der Preßluftmaschine verwenden.

Bemerkungen zu den Gewindeschneidern. Die Gewindeschneider werden immer mit der passenden Gewebeschutzhülse angereicht.

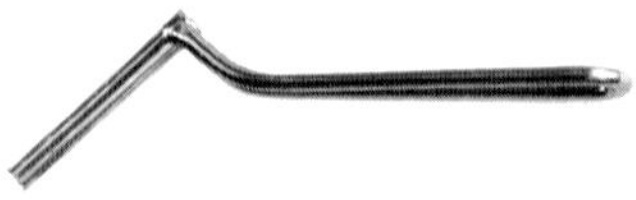

Normalerweise werden die Gewindeschneider mit dem *Griffstück* eingedreht.

Sie können auch mit der *kleinen Preßluft-Bohrmaschine* (Schnellkupplung) angetrieben werden.
Vorsicht: In porösen Knochen *nicht* mit der Maschine Gewinde schneiden! Gefahr von Gewindeausrissen!

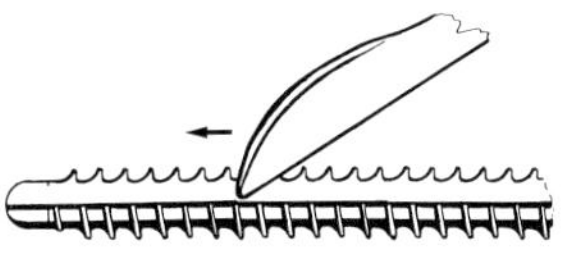

Festgesetzte Knochenspäne und Periostfetzen sollen auch während der Operation mit einem Kirschner-Draht oder einem Messerchen entfernt werden. Keine Kompressen verwenden!

Das Griffstück für Gewindeschneider
ist mit Schnellkupplung versehen und wird als Handgriff für die 4,5 mm- und 6,5 mm-Gewindeschneider sowie für den Malleolar-Kopfraumfräser-Einsatz benützt.
In die Schnellkupplung des Griffstücks passen noch folgende Instrumente:

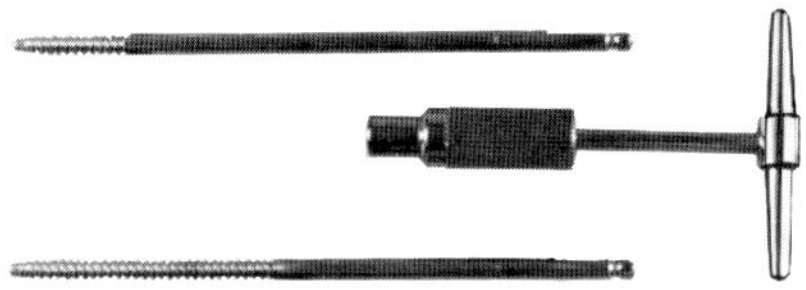

- Instrumente zum Entfernen abgebrochener Schrauben.
- Gewindeschneider anderer Größen.

Großer Schraubenzieher (Sechskant 3,5 mm)
Zum Einsetzen,resp. Entfernen von 4,5 mm-Kortikalis-, Malleolar- und 6,5 mm-Spongiosaschrauben.

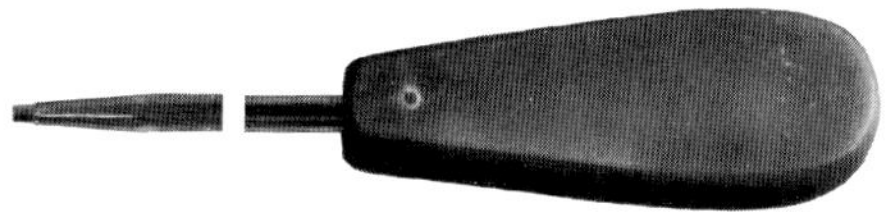

Der Schraubenzieher-Einsatz (Sechskant 3,5 mm)
paßt in die Schnellkupplung der kleinen Preßluft-Bohrmaschine und dient zum Einsetzen und Entfernen der Schrauben.
Das Festziehen, resp. Lösen der Schrauben, muß immer von Hand geschehen.

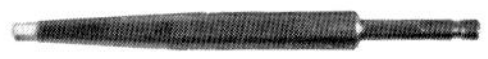

Keine Schraubenzieher mit *beschädigtem* Sechskant verwenden! Der Sechskant im Schraubenkopf würde damit beschädigt und das Herausnehmen erschwert oder verunmöglicht.
Vor dem Entfernen der Schrauben immer den Innen-Sechskant mit dem scharfen Haken gründlich reinigen, damit der Schraubenzieher ganz eingreifen kann.

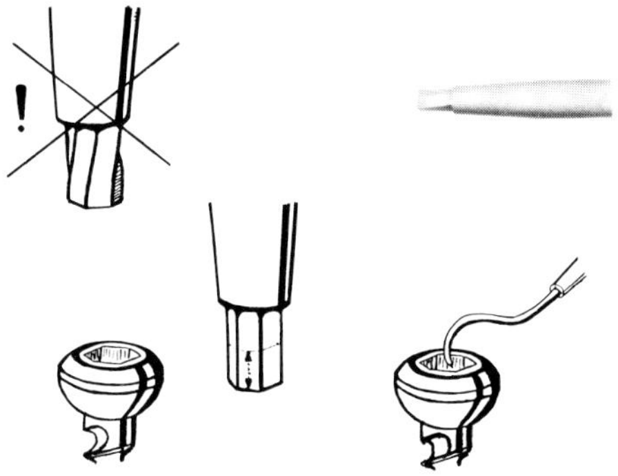

Der Scharfe Haken
wird zur Kontrolle der Frakturlinie und zum Entfernen von eingewachsenem Gewebe aus den Schraubenköpfen (und Marknägeln) vor der Entfernung verwendet.
Er kann auch zur Reposition von kleinen Fragmenten dienen.

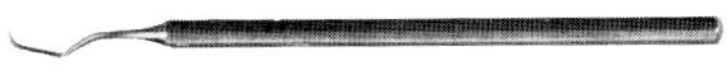

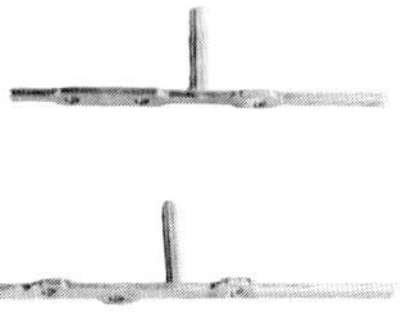

Bohrlehren für schmale und breite DCP
Durch ihre schlanke Form erleichtern sie in komplizierten Fraktur-Situationen die Übersicht und helfen so den optimalen Anlagepunkt für eine DC-Platte zu finden.
Nach Reposition der Fraktur wird das erste Schraubenloch (neutral) vorbereitet und die Bohrlehre mit einer Schraube (zukünftige Plattenschraube) fixiert. Vorbereiten des 3,2 mm-Gewindelochs für die Spannschraube durch eines der beiden andern Löcher der Bohrlehre.
Nach Austauschen der Bohrlehre gegen eine DC-Platte steht die zweite Schraube in Spannposition.

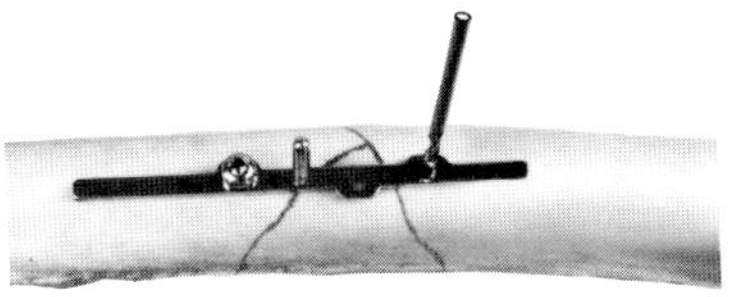

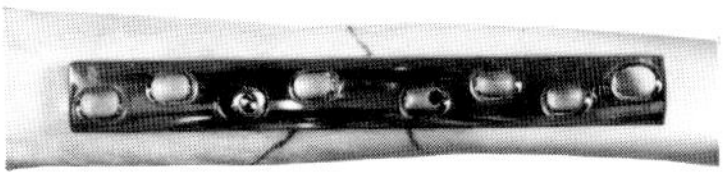

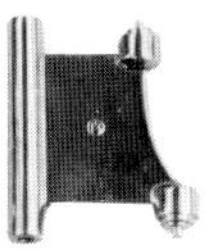

Die Bohrlehre für die Plattenspanner
dient als Bohrbüchse zum Vorbohren des Schraubenlochs (3,2 mm) für den Plattenspanner. Der größere Abstand wird meistens für den Plattenspanner mit Gelenken (oder für den Plattenspanner mit 16 mm-Weg) verwendet. Der kürzere Abstand entspricht dem Plattenspanner mit 8 mm Spannweg.

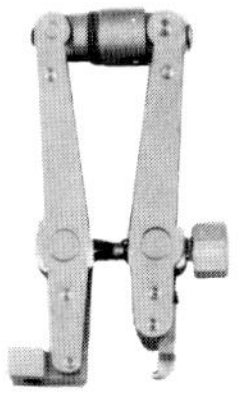

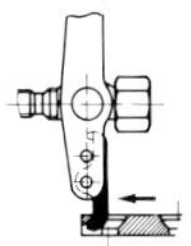

Der Plattenspanner mit Gelenken (Spannweg 20 mm) kann als Kompressions- und als Distraktionsgerät Verwendung finden.

Zur Kompression wird sein Haken in das letzte Plattenloch eingehängt und die andere Seite mit einer meist kurzen Kortikalisschraube am Knochen fixiert. Während des Zudrehens mit dem *Kardanschlüssel* kann der Kompressionsdruck an verschiedenen Farbringen abgelesen werden:

(gepunktet)	Gelber Farbring	=	0–50 kp
(schraffiert)	Grüner Farbring	=	50–100 kp
(schwarz)	Roter Farbring	=	über 100 kp.

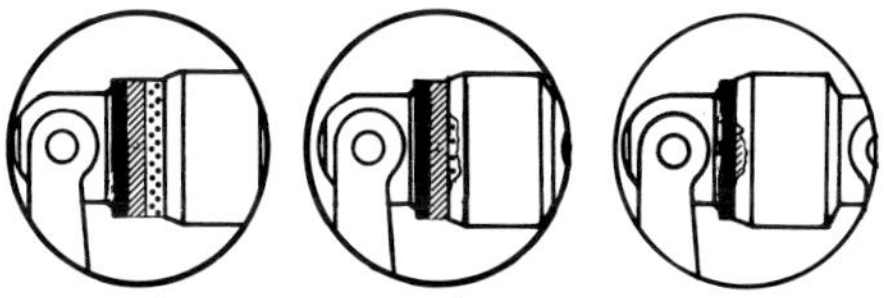

0 kp 50 kp 100 kp

Diese Druckangabe dient nur zur groben Orientierung. Der in der Praxis anzuwendende Druck hängt vom Knochen und der Fraktur-Situation ab und liegt im Ermessen des Operateurs.

Zur Distraktion wird der kleine Haken umgedreht und auf der Außenseite der Platte eingehängt. In diesem Falle muß der Spanner am Anfang zugeschraubt sein.

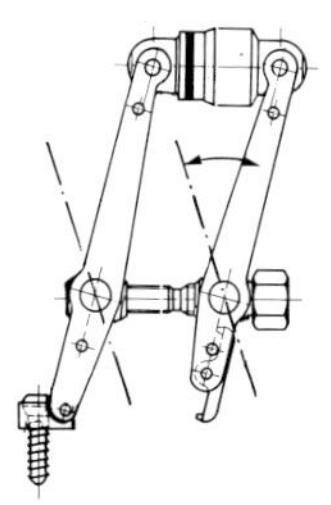

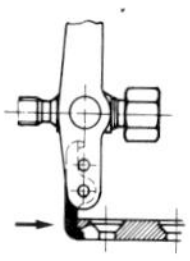

Der Gelenkspanner kann seitlich gekippt werden, was ein ungehindertes Arbeiten in jeder Situation erlaubt.

Der Plattenspanner mit Spannweg 8 mm
wird, ganz geöffnet, mit dem Haken im Endloch der Platte eingehängt und auf der anderen Seite am Knochen fixiert. Ausrichten der Fraktur und provisorisches Anziehen mit dem *Kardanschlüssel.* Endgültiges Anziehen immer mit dem *Gabelschlüssel.*

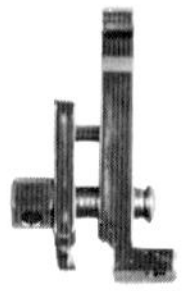

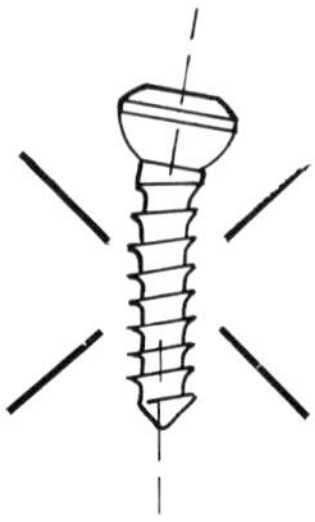

Die mit einem Plattenspanner verwendete Kortikalisschraube sollte nicht weiter verwendet werden. Sie ist durch Überbeanspruchung meistens verbogen.

Der Kardanschlüssel (11 mm)
dient zum provisorischen Anziehen der Spannschraube der Plattenspanner.
Beim Plattenspanner mit Gelenken ist definitives Anziehen mit dem Kardanschlüssel möglich. Bei den andern Plattenspannern erreicht man zu wenig Kompressionsdruck.

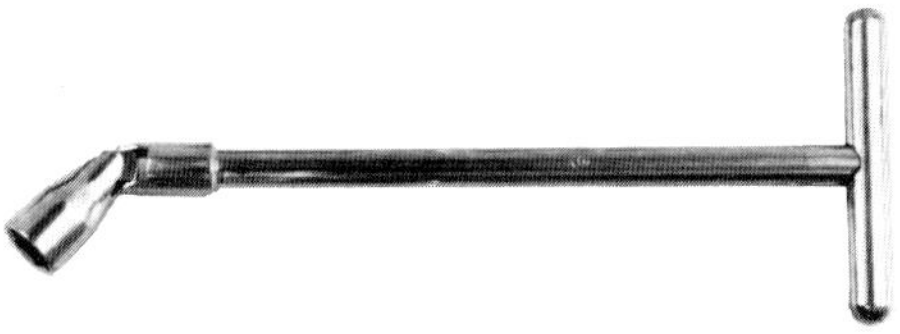

Der Gabelschlüssel (11 mm)
ist das Universalinstrument zum Anziehen und Lösen aller Verbindungen im AO-Instrumentarium, wo größere Kräfte notwendig sind. Er paßt zu folgenden Instrumenten:

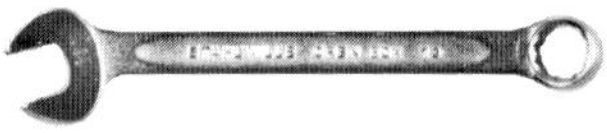

- Plattenspanner
- Ein- und Ausschlaginstrument für Winkelplatten
- Konische Marknagelbolzen
- Abgekröpftes Einschlagstück für Marknägel
- Äußere Spanner und äußere Festhalter
- Distraktor
- Oszillierende Knochensäge (Sägeblätter).

Die Biegeschablonen
Durch Anmodellieren am Knochen wird dessen Oberflächenform auf die Biegeschablone übertragen. Nach diesem Modell wird anschließend die Platte gebogen und verwunden. Die Schablonen aus weichem, eloxiertem Aluminium können beliebig geformt werden und sind für mehrmaligen Gebrauch bestimmt.
Die zusätzlich benötigten Biege-Instrumente werden auf S. 78 beschrieben.

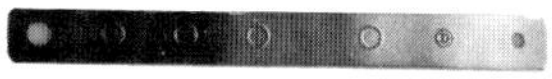

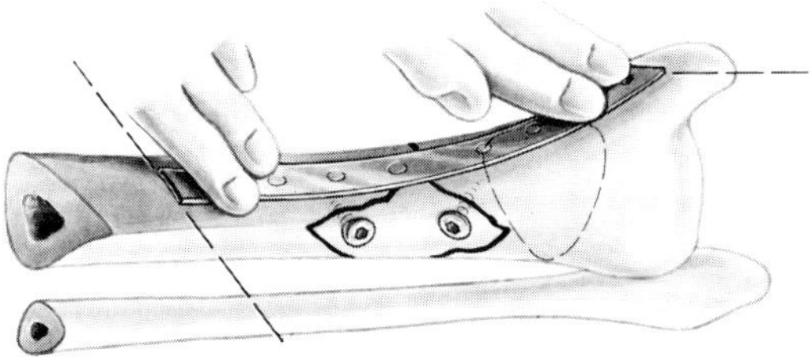

Der Spiralbohrer Φ 2 mm
Zum Vorbohren eines Loches im Knochen für Draht-Zuggurtung und Kirschner-Drähte.

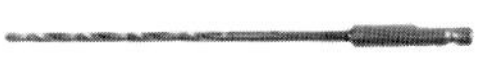

Ziel- und Plattenbohrbüchse Φ 2 mm
Als Bohrbüchse für den 2 mm-Bohrer. Gezähnte Seite auf dem nackten Knochen (runde Seite als Plattenbohrbüchse für kleine Platten).

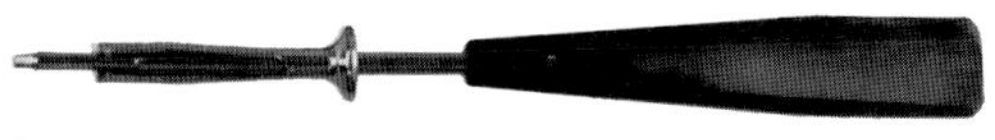

Kleiner Sechskant-Schraubenzieher (2,5 mm)
dient zum Entfernen von 4,0-Spongiosa- oder 3,5 resp. 2,7 mm-Kortikalisschrauben.
Er ist im Standardsatz enthalten, damit er bei der Materialentfernung für evtl. kleine Schrauben zur Verfügung steht.

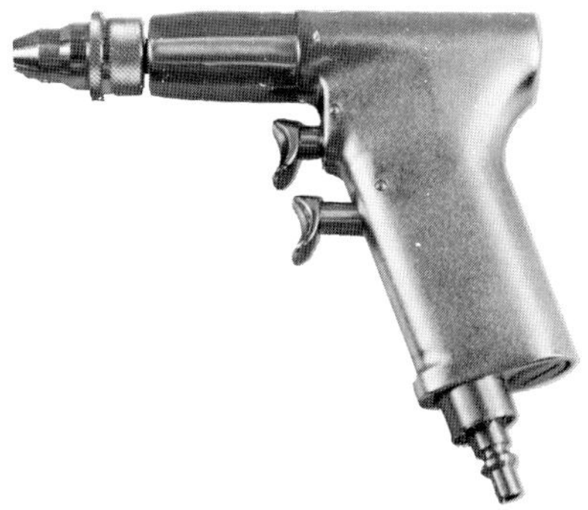

3.1.2 Zusätzlich benötigte Instrumente

Die kleine Preßluft-Bohrmaschine mit Schnellkupplung
In die Schnellkupplung dieser Maschine passen sämtliche Bohrer und Gewindeschneider des Standard-Instrumentariums.

Als Alternative könnte auch die Universal-*Preßluft-Bohrmaschine* mit Dreibackenfutter oder eine Maschine andern Fabrikats gewählt werden. In diesem Fall sollten aber Bohrer für das 3-Backenfutter oder ein Schnellkupplungs-Zwischenstück für 3-Backenfutter verwendet werden.

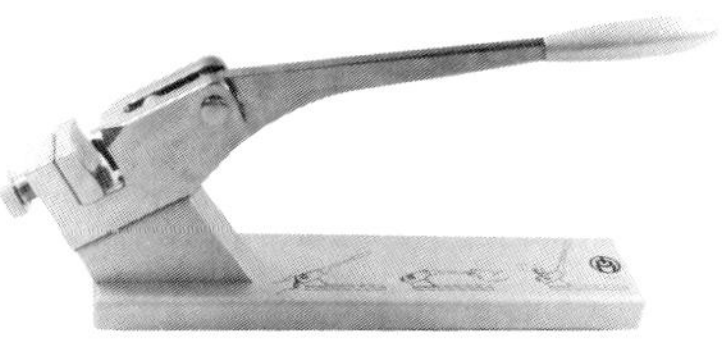

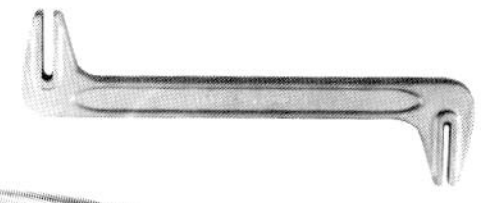

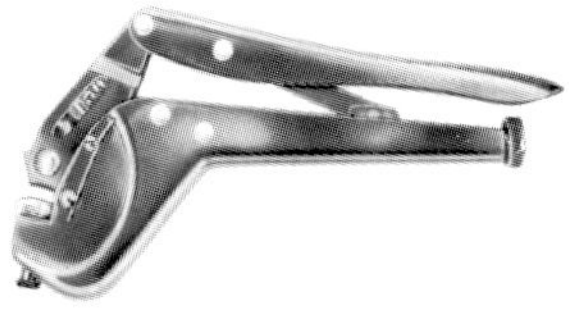

Die Biege-Instrumente
werden zum Anpassen der Platten an den Knochen (Biegen und Verwinden) *benötigt:*

Entweder:
Die Biegepresse und 1 bis 2 *Schränkeisen*
oder
Die *Biegezange* und 2 *Schränkeisen.*

Siehe auch Kapitel Anpassen der Platten auf S. 79.

3.1.3 Besondere Ergänzungs-Instrumente

Im folgenden werden einige Instrumente beschrieben, die in speziellen Fällen dem Operateur die Arbeit erleichtern können.

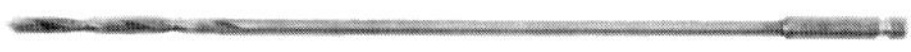

Spiralbohrer Φ 3,2 mm, extralang
Zum Vorbohren des Gewindelochs für extralange Schrauben (4,5 mm-Kortikalis-, Malleolar- und 6,5 mm-Spongiosaschrauben) oder beim Bohren in großer Tiefe.

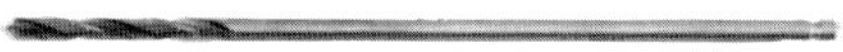

Spiralbohrer Φ 4,5 mm, extralang
Für lange Spongiosaschrauben in jugendlicher, harter Spongiosa.

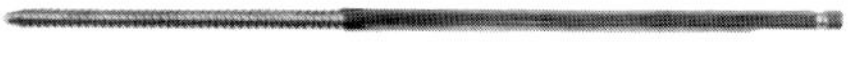

Gewindeschneider Φ 4,5 mm, extralang
Zum Schneiden der Gewinde für lange 4,5-Kortikalisschrauben (Schraubenlängen 54–70 mm).

Das Zielgerät mit Gewinde
kann die Reposition halten und dient gleichzeitig als Bohrbüchse für den 4,5 mm-Bohrer des Gleitlochs.

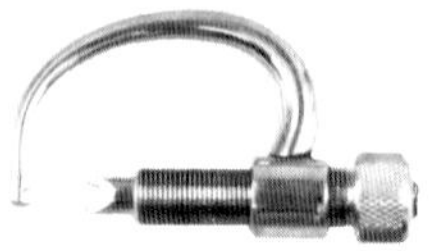

Gewebeschutzhülse Φ 6,5 mm
wird zusammen mit dem 6,5 mm-Gewindeschneider verwendet. Nur auf dem nackten Knochen anwenden.

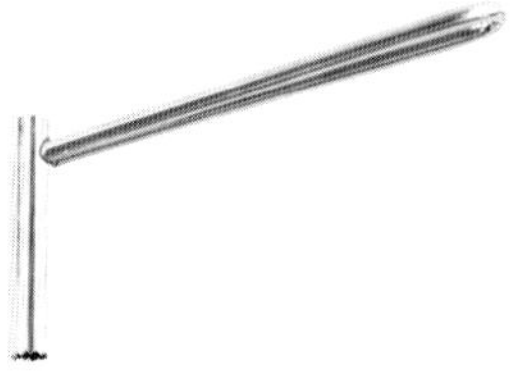

Plattenspanner mit Spannweg 16 resp. 30 mm
Diese Spanner sind zu benützen wie der Plattenspanner mit 8 mm Spannweg. Sie sind nötig bei Pseudarthrosen, Arthrodesen und Osteotomien im spongiösen Bereich entsprechend der lokalen Situation.

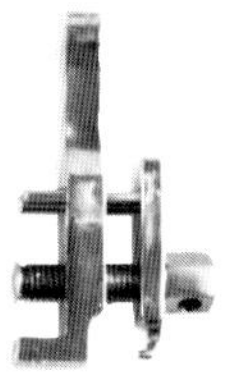

Der T-Schraubenzieher (SW 3,5 mm)
wird *nur* zur *Schraubenentfernung* verwendet, wenn diese größere Kräfte erfordert. Mit dem normalen Schraubenzieher kombiniert, ergibt sich ein Doppelwerkzeug.

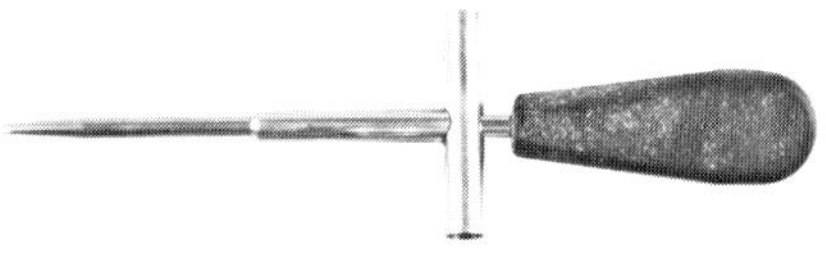

Das Schlüssel-Bohrfutter
ist mit Schnellkupplung versehen und läßt sich sowohl in der kleinen Preßluft-Bohrmaschine wie auch im Griffstück einsetzen. Es dient zum Einspannen von Kirschner-Drähten und von Bohrern mit Dreikantende.

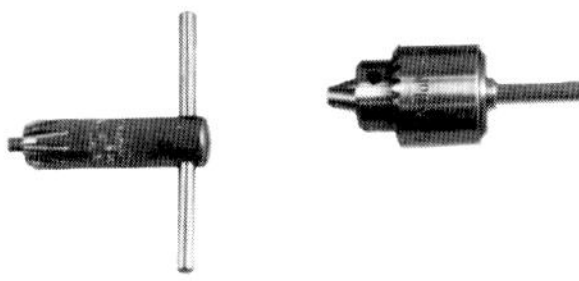

Der Mutterschlüssel (8 mm)
paßt zur Mutter für 4,5-Kortikalisschrauben. Bei ausgerissenem Knochengewinde kann die Mutter von hinten gegen den Knochen gehalten werden. Vorsicht, selten!
Er paßt auch zu den Müttern des selten verwendeten Gewindebolzens (Tibiakopf-Bolzen).

3.2 Die Schrauben-Kassette

Eine rote Kassette enthält den *Standard-Schraubensatz* bestehend aus 4,5 mm-Kortikalisschrauben, 6,5 mm-Spongiosaschrauben und Malleolarschrauben verschiedener Längen, sowie Unterlagsscheiben und Muttern.
Die beigefügte *Pinzette* erleichtert das Herausnehmen der Schrauben aus den Rechen.
Die am Schrauben-Einsatz angebrachte *Meß-Skala* dient zum Überprüfen der Schraubenlängen.

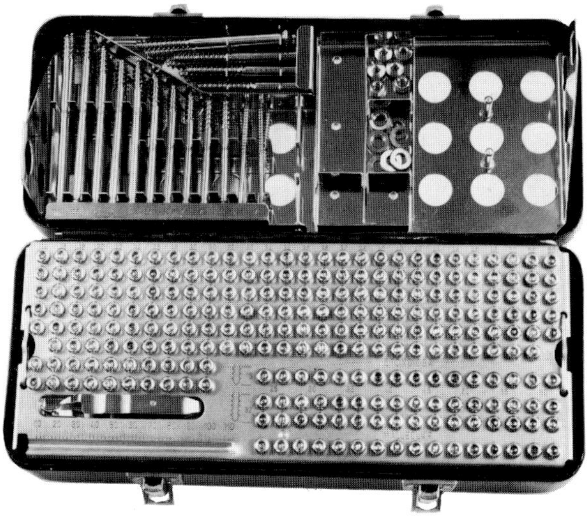

3.2.1 Die großen AO-Schrauben

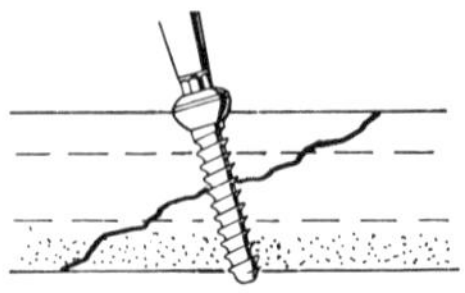

Die Schrauben sind im AO-Instrumentarium das wichtigste Element zum Erzielen der interfragmentären Kompression. Sie werden dazu einzeln oder durch Platten als *Zugschrauben* eingesetzt. Sie dienen auch zur *Fixation der Platten*.

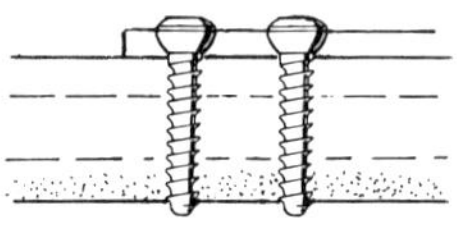

Man unterscheidet zwei Ausführungsarten der Schrauben, die wegen ihrer Form auch verschiedene Anwendungbereiche haben.

Die Kortikalisschrauben
Im harten Kortikalisknochen der *Diaphyse* werden nur Schrauben mit *Gewinde auf der ganzen Länge* verwendet = Kortikalisschrauben. Dadurch ist das Entfernen dieser Schrauben leicht möglich, obwohl der während der Heilung neu gebildete, harte Knochen die Schraube fest umschließt.

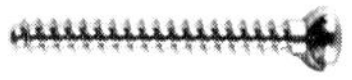

Die Spongiosa- und Malleolarschrauben
Im weicheren, spongiösen Knochen der *Epi- und Metaphyse* werden Schrauben mit einem glatten Schaft und einem *kurzen Gewinde* – sog. Schaftschrauben – verwendet.
Aus der Metaphyse lassen sich „Schaftschrauben" meistens ohne große Schwierigkeiten entfernen. In der härteren Diaphyse wäre dies nicht möglich; Schaftschrauben würden hier bei der Entfernung meistens zwischen Schaft und Gewinde brechen.

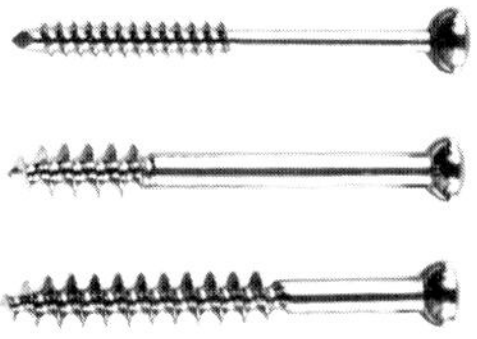

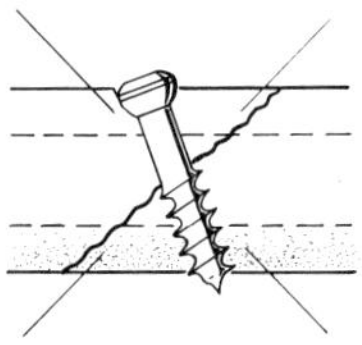

Hinweise zur Konstruktion der Schrauben

> Beachten:
> Die Nennlänge der Schrauben entspricht der Totallänge inklusive Kopf.

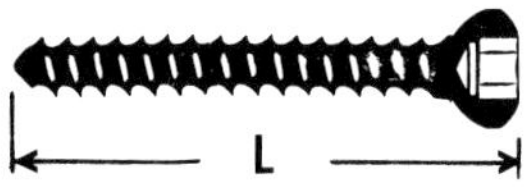

Der Schraubenkopf (Kugelkopf)
Die großen Schrauben haben alle einen Kopf mit sphärischer Unterseite (⌀ 8 mm). Dieser gewährleistet – auch bei leichter Schiefstellung der Schraube – einen optimalen *Ringkontakt* im konischen Loch der Platte, resp. des Knochens. (Der frühere konische Kopf hatte immer nur Punktkontakte.)
Für die Entwicklung der Spann-Gleitloch-Platten (DCP) war der Kugelkopf der Schrauben die wichtigste Voraussetzung.

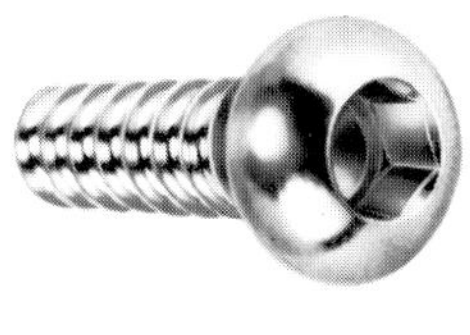

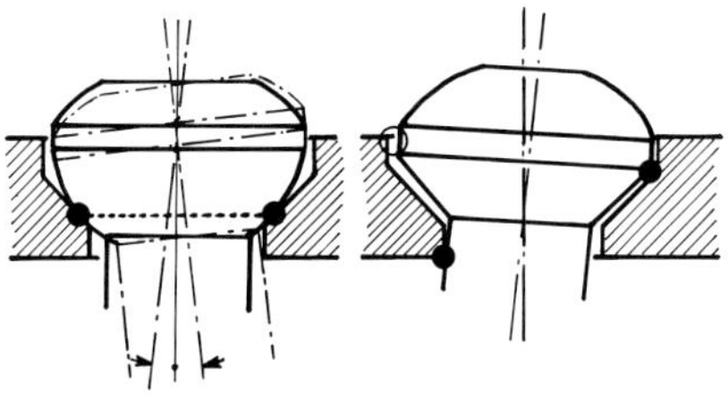

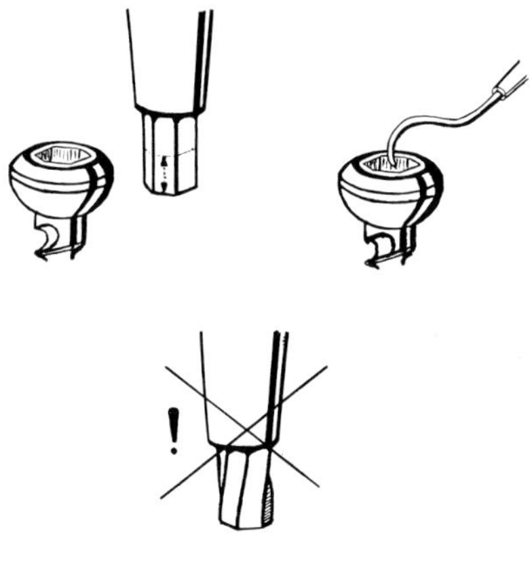

Den Innen-Sechskant im Schraubenkopf hat die AO schon 1958 den Mechanikern abgeschaut.
Der Sechskant-Schraubenzieher benötigt weder zum Eindrehen noch zum Lösen der Schrauben axialen Druck. Damit die Kräfte gut übertragen werden können, muß der Schraubenzieher tief im Sechskant eingreifen. Vor der Schraubenentfernung ist deshalb eingewachsenes Gewebe mit dem scharfen Haken zu entfernen.
Keine *beschädigten* Schraubenzieher verwenden!

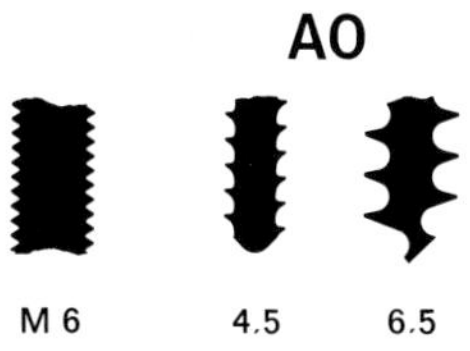

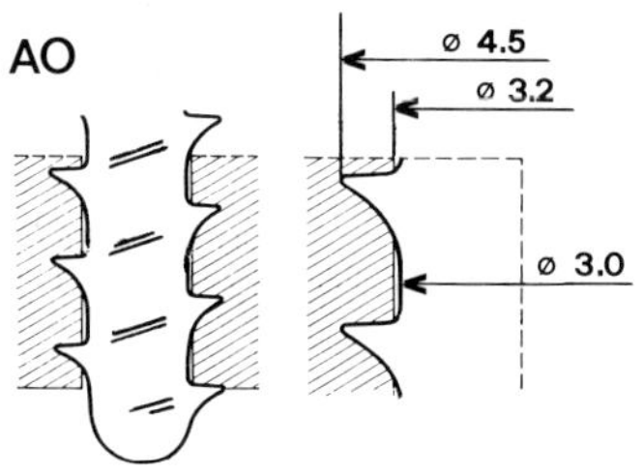

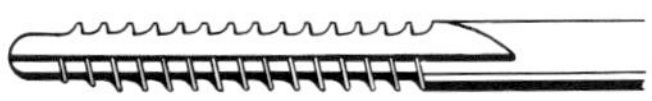

Das AO-Schraubengewinde
In der *Industrie* dienen *symmetrische Gewinde* zum Zusammenschrauben von Teilen mit ähnlicher Materialfestigkeit. Da die Festigkeit des *Knochens* ca. 10mal kleiner ist als diejenige von Metall, verwendet die AO an ihren Schrauben ein *asymmetrisches Gewinde*. Je schwächer der Knochen, um so mehr Querschnitt wird für ihn belassen, und um so dünner sind die Gewindeflanken.
In hartem Knochen muß das Gewinde mit einem scharfen Instrument vorbereitet, und das weggeschnittene Material entfernt werden. Der entsprechend geformte *Gewindeschneider* besorgt beides.
In spongiösem Knochen kann oft auf das Schneiden des Gewindes verzichtet werden, mit Ausnahme des harten, jugendlichen Knochens.

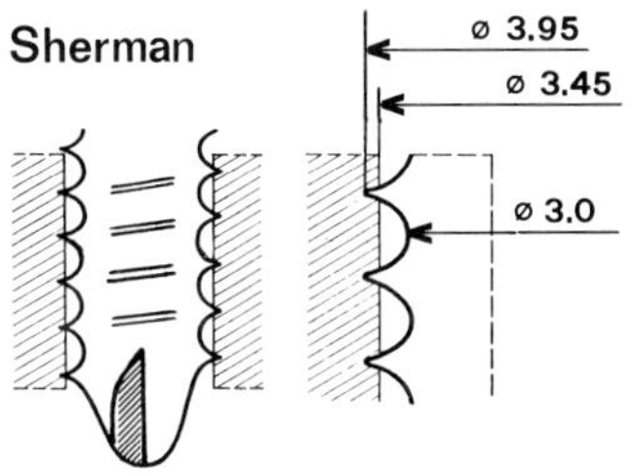

Bei den früheren, sog. selbstschneidenden Schrauben war in den Nuten an der Schraubenspitze zu wenig Platz für das Schneidmehl. Das Gewindeloch mußte deshalb relativ groß aufgebohrt werden. Die Schraube konnte nur mit den Gewindespitzen fassen und hatte einen schlechten Halt.

3.2.1.1 Die Kortikalisschrauben ⌀ 4,5 mm

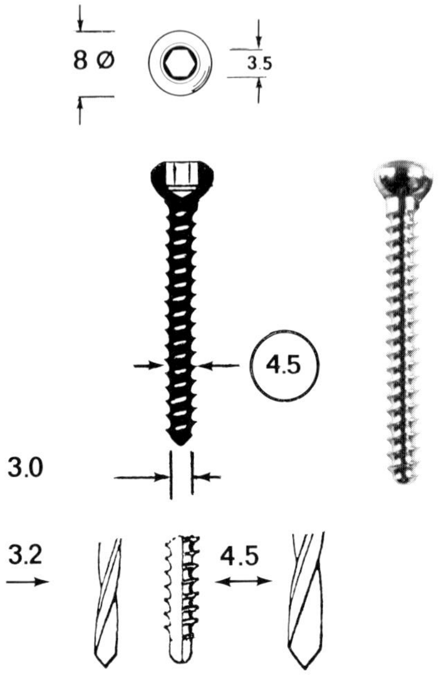

Sie werden vorwiegend in der Diaphyse verwendet.
Wenn sie einen Frakturspalt durchqueren, werden sie immer als *Zugschraube* eingesetzt (Gleitloch 4,5 mm in kopfnaher Kortikalis, Gewindeloch 3,2 mm in gegenüberliegender Kortikalis).

Bei Verwendung als *Fixationsschraube* für eine Platte wird ihr Gewinde meistens in beiden Kortikales des betreffenden Fragmentes verankert (Gewindeloch in beiden Kortikales). Ihr Gewindeprofil ist dem harten Kortikalisknochen angepaßt. In der Diaphyse muß das Gewinde immer vorgeschnitten werden.

Wichtige Abmessungen

Gewindedurchmesser	4,5 mm
Kerndurchmesser	3,0 mm
Bohrer für Gleitloch	⌀ 4,5 mm
für Gewindeloch	⌀ 3,2 mm
Gewindeschneider kurz oder lang	⌀ 4,5 mm

3.2.1.2 Die Spongiosaschrauben ⌀ 6,5 mm

Sie werden nur in der *Epi- und Metaphyse* verwendet, wo die Kortikalis relativ dünn ist.
Wenn sie einen Frakturspalt durchqueren, werden sie immer als *Zugschraube* eingesetzt (das Gewinde faßt nur das gegenüberliegende Fragment). Sie können auch in den *Endlöchern von Platten* verwendet werden, wenn diese über spongiösem Knochen liegen.

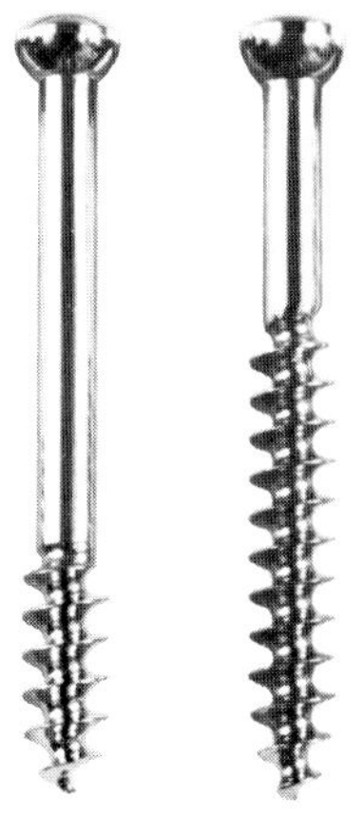

Das tiefe Gewinde und dessen große Steigung sind der Knochenfestigkeit angepaßt und gewährleisten einen guten Halt in der von der Schraube zusammengepreßten Spongiosa. Nach dem Vorbohren wird mit dem Gewindeschneider meistens nur die Kortikalis angeschnitten; in der Spongiosa bahnt sich die speziell geformte Schraubenspitze ihren Weg selber.

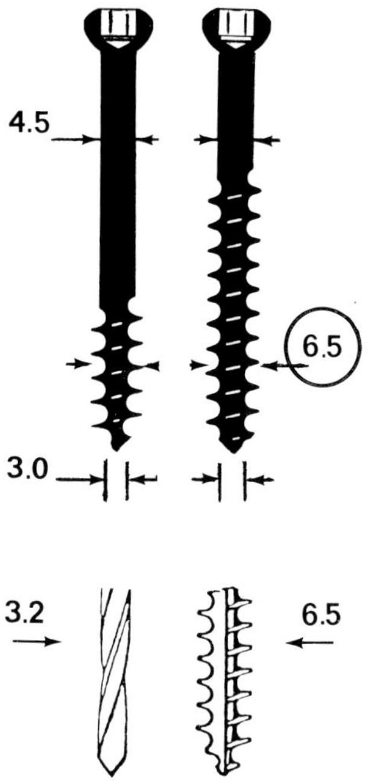

Die Spongiosaschrauben sind mit verschiedener Gewindelänge erhältlich:

Spongiosaschraube ⌀ 6,5 mm/16 mm-Gewinde
Sie ist geeignet, um ein kleines gegenüberliegendes Fragment zu fassen, in welchem nur das 16 mm-Gewinde genügend Platz findet.

Spongiosaschraube ⌀ 6,5 mm/32 mm-Gewinde
Zum Ausnützen der optimalen Haltekraft wird, wenn immer möglich, das lange Gewinde verwendet (großes Fragment, Plattenfixation).

Wichtige Abmessungen

Gewindedurchmesser	6,5 mm
Schaftdurchmesser	4,5 mm
Kerndurchmesser	3,0 mm
Bohrer für Gewindeloch	⌀ 3,2 mm
Gewindeschneider	⌀ 6,5 mm

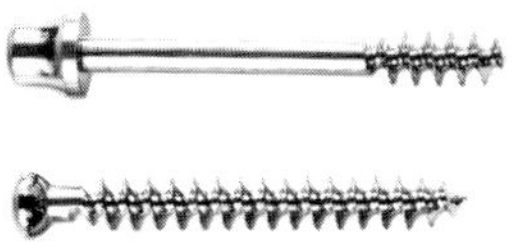

Auf Wunsch sind folgende Varianten erhältlich:
- *Epiphysenschraube* mit extra-hohem Kopf, welcher das Einwachsen verhindert.
- *Spongiosaschrauben mit Gewinde auf der ganzen Länge*, z. B. als Plattenfixationsschrauben in porotischer Spongiosa.

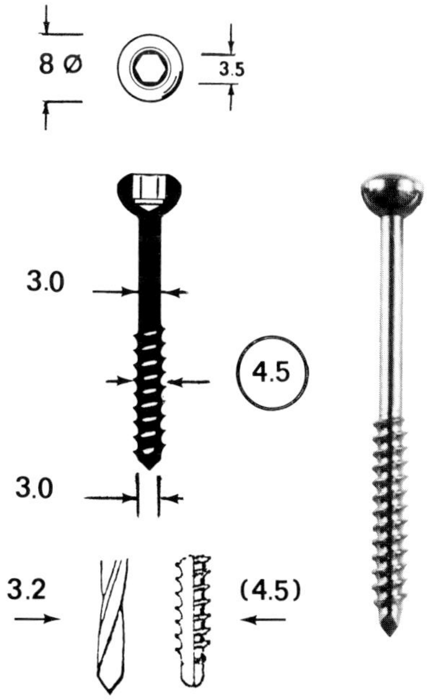

3.2.1.3 Malleolarschrauben (⌀ 4,5 mm)

Malleolarschrauben sollen wegen des erschwerten Herausnehmens auch nur in der Epi- resp. Metaphyse als Zugschraube verwendet werden.

Ihr Gewindeprofil entspricht demjenigen der Kortikalisschrauben. *Ihre Spitze* ist so ausgebildet, daß sie sich in spongiösem Knochen ihr Gewinde selber herstellen kann. Gewindeschneiden ist meistens nicht notwendig.

Wichtige Abmessungen

Gewindedurchmesser	4,5 mm
Kern- und Schaftdurchmesser	3,0 mm
Bohrer für Gewindeloch	⌀ 3,2 mm

Gewindeschneider (selten!) = Gewindeschneider ⌀ 4,5 mm

3.2.1.4 Die Unterlagsscheibe

Sie wird mit Spongiosa- und Malleolarschrauben verwendet, um das Einsinken des Schraubenkopfes in einer dünnen Kortikalis zu verhindern.
Die flache Seite kommt auf den Knochen, die angesenkte Seite unter den Schraubenkopf zu liegen.

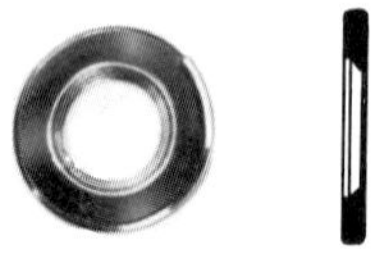

3.2.1.5 Mutter für 4,5 mm-Kortikalisschraube

Sie paßt auf die 4,5 mm-Kortikalisschrauben, soll aber nur in seltenen Fällen verwendet werden (s. S. 50).

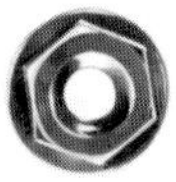

3.2.1.6 Schraube – Bohrer – Gewindeschneider

Für eine *Zugschraube* werden benötigt

	Grosse Schrauben Sechskant 3,5 mm		
Schraubentyp + Durchmesser	**Kort. 4,5**	**Mall. 4,5**	**Spong. 6,5**
Gleitloch Bohrer = Aussendurchmesser	**4,5**	**kein**	evtl. 4,5 in hartem Knochen
Gewindeloch Bohrer	←	**3,2**	→
Gewindeschneider = Aussendurchmesser	**4,5**	**(4,5)**	**(6,5)**

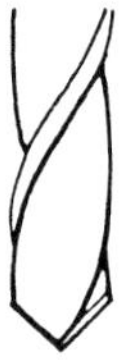

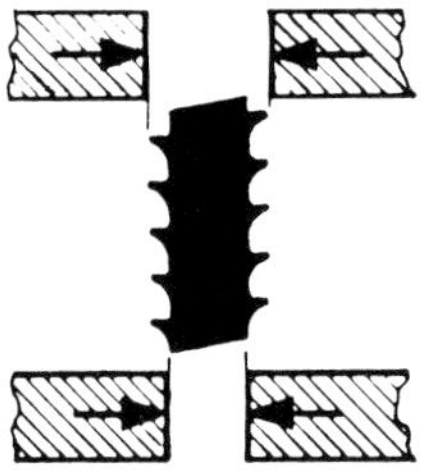

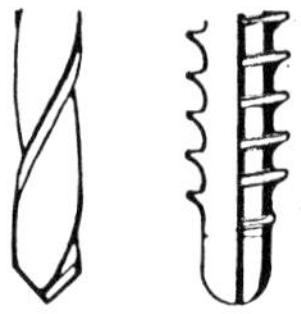

3.2.2 Anwendung der Schrauben als Zugschrauben
(statische interfragmentäre Kompression)

> Prinzip der Zugschraube
> Die Schraube muß im kopfnahen Fragment frei gleiten können. Das Gewinde darf nur das gegenüberliegende Fragment fassen.

Die anzuwendende *Technik* ist für Kortikalisschrauben (Gewinde auf der ganzen Länge), resp. Spongiosa- und Malleolarschrauben (Schaftschrauben) grundsätzlich *verschieden* und soll deshalb separat behandelt werden.

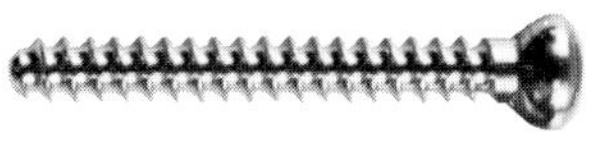

3.2.2.1 Die 4,5 mm-Kortikalisschraube als Zugschraube
(einzeln oder durch eine Platte)

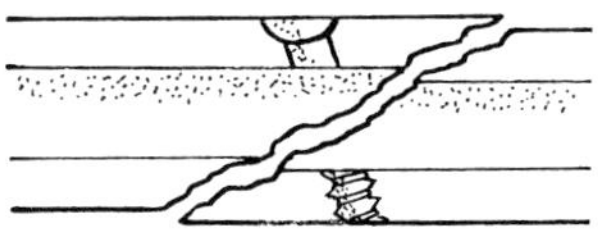

Um einer Kortikalisschraube das freie Gleiten im kopfnahen Fragment zu ermöglichen, wird dieses in der Größe des Gewindedurchmessers durchbohrt: *Erstellen des Gleitloches*. Im gegenüberliegenden Fragment wird ein kleineres *Gewindeloch* vorgebohrt, welches in der gleichen Richtung genau zentrisch zum Gleitloch stehen soll. In dieses Gewindeloch wird anschließend das Gewinde geschnitten.

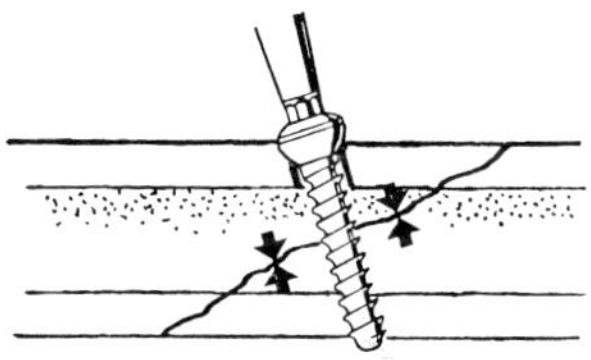

Anziehen der Schraube erzeugt interfragmentäre Kompression.

3.2.2.1.1 Standard-Technik

Reposition zuerst: *Gleitloch von außen nach innen.*

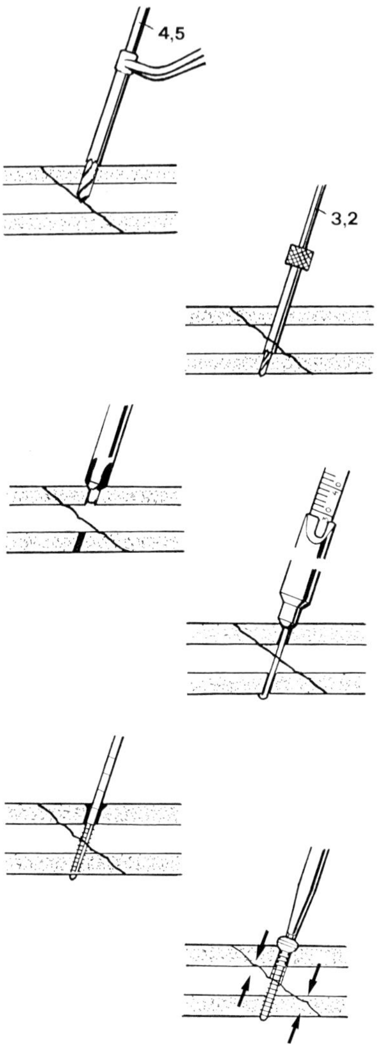

Vorgehen

- Reposition und provisorische Fixation der Fraktur (Knochenfaßzange, Cerclagedraht, Kirschner-Drähte).
- *4,5 mm-Bohrer und 4,5 mm-Gewebeschutzhülse* ohne Zentrierhülse, zum Herstellen des *Gleitloches* im kopfnahen Fragment.
- Steckbohrbüchse Φ 4,5/3,2 mm ins Gleitloch einschieben und durch diese das *Gewindeloch* mit dem *3,2 mm-Bohrer* im gegenüberliegenden Fragment bohren.
- *Mit Kopfraumfräser* (Zapfen Φ 4,5 mm) den Sitz des Schraubenkopfes vorbereiten.
- *Schraubenmeßgerät* zum Messen der benötigten Länge der Schraube an der gegenüberliegenden Kortikalis einhängen und die Hülse gegen den Knochen schieben.
- Mit *kurzem 4,5 mm-Gewindeschneider* durch 4,5 mm-Gewebeschutzhülse das Gewinde ins gegenüberliegende Fragment schneiden: zwei Drehungen vorwärts, halbe Drehung zurück um das Schneidmehl zu entfernen.

Gewindeschneiden mit der Preßluft-Bohrmaschine setzt große Erfahrung des Chirurgen voraus!

- Mit *großem Schraubenzieher* die Schraube eindrehen. Die abgerundete Spitze soll ca. 2 mm hervorstehen, damit der letzte Gewindegang die gegenüberliegende Kortikalis noch voll erfaßt.

3.2.2.1.2 Abgeänderte Technik

In einer *schmalen hinteren Fragmentspitze* soll die Zugschraube möglichst optimal plaziert werden. Dazu wird oft eine der folgenden Methoden angewendet.

Erste Variante
Gleitloch von innen nach außen, dann Reposition.

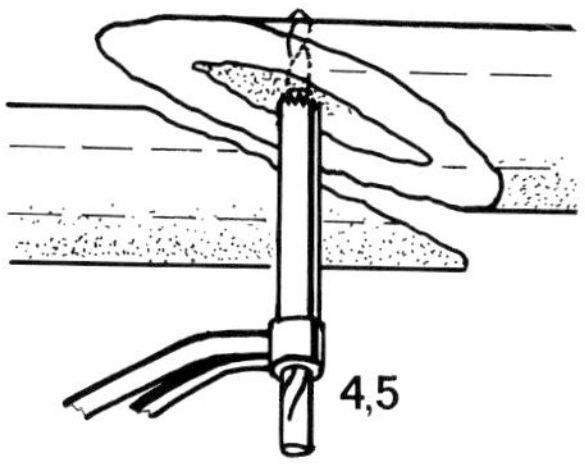

Vorgehen

- Mit dem *4,5 mm-Bohrer* wird von der *Markhöhle* her das *Gleitloch* im kopfnahen Fragment hergestellt.
  Die Richtung dieses Gleitloches soll möglichst genau in die Mitte der später zu fassenden hinteren Fragmentspitze zeigen.

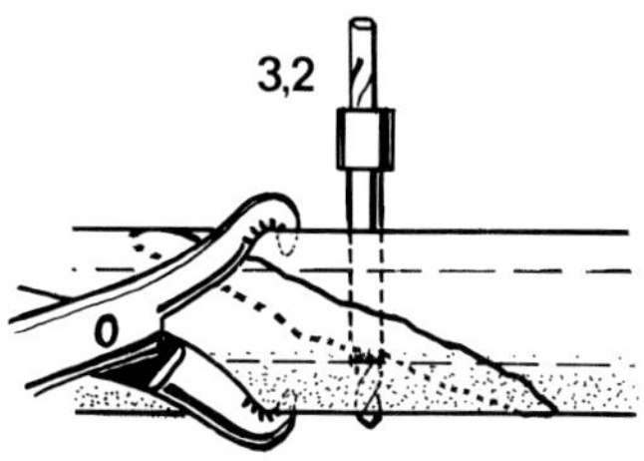

- *Reposition* und provisorische Fixation.
- *Steckbohrbüchse* ins Gleitloch einsetzen und mit dem *3,2 mm-Bohrer* das *Gewindeloch* bohren.
- Weitere Schritte (wie S. 48):
  Mit *Kopfraumfräser* den Sitz für den Schraubenkopf vorbereiten.
  Länge der benötigten Schrauben messen.
  Gewindeschneiden: kurzer 4,5 mm-Gewindeschneider und Gewebeschutzhülse.
  Schraube einsetzen.

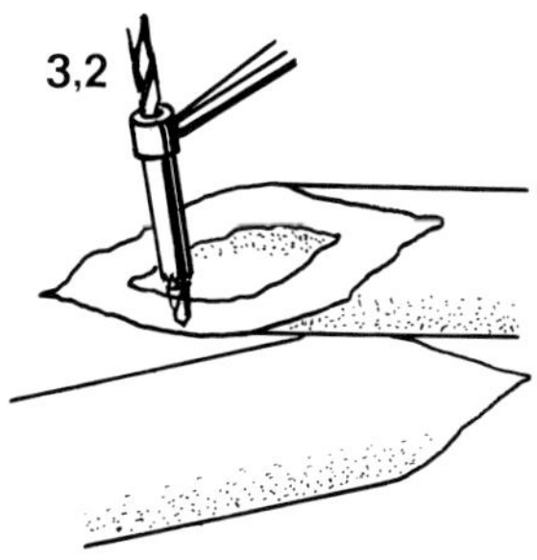

Zweite Variante
Zuerst Gewindeloch in der hinteren Fragmentspitze vorbohren.

Vorgehen
- *Mit 3,2 mm-Bohrer und 3,5 mm-Gewebeschutzhülse*, unter Sicht, *das Gewindeloch* in die Mitte der hinteren Fragmentspitze bohren.
- Das *Zielgerät mit der Spitze* in das 3,2 mm-Loch einhängen.

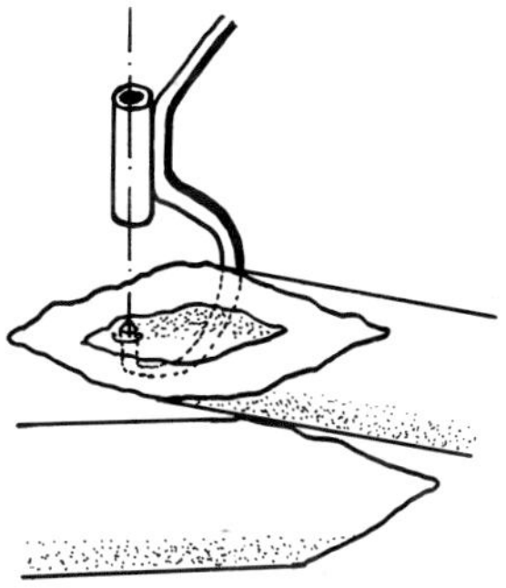

- *Reposition* und provisorische Fixation der Fraktur mit Knochenzange.
- Einschieben der *4,5 mm-Gewebeschutzhülse* in das Zielgerät mit Spitze bis auf den Knochen.
- *Mit dem 4,5 mm-Bohrer* wird durch das Zielgerät das Gleitloch in optimaler Richtung durch die kopfnahe Kortikalis gebohrt.

Achtung: In älteren Zielgeräten mit Spitze kann der 4,5 mm-Bohrer direkt verwendet werden (4,5 mm-Loch). Neuere Zielgeräte (ab 1977) müssen mit der 4,5 mm-Gewebeschutzhülse kombiniert werden, um den Bohrer exakt zu zentrieren.

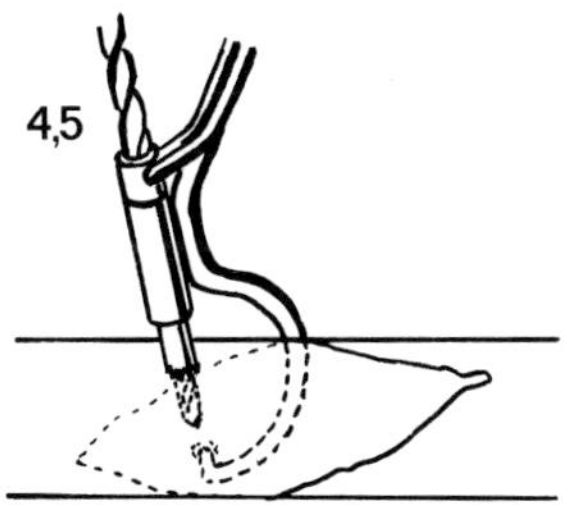

- Weitere Schritte (wie S. 48):
  Kopfraum fräsen
  Länge messen
  Gewindeschneiden: kurzer Gewindeschneider, 4,5 mm-Gewebeschutzhülse
  Schraube einsetzen.

Der Nachteil der etwas stärkeren Freilegung des Knochens wird meistens durch den großen Vorteil der optimalen Plazierung der Schraube in der hinteren Fragmentspitze aufgewogen.

3.2.2.1.3 Schraubenlage

Bei einer Verschraubung ist die Lage der einzelnen Schrauben äußerst wichtig für die Stabilität.

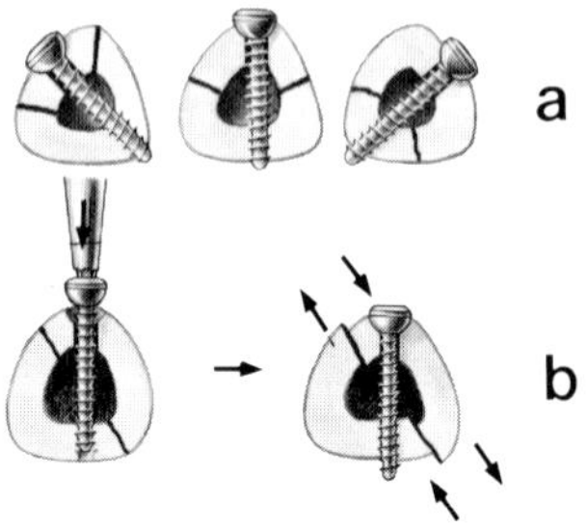

Bei Spiralbrüchen folgen die Schraubenrichtungen der Spirale des Bruches, damit – im *Querschnitt* gesehen – die einzelnen Zugschrauben möglichst senkrecht auf der Frakturebene stehen (a). Falsche Schraubenrichtung hat seitliche Verschiebung zur Folge (b).
In der *Längsrichtung* stehen sie ungefähr senkrecht zur Schaftachse (c).

Nur bei einer Tibia-Spiralfraktur, mit einer Bruchlinie die länger als der doppelte Knochendurchmesser ist, kann diese Schrauben-osteosynthese allein genügen. In allen anderen Fällen ist die Verschraubung mit einer Schutzplatte (Neutralisationsplatte) zu ergänzen.

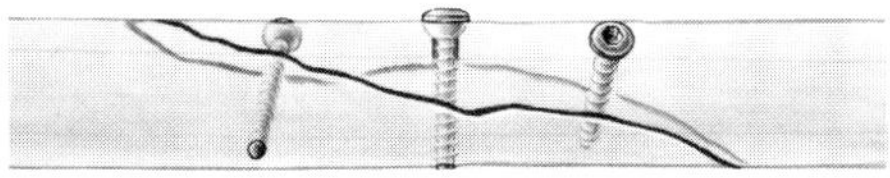

Bei einem ausgebrochenen Drehkeil werden, wenn immer möglich, die beiden *Hauptfragmente mit einer Zugschraube* unter sich komprimiert (a). Die beiden Schrauben, welche den *Drehkeil* fassen, werden in der Winkelhalbierenden der beiden Senkrechten auf die Fraktur, resp. auf die Schaftachse eingesetzt (b). Diese Verschraubung *ist nicht* belastungsstabil und muß immer mit einer Neutralisationsplatte geschützt werden.

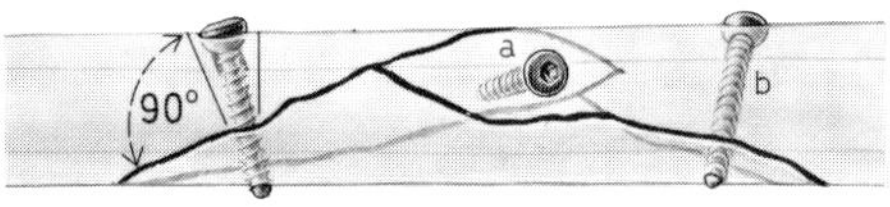

3.2.2.1.4 Die Mutter für 4,5 mm-Kortikalisschrauben

Beim Ausreißen eines Knochengewindes und Durchdrehen einer Schraube, die für die Festigkeit der Osteosynthese wichtig wäre, entsteht eine Notsituation. Wenn keine andere Möglichkeit besteht die Stabilität herzustellen (längere Platte, Spongiosaplombe), so kann ausnahmsweise eine längere Schraube und eine (Gegen-) Mutter verwendet werden.
Warnung: Die Weichteilablösung (Devaskularisation) ist beträchtlich, weshalb dieser Ausweg eine Seltenheit bleiben soll!

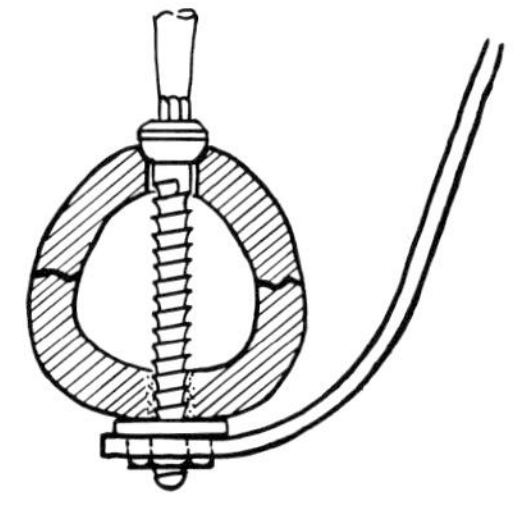

Vorgehen

- Mutter – flache Seite nach oben – in den Mutterschlüssel einlegen und von hinten gegen den Knochen halten.
- Auswechseln der Kortikalisschraube gegen ein 4–6 mm längeres Exemplar.
- Eindrehen dieser Schraube mit dem Schraubenzieher, so daß sie auf der hinteren Seite des Knochens die Mutter faßt. Festes Anziehen erzeugt Kompression.

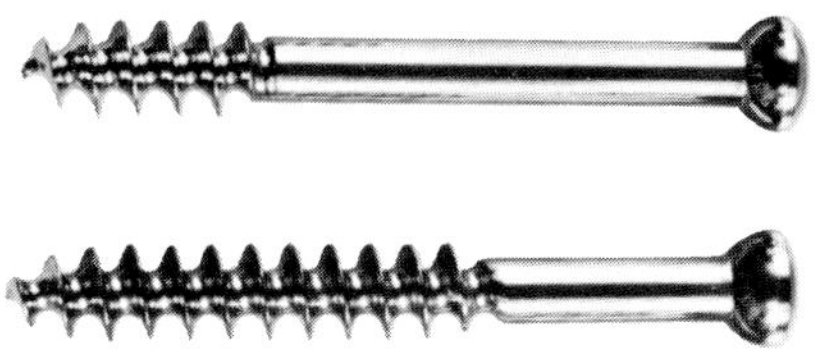

3.2.2.2 Die Spongiosa- und Malleolarschrauben als Zugschrauben

Prinzip der Zugschraube

Die Schraube muß im kopfnahen Fragment frei gleiten können. Das Gewinde darf nur das gegenüberliegende Fragment fassen.
Der *glatte Schraubenschaft* muß deshalb so lang sein, daß er das erste Fragment ganz durchquert. Die Schraubenspitze soll bei porotischem Knochen die gegenüberliegende Kortikalis fassen.

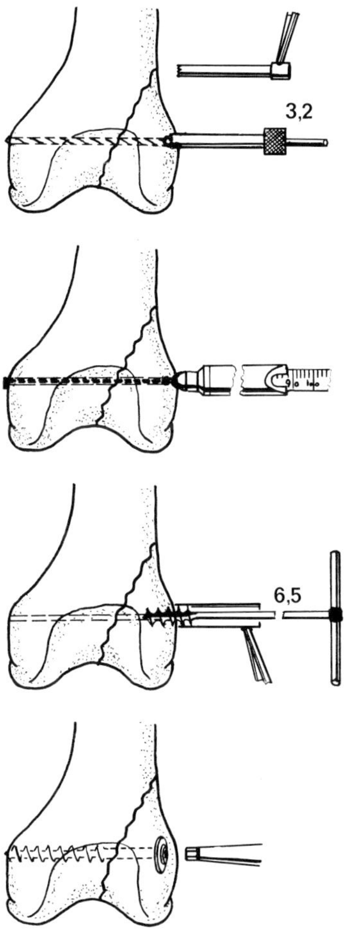

3.2.2.2.1 Die 6,5 mm-Spongiosaschraube als Zugschraube

Sie wird *nur* in der Epi- und Metaphyse verwendet.

Vorgehen

- *Mit 3,2 mm-Bohrer und 3,5 mm-Gewebeschutzhülse* (oder Steckbohrbüchse 4,5/3,2 mm) wird das Gewindeloch durch den ganzen Knochen vorgebohrt.
- *Mit dem großen Schraubenmeßgerät* die Länge messen.
- *Mit Gewindeschneider Φ 6,5 mm* und evtl. Gewebeschutzhülse 6,5 mm das Gewinde nur durch die erste Kortikalis (ca. 10 mm tief) schneiden.

  Ausnahme: Bei sehr harter, jugendlicher Spongiosa empfiehlt es sich, das Gewinde auf der ganzen Länge vorzuschneiden.
  Bei sehr harter Kortikalis empfiehlt sich das Vorbohren eines 4,5 mm-Gleitloches, um der Gefahr des Sprengens durch den 4,5 mm-Schaft der Schraube vorzubeugen.
- Evtl. mit *Unterlagsscheibe* versehen, damit der Schraubenkopf nicht einsinkt.
- Mit dem *großen Schraubenzieher* wird die Schraube eingedreht.

Die *Gewindelänge* (16 oder 32 mm) hängt von der Größe des gegenüberliegenden Fragmentes ab. Wenn möglich wird das lange Gewinde verwendet, welches einen besseren Halt gibt.

3.2.2.2.2 Die Malleolarschraube als Zugschraube

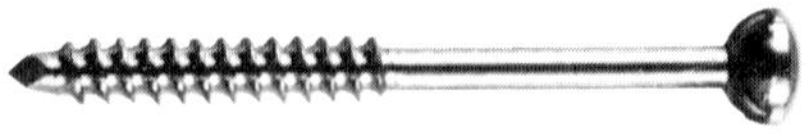

Anwendung in der Metaphyse

Prinzip der Zugschraube
Das Gewinde darf nur das gegenüberliegende Fragment fassen, dann kann die Schraube im kopfnahen Fragment frei gleiten.

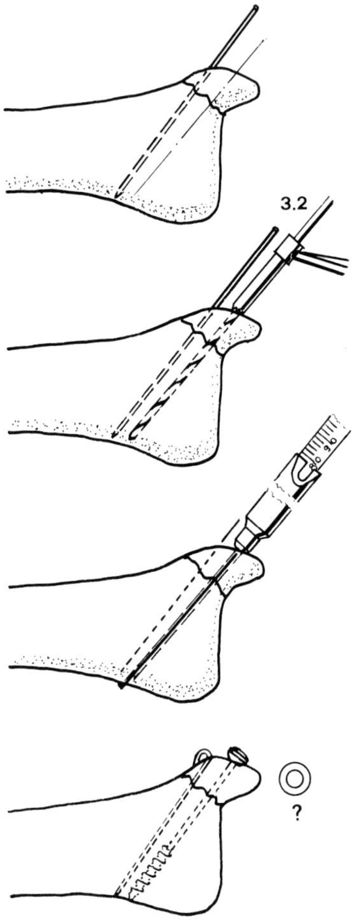

Vorgehen

- *Mit dem 3,2 mm-Bohrer und 3,5 mm-Gewebeschutzhülse* (oder evtl. 3,2 mm-Steckbohrbüchse) Gewindeloch vorbohren.
- *Evtl. mit Malleolar-Kopfraumfräser und Griffstück* (*nie* mit Bohrmaschine!). Sitz des Schraubenkopfes vorbereiten.
- *Schraubenmeßgerät* (*groß*) zum Messen der Schraubenlänge.
- Evtl. mit langem *Gewindeschneider 4,5 mm* (Gewebeschutzhülse 4,5 mm) das Gewinde schneiden.
- *Mit großem Schraubenzieher* die Schraube eindrehen.
- *Unterlagsscheibe*: in seltenen Fällen.

Wahl der Schraube. Schaftlänge mindestens so, daß das erste Fragment durchquert wird. Totallänge so, daß bei porotischem Knochen die gegenüberliegende Kortikalis gefaßt wird.

3.2.3 Die Schrauben zur Fixation der Platten

Aus naheliegenden, praktischen Gründen werden zur Fixation der Platten am Knochen dieselben Schrauben verwendet wie für eine Zugschrauben-Osteosynthese.

Die Kortikalisschrauben zur Plattenfixation
Im Bereich der Diaphyse werden Kortikalisschrauben zur Plattenfixation benützt. Da sie in den meisten Fällen *nur ein Hauptfragment* (a) fassen, wird eine *lange Schraube* gewählt und ihr Gewinde wird in *beiden Kortikales* verankert. Dies ergibt die bestmögliche Ausnützung der Haltekraft.
Eine Plattenfixationsschraube, die zugleich eine Frakturfläche kreuzt, soll als *Zugschraube* wirken (Gleitloch durch plattennahe Kortikalis bohren) (b).

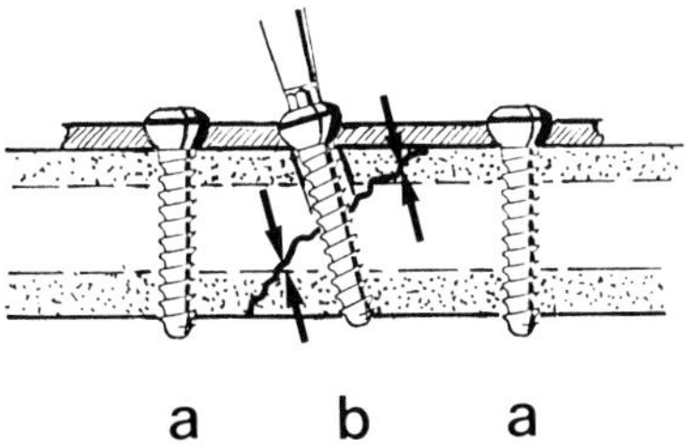

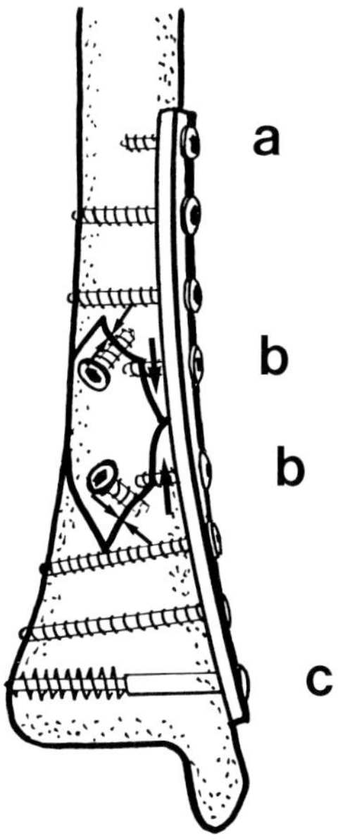

Ausnahme

Eine kurze Schraube wird benötigt:

- als endständige Schraube einer langen Platte (zur Reduktion der Spannungen am Kraftübergang von der Platte zum Knochen) (a).
  oder
- wenn eine lange Schraube in der Gegenkortikalis in einen Bruchspalt zu liegen käme, wo sie keinen Halt finden würde (b).

Spongiosaschrauben zur Plattenfixation

Wenn das Ende einer Platte über spongiösem Knochen zu liegen kommt, so werden in einem oder zwei Löchern Spongiosaschrauben eingesetzt (c).
Zum Erreichen der optimalen Haltekraft, werden Schrauben mit langem Gewinde (32 mm) benützt.

Auf Wunsch sind Spongiosaschrauben mit Gewinde auf der ganzen Länge erhältlich, die aber *nur* zur Fixation von Platten verwendet werden sollen!

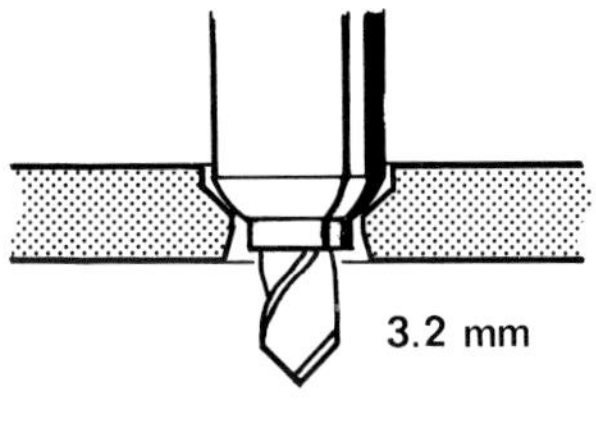

Folgende spezielle Punkte beachten

Zum Bohren der Gewindelöcher für Fixationsschrauben durch die Platten sind immer die *richtigen Bohrbüchsen* zu verwenden. Nur damit ist sichergestellt, daß die Schraube in ihrem Plattenloch richtig aufsitzt ohne daß sie exzentrische Verschiebekräfte erzeugt (vgl. S. 59).

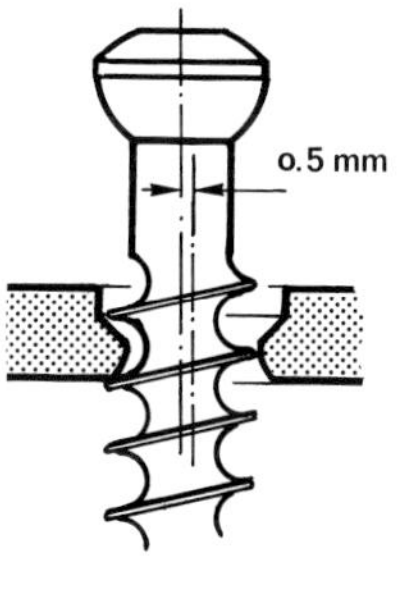

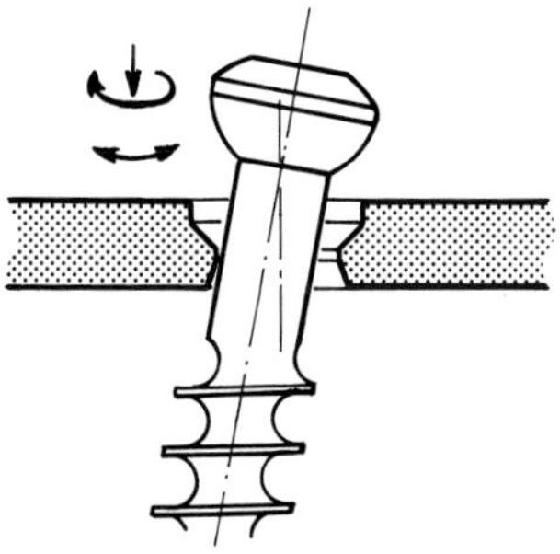

Die meisten Plattenlöcher sind zu klein, um eine *Spongiosaschraube* genau zentrisch einführen zu können (vgl. S. 58).
Während dem Eindrehen einer Spongiosaschraube durch ein Plattenloch steht ihre Achse schief und exzentrisch zum Loch der Platte. Diese Schraube muß als erste (vor Fixation der Platte durch andere Schrauben und vor dem Bohren anderer Schraubenlöcher) durch die Platte geschraubt und erst nachher im Knochen eingedreht werden, sonst ergibt sich beim Anziehen zwangsläufig eine unkontrollierte Verschiebung der Platte durch den Schraubenkopf.
Bei der Plattenentfernung *muß* die Spongiosaschraube *als letzte* zusammen mit der Platte entfernt werden.

3.3 Die Platten-Kassette

Die gelbe Kassette enthält eine Auswahl von Platten, die für die Versorgung der häufigsten Frakturen an großen Knochen ausreicht. Genügend Reserveplatz ermöglicht die Aufnahme von weiteren Standard- oder Spezialplatten. Der *Standard-Plattensatz* umfaßt (1978)

- Spann-Gleitloch-Platten (schmal und breit)
- Halbrohr-Platten
- Spezialplatten (Formplatten).

Eine *Variante* davon enthält Rundloch-Platten anstelle der Spann-Gleitloch-Platten.

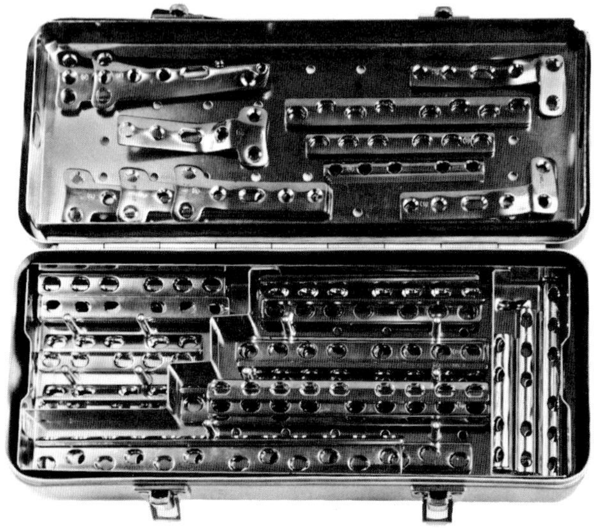

3.3.1 Einteilung der Platten

Die großen AO-Standard-Platten
Nach der Form unterscheidet man die *geraden* Platten und die *speziellen* Platten (auch Gelenkkopfplatten oder Formplatten genannt).
Die Winkelplatten werden auf S. 85 beschrieben.
Während die geraden Platten meistens im Schaftbereich angewendet werden, sind die speziellen Platten wegen ihrer besonderen Form für den epi- und metaphysären Gelenkbereich entwickelt worden.

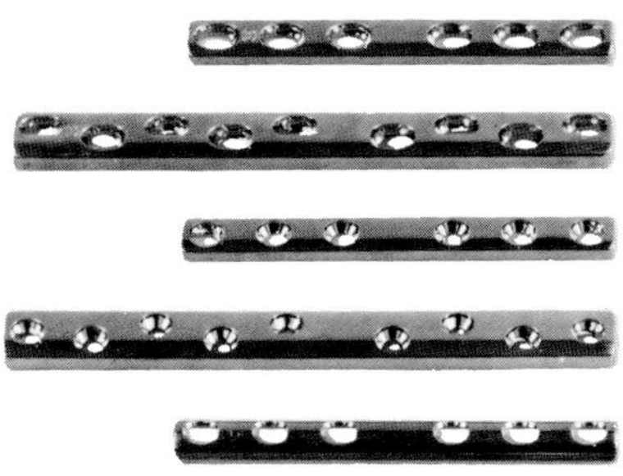

Bei den geraden Platten unterscheidet man fünf Standardtypen:

- *Spann-Gleitloch-Platten* (DCP), schmal und breit. Sie sind an den tiefen, ovalen Löchern zu erkennen.
- *Die Rundloch-Platten,* schmal und breit. Sie sind an den runden Löchern zu erkennen.
- *Die Halbrohr-Platten*
  Erkennbar an ihrem „rinnenförmigen“ Profil.

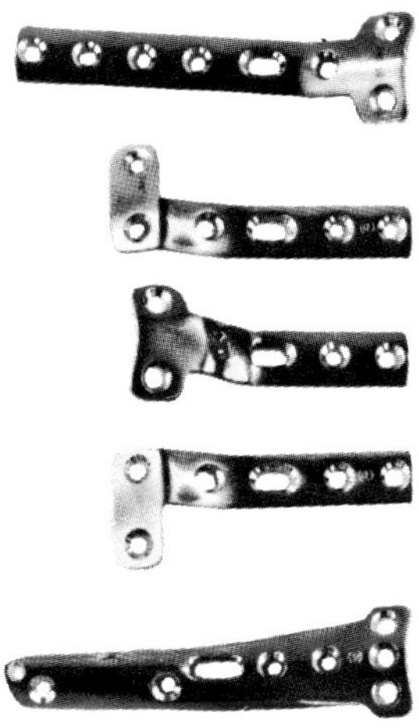

Die speziellen Platten umfassen insbesondere:

- T-Platten
- T- und L-Abstützplatten
- Löffelplatten
- Klebeblatt-Platte (s. S. 108).

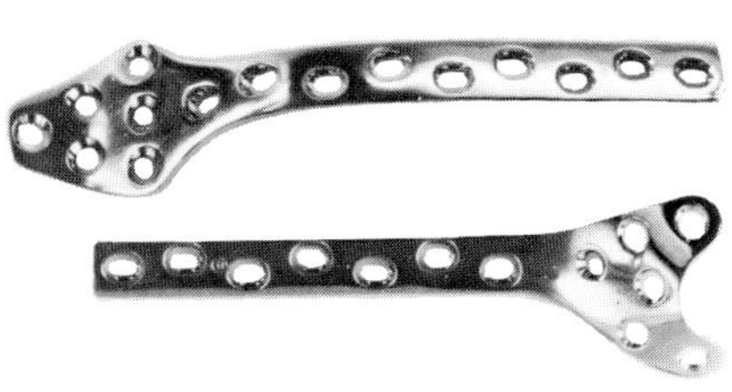

Platten zur Ergänzung des Standardsatzes.
Von den Standard-Platten sind für spezielle Fälle größere Längen erhältlich.
Als Ergänzung der speziellen Platten existieren weitere Modelle für Hüft-Arthrodesen, zur Abstützung von Femurkondylen-Frakturen, etc. (s. SYNTHES-Katalog).

3.3.2 Hinweise zur Konstruktion der Platten

3.3.2.1 Die Spann-Gleitloch-Platten (DCP)*

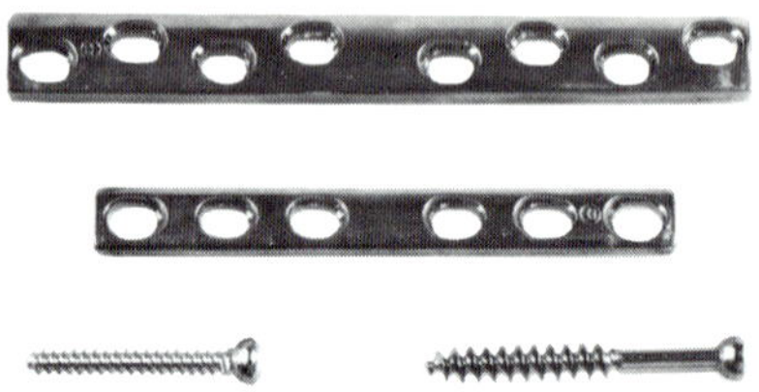

Die DCP sind eine Weiterentwicklung der weltweit bewährten AO-Platten. Sie können nach derselben Art verwendet werden wie die Rundloch-Platten, bieten aber zusätzlich einige wesentliche Vorteile, die durch das spezielle Plattenloch ermöglicht werden.

*Plattenloch und Kugel-Gleitprinzip***

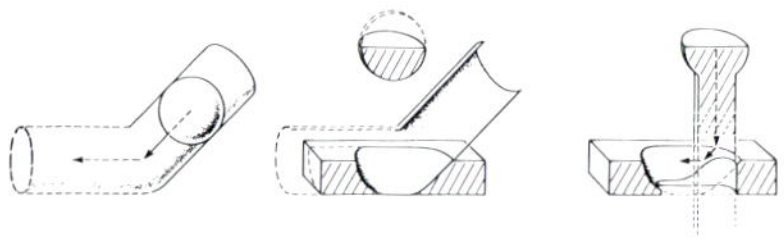

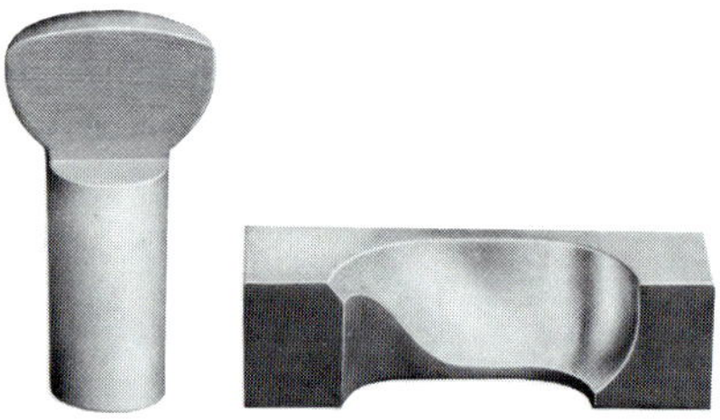

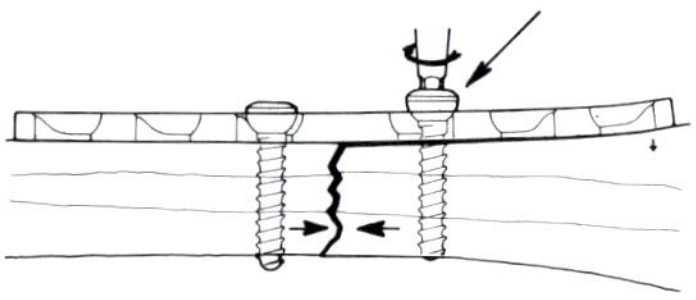

Eine Kugel kann sich in einem Zylinder nur in Richtung einer Achse verschieben. Eine Seitwärtsbewegung ist nicht möglich. Wird das Plattenloch in Form der beiden Zylinder (schief und horizontal) gefräst und die Unterseite des Schraubenkopfes kugelförmig ausgebildet, so ergibt dies eine optimale Führung.
Beim Anziehen hat die senkrechte Bewegung des Schraubenkopfes zugleich eine *horizontale Verschiebung* zur Folge. Diese Bewegung schiebt das zugehörige Fragment in Richtung Frakturspalt und erzeugt die *axiale interfragmentäre Kompression.*
Die angestrebte Endlage des Schraubenkopfes ist diejenige am Treffpunkt des horizontalen und des schrägen Zylinders. Hier hat der Schraubenkopf den besten Kontakt mit dem Plattenloch und daraus resultiert die beste Stabilität.
Die horizontale Gleitbahn verhindert Sperren sowie auch ungewollte Distraktion.

Platten und Bohrbüchsen

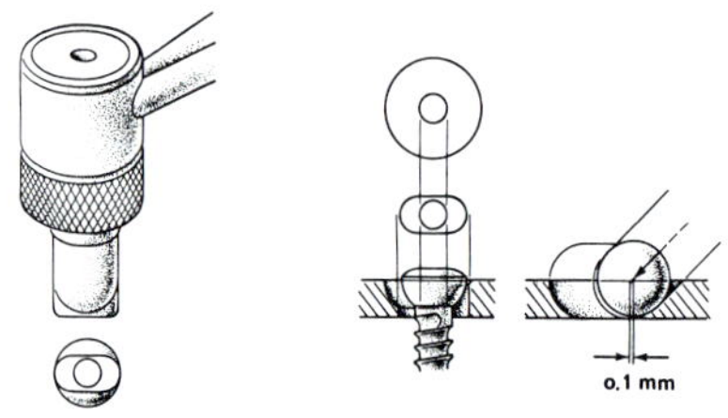

Damit die Schrauben in der richtigen Stellung zum Plattenloch eingesetzt werden können, müssen die beiden DCP-Bohrbüchsen verwendet werden.
Die *neutrale, grüne DCP-Bohrbüchse* führt den 3,2 mm-Bohrer für das Gewindeloch so, daß die Schraube den bestmöglichen Halt im Plattenloch hat (Treffpunkt der beiden Zylinder).
Sie wird am *meisten gebraucht.*

---

* DCP = Dynamische Kompressionsplatte.
Dieser Name bezieht sich auf ihre Fähigkeit, selber die Verschiebung der Fragmente gegen die Fraktur und die Kompression daselbst zu erzielen. Der Name wurde in *Spann-Gleitloch-Platte* geändert, um Verwechslungen mit dem Prinzip der *dynamischen Kompression* zu vermeiden. Der Name DCP ist in den USA geschützt.
** Das Konstruktionsprinzip ist weltweit patentiert.

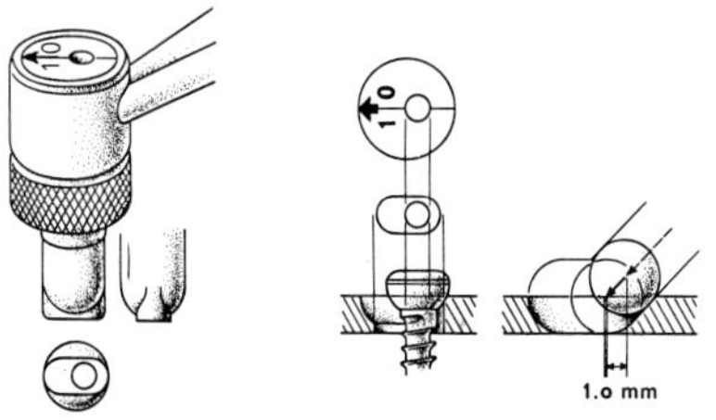

Die *exzentrische, gelbe DCP-Bohrbüchse* wird benützt, um die Schraube in Spannstellung (mit einer Spannung von 1,0 mm in den schiefen Zylinder) einzusetzen. Sie ist nur für *Spannschrauben* zu verwenden.

Vorteile der Spann-Gleitloch-Platte

Sie ergeben sich aus der speziellen Konstruktion der Platte.

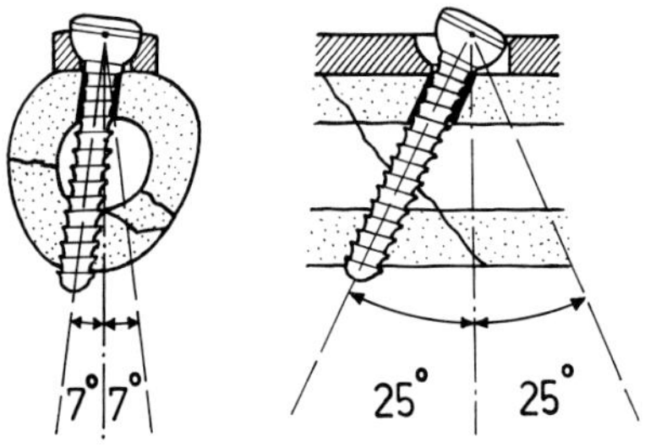

1) Der halbkugelige Schraubenkopf gestattet auch das *schiefe Einsetzen* der Schrauben (quer zur Platte: ± 7°, in der Längsrichtung ± 25°). Dies ermöglicht *Zugschrauben* durch Schrägfrakturen und ergibt zusätzliche Stabilität.

2) Eine Schraube am unteren Ende des schiefen „Zylinders" fixiert die Platte am Knochen, *ohne* die Gefahr einer Distraktion erzeugen zu können (Neutralstellung).
Der schiefe „Zylinder" verhindert ein Auseinanderrücken der Fragmente, resp. der Schrauben.
Der *horizontale Gleitweg* (1,8 mm) erlaubt bei ungenügender Reposition ein Zusammenrücken der Fragmente (2. Schraube in Spannstellung).

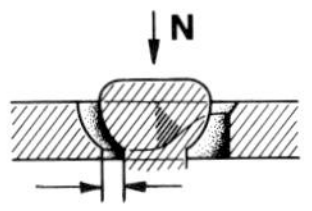

3) Die Platte kann *selbst-spannend* angewendet werden. Durch exzentrisches Einsetzen einer oder mehrerer Schrauben läßt sich axiale, interfragmentäre Kompression ohne Plattenspanner erzeugen.
Da *alle Löcher* der Platte als Spann-Gleitlöcher ausgebildet sind, kann man für eine gegebene Fraktur das am günstigsten gelegene Loch zum Spannen benützen, oder auch mehrere Fragmente individuell komprimieren (Vorgehen s. S. 65).

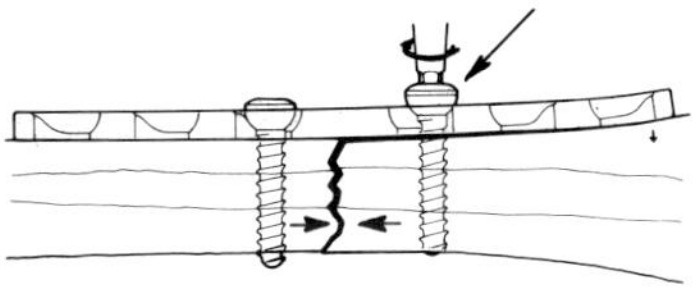

Wenn der normale Spannweg *einer* Schraube (1 mm) ungenügend ist, kann mit weiteren Schrauben (je eine pro Seite) „nachgespannt" werden (Vorgehen s. S. 66).

Bei komplexen Situationen kann die Platte einzelne Fragmente gezielt unter Druck setzen und gleichzeitig gelenknah als Abstützplatte funktionieren.
Wenn die Fraktur einen größeren Spannweg verlangt, so kann die DC-Platte auch mit dem Plattenspanner verwendet werden.

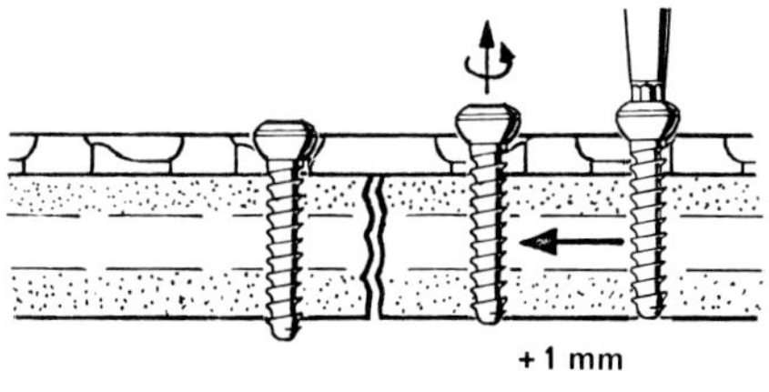

Es ist keine Indikation für eine Standard-AO-Platte bekannt, welche eine Rundlochplatte statt einer DC-Platte verlangt.

Die schmalen Spann-Gleitloch-Platten
Anwendung an Tibia, Ulna und Radius.
Sie werden normalerweise mit den *4,5 mm-Kortikalisschrauben* am Knochen befestigt. An beiden Enden lassen sich in zwei Löchern 6,5 mm-Spongiosaschrauben einsetzen, wenn die Platten über spongiösen Knochen zu liegen kommen.

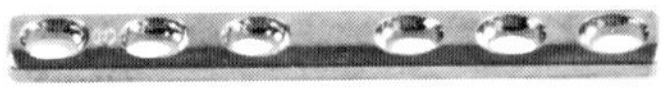

An beiden Enden der Platten ist eine *Nute für den Haken des Plattenspanners* ausgefräst.
Profil: 12×4 mm.

Die breiten Spann-Gleitloch-Platten
Anwendung am Femur und Humerus.
Verwendung der Fixationsschrauben wie oben erwähnt.
An beiden Enden ist eine Nute für den Plattenspanner vorhanden.
Profil: 16×4,8 mm.

Bei der Anwendung dieser Platten müssen *immer* die speziellen DCP-Bohrbüchsen verwendet werden.

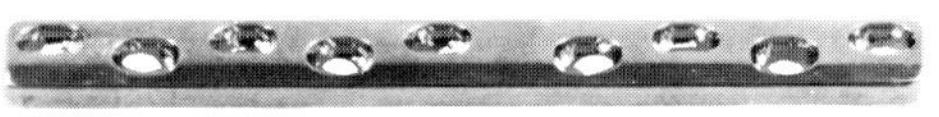

3.3.2.2 Die Rundloch-Platten

Der Platten-Standardsatz ist auf Wunsch mit Rundloch-Platten an Stelle der DCP erhältlich. Die Rundloch-Platten haben sich, zusammen mit dem Plattenspanner, als Standard-Platten während 20 Jahren bewährt.

Ältere Rundloch-Platten
Durch die Löcher der bis 1977 fabrizierten Platten können *4,5 mm-Kortikalisschrauben* gerade hindurchgesteckt werden. *Spongiosaschrauben* können nur durch die mit einem speziellen Gewinde versehenen Endlöcher (je 2 pro Platte) hindurchgeschraubt werden. Das in vielen Fällen erwünschte *Schiefstellen* der Schrauben ist *nicht möglich* (gelenknah oder als Zugschraube durch Platte bei kurzer Schrägfraktur).

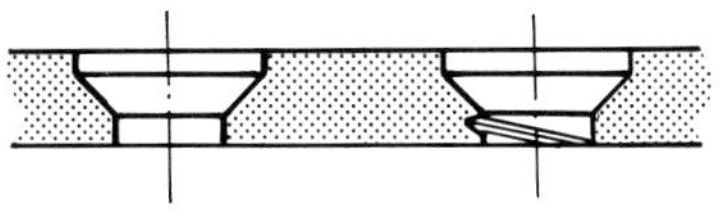

Rundloch-Platten mit Pendellöcher
Die „Pendellöcher" sind etwas größer und auf der Rückseite der Platte konisch (seit 1978).

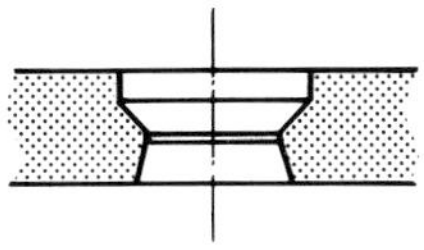

In den *schmalen Platten* sind alle Löcher gleich ausgebildet.
Kortikalisschrauben können (längs und quer zur Platte) bis zu 9° schief hindurchgesteckt werden.
Spongiosaschrauben lassen sich (durch alle Löcher) hindurchschrauben und – erst wenn sich der Schaft im Plattenloch befindet – ebenfalls um 9° schiefstellen. Solange sich das Gewinde im Plattenloch befindet, steht die Schraubenachse *exzentrisch und schief* zur Achse des Loches! Aus diesem Grunde sind Spongiosaschrauben *als erste* im Knochen einzusetzen, resp. als letzte zu entfernen.

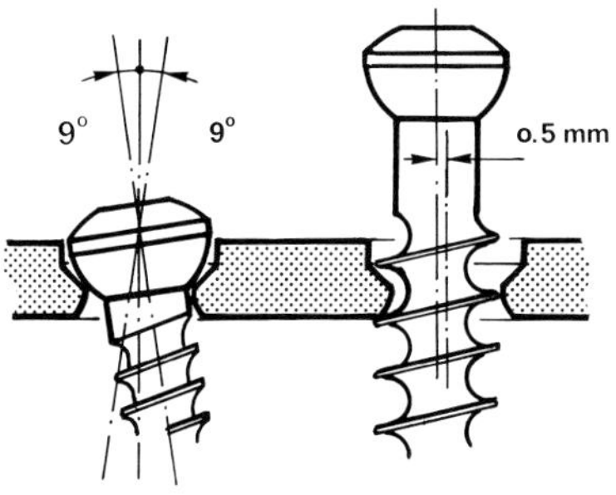

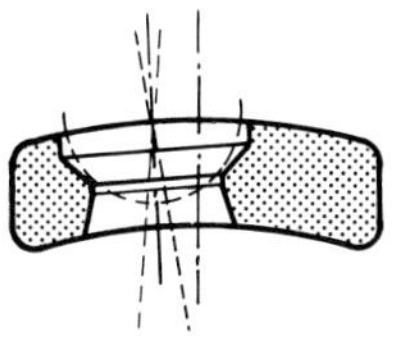

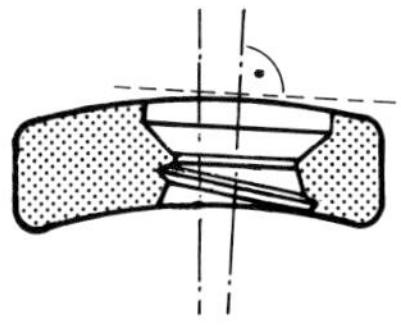

In den *breiten Platten* sind alle Löcher analog hergestellt (Endlöcher zusätzlich mit Gewinde). Versetzung der Löcher aus der Mitte = ca. 3½°.
Mit *Kortikalisschrauben* ergibt sich die gleiche Verwendung wie oben.
Spongiosaschrauben lassen sich *nur* durch die mit einem Gewinde versehenen *Endlöcher* senkrecht zur Platte hindurchschrauben. Schiefstellen ist wiederum erst im Bereich des 4,5 mm-Schaftes möglich. Auch hier Spongiosaschrauben als erste einsetzen, als letzte entfernen.

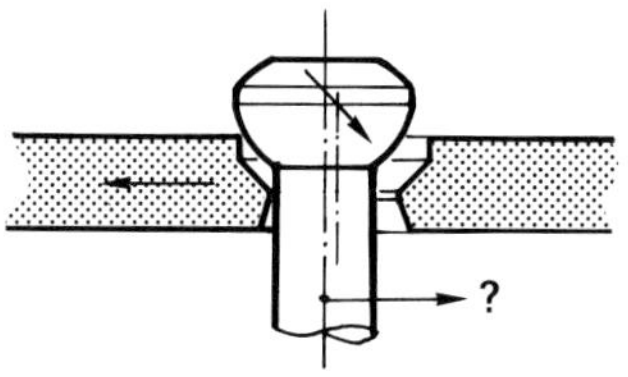

Wichtig: Jede Schraube, die während dem Eindrehen nicht *genau* in der Mitte des Plattenloches steht, wird beim Anziehen durch den Schraubenkopf im Pendelloch zentriert. Dies ergibt Verschiebekräfte (auf Platte, resp. Knochen), die in Richtung und Größe unbestimmt sind.
In ungünstigen Fällen kann diese Kraft sogar größer sein als die Vorspannung des angelegten Plattenspanners und die interfragmentäre Kompression aufheben oder sogar in Distraktion umwandeln!

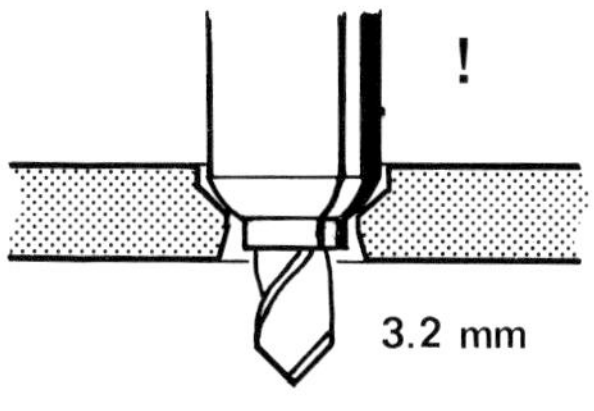

Fazit

- Zentriertes Vorbohren des 3,2 mm-Gewindeloches durch die Platten-Bohrbüchse ist wichtig!
- Schiefstellen der Schrauben ist nur in *Pendellöchern* möglich.
- Die *Spongiosaschrauben* immer *vor* Befestigen der Platte auf den Knochen durch die Plattenlöcher schrauben. Dann *als erste* in den Knochen eindrehen.
- *Spongiosa-Gewindeschneider nie* durch die Platte hindurch verwenden (beschädigt Gewindeschneider)!

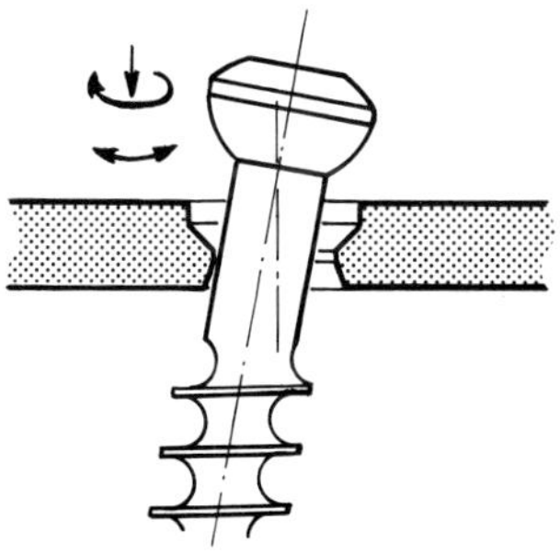

Die schmalen Rundloch-Platten

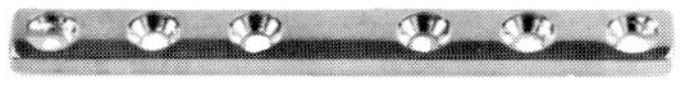

Anwendung an Tibia, Ulna und Radius.
Sie werden mit den 4,5 mm-Kortikalisschrauben am Knochen befestigt.
6,5 mm-Spongiosaschrauben lassen sich durch alle Pendellöcher einschrauben, wenn die Platte über spongiösen Knochen zu liegen kommt (Achtung Exzentrizität).
An beiden Enden ist eine Nute für den Haken des Plattenspanners ausgefräst.

Profil:	ältere Platten	11 × 3,8 mm
	Pendelloch-Platten	12 × 4 mm (ab 1978).

Die breiten Rundloch-Platten.

Anwendung am Femur und Humerus.
Sie werden mit 4,5 mm-Kortikalisschrauben befestigt. Spongiosaschrauben lassen sich (auch in Pendelloch-Platten) nur durch die Gewinde der Endlöcher einschrauben. Schiefstellen (pendeln) ist erst möglich, wenn sich der Schaft der Schraube im Plattenloch befindet.
An beiden Enden ist eine Nute für den Haken des Plattenspanners ausgefräst.
Profil: 16×4,8 mm.

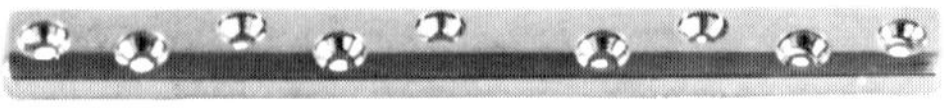

Die langjährige Erfahrung hat gezeigt, daß auch mit Rundloch-Platten bei richtiger Anwendung gute Resultate erzielt werden können.
Sie wird vorläufig aus ökonomischen Gründen noch weiter fabriziert.

3.3.2.3 Die Halbrohr-Platten

Wie der Name sagt, haben die Platten die Form eines halben Rohres. Sie sind nur 1 mm dick und besitzen *geringe Steifigkeit.* Sie werden vor allem dort angewendet, wo sie *rein auf Zug beansprucht* sind. Weil sich ihre Ränder in den Knochen eingraben, ergibt sich infolge des guten Kontaktes eine gute Rotationsstabilität.
Plattenprofil: Halbrohr ϕ 12× 1 mm.

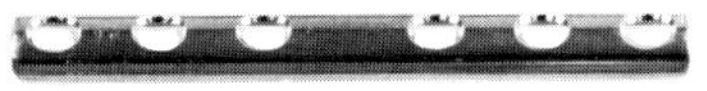

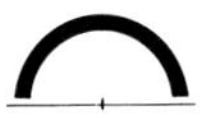

Ein kleiner Nachteil besteht im tiefen Eindringen des gewindelosen Schraubenhalses in die Kortikalis, was eine gewisse *Spaltungsgefahr* mit sich bringt.
Wenn die Platte auf einem Knochen mit kleinem Radius – fast – aufliegt, kann die kopfnahe Kortikalis mit dem 4,5 mm-Bohrer etwas eröffnet werden um für den Schraubenhals Raum zu schaffen.
Achtung: Flachklopfen der Platte reduziert die geringe Steifigkeit noch mehr und läßt die Schrauben noch tiefer eindringen.

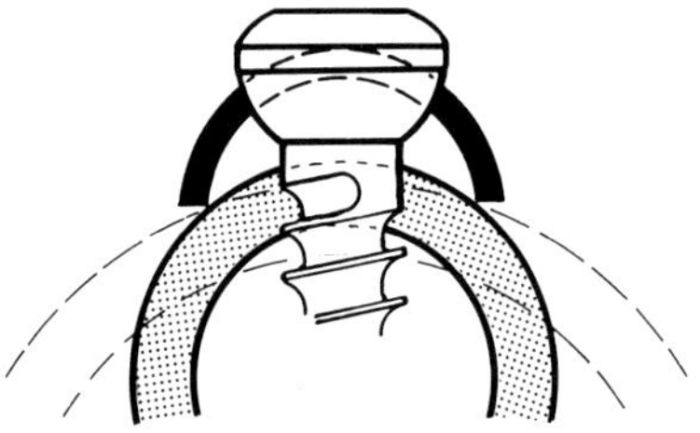

Wenn die Reposition der Fragmente perfekt ist, erlauben die ovalen Löcher durch peripheres, exzentrisches Einsetzen der beiden frakturnahen Schrauben mittels *Selbstspannung* axiale Kompression auszuüben (s. S. 64).

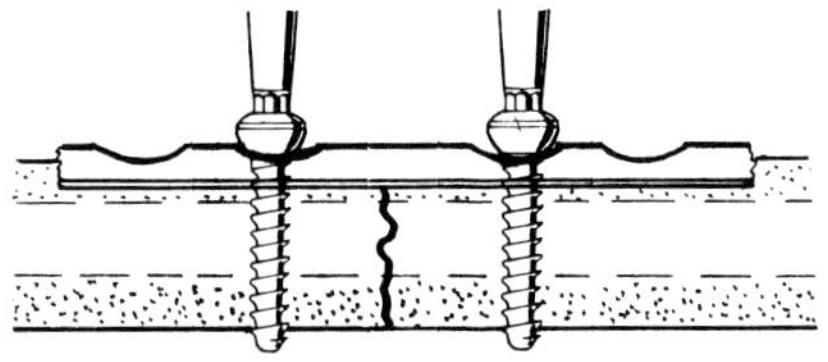

Halbrohr-Platten lassen sich auch mit dem *Plattenspanner* verwenden und können überbogen werden, um die interfragmentäre Kompression zu verbessern.

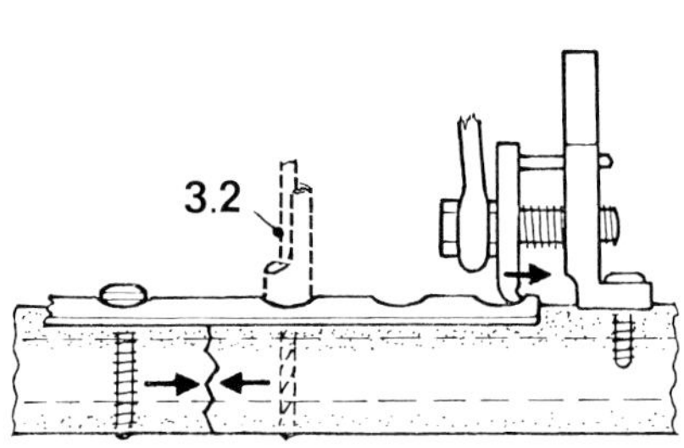

3.3.2.4 Die speziellen Platten (Formplatten)

Die speziellen Platten sind durch ihre Form der besonderen Lokalisation der Fraktur angepaßt. Sie werden grundsätzlich nach den gleichen Prinzipien verwendet wie die geraden Platten.

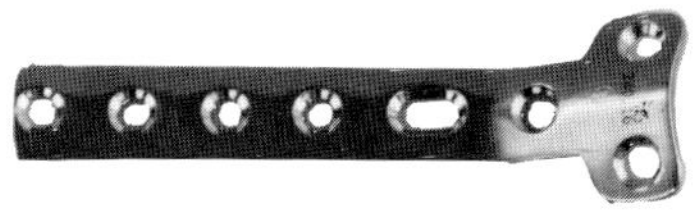

Die T-Platten
werden meistens als Abstützplatten für die mediale Seite des Tibia-Kopfes verwendet. Am Humerus-Kopf können sie zur interfragmentären Kompression mit dem Plattenspanner angewendet werden.
Im Plattenkopf können 6,5 mm-Spongiosaschrauben eingedreht werden.
Im *länglichen Loch* kann eine Kortikalisschraube zur vorläufigen Fixation lose eingebracht werden, so daß die Platte noch verschiebbar und das Spannen mit dem Plattenspanner möglich ist. Durch dieses Loch kann auch eine Zugschraube stark schräg eingesetzt werden.

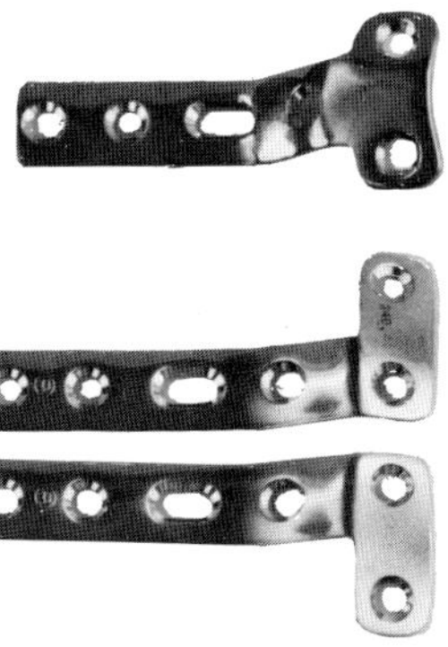

T- und L-Abstützplatten
Sie sind als Abstützplatte für die laterale Seite des Tibia-Kopfes konzipiert.
Der Unterschied gegenüber der gewöhnlichen T-Platte liegt nur in ihrer Biegung.

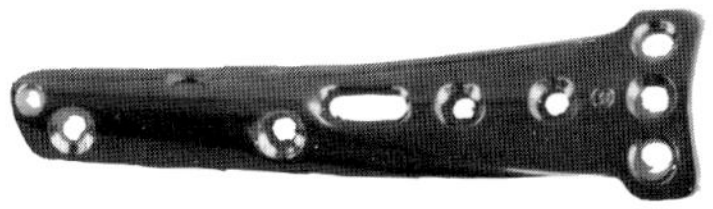

Die Löffelplatte
Ihr rinnenförmiges Profil ist der distalen Tibia-Vorderkante speziell angepaßt.
Anwendung: Fraktur mit großem dorsalen Fragment und einer ventralen Trümmerzone.
Plattenkopf für 6,5 mm-Spongiosaschrauben.
Langes Loch für provisorische Fixation oder schiefe Kortikalis-Zugschraube.
Kleines Endloch für den Plattenspanner.

Weitere Spezialplatten als Ergänzung
Siehe auch SYNTHES-Katalog.

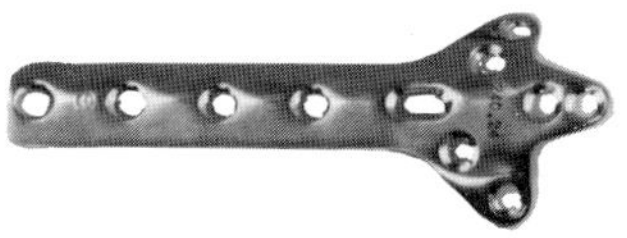

Die Kleeblatt-Platte
Im Schaft werden 4,5 mm-Kortikalisschrauben, im Plattenkopf 3,5 mm-Kortikalis- oder 4,0 mm-Spongiosaschrauben verwendet.
Sie ist in den Kleinfragment-Instrumentarien enthalten (s. S. 108).

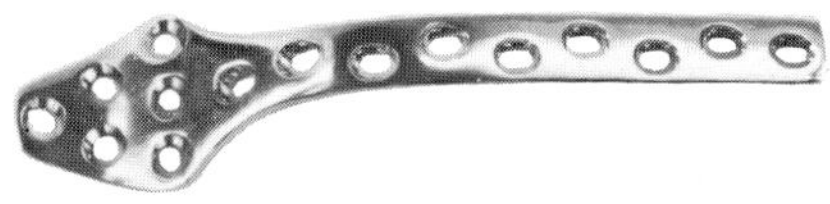

Die Kreuzplatte
Spezialplatte für die Hüftarthrodese.

Kondylen-Abstützplatte
Verwendung am distalen Femur für spezielle Kondylen-Brüche.
Linke und rechte Ausführung in verschiedenen Längen.

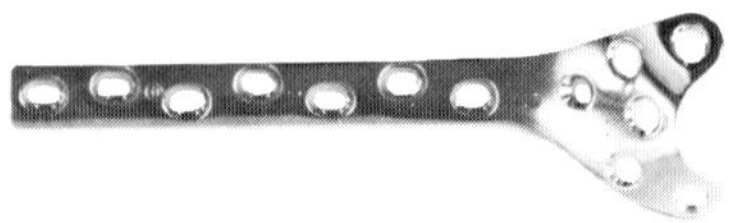

Verlängerungsplatten
Gerade Spezialplatten, schmal und breit, für die Osteosynthese nach Verlängerungsosteotomie sind ebenfalls erhältlich.
S. auch S. 179.

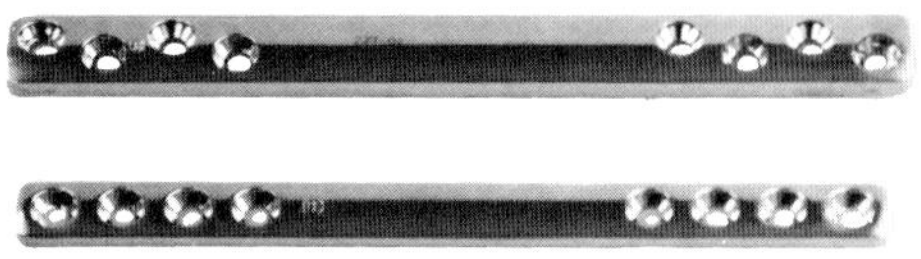

3.3.3 Anwendung der Platten

Jede Platte kann nach den verschiedenen *Grundprinzipien* verwendet werden. Sie kann dabei eine oder mehrere der drei Hauptfunktionen erfüllen:

- Kompression (axial)
- Neutralisation
- Abstützung.

(Am Tibia- und Femurschaft normalerweise nicht als bloße Kompressionsplatte.) Die Anwendungstechnik hängt direkt von der Funktion ab und wird deshalb im folgenden einzeln beschrieben.

3.3.3.1 Plattenlänge und gefaßte Kortikales

Bei allen Plattenosteosynthesen ist das Gesetz der Verhältnismäßigkeit zu beachten: Es sollen in *beiden Hauptfragmenten* annähernd *gleichviele* Kortikales *solid gefaßt* werden. Normalerweise sind es:

Vorderarm:	5–6 Kort.	= Platte mind. 6 Löcher
Humerus:	7–8 Kort.	= Platte mind. 8 Löcher
Tibia:	6–7 Kort.	= Platte mind. 7 Löcher
Femur:	7–8 Kort.	= Platte mind. 8 Löcher
Klavikula:	5–6 Kort.	= Platte mind. 6 Löcher.

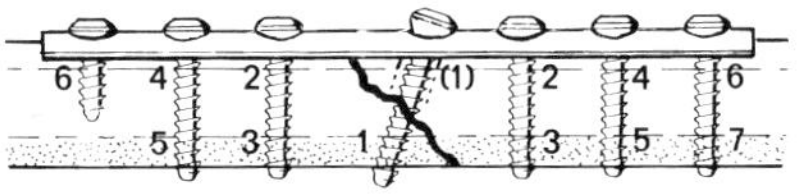

Kürzere Platten bilden die *Ausnahme!*
Oft erfordert die Fraktursituation aber eine *längere Platte* (insbesondere als Neutralisations-Platte), dann müssen *nicht* alle Plattenlöcher mit einer Schraube besetzt sein! Im Frakturgebiet nur Schrauben, wenn sie als Zugschrauben wirksam sind. Grundsätzlich so wenig Schrauben als nötig, da jede Schraube Knochenvitalität kompromittiert.

3.3.3.2 Welche gerade Platte an welchem Knochen?

Wegen der Belastungsverhältnisse und der speziellen Knochenstruktur sind zu verwenden:

Femur:	Breite Platte
Tibia:	Schmale Platte (nie breite)
Fibula:	Halbrohr- oder Drittelrohr-Platte
Humerus:	Breite Platte (versetzte Löcher)
Radius:	Schmale oder Halbrohr-Platte, oft auch 3,5 mm-DCP
Ulna:	Schmale Platte (Halbrohr- oder evtl. 3,5 mm-DCP)
Klavikula:	Halbrohr-Platte (oft auch 3,5 mm-DCP oder Rekonstruktions-Platte).

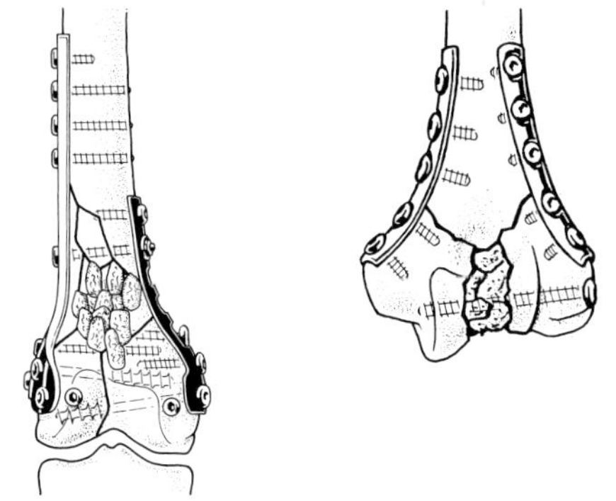

3.3.3.3 Zwei Platten am gleichen Knochenabschnitt (Doppelplatten)

Doppelplatten werden nur als *metaphysäre Abstüzplatten* verwendet.
Am *diaphysären Abschnitt* sollten *keine* Doppelplatten verwendet werden (Freilegung, Devaskularisation, Spongiosierung der Kortikalis). Eine Spongiosaplastik hat an Stelle einer zweiten Platte die Abstützung zu übernehmen.

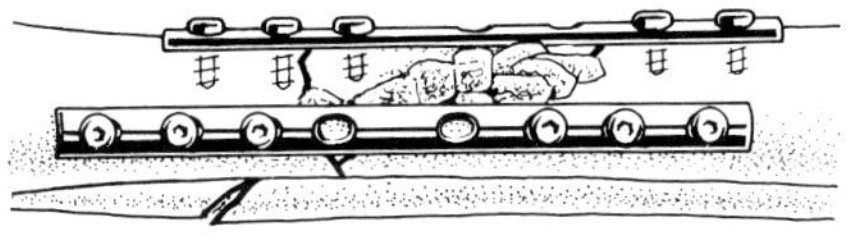

Ausnahme: z. B. zwei Halbrohr-Platten auf den Tibiakanten zusammen mit einer Spongiosaplastik bei Trümmerbruch des Schaftes.

3.3.4 Anwendung der Spann-Gleitloch-Platten (DCP)

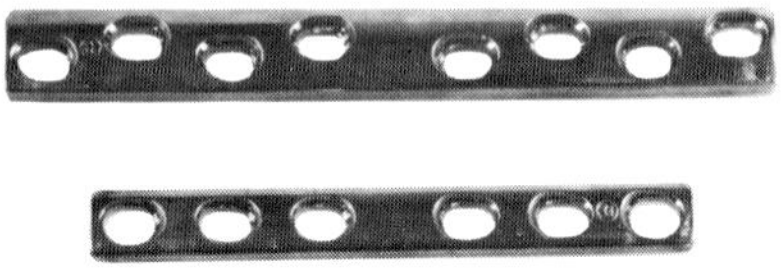

Die Spann-Gleitloch-Platte läßt sich zum Erzielen statischer oder dynamischer interfragmentärer Kompression oder zur Schienung als Neutralisations- oder Abstützplatte verwenden.
Mit diesen Platten wird häufig der *selbstspannende* Effekt der speziell konstruierten DC-Löcher ausgenützt, um axiale interfragmentäre Kompression zu erreichen, besonders da bei beschränktem Zugang der Plattenspanner dadurch nicht nötig ist.

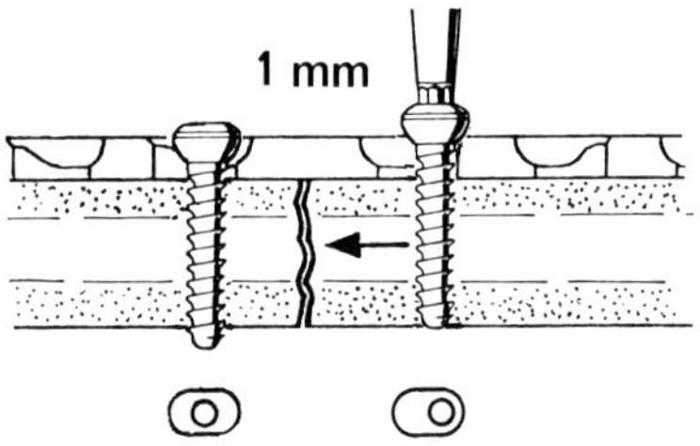

Bei Verwendung der DCP als *selbstspannende* Platte sind folgende Punkte zu berücksichtigen:

- *Der Spannweg* ist begrenzt: 1 mm pro Schraube (mit Nachspannen maximal 3–4 mm).
  Die vorgängige Reposition muß deshalb nahezu perfekt sein. Bei Pseudarthrosen ist es besser, mit dem Plattenspanner zu komprimieren.
- Die Spannkraft ist auf ca. 80 kp begrenzt (dies ist z. B. am Femur zu wenig).

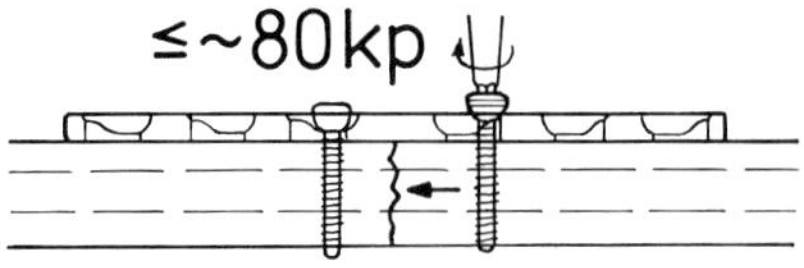

Bei *komplexen Fraktursituationen* setzt die DC-Platte nicht nur einzelne Fragmente gezielt unter Druck, sie kann gleichzeitig gelenknah als Abstützplatte funktionieren.

Folgende Varianten werden beschrieben:

DCP als Zuggurtungs-Platte (3.3.4.1.)

1. bei Querbrüchen (an der oberen Extremität)
2. bei Mehrfragmentbrüchen (Stückbrüchen)
3. Ausnützen des maximalen Spannweges
4. Nachspannen bei schlechter Reposition
5. bei kurzen Schrägbrüchen (mit Zugschraube)
6. als Zuggurtungsplatte mit Plattenspanner vorgespannt.

DCP als Neutralisationsplatte (3.3.4.2.)

DCP als Abstützplatte (3.3.4.3.)

3.3.4.1 Die DCP als Zuggurtungs-Platte

3.3.4.1.1 Die Spann-Gleitloch-Platte als selbstspannende Zuggurtungs-Platte

Nur bei Querbrüchen an der oberen Extremität, wenn *keine Zugschraube möglich* ist.

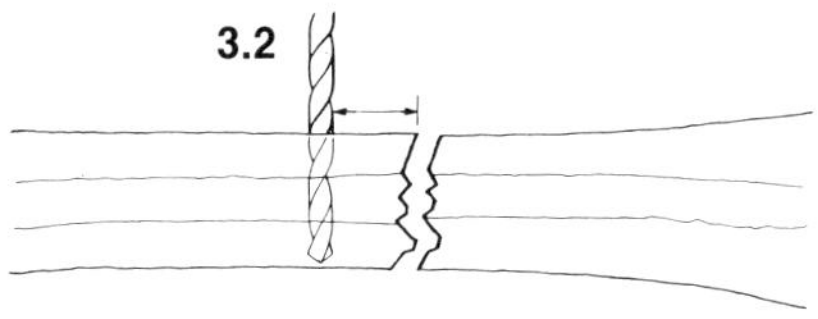

Vorgehen

Provisorische *Reposition* und Fixation der Fraktur. Bestimmen der Plattenlage.

- Mit *3,2 mm-Bohrer und 3,5 mm-Gewebeschutzhülse* das erste Loch ca. 1 cm von der Frakturlinie entfernt bohren.

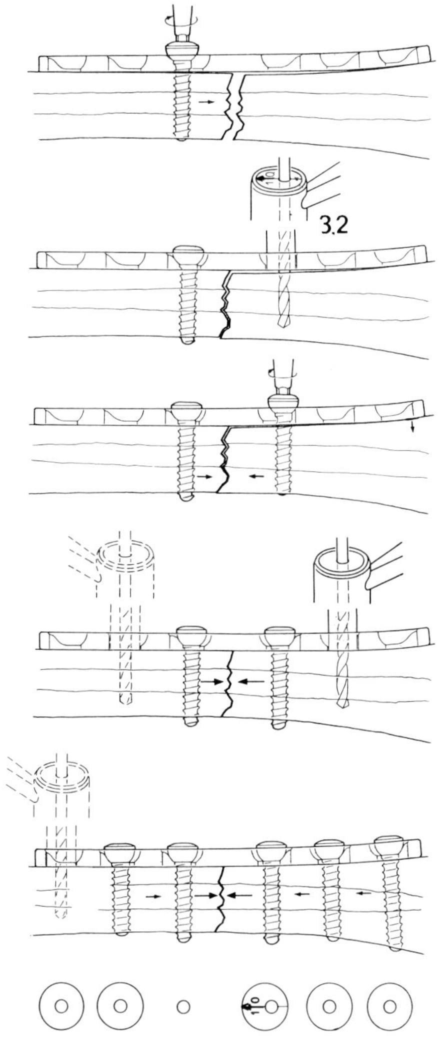

- *Platte anpassen* (Schablone), überbiegen und am Knochen mittels Repositions-Zangen festhalten.
- Mit dem *Schrauben-Meßgerät* die Länge messen.
- *Langer 4,5 mm-Gewindeschneider* und *4,5 mm-Gewebeschutzhülse* mit Zentrierhülse zum Gewinde schneiden.
- Mit einer Kortikalisschraube in *neutraler Stellung* die Platte lose anschrauben.
- Genaue Reposition der Fraktur.

- Mit *3,2 mm-Bohrer* und gelber *DCP-Spann-Bohrbüchse* (Pfeil gegen Frakturlinie) das zweite Schraubenloch – im Gegenfragment – ebenfalls frakturnah bohren.
- Schraubenlänge messen.
- Langer *Gewindeschneider 4,5 mm* und *Gewebeschutzhülse 4,5 mm* mit Zentrierhülse verwenden um das Gewinde zu schneiden.

- Einsetzen der *Spann-Schraube*. Durch Anziehen beider Schrauben entsteht axiale, interfragmentäre Kompression. Eine leichte Korrektur der Reposition ist während des Anziehens noch möglich.

- *Alle weiteren Schrauben* abwechslungsweise links und rechts einsetzen:

  3,2 mm-Bohrer und grüne, neutrale *DCP-Bohrbüchse.*
  Schraubenlänge messen.
  Gewinde schneiden (4,5 mm, lang)
  Schraube einsetzen.

- Resultat der Verschraubung und schematische Rekapitulation der verwendeten Bohrbüchsen.

3.3.4.1.2 Die Spann-Gleitloch-Platte bei Stückbrüchen

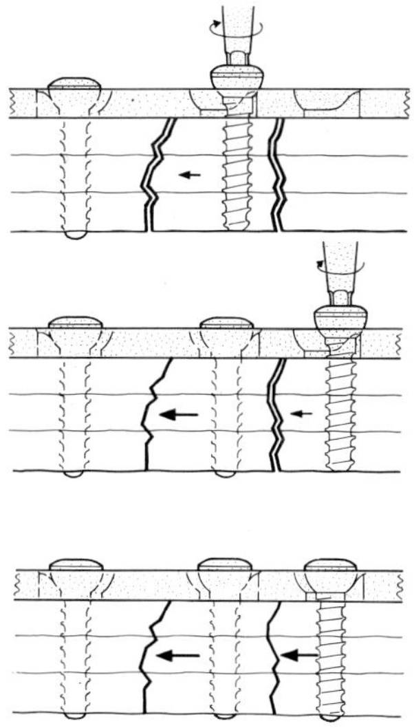

Da in den AO-Platten *alle* Löcher als Spann-Gleitlöcher ausgebildet sind, kann bei Stückbrüchen (Mehrfragmentbrüchen) jedes Fragment für sich allein komprimiert werden (aufeinanderfolgendes Komprimieren).

Vorgehen

- Neutrale Schraube im ersten Hauptfragment.
- Spannschraube im ersten Bruchstück.
  Kompression.
- Spannschraube im zweiten Hauptfragment.
  Kompression.
- Einsetzen der weiteren, neutralen Platten-Fixationsschrauben.

Auch hier möglichst Zugschrauben durch den Frakturspalt einsetzen.

3.3.4.1.3 Ausnützen des maximalen Spannweges bei ungenügender Reposition

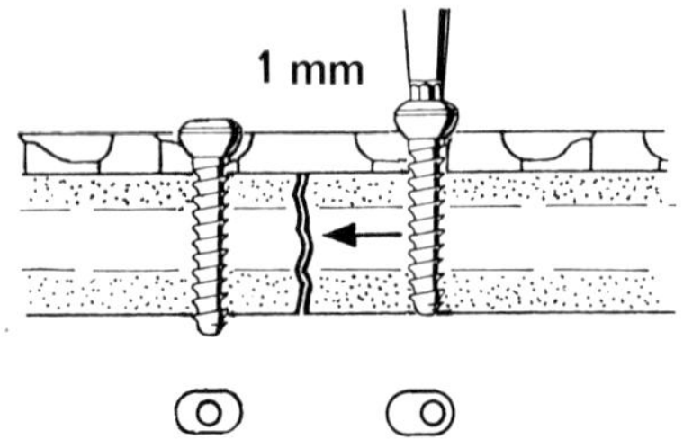

Mit der Standard-Technik (1. Schraube neutral, 2. Schraube in Spannstellung) ergibt sich ein Spannweg von 1 mm. Ist keine tadellose Reposition erreicht worden resp. erreichbar, so kann der geübte Operateur mit einem Trick von Anfang an einen *Spannweg von 2 mm* erreichen.

Vorgehen (Technik analog 3.3.4.1.1.)

- Nach bestmöglicher Reposition Einsetzen der 1. Schraube, aber noch nicht anziehen.
- Platte gegen das gegenüberliegende Fragment ziehen, damit die zuerst eingesetzte Schraube exzentrisch im Plattenloch zu liegen kommt.
- Spannschraube einsetzen – gelbe DCP-Spann-Bohrbüchse.
- Die Schrauben wechselweise anziehen.

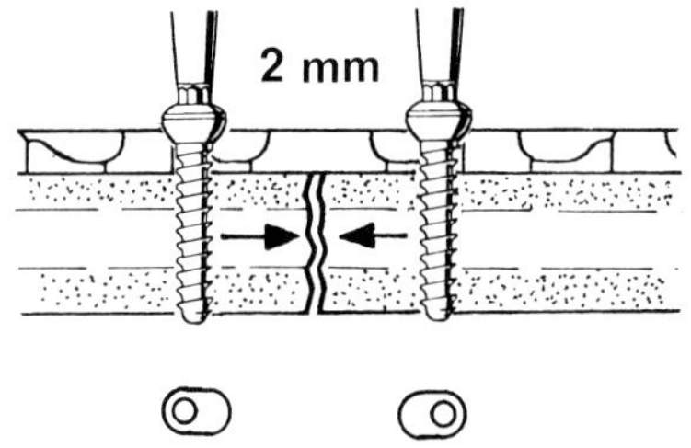

3.3.4.1.4 Nachspannen bei ungenügender Reposition

Ergibt die erste Fixation noch keine Kompression (Frakturspalt noch offen), so kann mit einer weiteren Spannschraube nochmals eine Verschiebung von 1 mm erzeugt werden. Dank dem horizontalen Gleitweg ist die Verschiebung ohne Sperrwirkung der vorherigen Schraube möglich.

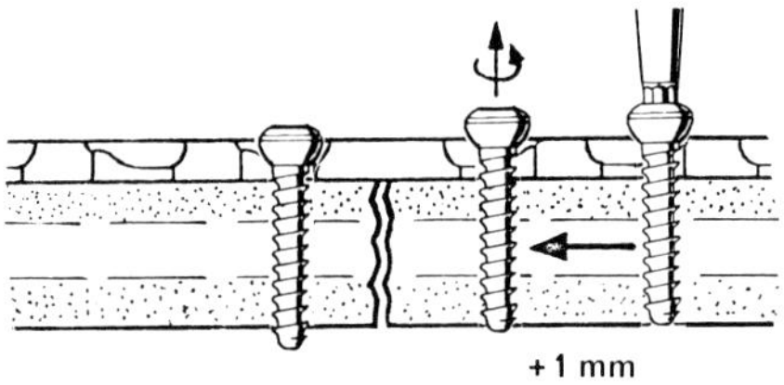

Vorgehen (3. Schraube)

- Mit 3,2 mm-Bohrer durch gelbe DCP-Spann-Bohrbüchse das Gewindeloch für eine *zweite Spannschraube* vorbohren.
- Länge messen, Gewinde schneiden.
- *Lösen* der ersten Spannschraube!
- Schraube einsetzen (*Spannweg nochmals 1 mm*) und fest anziehen.
- Anziehen der ersten Spannschraube.

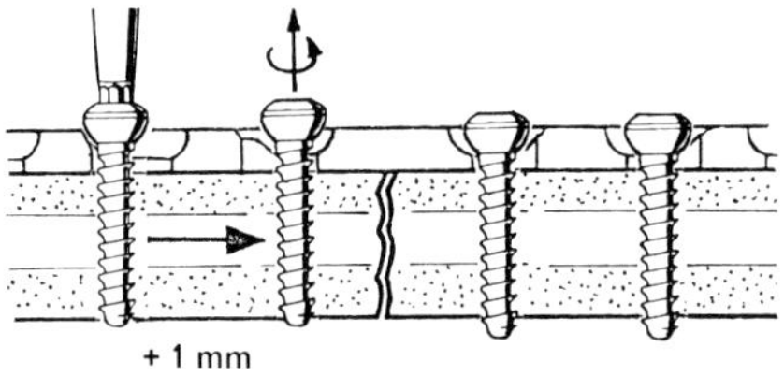

Das Verfahren kann auf der anderen Seite der Fraktur noch einmal wiederholt werden, sofern die interfragmentäre Kompression noch immer nicht erreicht ist.

Kombination von 3.3.3.1.3. mit 3.3.3.1.4. ergibt einen *maximalen Spannweg von 4 mm.*

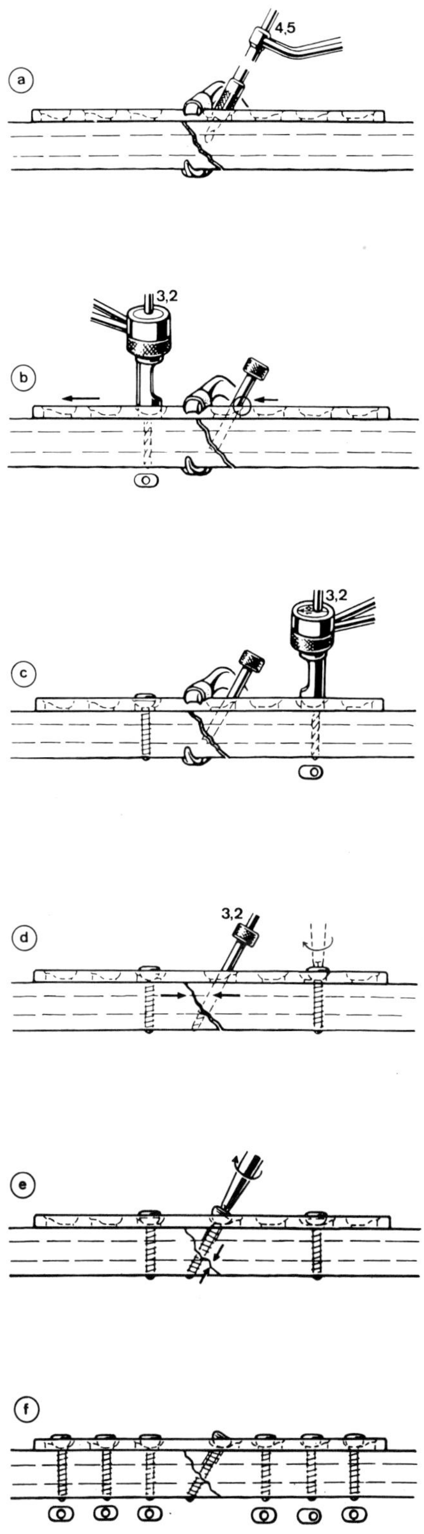

3.3.4.1.5 Die Spann-Gleitloch-Platte, selbstspannend, kombiniert mit Zugschraube durch Platte

Bei *Schrägbrüchen* wird eine Zugschraube durch den Frakturspalt angestrebt (an der unteren Extremität eine absolute Bedingung).

Vorgehen

- Reposition und Fixation der Fraktur.
- *Platte anpassen* und überbiegen. Mit der Repositionszange auf dem Knochen fixieren.

a) Mit 4,5 mm-Bohrer und 4,5 mm-Gewebeschutzhülse das Gleitloch in plattennaher Kortikalis für die Zugschraube vorbereiten.

Variante: Zur optimalen Plazierung der Zugschraube kann das Gleitloch auch *vor* der Reposition von innen nach außen gebohrt werden. Nach Reposition und Einsetzen der Steckbohrbüchse bleibt die Reihenfolge wie beschrieben.

b) Steckbohrbüchse 4,5 mm/3,2 mm durch das Plattenloch ins Gleitloch schieben.

- Platte gegen das gegenüberliegende Fragment ziehen, damit die Steckbohrbüchse exzentrisch im Plattenloch zu liegen kommt.
- Genaue Reposition.
  Mit *3,2 mm-Bohrer* durch grüne, *neutrale DCP-Bohrbüchse,* das Schraubenloch ins gegenüberliegende Fragment bohren.
- Schraubenlänge *messen.*
- *Gewindeschneider 4,5 mm* und *Gewebeschutzhülse-4,5 mm* mit Zentrierhülse zum Gewinde schneiden. Schraube einsetzen.

c) Mit *3,2 mm-Bohrer* und gelber *DCP-Spann-Bohrbüchse* im ersten Fragment das Gewindeloch für die Spannschraube vorbereiten. Oft wird die Steckbohrbüchse belassen und diese Schraube im 3. Plattenloch vorbereitet.

- *Schraubenlänge messen, Gewinde schneiden.*
- *Die Schraube,* welche die axiale Kompression erzeugt, *einsetzen.*

d) Mit 3,2 mm-Bohrer *durch* die eingeschobene Steck-Bohrbüchse das Gewindeloch im gegenüberliegenden Fragment bohren.

- Schraubenlänge messen.
- Mit *kurzem Gewindeschneider-4,5 mm* und *Gewebeschutzhülse-4,5 mm* das Gewinde im gegenüberliegenden Fragment schneiden.

e) *Schraube einsetzen.* Diese *Zugschraube* bewirkt zusätzliche interfragmentäre Kompression im plattenfernen Bruchspalt.

f) Einsetzung *aller übrigen Schrauben* in neutraler Position, abwechslungsweise links und rechts (grüne Bohrbüchse).

3.3.4.1.6 *Die Spann-Gleitloch-Platte als Zuggurtung mit Plattenspanner vorgespannt*

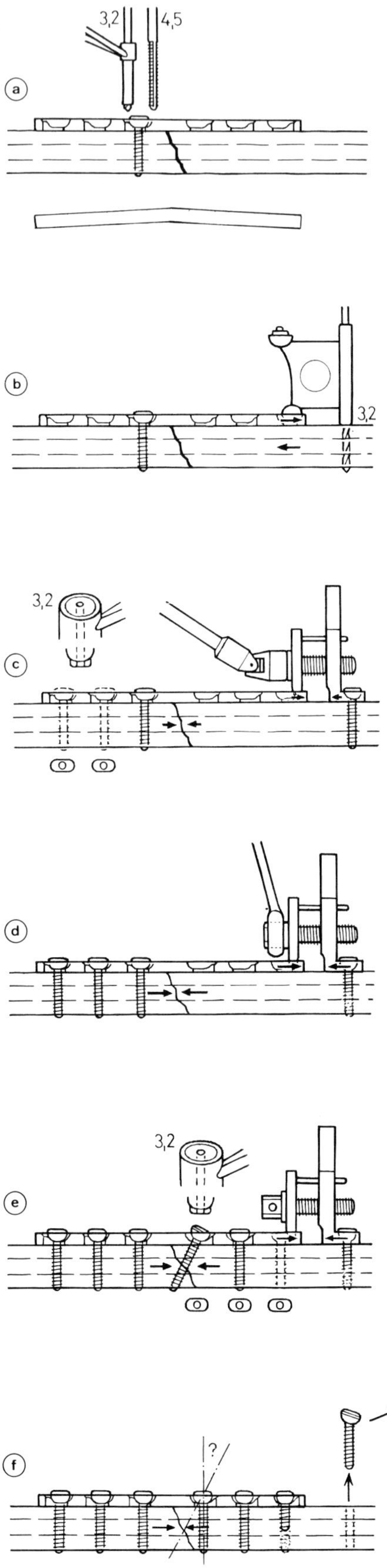

Bei Spann-Gleitloch-Platten (DCP) wird der *Plattenspanner* im Prinzip nur dann angewendet, wenn der notwendige Spannweg länger ist als 2 mm (Pseudarthrose), oder wenn eine Kompression von über 80 kp erwünscht ist (z. B. am Femur).
Wenn immer möglich, ist eine *Zugschraube* schief durch die Platte und durch den Frakturspalt einzusetzen.

Vorgehen

a) Mit *3,2 mm-Bohrer* und *3,5 mm-Gewebeschutzhülse* ca. 1 cm von der Fraktur entfernt das erste Schraubenloch bohren.
– *Schraubenlänge* durch die Platte messen.
– Mit langem *4,5 mm-Gewindeschneider* und *4,5 mm-Gewebeschutzhülse* mit Zentrierhülse das Gewinde in beiden Kortikales vorbereiten.
– *Angepaßte, überbogene Platte* nach Reposition am Knochen lose mit der ersten Schraube *befestigen*. Platte gegen Fraktur ziehen.

b) Durch die *Bohrlehre für den Plattenspanner* – im letzten Plattenloch eingehängt – mit *3,2 mm-Bohrer* das Schraubenloch für den Plattenspanner vorbohren (in hartem Knochen nur in einer Kortikalis).
Gewinde schneiden.

c) *Plattenspanner* im letzten Plattenloch einhängen und mit einer (meist) kurzen Schraube fixieren.
Mit *Kardanschlüssel den Plattenspanner* leicht anziehen, zugleich Reposition kontrollieren.

d) Einsetzen aller *Schrauben im ersten Fragment:*
3,2 mm-Bohrer und grüne, *neutrale DCP-Bohrbüchse.*
Schraubenlänge messen. *Gewinde schneiden*, Schrauben einsetzen.
– *Anziehen des Plattenspanners* erzeugt *interfragmentäre Kompression* und stabilisiert die Fraktur.
Gelenkspanner nur mit *Kardanschlüssel* anziehen, andere Spanner mit Gabelschlüssel.

e) Einsetzen aller *Schrauben im zweiten Fragment* (frakturnah evtl. als Zugschraube):
3,2 mm-Bohrer und grüne, *neutrale DCP-Bohrbüchse.*
Schraubenlänge messen, Gewinde schneiden, Schrauben einsetzen.

f) *Plattenspanner* entfernen, *Fixationsschraube wegwerfen*, da überbeansprucht!
– *Letzte Schraube* einsetzen:
3,2 mm-Bohrer und *neutrale DCP-Bohrbüchse.* Gewinde schneiden und meist eine kurze Schraube einsetzen.

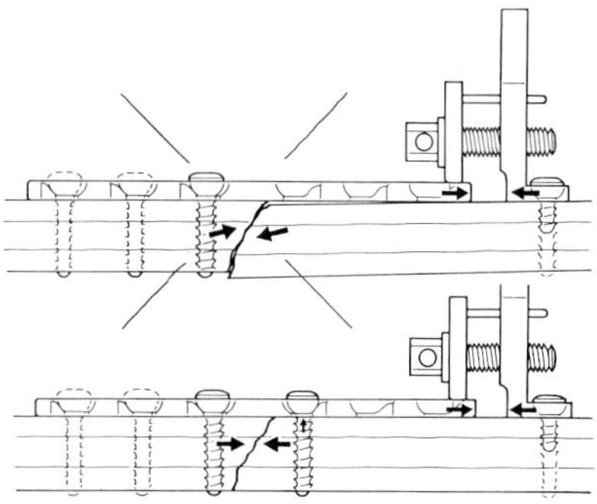

Achtung: Wird der Plattenspanner auf der *falschen Seite* angebracht, so verursacht er beim Anziehen ein *Abgleiten der Fragmente.*
Bei der DCP kann eine frakturnahe, vorher nur lose eingesetzte Schraube das Abgleiten verhindern, erlaubt jedoch das Annähern der Fragmente und deren Kompression (horizontaler Gleitweg des DCP-Loches).

3.3.4.2 Die Spann-Gleitloch-Platte als Neutralisationsplatte

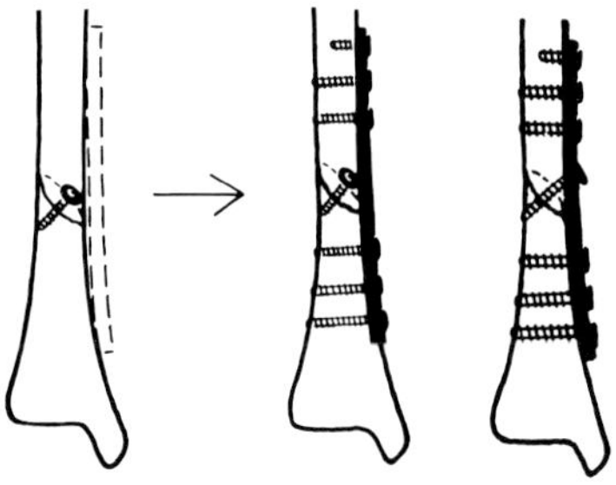

Weitaus am häufigsten wird die Spanngleitloch-Platte als *Neutralisationsplatte* angewendet.
Durch eine oder mehrere *Zugschrauben* (einzeln oder später durch die Platte eingesetzt), wird die interfragmentäre Kompression erzeugt. Da aber *die Verschraubung* einer Fraktur meistens nicht genügend stabil ist, muß sie *durch eine Neutralisationsplatte verstärkt* werden (Schutzplatte).

Sofern es die Frakturkonstellation zuläßt, ist die Neutralisationsplatte grundsätzlich zu spannen und zu überbiegen (zusätzliche axiale Kompression).

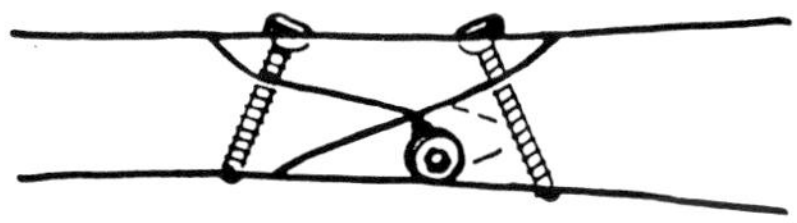

Vorgehen

Nach durchgeführter Zugschrauben-Osteosynthese wird die Platte dem Knochen angepaßt und leicht überbogen (Biegen und Verwinden s. S. 79).
Das Anschrauben der Platte beginnt normalerweise *frakturnah oder* mit einer (schon vorbereiteten) *Zugschraube* durch die Platte.

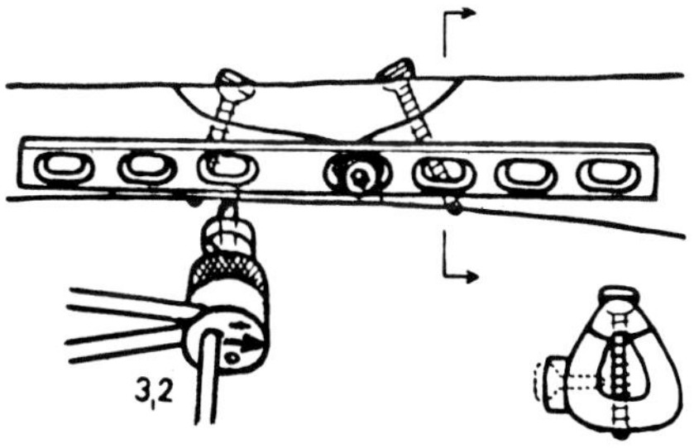

- 3,2 mm-Bohrer und grüne neutrale Bohrbüchse.
- Schraubenlänge messen.
- Gewindeschneider 4,5 mm (lang) und Gewebeschutzhülse 4,5 mm mit Zentrierhülse.
- Schraube einsetzen.

Für die *Spannschraube* 3,2 mm-Bohrer und *gelbe* DCP-Spannbohrbüchse

- Schraubenlänge messen.
- Gewinde schneiden.
- Schraube einsetzen.

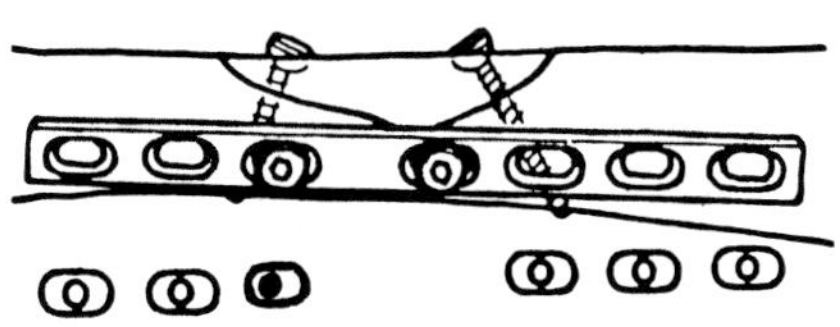

Die *restlichen Schrauben* werden abwechslungsweise links und rechts in *neutraler Position* eingebracht (grüne DCP-Bohrbüchse).

3.3.4.3 Die Spann-Gleitloch-Platte als Abstützplatte

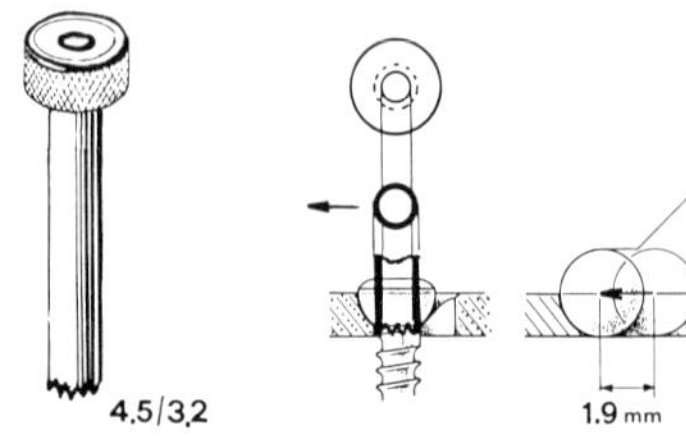

Eine Abstützplatte soll eine Fraktur vor dem Zusammensintern bewahren.
Wird eine DCP als Abstützplatte verwendet, so sind *alle* Schrauben in Abstützposition, d. h. gegen die Plattenmitte hin, *in Anschlag* zu setzen.
Evtl. Spongiosaschrauben als erste einsetzen.

Vorgehen

- Reposition der Fraktur und Anpassen der Platte (Biegeschablone, Plattenbiege-Presse, evtl. Schränkeisen). Nicht überbiegen.
- Platte mit erster Schraube lose fixieren. (Eine evtl. Spongiosaschraube, die durch ein Plattenloch geschraubt werden muß, als erste einsetzen):
  Mit 3,2 mm-Bohrer und 3,5 mm-Gewebeschutzhülse vorbohren. (Evtl. Gewinde schneiden.) Schraube einsetzen.
- Die *Platte wird nun so verschoben*, daß die *erste Schraube in Abstützstellung* steht (im Anschlag gegen die Plattenmitte).
- Durch die *Steck-Bohrbüchse* – sie steht auch in Abstützstellung – Bohren des ersten 3,2 mm-Gewindeloches im *zweiten* Fragment.
- Länge messen, Gewinde schneiden, Schraube einsetzen.
- Sämtliche anderen Schrauben werden nun ebenfalls in Abstützposition eingesetzt: Steckbohrbüchse und 3,2 mm-Bohrer, Gewinde schneiden, Schrauben einsetzen.
- Eine frakturquerende Schraube wird als *Zugschraube* eingesetzt.

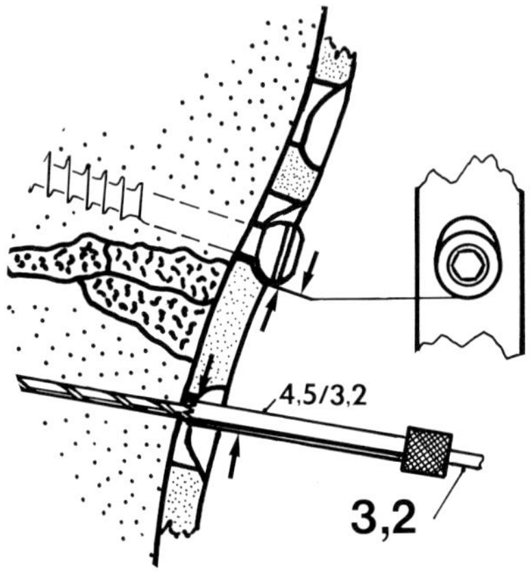

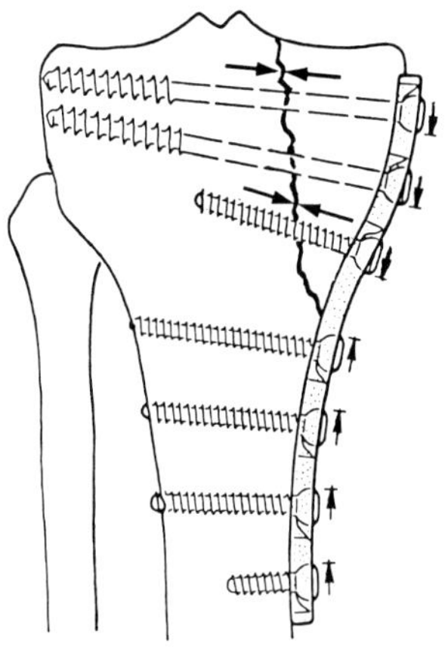

3.3.5 Anwendung der Rundloch-Platten

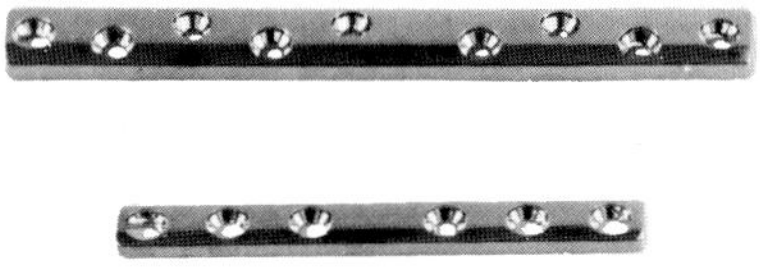

Die Rundloch-Platten lassen sich zum Erzielen statischer oder dynamischer interfragmentärer Kompression oder als Neutralisations- oder Abstützplatte verwenden.
Die Rundloch-Platten sind erhältlich als

- *schmale Platten* (für Tibia, Radius, Ulna)
- *breite Platten* (für Femur, Humerus).

Bemerkung: Rundloch-Platten mit Pendellöchern, in welchen das Schrägstellen der Schrauben möglich ist, sind erst seit 1978 erhältlich. Die Lagerbestände in den Kliniken enthalten vielerorts noch ältere Rundloch-Platten.

Folgende Anwendungsarten werden beschrieben

1) Die Rundloch-Platte als Zuggurtungsplatte zusammen mit dem Plattenspanner.
2) Die Rundloch-Platte als Neutralisationsplatte.
3) Die Rundloch-Platte als Abstützplatte

3.3.5.1 Die Rundloch-Platte als Zuggurtung mit dem Plattenspanner vorgespannt

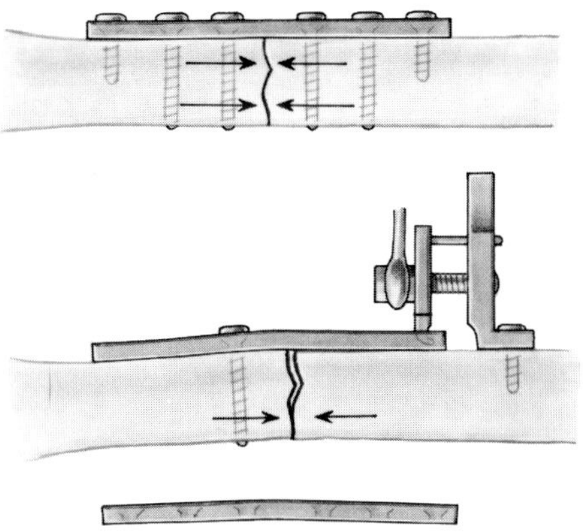

Prinzip der Zuggurtung. Das Implantat nimmt die Zugkräfte auf, der Knochen muß die Druckkräfte aufnehmen können.
Durch den Plattenspanner wird die Platte gespannt und der Knochen unter Druck gesetzt. Die Platte wird nach dem Anpassen an den Knochen in der Mitte etwas überbogen (Kompression der Gegenkortikalis).

Vorgehen

- Mit *3,2 mm-Bohrer* und *3,5 mm-Gewebeschutzhülse* ca. 1 cm von der Fraktur entfernt das erste Schraubenloch bohren.
- *Schraubenlänge* durch die Platte *messen.*
- Mit dem langen *4,5 mm-Gewindeschneider* und mit der *4,5 mm-Gewebeschutzhülse* (mit Zentrierhülse) das Gewinde in beiden Kortikales vorbereiten.
- Nach *Reposition* die angepaßte überbogene Platte mit der *ersten Schraube lose* am Knochen befestigen. Platte gegen Fraktur ziehen.

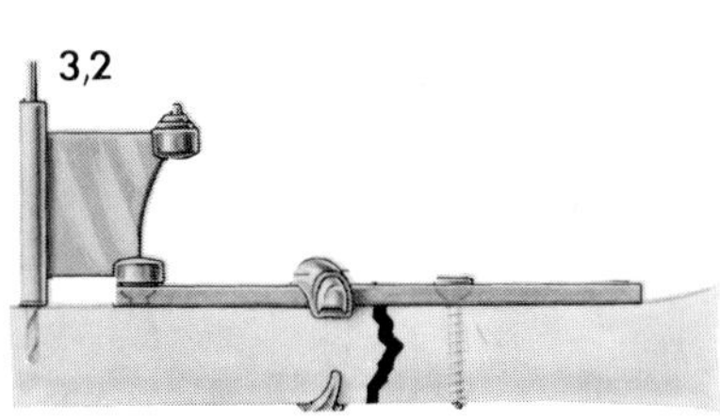

- Durch die *Bohrlehre für den Plattenspanner* – im letzten Plattenloch eingehängt – mit *3,2 mm-Bohrer* das Schraubenloch für den Plattenspanner vorbohren (in hartem Knochen nur in einer Kortikalis).
- *Gewinde schneiden.*

- *Plattenspanner* im letzten Plattenloch einhängen und mit einer (meist) kurzen Schraube fixieren.
- Mit *Kardanschlüssel* den Plattenspanner leicht anziehen, zugleich Resposition kontrollieren.

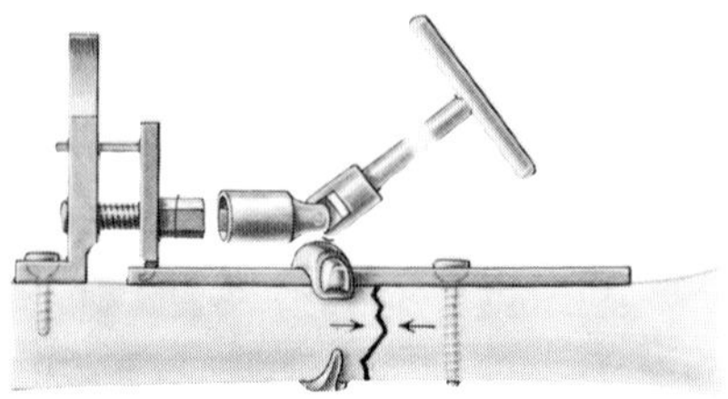

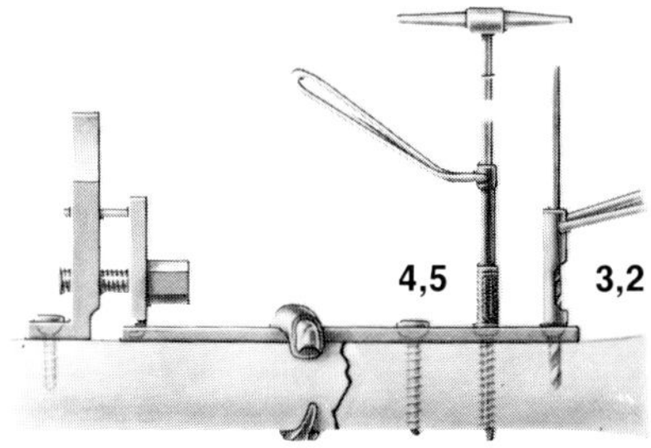

- Einsetzen *aller Schrauben im ersten Fragment:* 3,2 mm-Bohrer und runde Plattenbohrbüchse. Schraubenlänge messen, Gewinde schneiden, Schrauben einsetzen.

- *Festes Anziehen* des Plattenspanners erzeugt *interfragmentäre Kompression* und stabilisiert die Fraktur.

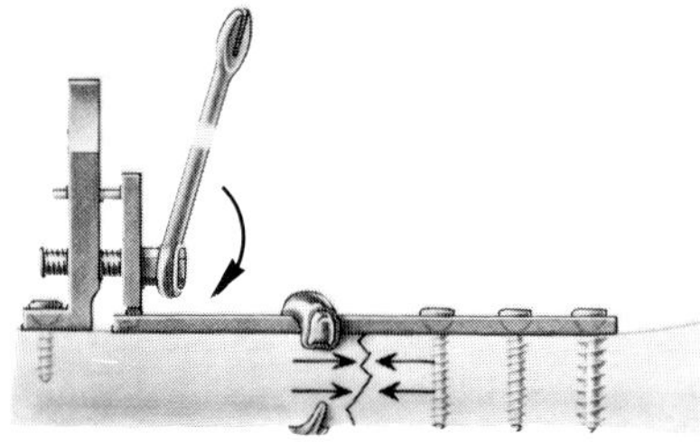

Gelenkspanner mit Kardanschlüssel anziehen, für andere Spanner Gabelschlüssel verwenden.

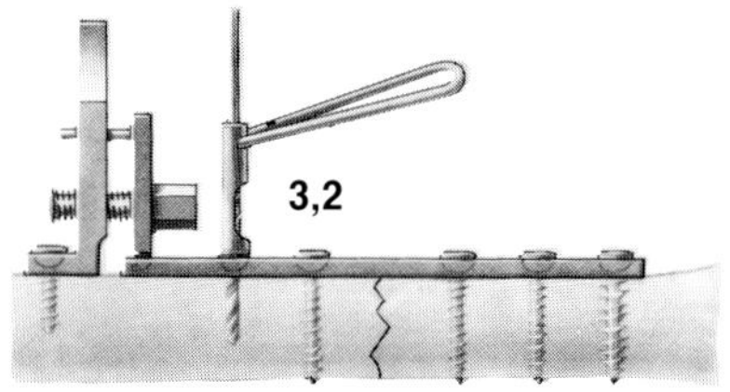

- Einsetzen aller *Schrauben im zweiten Fragment:*
  3,2 mm-Bohrer und *runde Plattenbohrbüchse,* Schraubenlänge messen, Gewinde schneiden, Schrauben einsetzen.

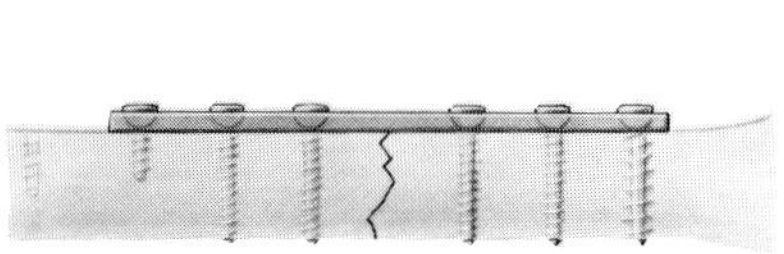

- Plattenspanner entfernen, *Befestigungsschraube* des Spanners *wegwerfen,* da überbeansprucht.
- Letzte Schraube einsetzen:
  3,2 mm-Bohrer und Plattenbohrbüchse.
  Gewinde schneiden, meistens *kurze* Schraube einsetzen.

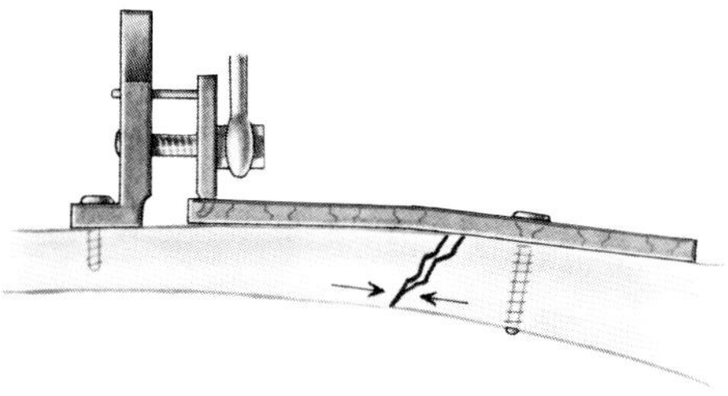

Warnung: Bei einer Schrägfraktur muß der Plattenspanner an dem Fragment mit der plattennahen Knochenspitze angebracht werden, so daß sich diese zwischen Platte und gegenüberliegendem Fragment verklemmt (und nicht abrutscht).

3.3.5.2 Die Rundloch-Platte als Neutralisations-Platte

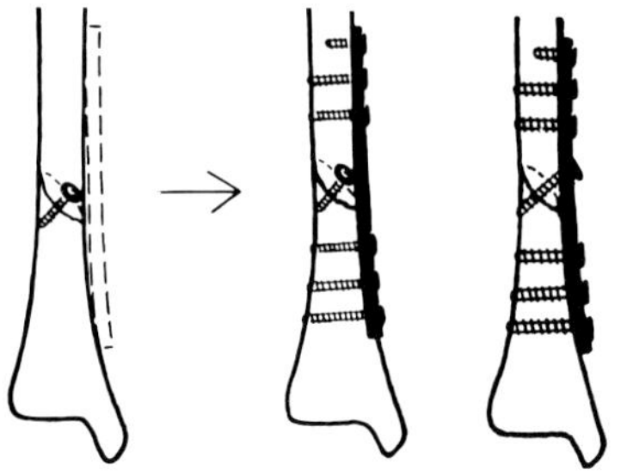

Auch die Rundloch-Platte wird weitaus am häufigsten als Neutralisations-Platte verwendet. Mit einer oder mehreren Zugschrauben (einzeln oder später durch die Platte eingesetzt), wird die interfragmentäre Kompression erzeugt, und die Fraktur fixiert. Diese Verschraubung für sich allein ist meistens nicht genügend stabil und muß durch eine Neutralisations-Platte (Schutzplatte) ergänzt werden. Zusätzliche *axiale*, interfragmentäre Kompression soll durch Überbiegen der Platte und durch vorsichtiges Verwenden des Plattenspanners erzeugt werden, wenn es die Fraktur erlaubt.

Vorgehen

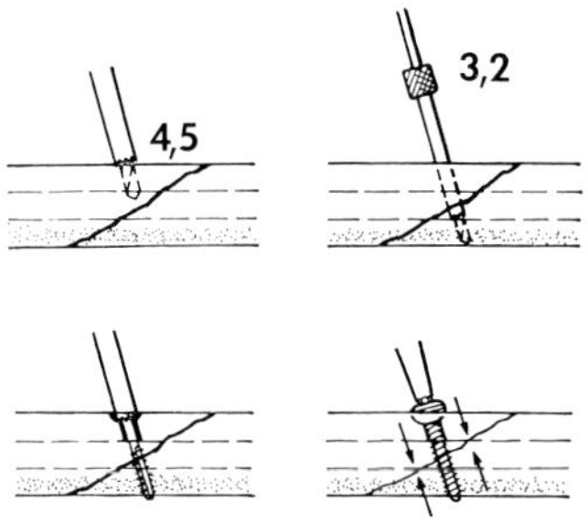

- Verschraubung der Fraktur durch Zugschrauben-Osteosynthese (Technik s. S. 48).
- Anpassen der Platte (Biegen, Verwinden und leicht überbiegen).
- Das Anschrauben der Platte beginnt normalerweise *frakturnah oder mit* einer (schon vorbereiteten) *Zugschraube* durch die Platte:
  3,2 mm-Bohrer und Plattenbohrbüchse, Schraubenlänge messen, 4,5 mm-Gewindeschneider lang, Gewebeschutzhülse mit Zentrierhülse, Schraube einsetzen.

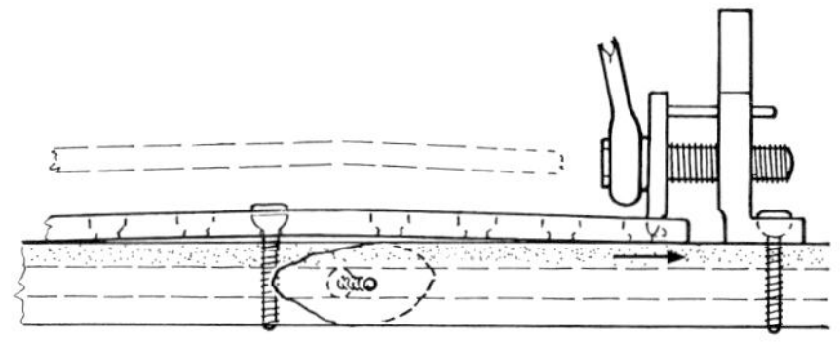

- Am anderen Fragment den Plattenspanner befestigen und leicht anziehen (dosierte Kompression, so daß die Verschraubung nicht zusammenbricht).
- Fixation der *Platte am zweiten Fragment* mit einer frakturnahen Schraube.
  Frakturquerende Platten-Schrauben als Zugschrauben einbringen.

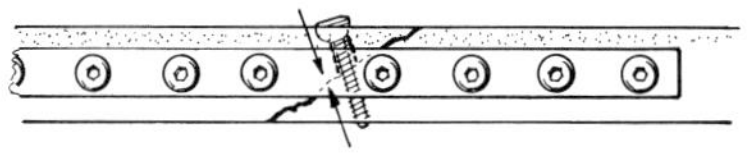

- Einsetzen *der weiteren Plattenschrauben*, abwechselnd links und rechts, von der Plattenmitte gegen die Plattenenden.
  Keine Schrauben in die Nähe von Frakturspalten einsetzen.
  Die einzelnen Schritte werden analog und mit denselben Instrumenten ausgeführt, wie sie vorhin bei der Zuggurtungs-Platte beschrieben wurden.

3.3.5.3 Die Rundloch-Platte als Abstützplatte

Die Abstützplatte soll eine Fraktur vor dem Zusammensintern bewahren.
Wird eine Rundloch-Platte als Abstützplatte verwendet, sind *alle* Schrauben genau *zentriert* einzusetzen.
Es ist im besonderen zu beachten, daß *Spongiosaschrauben* durch alle Rundloch-Platten nur *hindurchgeschraubt* wer-

den können. Damit sie zentrisch im Plattenloch stehen, müssen sie als erste eingesetzt werden.
In der Metaphyse wird die Abstützplatte oft mit Zugschrauben kombiniert, welche die Gelenkfraktur komprimieren.

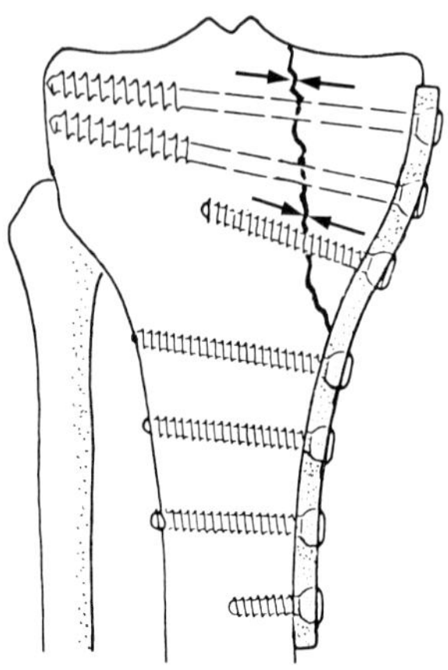

Vorgehen

- Reposition und Anpassen der Platte (nicht überbiegen)
- Platte mit erster Schraube fixieren (eine evtl. Spongiosaschraube als erste einsetzen).
- Im zweiten Fragment die erste Schraube (frakturnah) einsetzen: 3,2 mm-Bohrer und Plattenbohrbüchse, Länge messen, Gewindeschneider 4,5 mm und Gewebeschutzhülse mit Zentrierhülse, Schraube eindrehen.
- Wechselseitig, von der Plattenmitte nach den Enden alle weiteren Kortikalisschrauben zentriert einsetzen.
- Frakturquerende Schrauben als Zugschrauben verwenden.

3.3.6 Anwendung der Halbrohr-Platten

Wegen ihrer geringen Dicke und Biegefestigkeit sollten Halbrohr-Platten nur als Zuggurtungsplatten verwendet werden. Werden sie als Abstützplatten verwendet, so sind zwei gegenüberliegende – oder um 90° versetzte – Platten notwendig.

3.3.6.1 Die Halbrohr-Platte als Zuggurtungsplatte

Vorgehen

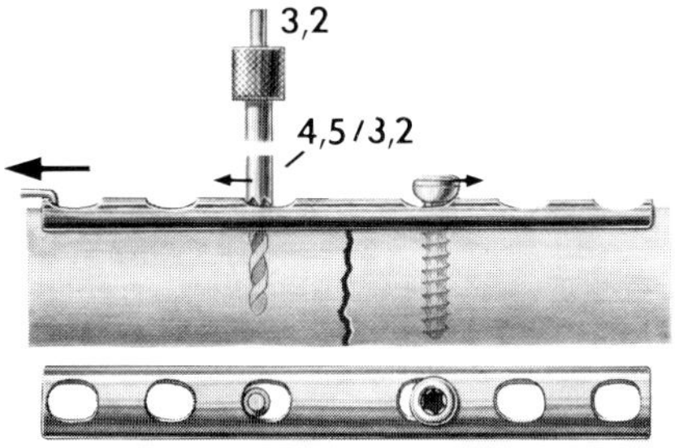

- Mit dem *3,2 mm-Bohrer* durch die *3,5 mm-Gewebeschutzhülse,* bohren des ersten Gewindeloches, ca. 1 cm von der Fraktur entfernt.
- *Messen der Schraubenlänge* durch die Platte.
- Mit dem langen *4,5 mm-Gewindeschneider* durch die *4,5 mm-Gewebeschutzhülse* das Gewinde schneiden.
- *Anpassen der Platte,* leicht überbiegen.
- Die erste Schraube wird nur so weit eingedreht, daß die Kopfunterseite die Plattenoberfläche gerade berührt (a).

Bei Verwendung einer Spongiosaschraube mit der Halbrohr-Platte ist diese *als erste* Schraube zu setzen.
Achtung: Exzentrisches Durchschrauben erzeugt evtl. unerwünschte Verschiebung!

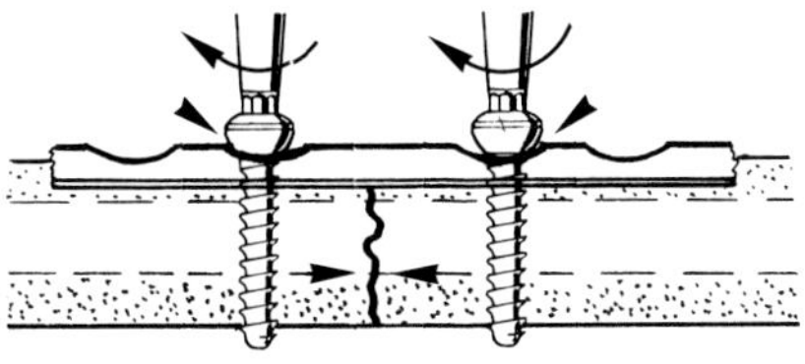

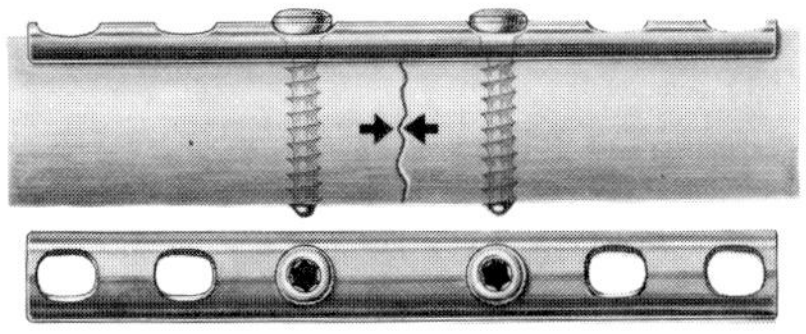

- Genaue Reposition der Fraktur
- Nun wird die Platte gegen das zweite Fragment gezogen, so daß die erste Schraube exzentrisch steht (evtl. Haken verwenden) (b).
- Im zweiten Fragment wird in einem frakturnahen Loch das 3,2 mm-Gewindeloch endständig-exzentrisch gebohrt (*Steckbohrbüchse und 3,2 mm-Bohrer*).
- Messen der Schraubenlänge, Schneiden des Gewindes und Einsetzen der zweiten Schraube.
- Beide Schrauben sind nun endständig-exzentrisch. Gleichzeitiges resp. wechselseitiges Anziehen bewirkt Annäherung der Fragmente und Druckerzeugung (c).

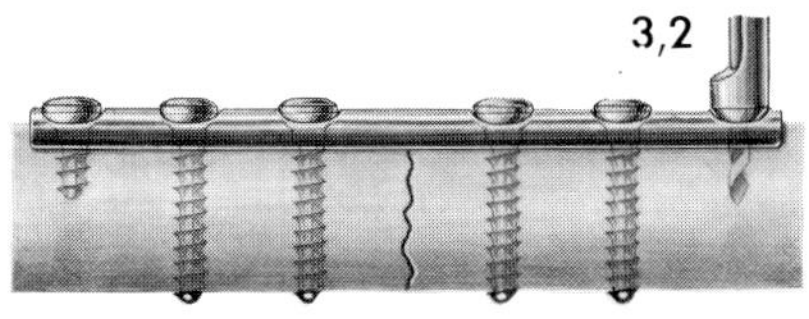

- Die *restlichen* Schrauben werden *in Neutralstellung* eingesetzt (d).
- *3,2 mm-Bohrer* und *Platten-Bohrbüchse,* welche man leicht gegen das Plattenende zieht.
- *Messen der Länge.*
- *Gewinde schneiden.*

Diese Schrauben können keinen wesentlichen zusätzlichen Druck ausüben. Durch unvorsichtiges Setzen dieser Schrauben (frakturnah – exzentrisch im Loch) kann jedoch die Kompression ganz oder teilweise aufgehoben werden (Distraktion).

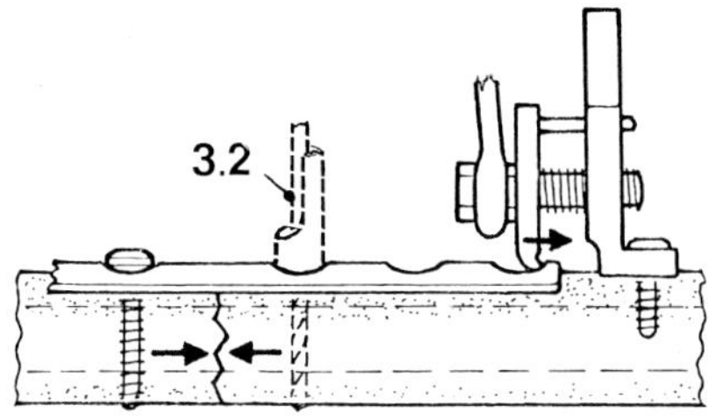

Die Anwendung der Halbrohr-Platte mit dem *Plattenspanner* ist möglich.

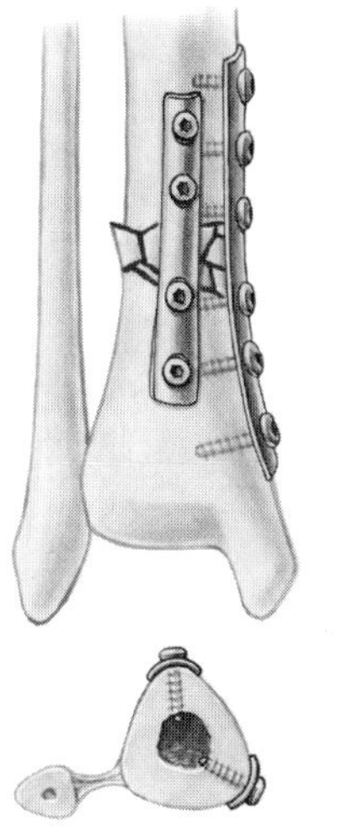

3.3.6.2 Die Halbrohr-Platte als Abstützplatte

Werden an der Metaphyse zwei Halbrohr-Platten als Abstützplatten verwendet, so sind alle Schrauben mit der *runden* Plattenbohrbüchse (Bohrer 3,2 mm) *zentrisch* in die Löcher zu setzen.
Exzentrisches Einsetzen erzeugt Verschiebung (Distraktion oder Kompression), was hier meistens nicht erwünscht ist.
Vorsicht: Sprengungsgefahr beim Einsetzen von Schrauben in flachgehämmerten Platten.

3.3.7 Anwendung der speziellen Platten (Formplatten)

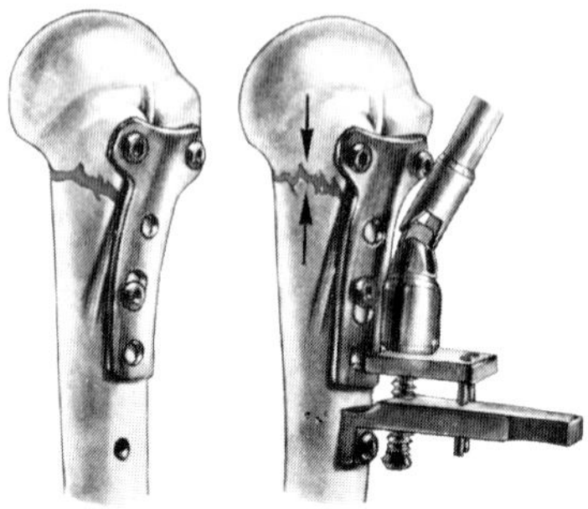

Die speziellen Platten werden grundsätzlich nach den gleichen Prinzipien verwendet wie die geraden Platten, meistens aber *als Abstützplatten*. Ihre Form ist den speziellen Indikationen und oft auch dem Anwendungsprinzip angepaßt.
Für Platten mit DC-Löchern werden die Instrumente wie bei den Spann-Gleitloch-Platten verwendet.
Bei Platten mit Rundlöchern verwendet man die Instrumente der Rundloch- resp. Halbrohr-Platten.
Sinngemäß gelten alle früher gemachten Bemerkungen und Überlegungen.

Die Formplatten der Platten-Kassette

Die T-Platten
werden am Humeruskopf als Zuggurtungsplatte mit dem Plattenspanner gespannt, am Tibiakopf (medial) als Abstützplatte verwendet.

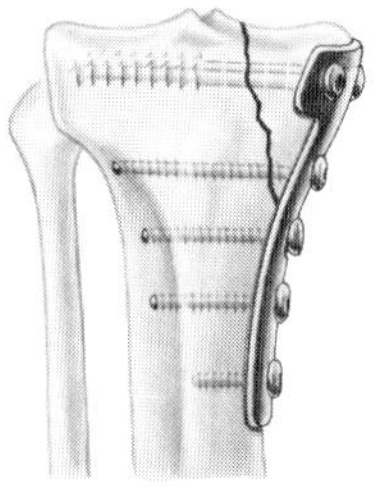

Die T- und L-Abstützplatten
sind durch ihre stärkere Biegung dem lateralen Tibia-Kopf angepaßt.

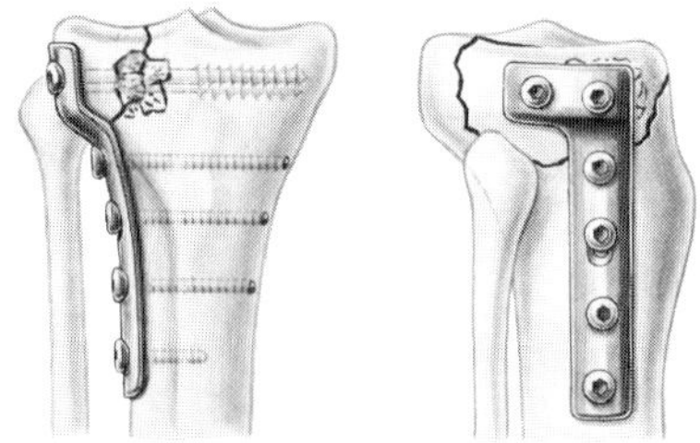

Die Löffel-Platten
mit ihrem stark rinnenförmigen Schaftprofil wurden für die distale Tibia-Vorderkante konzipiert.

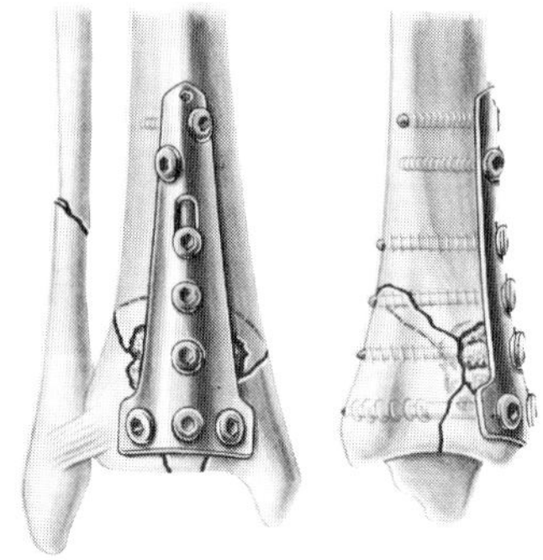

Alle diese Platten können bei Bedarf mit dem Plattenspanner vorgespannt werden. In allen Plattenköpfen lassen sich Spongiosaschrauben einsetzen. In den Langlöchern kann zur provisorischen Fixation eine Kortikalisschraube eingesetzt werden, die ein nachträgliches Verschieben der Platte (z. B. Spannen) erlaubt. Eine eventuell schiefe Zugschraube durch die Fraktur kann durch dieses Loch eingesetzt werden.

Weitere wichtige Spezial-Platten

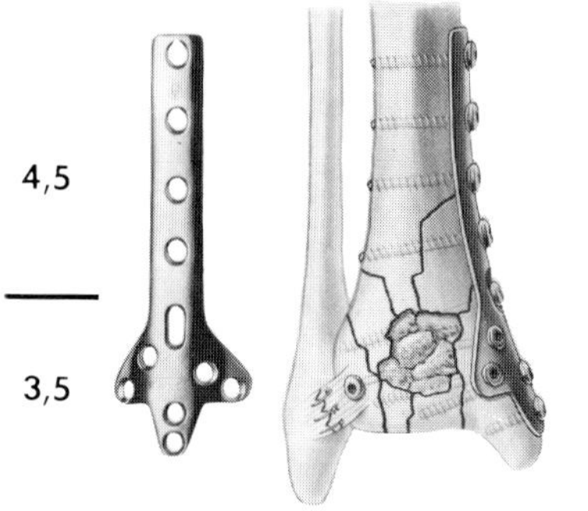

Die Kleeblatt-Platte
wird mit den Kleinfragment-Instrumentarien besprochen, da dazu auch 3,5- und 4,0 mm-Schrauben benötigt werden (s. S. 115).

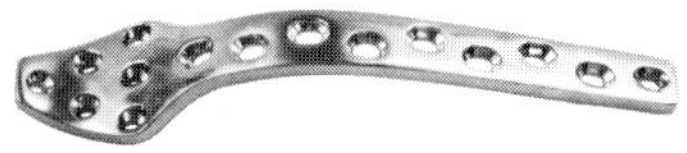

Die Kreuz-Platte
für Hüft-Arthrodesen. Für die ziemlich anspruchsvolle Anwendungstechnik wird auf das AO-Manual, Seite 388/89 verwiesen.

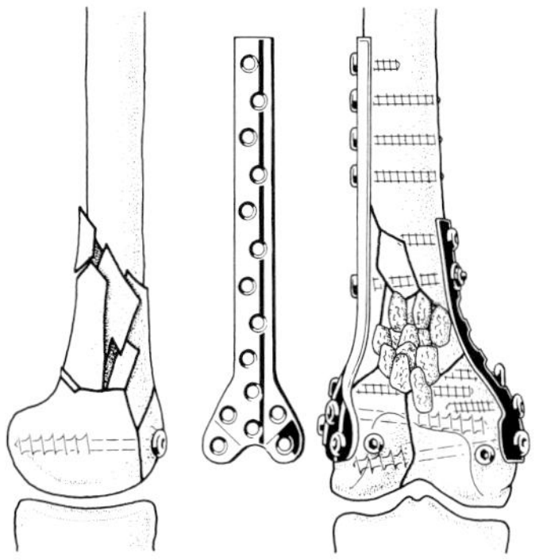

Die Kondylen-Abstützplatten
können bei speziellen Brüchen der Femur-Kondylen gute Dienste leisten. Die Anwendung dieser Platten wird im AO-Manual, S. 246 beschrieben.

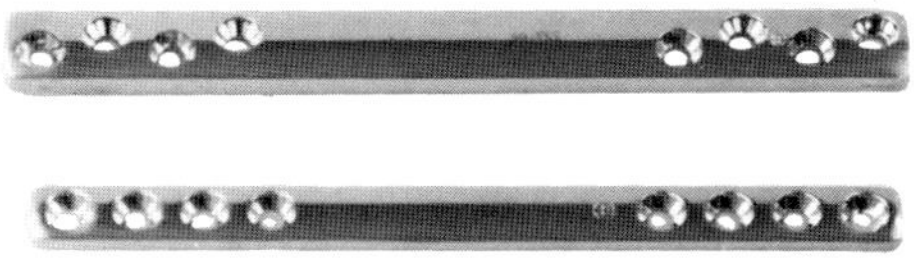

Die Verlängerungsplatten
für Osteosynthese nach Verlängerungs-Osteotomie werden zusammen mit dem Verlängerungsapparat behandelt (s. S. 182).

3.3.8 Die Biege-Instrumente

Sie haben im Grund-Instrumentarium keinen Platz und sind deshalb „zusätzlich“ zu beschaffen.

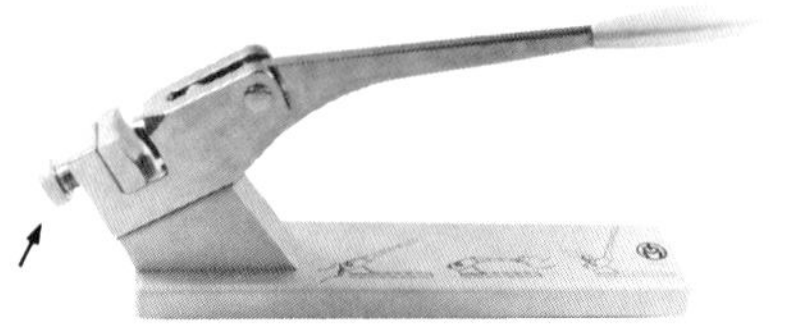

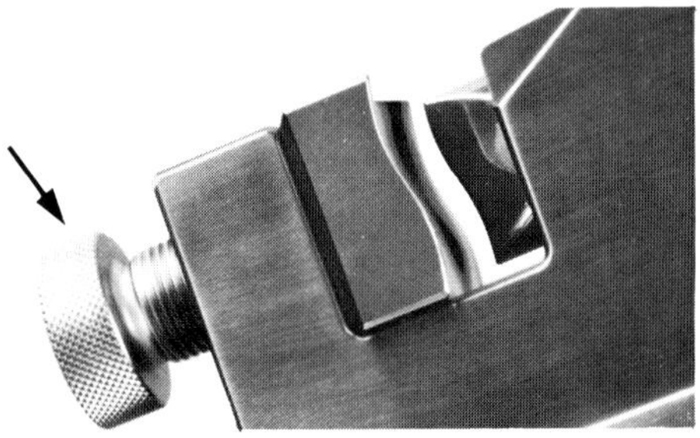

Die Biegepresse
muß vor dem Gebrauch auf die Plattendicke eingestellt werden. Ausgangsstellung des Hebels wie Abbildung (in der Raste). Die Platte wird eingelegt und durch Zudrehen der vorderen Schraube mit dem Amboß festgehalten.
Achtung: Der Amboß der Biegepresse hat zwei Arbeitsstellungen, eine für Konkav- und eine für Konvexbiegung (Form des Ambosses beachten).
Mit *einem Schränkeisen* läßt sich die in der Presse eingespannte Platte auch verwinden. Die Biegung wird dabei meistens etwas schwächer und muß durch eine evtl. Nachbiegung ergänzt werden (s. auch S. 79).

Vor- resp. Nachteile
Kleiner Kraftaufwand, stabil, braucht aber separaten Platz. Hin und Her zwischen Operationstisch und Biegeplatz kann durch Verwendung der Biegeschablonen vermieden werden.

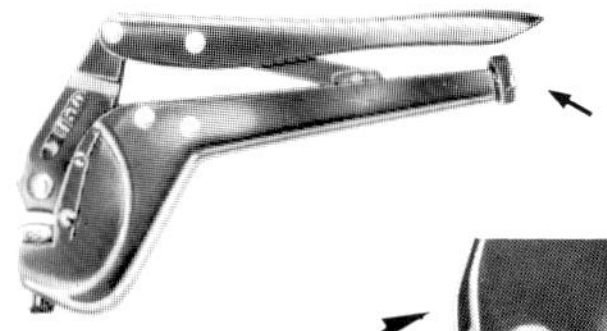

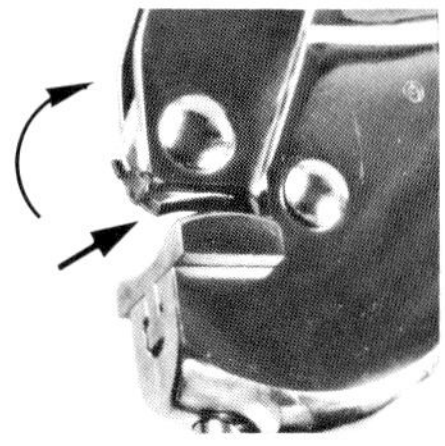

Die Biegezange
Einstellen der Zange auf die Plattendicke: Durch Ein- und Ausdrehen der hinteren Schraube läßt sich die Platte einspannen und festhalten = Einstellen der Zange auf die Plattendicke resp. auf die Hand des Chirurgen.
Der drehbare vordere Druckfuß muß dem gewählten Plattenprofil entsprechend eingestellt werden (konvex, konkav oder evtl. für Winkelplatten flach).
Drei auswechselbare Ambosse sind erhältlich: Der größte ist für breite, der mittlere für schmale und der extra kleine Amboß für Kleinfragment- und Kieferplatten zu verwenden.

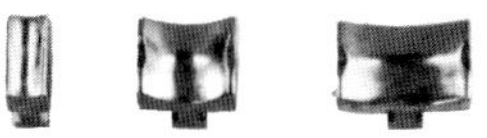

Vor- resp. Nachteile
Großer Kraftaufwand für breite Platten und Winkelplatten. Arbeit direkt am OP-Tisch und Messen am Patienten möglich.

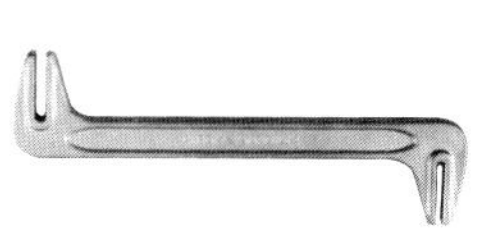

Schränkeisen
Mit 2 Schränkeisen lassen sich die *Platten verwinden*. Immer den passenden Schlitz des Schränkeisens verwenden.
Biegen der Platten *mit den Schränkeisen* wird *abgelehnt*, weil damit die Biegung immer in den Schraubenlöchern erfolgt und so die Platte schwächt und beschädigt.

Die Biegeschablonen
wurden bereits mit den Instrumenten des Grund-Instrumentariums vorgestellt (s. S. 38).

3.3.9 Biegen und Verwinden der Platten

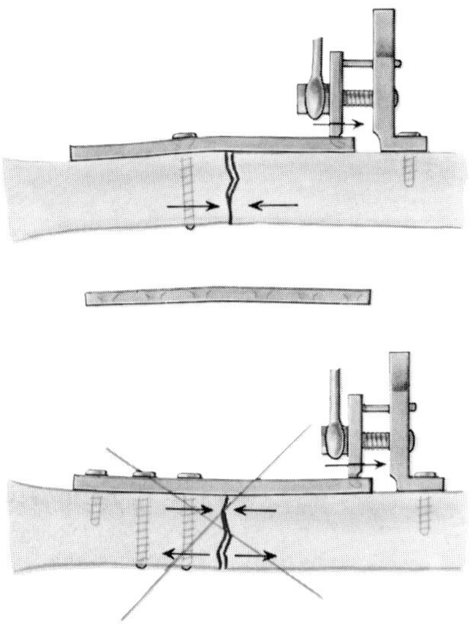

Jede Platte soll immer genau dem Knochen angeformt werden und dazu meistens als „Überbiegung" (s. S. 21) mitten über der Fraktur einen zusätzlichen leichten Knick erhalten.
Vorgespannte Platten (Zuggurtung) werden *immer überbogen*, so daß die Plattenmitte über der Fraktur ca. 1–2 mm vom Knochen absteht.
Abstützplatten werden nur selten überbogen.

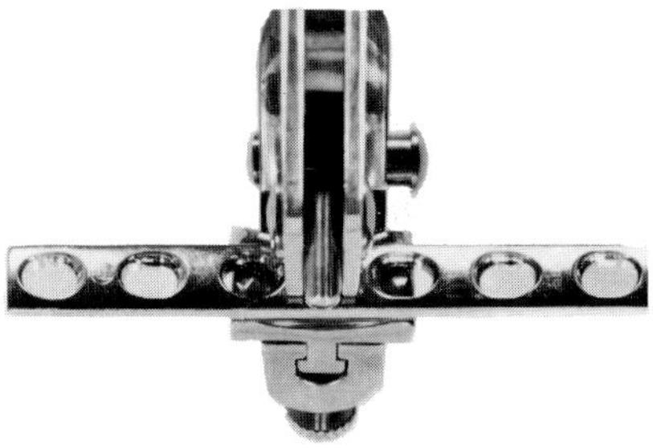

Das Biegen der Platte soll *zwischen* den Löchern erfolgen. Scharfe Eindrücke sind durch richtiges Einstellen der Biege-Instrumente zu vermeiden.
Vor- und Rückwärtsbiegen *schwächt* die Platte. Eine zu stark gebogene Platte ist für einen späteren, besser geeigneten Fall aufzubewahren. Nicht zurückbiegen!
Implantate (Platten) können nicht „repariert" werden.

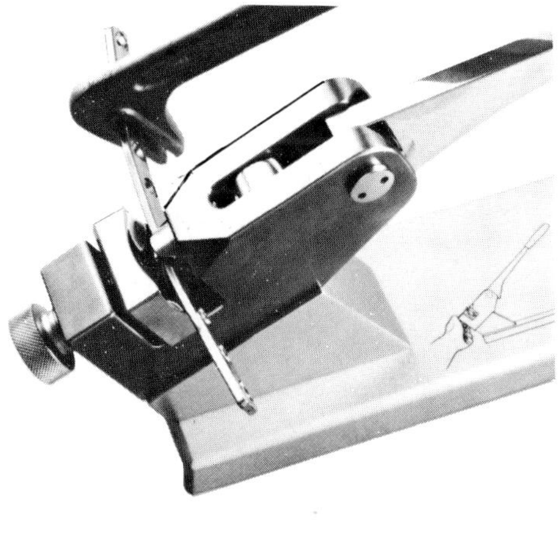

Beispiel des Vorgehens

- An der gekrümmten und verwundenen medialen Tibia-Fläche wird eine *Aluminium-Biegeschablone* anmodelliert. Diese dient nun als Modell (s. S. 38).
- *Biegen der Platte* mit der Biegepresse oder Biegezange (etwas stärker biegen als die Schablone).
- Durch das anschließende *Verwinden* der Platte (Schränkeisen) wird die Biegung meistens wieder etwas schwächer.
- Wenn nötig nachbiegen.
- Kontrolle der Plattenform auf dem Knochen.

4 Das Winkelplatten-Instrumentarium

Die blaue Standard-Kassette enthält nur die *speziellen Instrumente*, die für Winkelplatten-Osteosynthesen an Erwachsenen benötigt werden. Diese Instrumente sind also eine Ergänzung zum *Grund-Instrumentarium* und werden immer mit diesem zusammen verwendet.
Ein Standard-Satz von Winkelplatten besteht zur Zeit nicht.

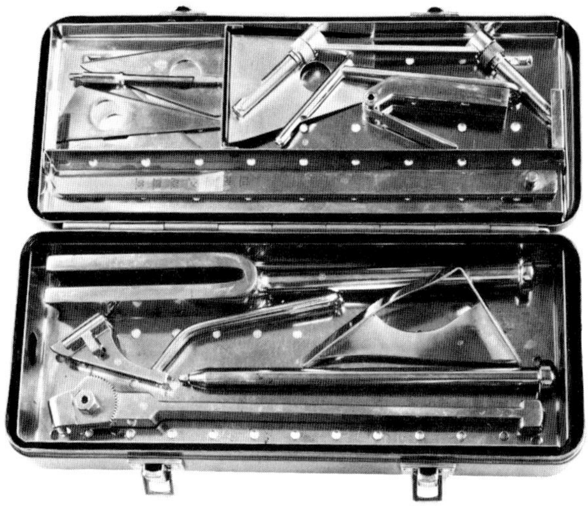

Für eine Operation mit Winkelplatten müssen *zur Verfügung stehen*

- Grund-Instrumentarium
- Winkelplatten-Instrumentarium
- Schraubenkassette
- Winkelplatten (Auswahl, je nach Operation).

Zusätzlich benötigte Instrumente

- Bohrmaschine
- Meißel (16 mm)
- Hammer
- evtl. oszillierende Säge (Osteotomien).

Besondere Ergänzungs-Instrumente
Insbesondere für Umlagerungs-Osteotomien an Adoleszenten, Kindern und Kleinkindern werden Ergänzungs-Instrumente benötigt (s. S. 83).

4.1 Die Winkelplatten-Instrumente

4.1.1 Standard-Instrumente

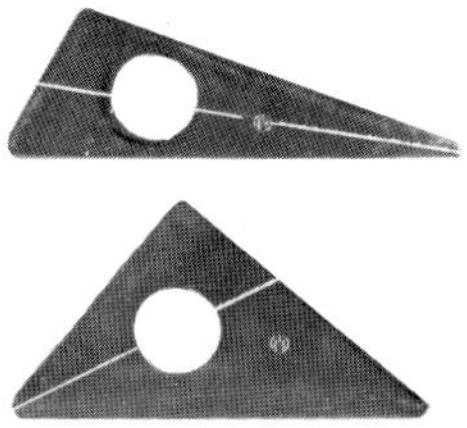

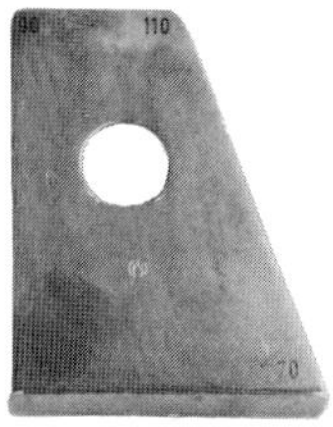

Dreieck-Zielplatten und Varisations-Zielgerät
Mit Hilfe dieser Zielgeräte werden die Winkel der Kirschner-Drähte bestimmt, die zum Festlegen der Richtung des Plattensitz-Instrumentes notwendig sind. Sie dienen auch zur Festlegung der verschiedenen Winkel bei Umlagerungs-Osteotomien, sowie zum Einstellen des Flügels der Führungsplatte.

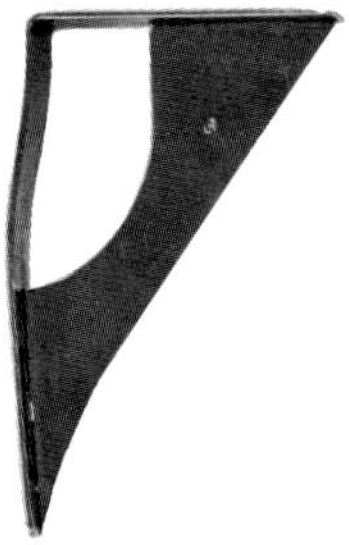

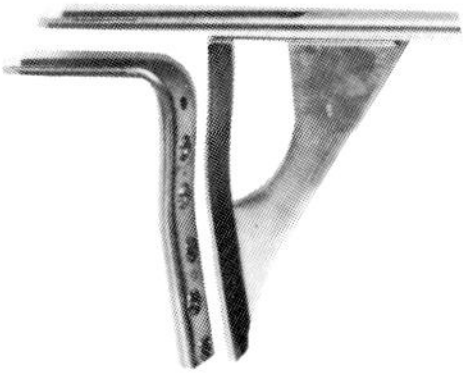

Das Kondylen-Zielgerät
dient zum Bestimmen der Einschlagstelle und der Richtung des Klingensitzes bei Verwendung einer Kondylenplatte. Es wird ebenfalls zum Einstellen der Führungsplatte benützt.
Wird ein Plattensitz-Instrument auf seine Oberseite gelegt, so stellt dies ein genaues Negativ der Kondylenplatte dar.

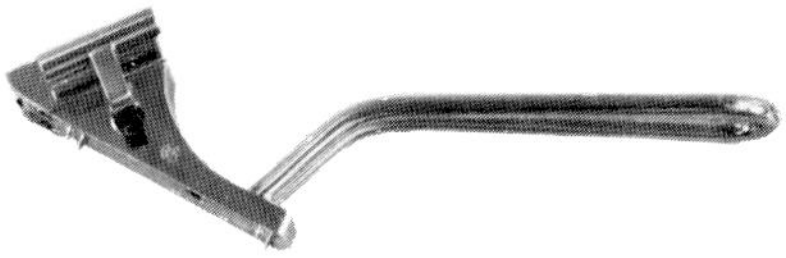

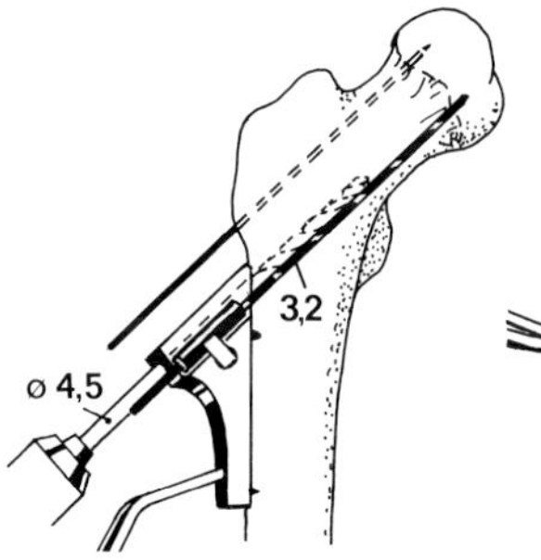

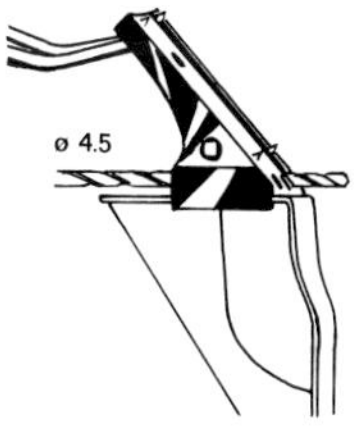

Das Zielgerät mit Aufsatz (130°)
dient als dreifache Bohrbüchse für den 4,5 mm-Bohrer beim Vorbereiten der Einschlagstelle für eine 130°-Winkelplatte. Durch den *beweglichen Aufsatz* kann ein 3,2 mm-Bohrer (oder ein 3,0 mm-Kirschner-Draht) geschoben und *als Zielhilfe* parallel zum Schenkelhals gerichtet werden. Der Aufsatz läßt sich von links oder von rechts einstecken.

Das 130°-Zielgerät kann, auf das Kondylen-Zielgerät aufgeschoben, als Bohrbüchse für den 4,5 mm-Bohrer zum Vorbereiten der Einschlagstelle einer Kondylenplatte am proximalen Femur dienen.
Ältere 130°-Zielgeräte haben keine Klauen und können nicht mit dem Kondylen-Zielgerät kombiniert werden.

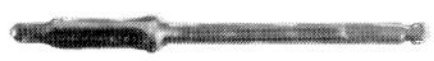

Zapfenfräser (Φ 7 mm)
Sein Schnellkupplungsende (ab 1977) paßt in die kleine Preßluftbohrmaschine.
Mit ihm wird aus den drei 4,5 mm-Bohrlöchern das Fenster in die Kortikalis gefräst. Er schneidet stirnseits und seitlich.
Ein gleiches Instrument mit Ende für das Dreibackenfutter ist auf Wunsch erhältlich.

Das Plattensitz-Instrument
dient zum Vorbereiten des Klingensitzes (Bettes) für die Winkelplatten. Sein U-Profil entspricht demjenigen der Winkelplatten. Die eingravierte Skala gestattet die Bestimmung der Klingenlänge resp. der Einschlagtiefe. Zum Einschlagen wird ein Hammer von ca. 500 g Gewicht benützt. Ein extra-langes Plattensitz-Instrument ist auf Wunsch erhältlich.

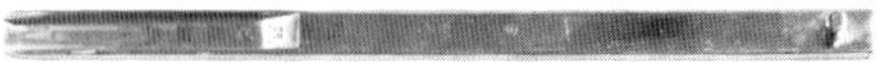

Die Führungsplatte
dient zur Kontrolle der Rotation des Plattensitz-Instrumentes um seine Längsachse. Während des Einschlagens des Instrumentes muß der Flügel der aufgesetzten Führungsplatte in die Richtung der Schenkelschaftachse zeigen. Der *Flügel* wird mit Hilfe der Platte, des 50°-Zieldreieckes resp. des Kondylen-Zielgerätes auf den Plattenwinkel eingestellt. Dabei dient der *Sechskant-Schraubenzieher* zum Lösen und Festziehen der Schraube (nur leicht anziehen).

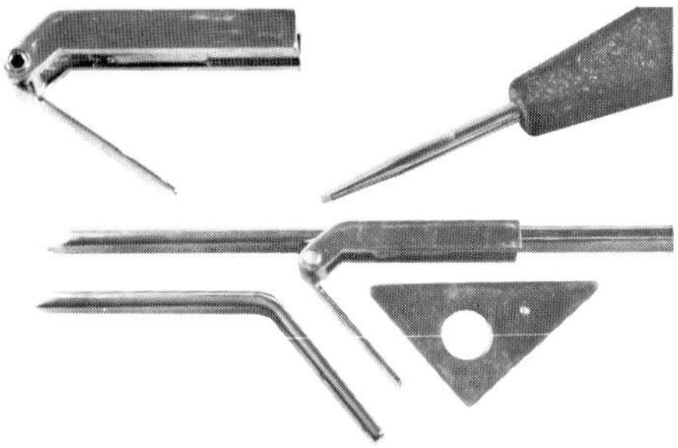

Schlitzhammer
Mit ihm wird beim Einschlagen des Plattensitz-Instrumentes die Rotation eingestellt und gehalten. Er dient auch zum Ausschlagen des Plattensitz-Instrumentes. Festsitzende Winkelplatten werden zum Entfernen im Ein- und Ausschlaginstrument eingespannt und mit dem Schlitzhammer herausgeschlagen.

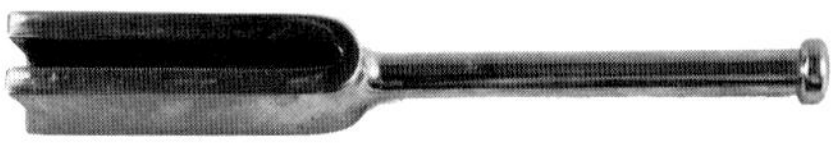

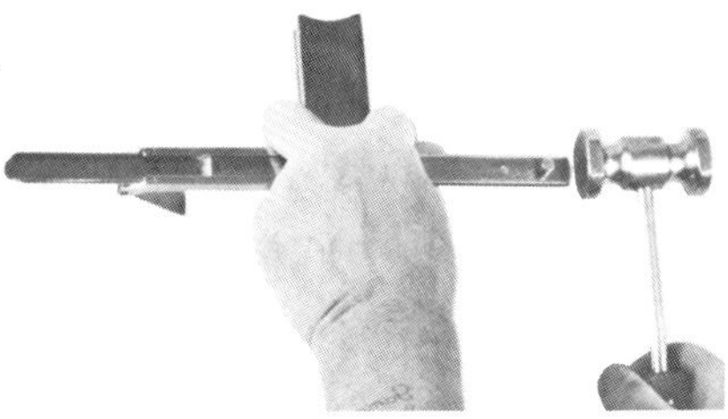

Ein- und Ausschlaginstrument
In diesem Instrument werden die Platten zum Ein- resp. Ausschlagen möglichst nahe der Plattenkrümmung eingespannt. *Der Schaft des Instrumentes soll parallel zur Plattenklinge stehen.*
Nach Lösen der Schraube kann der gezähnte Kopf in die richtige Stellung gedreht werden. Zum Einspannen und Lösen der Platte immer nur den *Gabelschlüssel* verwenden; Sechskant-Schraubenzieher werden sehr oft mit diesem Instrument beschädigt!
Achtung: Wenn bei älteren Plattensitz-Instrumenten mit eingesetzter 130°-Platte der Kopf nur mit einem einzigen Zahn faßt, so ist die Platte seitenverkehrt eingespannt.

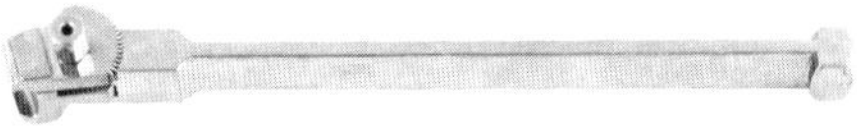

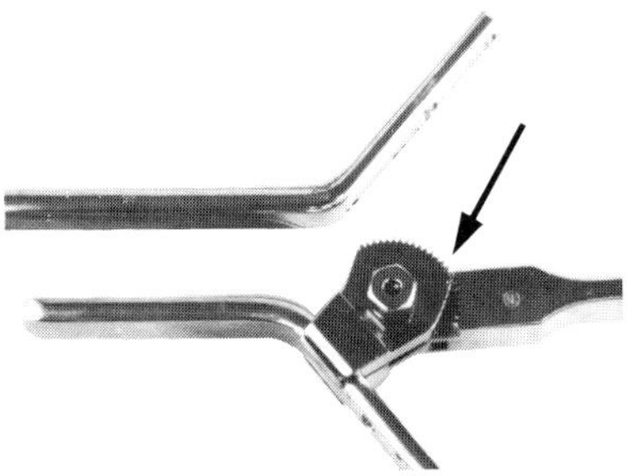

Nachschlagbolzen
Mit ihm wird die Platte über die letzten 5 mm eingeschlagen, bis sie fest am Knochen anliegt. Seine Spitze wird dabei in das speziell ausgefräste Loch nahe der Plattenkrümmung eingesetzt.

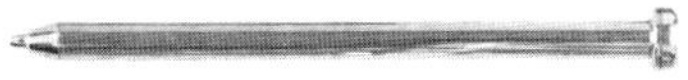

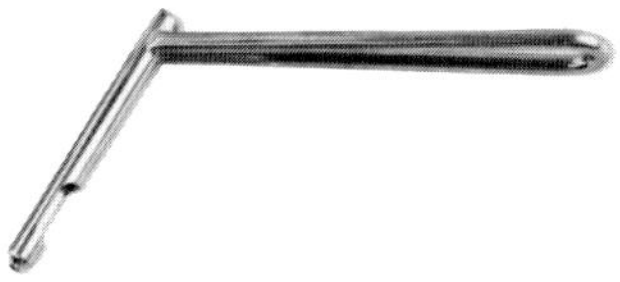

Plattenbohrbüchse Φ 3,2 mm, 60 mm lang
führt für den Gewindelochbohrer (Φ 3.2 mm) bei Winkelplatten mit *runden Löchern*. Mit dieser 60 mm langen Bohrbüchse kommt der Griff meistens aus dem Bereich der Muskulatur heraus; selbstverständlich kann auch die 40 mm lange Rundloch-Plattenbohrbüchse verwendet werden.

DCP-Plattenbohrbüchse, 60 mm lang
Die neutrale- (grüne) und die Spann-Bohrbüchse (gelb, exzentrisch) ist bei diesem Instrument an einem Griff vereinigt.
Für Winkelplatten mit DCP-Löchern sind diese oder die kurzen DCP-Bohrbüchsen erforderlich.

4.1.2 Zusätzlich benötigte AO-Instrumente

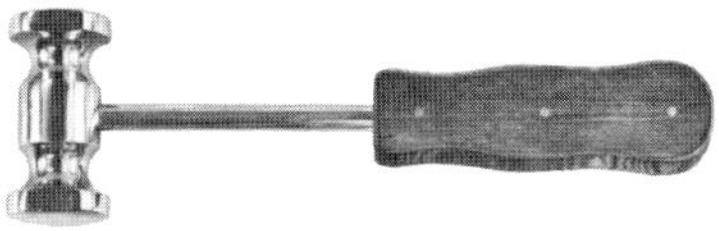

Hammer
Zum Einschlagen von Plattensitz-Instrumenten und Platten wird ein 500 g schwerer Hammer benötigt.

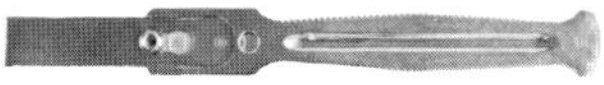

Meißel
Der 16 mm breite Meißel, mit auswechselbarer Klinge, wird benötigt, um die untere Kante des Klingeneintrittsfensters abzumeißeln, so wie auch zum Vorbereiten des Eintrittsfensters für die Kondylenplatten.

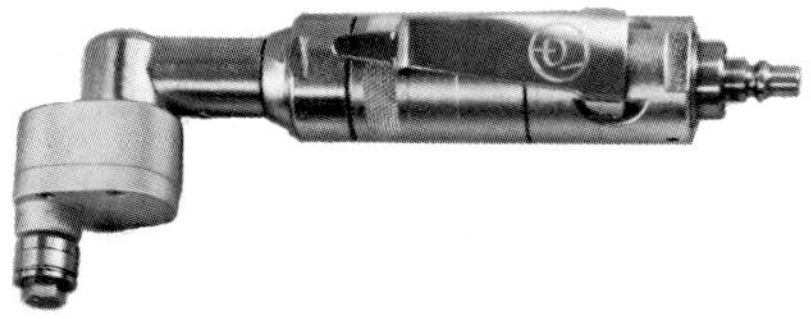

Oszillierende Säge
Bei Umlagerungs-Osteotomien können mit der oszillierenden Knochensäge der AO (Preßluftmaschine) die Keile sehr präzise entnommen werden.

Kirschner-Drähte
Zum Festlegen des Klingensitzes sowie zur Fixierung von Winkeln bei Umlagerungs-Osteotomien wird eine Anzahl Kirschner-Drähte (meist Φ 2 mm, 150 mm lang) benötigt.

4.1.3 Besondere Ergänzungs-Instrumente

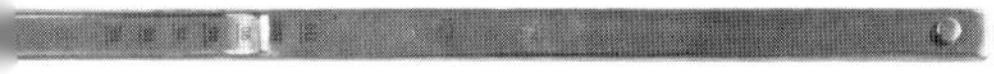

Plattensitz-Instrument, extra lang
Es kann bei Patienten mit mächtigen Weichteilen leichter ausgeschlagen werden.

Plattensitz-Instrument für Adoleszenten- und Kinder-Hüftplatten
Die Klinge ist mit einem T-Profil versehen, die dem Profil der Adoleszenten- resp. Kinder-Hüftplatten entspricht.

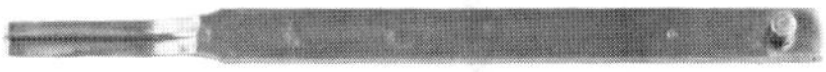

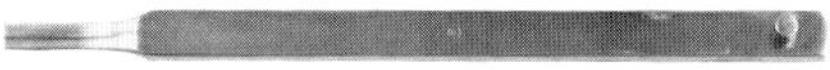

Plattensitz-Instrument für Kleinkinder-Hüftplatten
Das kleine T-Profil der Klinge entspricht demjenigen der Kleinkinder-Hüftplatten.
Die Anwendung dieser beiden Instrumente geschieht analog derjenigen des normalen Plattensitz-Instrumentes.

Einschlaginstrument für Adoleszenten- und Kinder-Hüftplatten
Je nach Plattengröße wird der Kopf des Instrumentes in eine der beiden Stellungen gedreht (A gleich Adoleszenten). Einspannen der Platte mit dem *Gabelschlüssel*.
Kleinkinder-Hüftplatten werden *ohne* Einschlaginstrument verwendet.

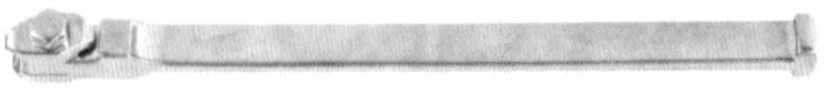

Zapfenfräser
(*Φ 7 mm*) Ein solcher ist auch mit Ende für das Dreibakkenfutter erhältlich.

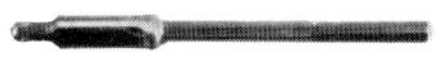

Kleine Ziel-Platten (*ab 1980*)
sind bei Operationen an Kindern nützlich.

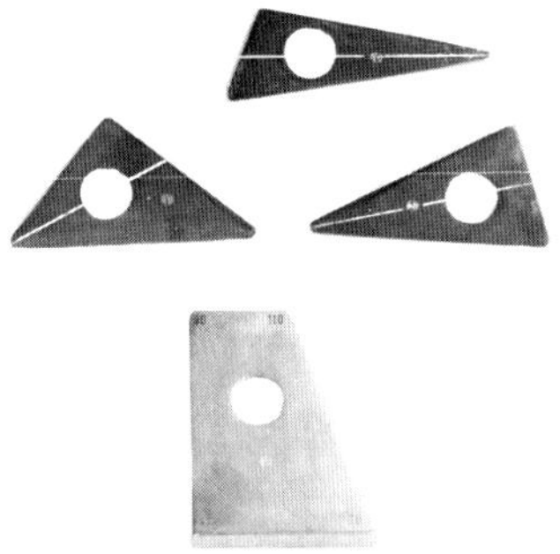

4.2 Die AO-Winkelplatten

4.2.1 Bemerkungen zur Konstruktion

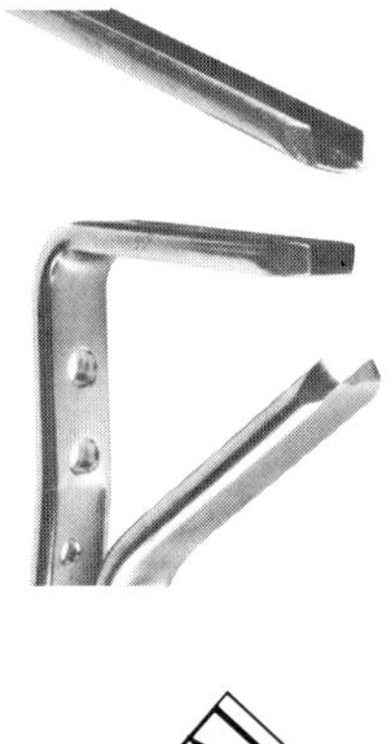

Das hervorstechende Merkmal der AO-Winkelplatten ist die Klinge mit dem U-förmigen Profil und der fixe Winkel zwischen Klinge und Plattenschaft.
Das *U-Profil* wurde gewählt, weil es bei kleiner Gewebeverdrängung eine große Festigkeit der Klinge ermöglicht. Dies ist wichtig für die Durchblutung des Femurkopfes.
Die *aus einem Stück* bestehende Platte ist stabiler und neigt weniger zur Korrosion als eine mehrteilige Platte.
Der *feste Winkel* bedingt und ermöglicht eine genaue Vorausplanung und exaktes Arbeiten während der Operation. Das ist speziell bei Osteotomien ein entscheidender Vorteil.
Alle Plattentypen sind mit verschiedenen *Klingenlängen* erhältlich, welche an der inneren Unterseite gemessen wird.
Das *Plattenprofil* ist – der Beanspruchung angepaßt – etwas dicker als bei den geraden, breiten Platten: 16×6,5 mm.

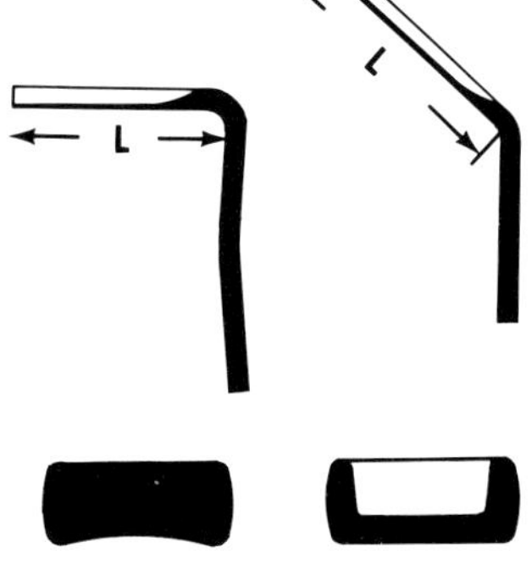

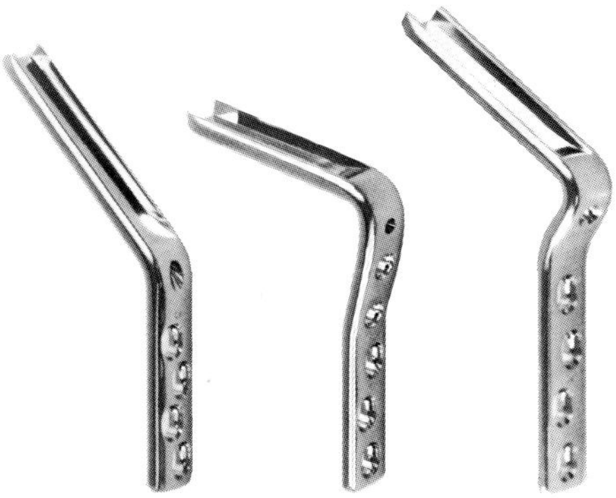

Die Lochanordnung entspricht den breiten Platten.
Die Rundlöcher werden seit 1979 als Pendellöcher (für Kortikalisschrauben) ausgebildet (s. auch S. 58).
Seit 1977 werden sämtliche Winkelplatten auch mit *Spann-Gleitlöchern* fabriziert.
Vorteil: Schiefstellen der Schrauben, keine Distraktionsgefahr.
Das Ausnützen der Selbstspannmöglichkeit ist relativ selten. Die Winkelplatten sollen (wenn nötig resp. möglich) mit dem Plattenspanner vorgespannt werden.
Zur Befestigung der Platten dienen die 4,5 mm-*Kortikalisschrauben* (Ausnahmen sind bei den Platten erwähnt).

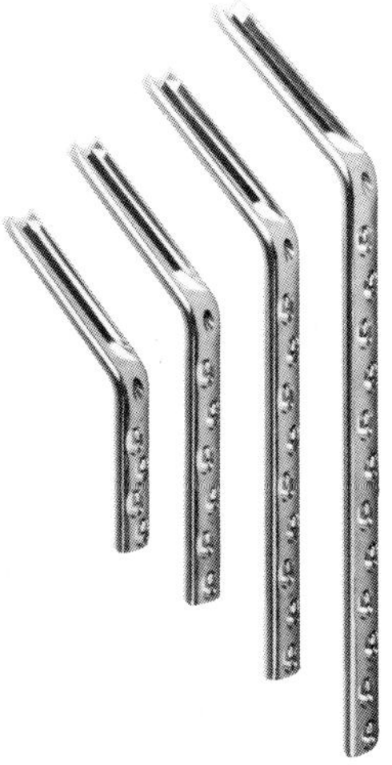

4.2.2 Die vier Hauptgruppen der Winkelplatten

Die 130°-Winkelplatten
werden nur am proximalen Femur verwendet. Sie sind erhältlich als:

- Schenkelhalsplatte – 130° (1 Loch)
- Winkelplatten – 130° mit 4–6–9–12 Löchern.

Der Winkel von 130° wird gemessen zwischen Klinge und Schaft. 130°-Platten mit 6 und mehr Löchern sind zum Spannen mit dem Plattenspanner eingerichtet (Nute); eine klingennahe Schraube muß jedoch das Herausrutschen aus dem Knochen verhindern.
Platten-Profil ab 1980 oben flach.

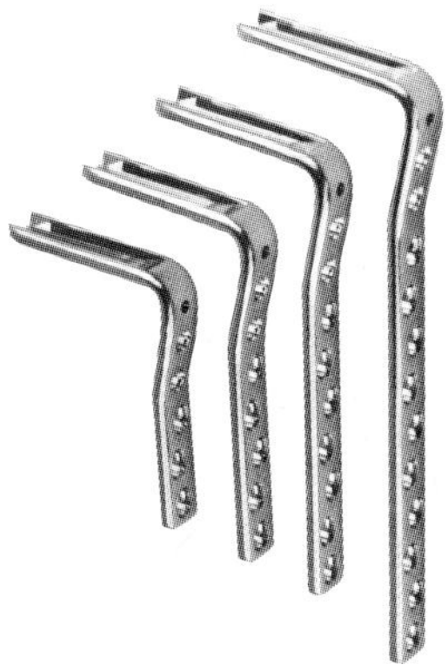

Die Kondylen-Platten
für den proximalen und distalen Femur.
Sie sind mit 5–7–9 oder 12 Löchern erhältlich. Die beiden klingennahen Löcher sind zur Aufnahme von 6,5 mm-Spongiosaschrauben aufgebohrt.
Der Winkel zwischen Klinge und Platte beträgt 95°.
Am Ende ist eine Nute für den Haken des Plattenspanners ausgefräst.
Diese beiden Gruppen dienen vorwiegend zur Fixation von Frakturen.

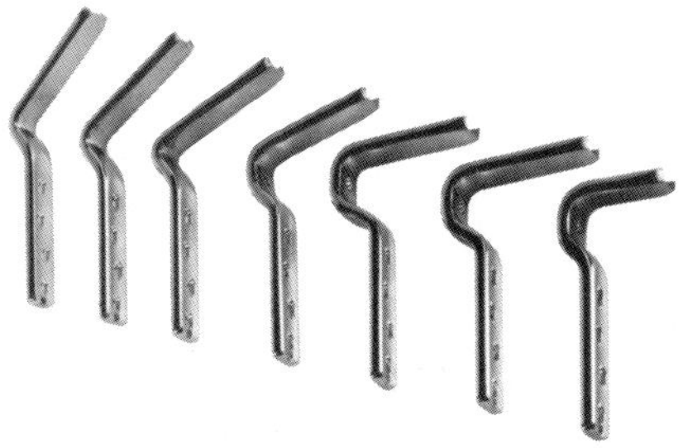

Die Osteotomie-Platten für Erwachsene
Für intertrochantere Osteotomien hat die AO spezielle Winkelplatten entwickelt.
Diese Gruppe umfaßt die Platten mit Winkeln von *90°*–100°–110°–*120°*–130°. Der Schaft hat bei allen Platten 4 Schraubenlöcher und eine Nute für den Plattenspanner.
Auch diese Platten sind mit verschiedenen *Klingenlängen* und zum Teil mit verschiedenen *Bogentiefen* (Medialverschiebung) erhältlich.

Die meistgebrauchten Platten sind im SYNTHES-Katalog bezeichnet.

Die Winkelplatten für Adoleszenten, Kinder und Kleinkinder haben ein T-förmiges Klingenprofil, welches dem kleinen Schenkelhals-Durchmesser angepaßt ist.

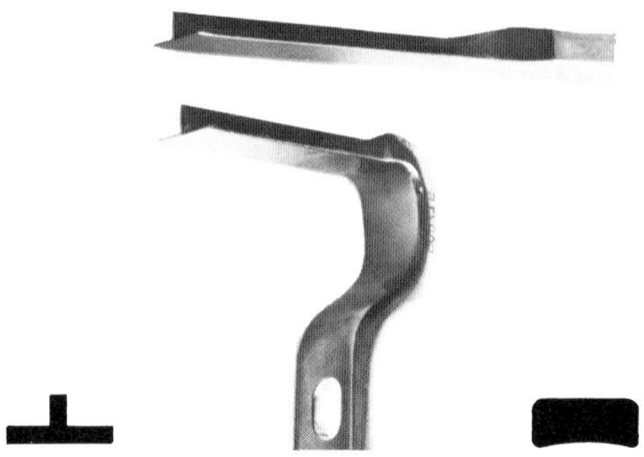

Die Gruppe umfaßt:

- Hüftplatten für Adoleszenten (90°)
- Kinder-Hüftplatten (80–90–100°)
- Kleinkinder-Hüftplatten (90°).

Die Anwendung ist ähnlich derjenigen der Erwachsenen-Osteotomie-Platten.
Sie werden seit 1975 nur noch mit Spann-Gleitlöchern fabriziert.
Achtung: *Kleinkinder*-Osteotomie-*Platten* werden mit 3,5 mm-Kortikalisschrauben befestigt.

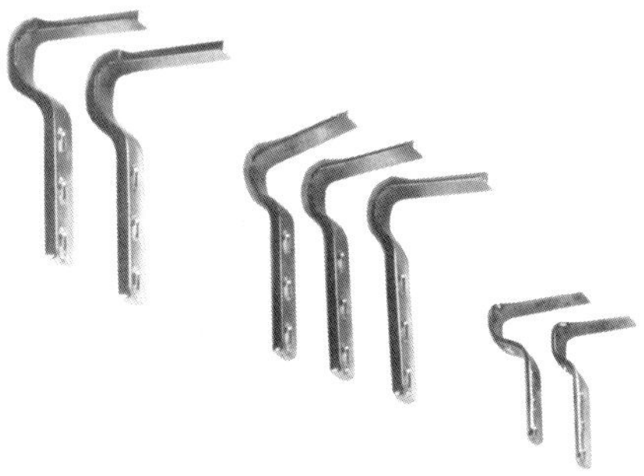

4.3 Die Anwendung der Winkelplatten

Die Winkelplatten der AO werden am proximalen und am distalen Femur benutzt. Sie wirken wenn möglich als Zuggurtung (Kondylenplatten mit medialer Abstützung) oder als Schienung (130°-Platten):
Wegen des festen Winkels der Platte muß der *Sitz der Klinge* genau an der richtigen Stelle und in der *richtigen Richtung* vorbereitet werden, sonst kann die Osteosynthese nur in Fehlstellung oder überhaupt nicht zu Ende geführt werden. Mit einiger Übung und unter Zuhilfenahme der *Zielinstrumente* und von *Kirschner-Drähten* ist dies durchaus möglich.

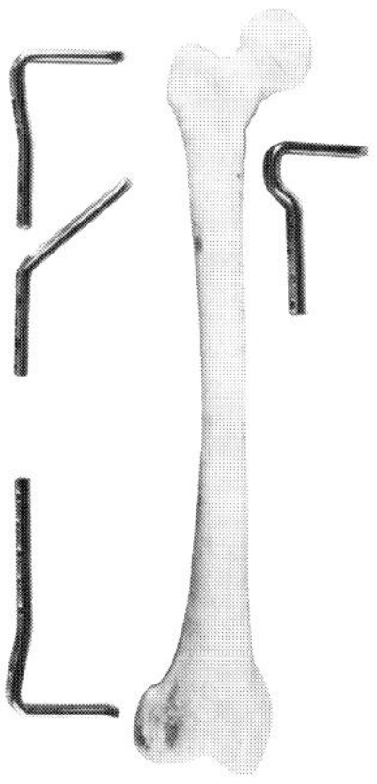

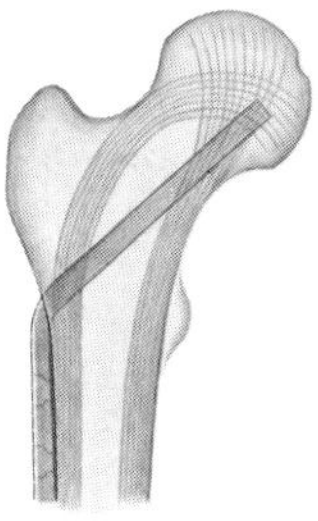

4.3.1 130°-Winkelplatten am proximalen Femur

Hauptindikation dieser Platten sind die Schenkelhals- und die pertrochanteren Frakturen (detaillierte Indikationen s. AO-Manual, S. 96/97 und 116 bis 127).
Am *proximalen Femur* soll die Spitze der Klinge im unteren Kopfquadranten knapp unterhalb der Kreuzungsstelle der Zug- und Drucklamellenbündel liegen, wo ihr die Knochenstruktur den bestmöglichen Halt bietet.

4.3.1.1 Bestimmen der Klingenrichtung

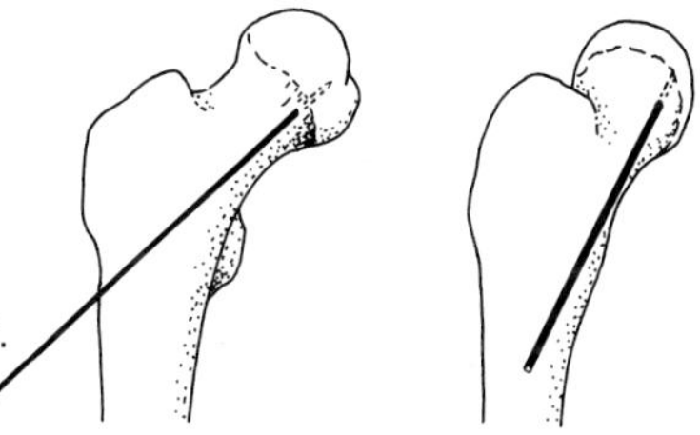

Zuerst muß die Ebene bestimmt werden, in welcher die Platte später liegen soll. Die *Schenkelhalsachse* und die *Femurschaftachse* sind Bestandteil dieser Ebene. Die Klinge muß ganz im Schenkelhals liegen (nicht nach hinten perforieren), die Platte soll satt am Schaft anliegen!

Vorgehen bei den 130°-Winkelplatten:

- Ein *erster Kirschner-Draht* wird in Richtung der Plattenklinge auf die ventrale Fläche des Schenkelhalses gelegt und im Schenkelkopf eingeschlagen. Er bestimmt die *Antetorsion und liegt daher parallel zu der gesuchten Ebene.*

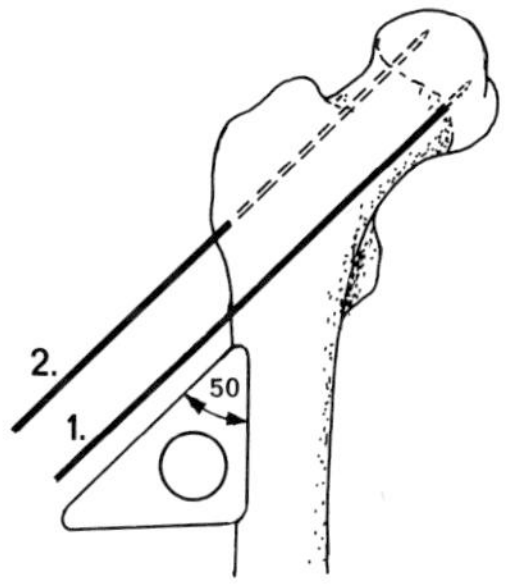

- Ein *zweiter Kirschner-Draht* (Zieldraht) wird nun in der vorhin bestimmten Ebene ins Trochanter major-Massiv eingeschlagen.
  Er sitzt mitten im Trochanter. *Seine Richtung zum Schaft wird mit dem 50°-Zieldreieck gemessen.*
  Der Kanal für die Klinge wird später genau parallel zum „Zieldraht" vorbereitet.

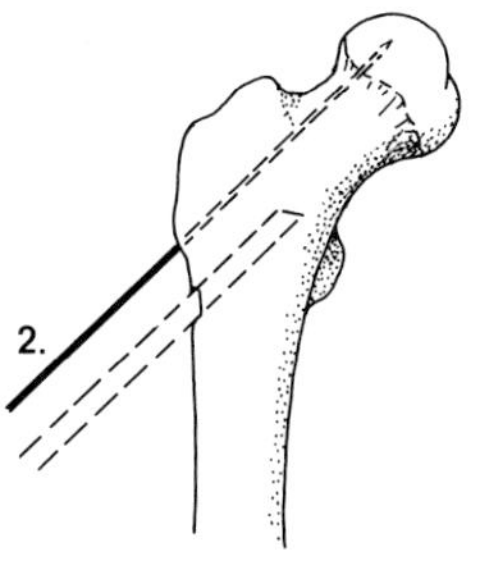

Diese dreidimensionale Geometrie muß genau eingehalten werden, damit die Platte am Schluß richtig liegt. Röntgenaufnahmen während der Operation sind meist unnötig.
Häufiger Fehler: Die Antetorsion resp. die Einschlagstelle wurde schlecht bestimmt, die Klinge schaut hinten aus dem Schenkelhals heraus.

- Der *erste* Kirschner-Draht wird entfernt.

4.3.1.2 Vorbereiten des Klingensitzes

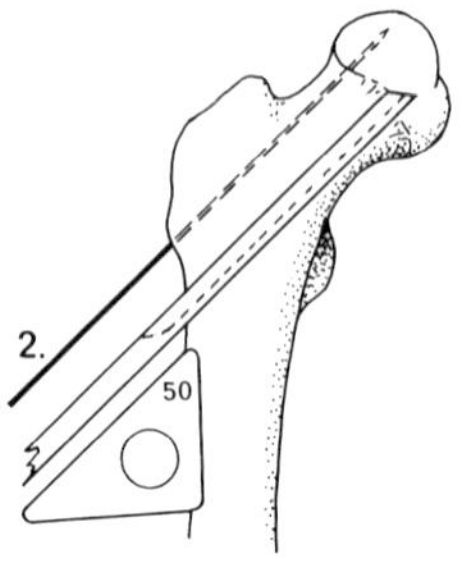

- Zur Ermittlung der Einschlagstelle wird in der unteren Kopfhälfte ein Kirschner-Draht oder die Spitze eines schmalen Knochenhebels eingeschlagen. Er markiert die angestrebte Lage der Spitze des Plattensitz-Instrumentes.
  Zur Kontrolle hat sich das Palpieren der distalen Halsbegrenzung mit einem Kirschner-Draht bewährt.

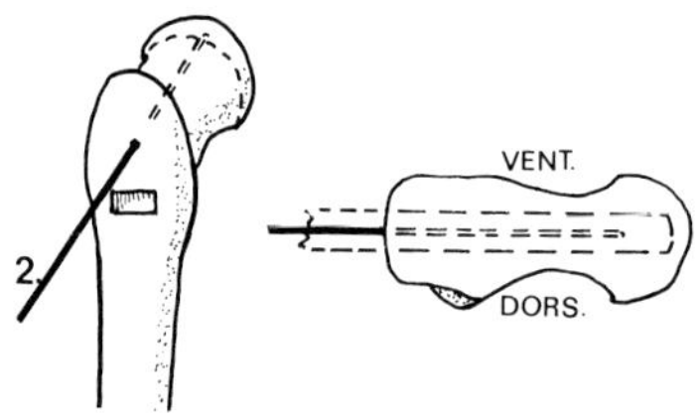

- *Die Klingenlänge* wird vorgängig mit der *Plattenschablone* auf dem Röntgenbild bestimmt, sofern eine orthograde Aufnahme des Schenkelhalses vorliegt (evtl. von der gesunden Seite). Bei freigelegtem Kopf kann sie direkt gemessen werden.

Die Eintrittstelle des Plattensitz-Instrumentes liegt für die 130°-Platte im Oberschenkelschaft *genau in der Mitte* des Knochens.

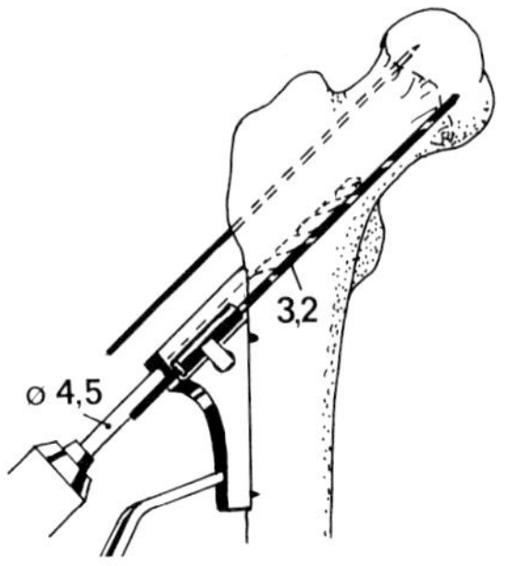

- Vorbereiten des *Fensters* an der soeben bestimmten Einschlagstelle:
- Das *130°-Zielgerät* wird auf den Knochen aufgesetzt, ein *3,2 mm-Bohrer* wird als Zielhilfe im Aufsatz des Zielgerätes parallel über den Schenkelhals gelegt.
  Bohren der drei *4,5 mm-Bohrlöcher* durch das Zielgerät, ca. 1 cm tief.

Trotz der vier Spitzen hat das Zielgerät die Tendenz auf dem Knochen zu rutschen. Abhilfe: Nach dem Bohren des ersten 4,5 mm-Loches läßt man den Bohrer stecken. Zweites und drittes Loch mit einem anderen 4,5 mm-Bohrer erstellen.

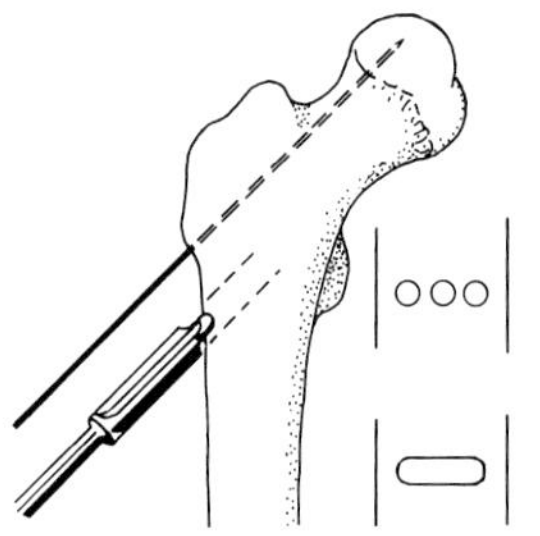

- *Mit dem Zapfenfräser* werden die drei Löcher zu einem Fenster erweitert. Immer ein *großes Fenster* erstellen, damit später kein Klemmen der Platte eintritt (17 mm breit, 10 mm hoch, 10 mm tief).

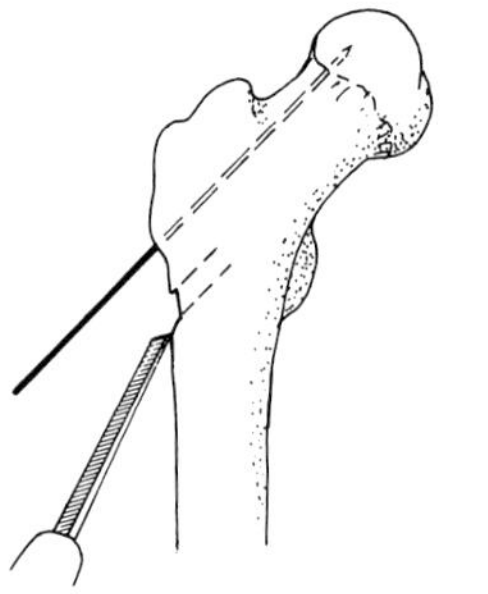

- *Die untere Kante* muß *abgemeißelt* werden, um für die Plattenbiegung Raum zu schaffen. Werden diese beiden Forderungen mißachtet, kann es zum Sprengen des Knochens durch die Platte kommen.

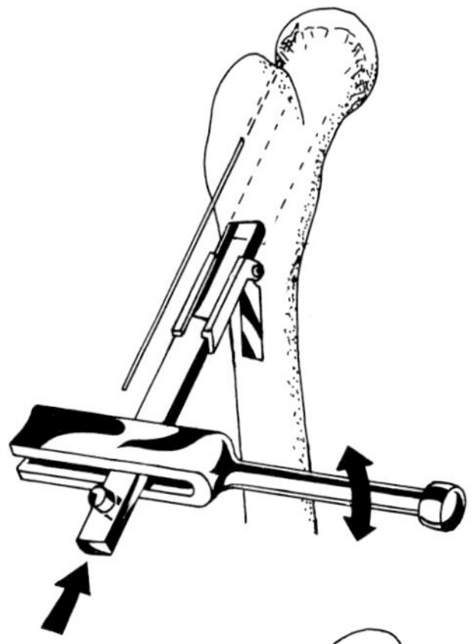

- Einschlagen des *Plattensitz-Instrumentes* durch dieses Fenster, genau parallel zum Kirschner-Draht unter Kontrolle mit dem Zieldreieck, nach und nach bis zur gewünschten Tiefe (gewöhnlichen Hammer verwenden).

In junger, harter Spongiosa darf das Plattensitz-Instrument nicht mit Gewalt eingeschlagen werden.
Sprengungsgefahr! Zurückschlagen des Instrumentes und vorbohren mit dem 4,5 mm-Bohrer für die Klingenkanten ist notwendig.

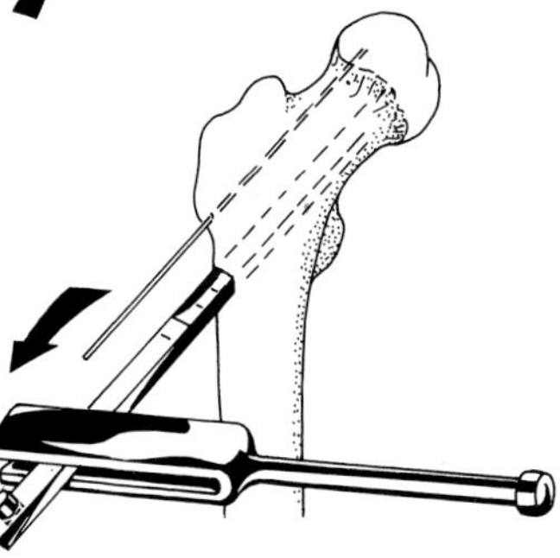

- Die *Führungsplatte* – im Winkel von 50° eingestellt – dient während dem Einschlagen des Plattensitz-Instrumentes zur Kontrolle der Rotation um seine Längsachse. Mit dem *Schlitzhammer* wird diese Rotation gehalten und evtl. korrigiert.
- Herausschlagen des Plattensitz-Instrumentes mit dem *Schlitzhammer* (Führungsplatte entfernt), dabei soll das Fragment mit einem anderen gepolsterten Hammer gehalten werden.

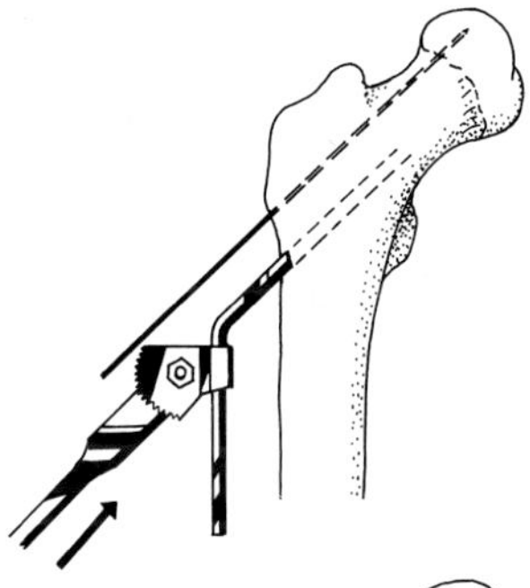

4.3.1.3 Einschlagen und Befestigen der Platte

- Einspannen der Platte in *Ein- und Ausschlags-Instrument* (Instrumentenschaft parallel zur Klinge). *Gabelschlüssel* verwenden.
- Die Plattenklinge wird unmittelbar nach Ausschlagen des Plattensitz-Instrumentes von Hand um einige cm in den vorbereiteten Kanal eingestoßen.
- *Einschlagen der Platte* mit leichten Hammerschlägen, bis sie noch ca. 5 mm vom Femurschaft entfernt ist.

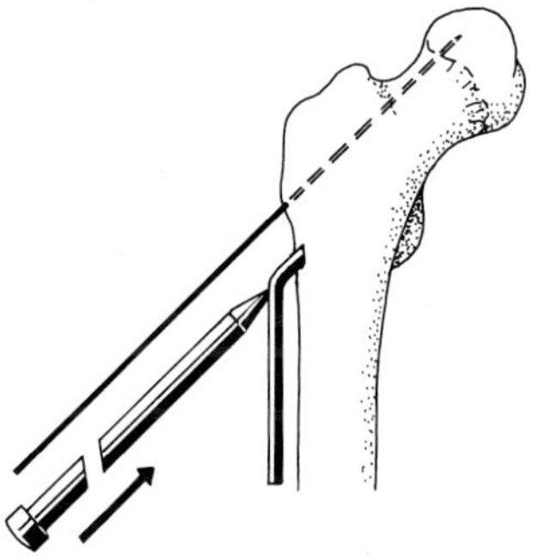

Läuft die Klinge nicht leicht, so ist dies ein Zeichen, daß sie nicht dem vorbereiteten Plattensitz folgt. Sie muß zurückgeschlagen und der Sitz neu vorbereitet werden.

- Entfernen des Ein- und Ausschlag-Instrumentes (Gabelschlüssel!).
- Mit dem *Nachschlagbolzen* wird nun die Klinge eingeschlagen, bis die Platte am Femurschaft aufliegt.
- *Festschrauben der Platte am Femurschaft. Prinzip*: Zuggurtung (mediale Abstützung!). Wenn nötig Zugschrauben einzeln oder durch die Platte.
- Evtl. eine zusätzliche *Zugschraube* im *Schenkelhals.*

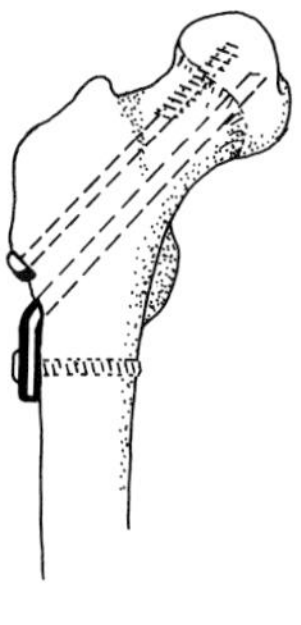

Die langen 130°-Platten können bei Bedarf gespannt werden (Plattenspanner), sie müssen aber dabei mit einer Schraube gegen das Herausziehen aus dem Schenkelhals gesichert sein.

4.3.2 Kondylen-Platten am proximalen Femur

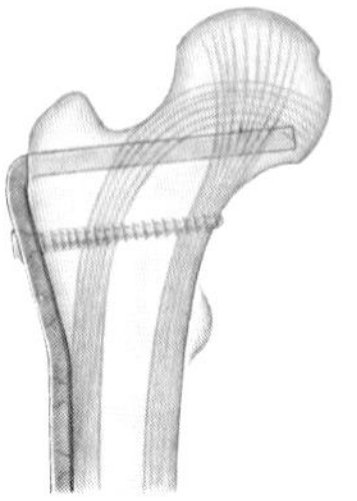

Hauptindikation dieser Platten sind die pertrochanteren und subtrochanteren Frakturen (detaillierte Indikationen s. AO-Manual S. 92/93 und 225 – 237).
Das Vorgehen ist grundsätzlich dasselbe wie eben beschrieben. Die Beschreibung wird deshalb stark gekürzt.

4.3.2.1 Bestimmen der Klingenrichtung

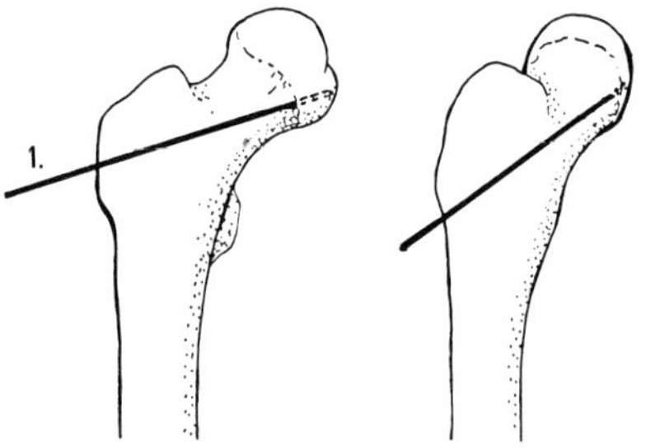

Bestimmung der Ebene in welcher die Platte später liegen soll: *Schenkelhalsachse* und *Femurschaftachse* sind Bestandteile davon. Die Klinge muß ganz im Schenkelhals liegen.

Vorgehen

- Ein *erster Kirschner-Draht* wird in Richtung der Plattenklinge auf die ventrale Fläche des Schenkelhalses gelegt und im Schenkelkopf eingeschlagen. Er liegt *parallel* zu der gesuchten Ebene.
- Ein *zweiter Kirschner-Draht* (Zieldraht) wird oben im großen Trochanter eingeschlagen. Seine Richtung zum Schaft wird mit dem Kondylen-Zielgerät kontrolliert.
- Der *erste* Kirschner-Draht wird entfernt.

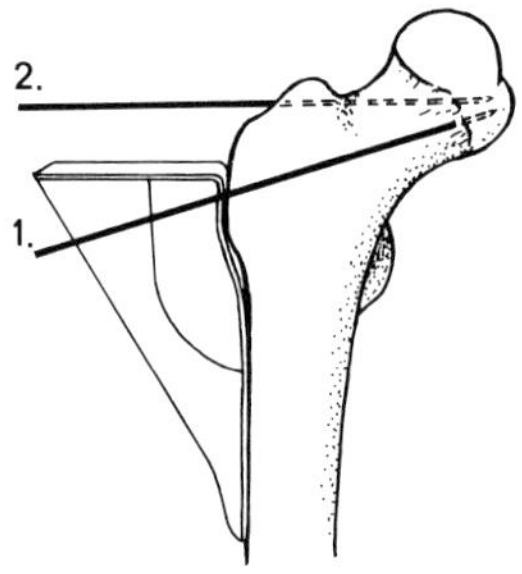

4.3.2.2 Vorbereiten des Klingensitzes

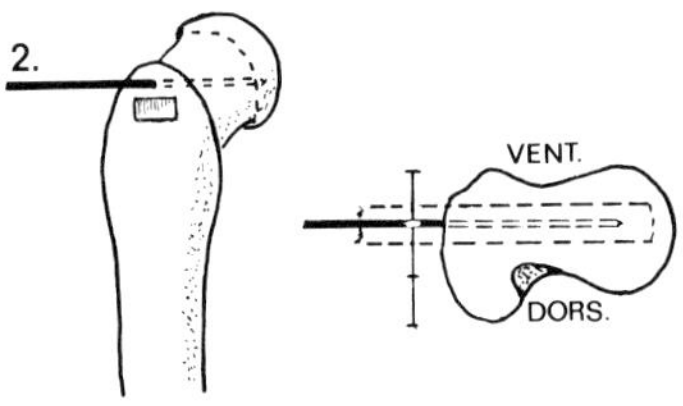

Die Höhe der Einschlagstelle im Trochantermassiv kann jetzt bestimmt und markiert werden. Die benötigte Einschlagtiefe (Klingenlänge) wird wie vorhin bestimmt.

Die Einschlagstelle für eine *Kondylenplatte* liegt im großen Trochanter in der *ventralen Hälfte* seiner lateralen Vorwölbung.

- Vorbereiten des *Fensters*
  Die hier dünne Kortikalis wird meistens mit dem *16 mm-Meißel* eröffnet.

Varianten bei dicker Kortikalis. Entweder Bohren der drei Bohrlöcher mit dem 4,5 mm-Bohrer durch die Gewebeschutzhülse
oder
Aufsetzen des 130°-Zielgerätes auf das Kondylen-Zielgerät als Bohrbüchse für den 4,5 mm-Bohrer.
Fräsen des Fensters mit dem Zapfenfräser.

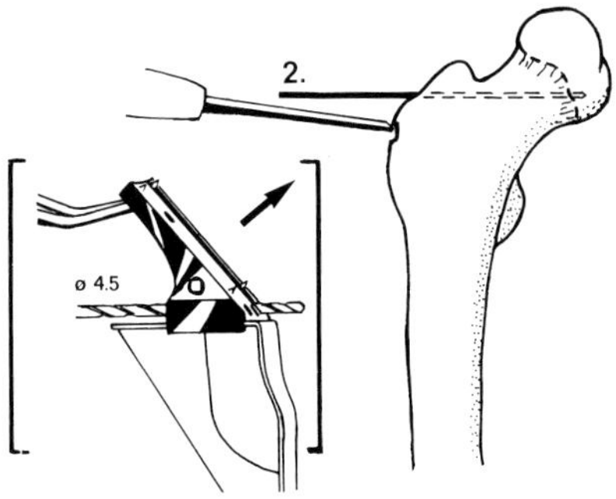

- *Großes Fenster* erstellen (17 mm breit, 10 mm hoch, 10 mm tief). *Untere Kante* abmeißeln (abrunden).

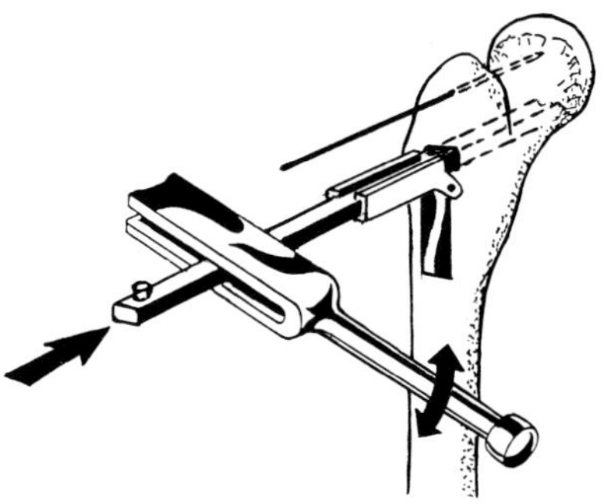

- Einschlagen des *Plattensitz-Instrumentes* genau parallel zum Kirschner-Draht unter Kontrolle des *Kondylen-Zielgerätes.*
  Nicht mit Gewalt einschlagen, Sprengungsgefahr! Zurückschlagen und vorbohren mit dem 4,5 mm-Bohrer.
- Die *Führungsplatte* – im Winkel von 85° eingestellt – dient zur Kontrolle der Rotation des Plattensitz-Instrumentes um seine Längsachse.
- Herausschlagen des Plattensitz-Instrumentes mit dem *Schlitzhammer* (Führungsplatte entfernt) unmittelbar vor dem Einstoßen der Platte.

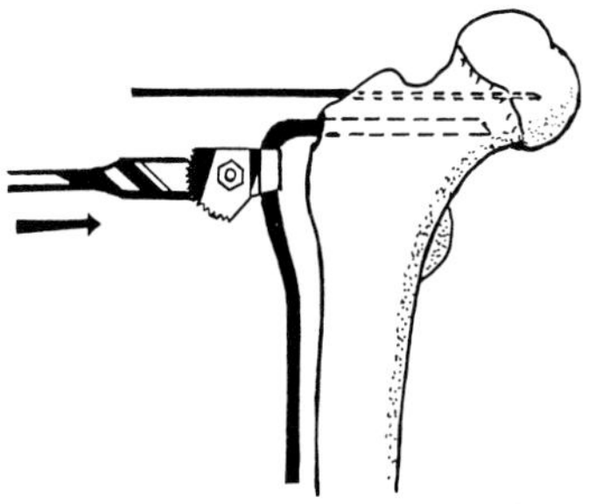

4.3.2.3. Einschlagen und Befestigen der Platte

- Einspannen der Platte in *Ein- und Ausschlags-Instrument* (Instrumentenschaft parallel zur Klinge), *Gabelschlüssel* verwenden.
- Die Plattenklinge von Hand um einige cm einstoßen. *Einschlagen der Platte* mit leichten Hammerschlägen.
- Entfernen des Ein- und Ausschlag-Instrumentes (Gabelschlüssel!).
- Mit dem *Nachschlagbolzen* Klinge ganz einschlagen.
- *Festschrauben der Platte am Femurschaft*
  Prinzip: Zuggurtung. Wo nötig Zugschrauben einzeln und durch die Platte.

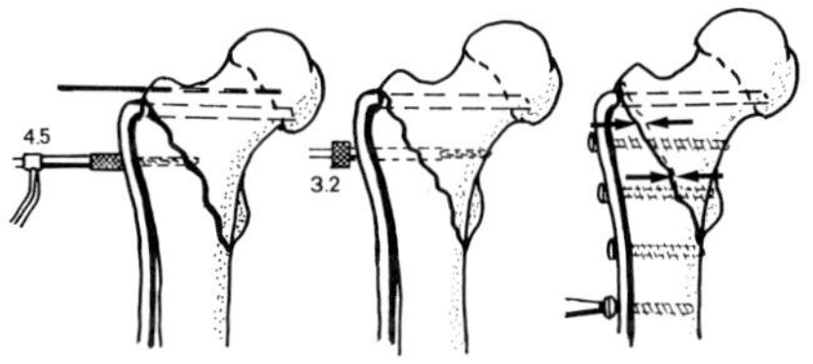

Alle Kondylenplatten sind zum Einhängen des Plattenspanners eingerichtet und können bei Bedarf gespannt werden (subtrochantere Frakturen).

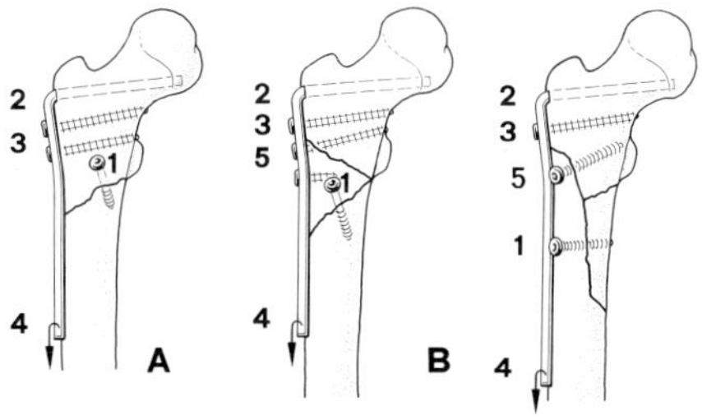

Ablauf der Operation je nach Frakturtyp. Reposition, Zugschraube (1), Kondylen-Zielgerät, richtunggebende Kirschner-Drähte, Platteneintrittsstelle, Kondylenplatte (2). Verstrebungs-Kortikalisschraube im Kalkar (3), axiale Kompression (4).
Reposition von Drehkeil auf proximales oder distales Fragment mit Zugschraube (1). Reposition der Hauptfragmente und temporäre Fixation mit Knochenhaltezange. Plattensitz und Klinge der Kondylenplatte (2) im Schenkelhals. Dreieckverstrebung mit Kortikalisschrauben im Kalkar (3). Kompression mit Spanner oder Spann-Gleit(DC)-Löchern (4). Proximale Zugschraube (5) und Einsetzen der übrigen Schrauben.

4.3.3 Kondylen-Platten am distalen Femur

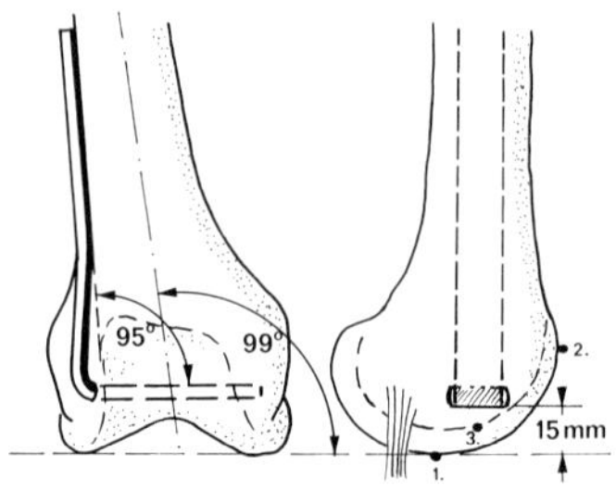

Die Eintrittsstelle der Klinge einer Kondylenplatte muß in der Verlängerung der Femurschaftachse angebracht werden. Die Klinge soll ca. 1,5 cm oberhalb des Gelenkspaltes und parallel zu diesem (horizontal), sowie parallel zur vorderen Gelenkfläche liegen.

4.3.3.1 Bestimmung der Klingenrichtung

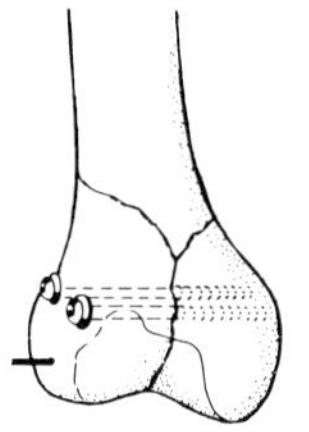

- Eine interkondyläre Fraktur wird zuerst mit 1–2 Spongiosa-Zugschrauben mit Unterlagsscheiben fixiert. Sie müssen ventral und dorsal von der vorgesehenen Platte liegen, also genügend Abstand haben, und konvergieren deshalb.
- Ein *erster Kirschner-Draht* (1) wird bei rechtwinklig gebeugtem Unterschenkel distal über die Kondylengelenkfläche gebracht und markiert die Richtung des Kniegelenkspaltes.
- Ein *zweiter Kirschner-Draht* (2) wird ventral über die Kondylengelenkflächen gelegt.
  Man kann sie auch unter sich parallel richten.

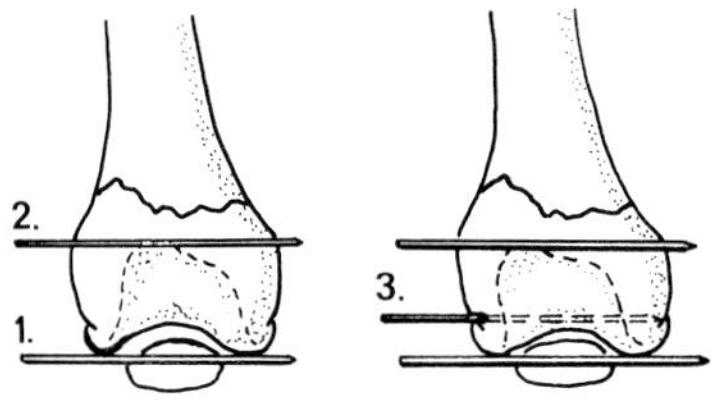

- Ein *dritter Kirschner-Draht* (Zieldraht) wird 1 cm proximal vom Gelenkspalt, genau in der Verlängerungslinie der Femurschaftachse und parallel zu den zwei andern Kirschner-Drähten eingeschlagen.
  Dieser Draht (3) bestimmt die Richtung der Klinge resp. des Plattensitz-Instrumentes, welches später parallel dazu eingeschlagen wird.

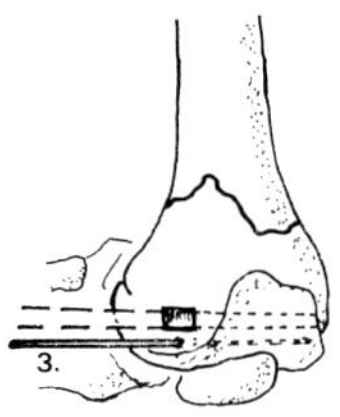

- Kontrolle des Zieldrahtes (3) mit dem *Kondylen-Zielgerät.*
  Die beiden ersten Drähte können jetzt entfernt werden (1 und 2).

4.3.3.2 Vorbereiten des Klingensitzes

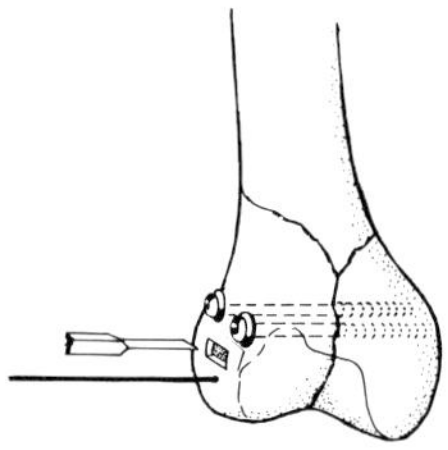

- *Das Fenster* wird mit dem *16 mm-Meißel* angelegt. 1,5 cm vom Gelenkspalt entfernt, ca. 17 mm breit, 10 mm hoch und 10 mm tief. Vorbohren in hartem, jugendlichem Knochen.

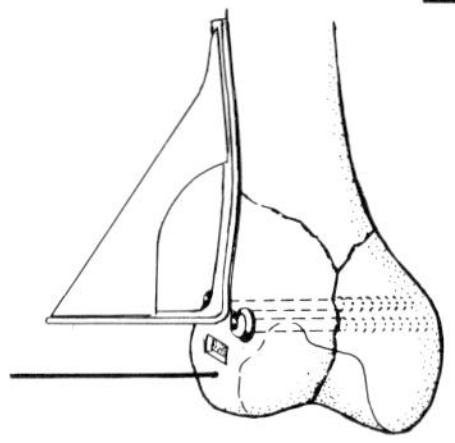

- Nochmalige Überprüfung des Kirschner-Drahtes mit dem *Kondylen-Zielgerät.*
- Einschlagen des *Plattensitz-Instrumentes* genau parallel zum Kirschner-Draht. Der auf 85° eingestellte Flügel der Führungsplatte muß wiederum in die Richtung der Femurschaft-Achse zeigen.

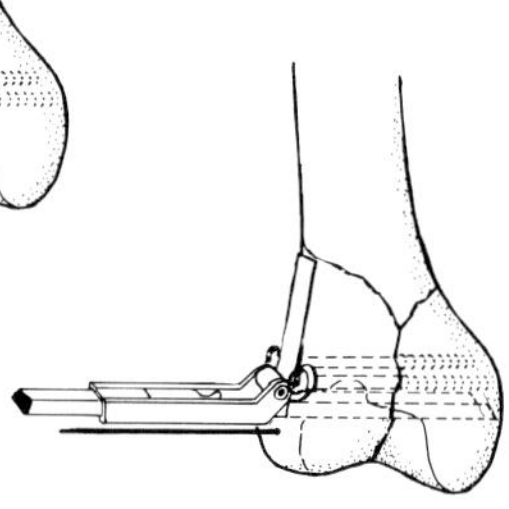

- Entfernen des Plattensitz-Instrumentes mit dem *Schlitzhammer.*

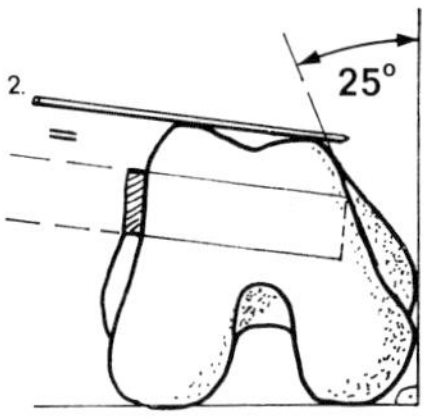

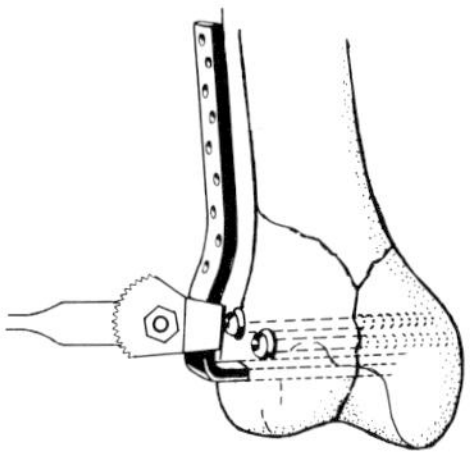

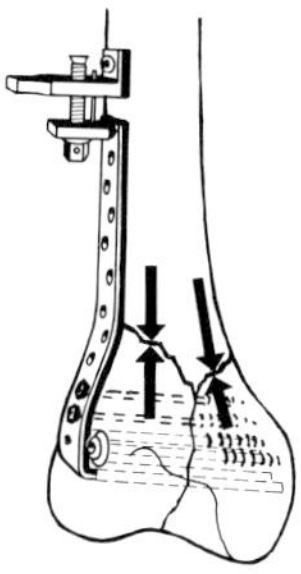

4.3.3.3 Einschlagen und Befestigen der Platte

- Auswahl der richtigen Platten- und Klingenlänge.

  Die Klinge muß relativ kurz sein (50–60 mm), damit sie medial nicht aus dem Knochen vorsteht, welcher dort wesentlich schmaler ist, als seine Ansicht im a.p.-Röntgenbild!

  Einspannen der Platte im *Ein- und Ausschlag-Instrument* (Instrumentenschaft parallel zur Klinge).
- Einschlagen der Platte mit leichten Schlägen mit einem *gewöhnlichen Hammer.*
- Entfernen des Ein- und Ausschlag-Instrumentes (Gabelschlüssel), wenn die Platte noch ca. 5 mm vom Knochen entfernt ist.
- Gänzliches Einschlagen der Platte mit dem *Nachschlagbolzen.*
- Fixation des distalen Fragmentblockes mit *2 Spongiosa-Zugschrauben* an der Platte.
  Die zwei klingennahen Plattenlöcher sind größer und lassen Spongiosaschrauben durchtreten.
- Spannen der Platte mit dem *Plattenspanner* und Fixation am Femurschaft (Prinzip der Zuggurtung; mediale Abstützung beachten!).

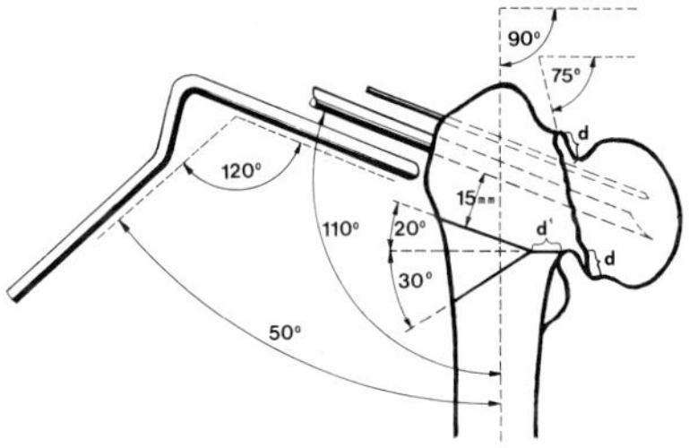

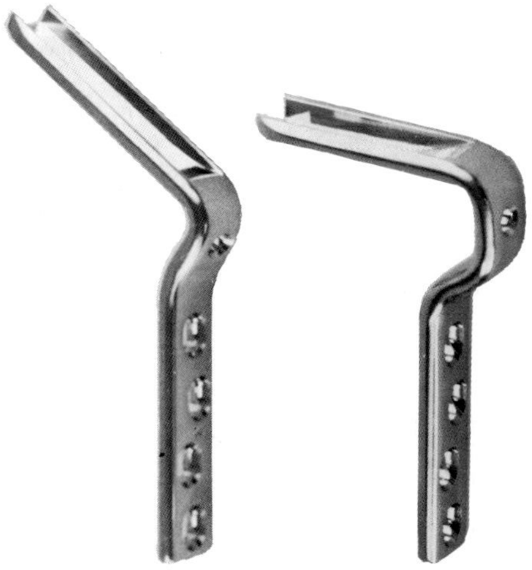

4.3.4 Osteotomie-Platten

Intertrochantäre Osteotomien werden öfters zur Korrektur einer Varus- oder Valgus-Fehlstellung des Schenkelhalses durchgeführt. Umlagerungs-Osteotomien sind gelegentlich nach einer frischen Schenkelhals-Fraktur, meistens aber bei Schenkelhals-Pseudarthrosen mit noch vitalem Schenkelkopf, angezeigt.
Mit den AO-Winkelplatten ist es dank ihrem festen bekannten Winkel möglich, Osteotomien ganz exakt durchzuführen, indem der Klingensitz in vorausberechneter Richtung vor der Osteotomie angelegt wird.
Vor der Operation *muß* nach genauer Diagnose *aller* vorliegenden Fehlstellungen ein genauer Operationsplan mit Zeichnungen angefertigt werden. Dieser legt alle notwendigen Korrekturen fest. Röntgenbilder der gesunden Seite dienen als Grundlage (vgl. AO-Manual, S. 362). Die vorbestimmten Korrekturwinkel müssen bei der Operation genau eingehalten werden.

Die Osteotomie-Platten für Erwachsene

Zum Einsetzen dieser Platten werden dieselben Instrumentarien benötigt wie für die Winkelplatten bei Frakturen.

Die Osteotomieplatten für Adoleszente und Kinder
Zum Einsetzen dieser Platten werden außer den Instrumentarien wie für die „Frakturplatten" die beiden speziellen Instrumente *benötigt*:

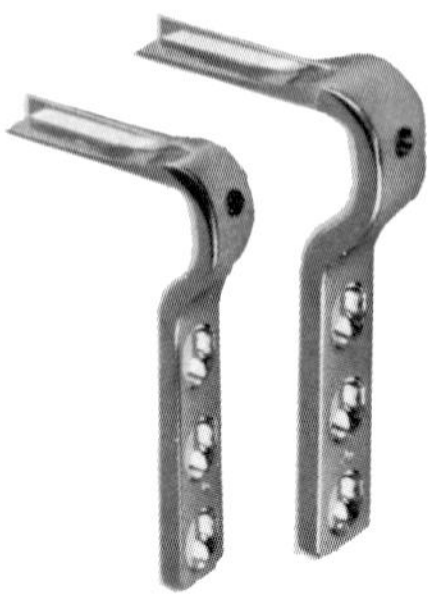

- Plattensitzinstrument mit T-Profil für Kinder-Platten
- Ein- und Ausschlag-Instrument für Kinderplatten.

Die Kleinkinder-Osteotomie-Platten
Diese werden mit den 3,5 mm-Kortikalisschrauben fixiert. Neben Grund-Instrumentarium und Winkelplatten-Instrumenten werden speziell *benötigt*:

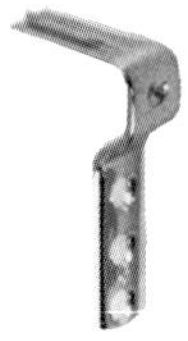

- Kleinkinder-Plattensitzinstrument
- (Reduziertes) Kleinfragment-Instrumentarium.

Zum Herstellen einer präzisen, winkelgenauen Osteotomie wird jeweils die *oszillierende Säge* mit Preßluft-Antrieb benutzt.

4.3.4.1 Die Varisations-Osteotomie

Sie soll als Beispiel im Detail beschrieben werden

Wie bei den Frakturen erfolgt die Bestimmung der Einschlagstelle und der Klingenrichtung, sowie diejenige der Verschiebewinkel mittels Kirschner-Drähten und Dreieck-Zielplatten. Die Vorbereitung des Klingensitzes erfolgt immer schon *vor* der Osteotomie.

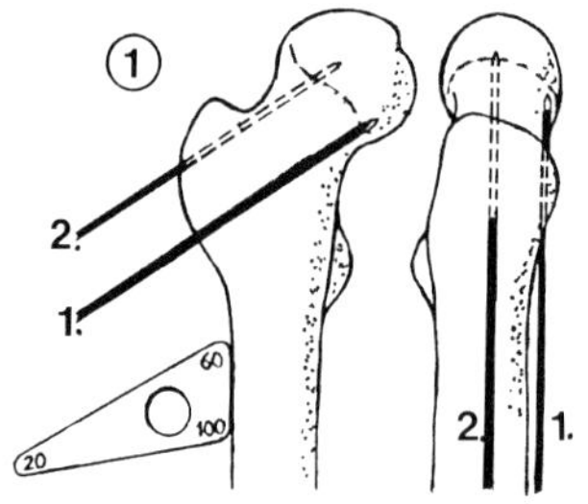

Vorgehen

- Ein *Kirschner-Draht* über den Schenkelhals gelegt und im Kopf eingeschlagen, ergibt die Richtung des Schenkelhalses (Antetorsion).
- Parallel zur oberen Kante der *Dreieck-Zielplatte* (z. B. 60° Winkel) wird ein *zweiter Kirschner-Draht* (Zieldraht) in den großen Trochanter eingeschlagen. Dieser ist ebenfalls parallel zur Schenkelhalsachse und bestimmt die Klingenrichtung.
- Ca. ½ cm distal der geplanten Osteotomie-Stelle wird senkrecht zur Oberschenkelachse ein 2 mm-Loch gebohrt und ein *Kirschner-Draht* eingestoßen (in der Plattenebene).

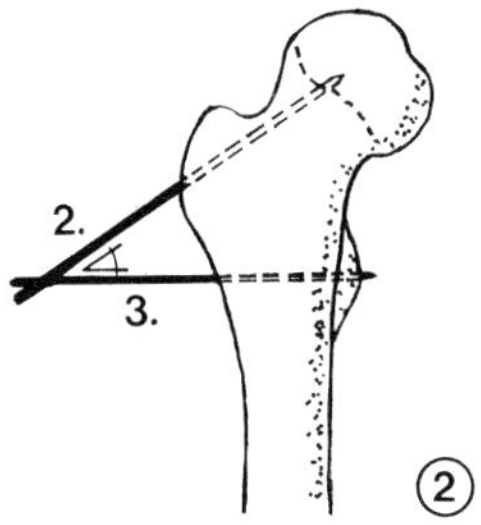

Durch Markierung mit zwei zusätzlichen Kirschner-Drähten kann die Korrektur bei Derotations-Osteotomien exakt bestimmt werden.

- 2 cm kranial der geplanten Osteotomie wird mit dem *Meißel* die Eintrittsstelle für die Platte möglichst ventral angelegt. Das *Platteninstrument* wird parallel zum zweiten Kirschner-Draht (Zieldraht) in die Mitte des Schenkelhalses 4–5 cm tief eingeschlagen. Der Flügel der Führungsplatte zeigt in die Richtung des Femurschaftes. Zurückschlagen des Instrumentes um 1–2 cm, damit es später leichter entfernt werden kann.

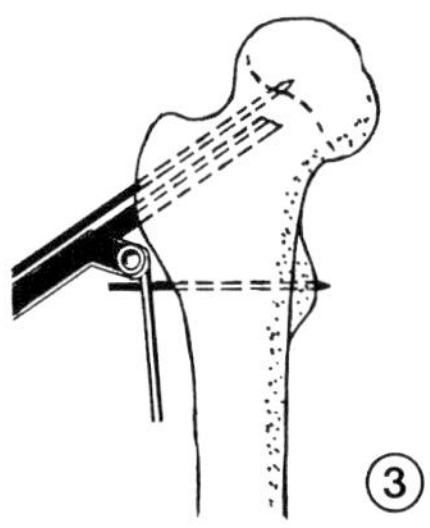

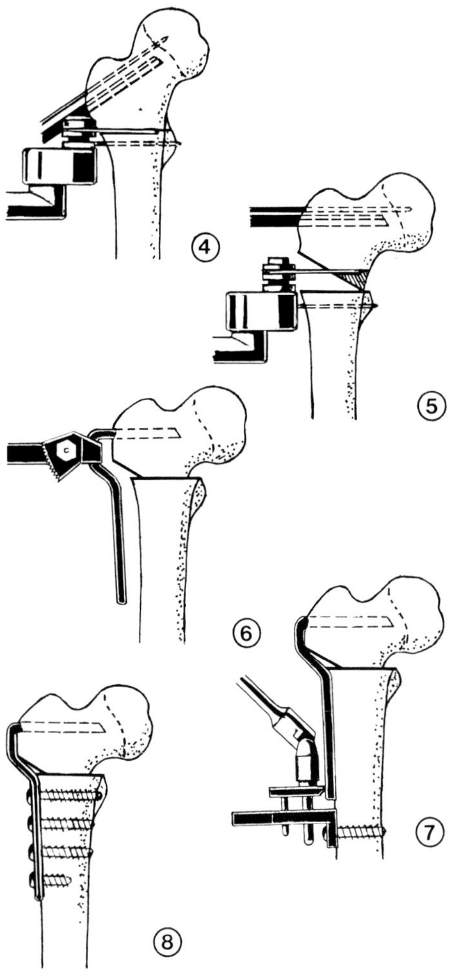

- Mit der *oszillierenden Säge* wird der Knochen senkrecht zum Schaft durchtrennt.
- Kippen des proximalen Fragmentes durch Heben des Plattensitz-Instrumentes.
  Von der Mitte der Osteotomie aus, wird durch eine zweite Osteotomie, parallel zum Plattensitz-Instrument, ein kleiner Knochenkeil mit medialer Basis entfernt.
- Herausschlagen des Plattensitz-Instrumentes. Einstoßen und *Einschlagen* der Klinge der gewählten Rechtwinkelplatte in genau derselben Richtung. Mit einer Knochenhaltezange wird die Platte am Femurschaft gehalten.
- Bohren des Gewindeloches für den Plattenspanner durch die *Bohrlehre.* Fixieren des Plattenspanners und Anziehen seiner Spannschraube. Vorerst mit *Kardanschlüssel,* später mit dem *Gabelschlüssel.*
- Verschrauben der Platte am Femurschaft und Entfernen des Plattenspanners.
  Die letzte Schraube wird kurz gewählt.

4.3.4.2 Weitere Beispiele für Umlagerungs-Osteotomien

(s. auch AO-Manual, Seite 360 ff.).

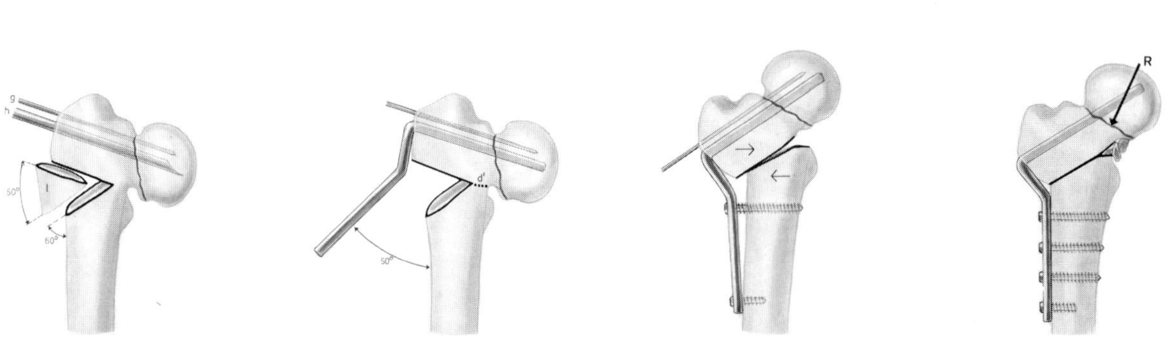

5 Die Kleinfragment-Instrumentarien (KFI)

Seit 1977 sind zwei Standardausführungen erhältlich.

a) *Das reduzierte Kleinfragment-Instrumentarium* ist als *Ergänzung des Grund-Instrumentariums* konzipiert worden.

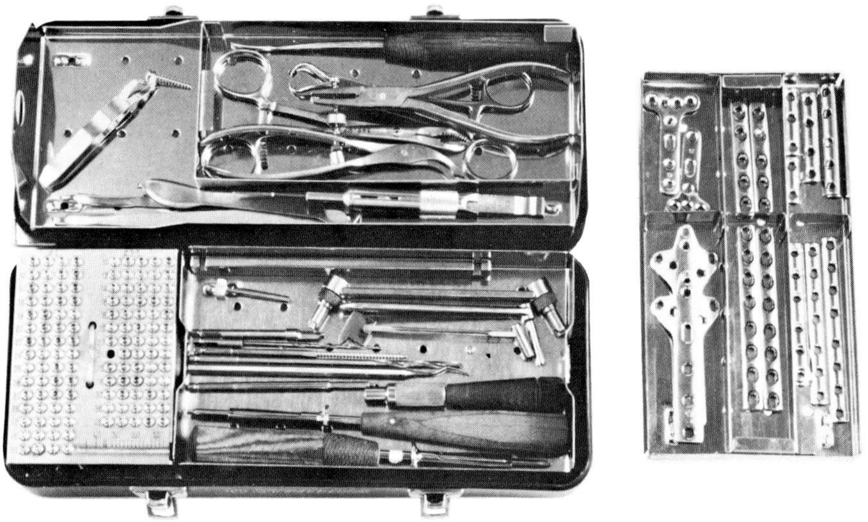

Das reduzierte KFI dient hauptsächlich zur Behandlung von Frakturen an den Malleolen, der Fibula, des distalen Radius, des Ellbogens, sowie *zur Fixation kleiner Fragmente an großen Knochen.*

In einer *braunen* Kassette sind die 3,5 mm-Kortikalis- und 4,0 mm-Spongiosaschrauben mit den entsprechenden Platten und den dazu notwendigen Instrumenten vereinigt.

Zusätzlich benötigt wird (vorzugsweise) die kleine Preßluft-Bohrmaschine. Ferner Biegeinstrumente, z. B. Biegezange für kleine Platten (1979 neu).

b) *Das Kleinfragment- und Mini-Instrumentarium*

Das Einsatzgebiet für dieses Instrumentarium umfaßt die gesamte *Hand- und Fußchirurgie.*

Das Standard-Instrumentarium besteht aus *zwei* braunen Kassetten:

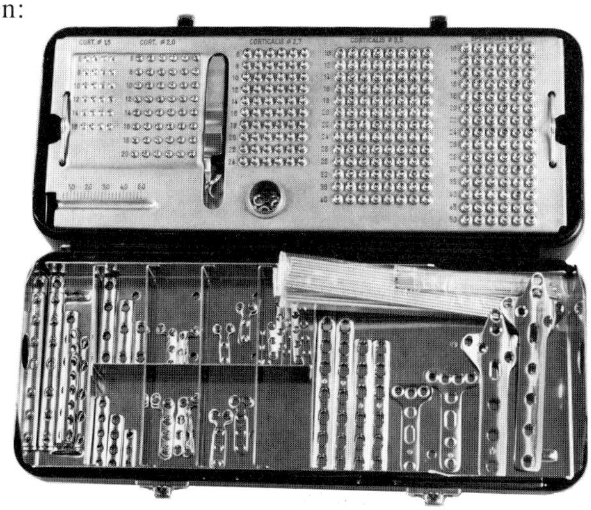

Eine Kassette enthält die *Kleinfragment- und Mini-Implantate:*

Spongiosaschrauben	Φ 4,0 mm
Kortikalisschrauben	Φ 3,5 und 2,7 mm
Minischrauben	Φ 2,0 und 1,5 mm

sowie die dazu passenden Platten, Unterlagsscheiben und einige Kirschner-Drähte.

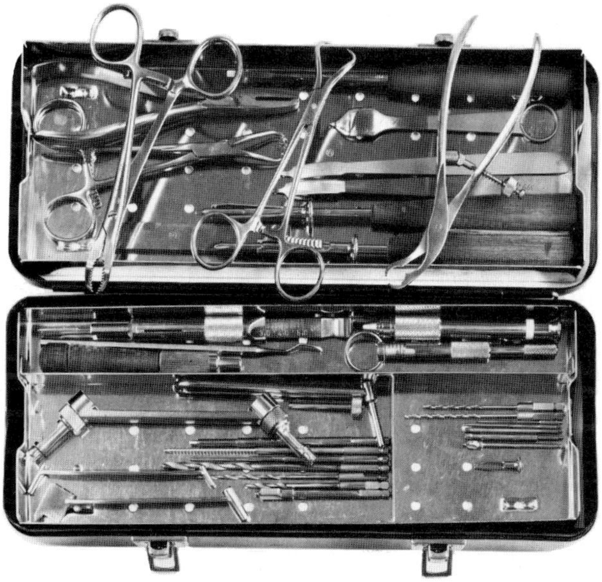

Die zweite Kassette enthält die entsprechenden *Instrumente.*

Zusätzlich benötigt wird eine adäquate Antriebsmaschine:

- Kleine Bohrmaschine (für kleine Schrauben)
- Mini-Bohrmaschine (für Mini-Schrauben)
- Biegezange (für DC-Platten).

c) *Die Spezial-Instrumentarien*
sind im wesentlichen aus den Standard-Instrumenten zusammengestellt.
Da die Anwendung dieser Instrumentarien ähnlich denjenigen der Standard-Instrumentarien ist, wird auf eine detaillierte Beschreibung verzichtet. Interessenten erhalten bei den SYNTHES-Vertretungen spezielle Prospekte.

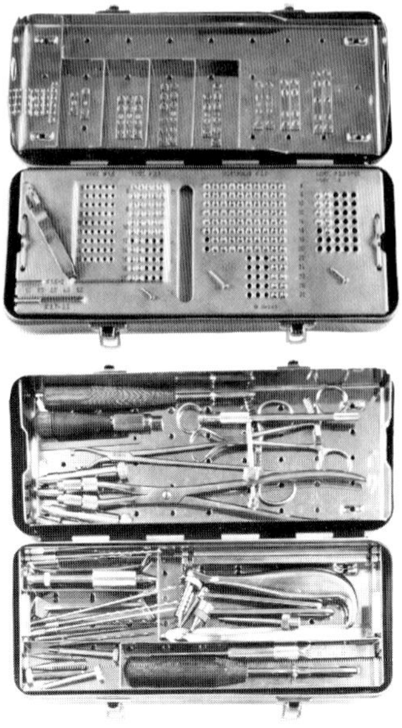

- *Das Grundinstrumentarium für die maxillo-faziale Knochenchirurgie* und die dazugehörige *Implantate-Kassette* bilden das Spezial-Instrumentarium des Kieferchirurgen.

  Es enthält die speziellen Implantate für Kiefer-Osteosynthesen (2,7 mm-Kortikalisschrauben und dazupassende Spann-Gleichtloch-Plättchen verschiedener Arten) sowie alle entsprechenden Instrumente.
  Ergänzungs-Instrumente und -Implantate sind erhältlich.

- *Das Kleintier-Instrumentarium* ist eine Kombination des *Kleinfragment-* und des *Grund-Instrumentariums.*
  Es hat sich bei Kleintier-Veterinären bestens bewährt.

  Die Implantate-Kassette enthält Schrauben der Durchmesser 2,7–3,5–4,0–4,5–6,5 mm sowie die zugehörigen Platten.
  Die Instrumenten-Kassette enthält die für die Anwendung dieser Schrauben und Platten benötigten Instrumente. In einer *3. Kassette* sind eine Auswahl von Zangen, Meißeln, Raspatorien etc. zusammengefaßt.

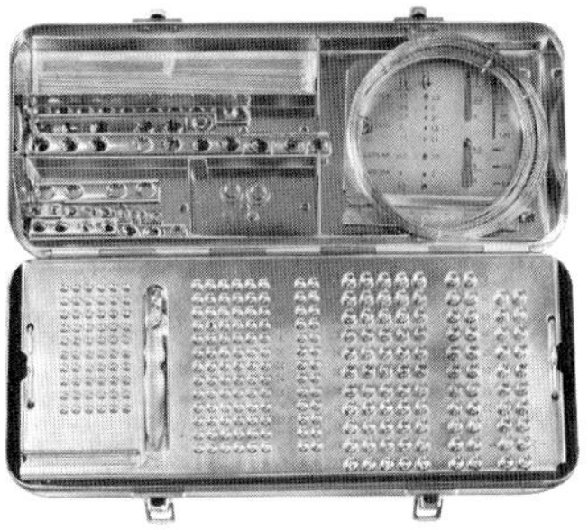

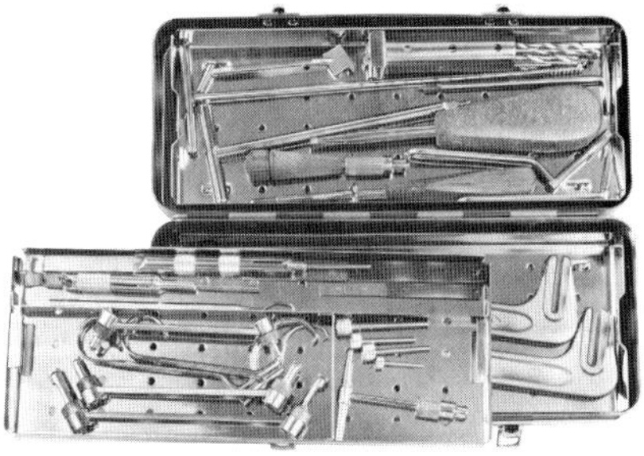

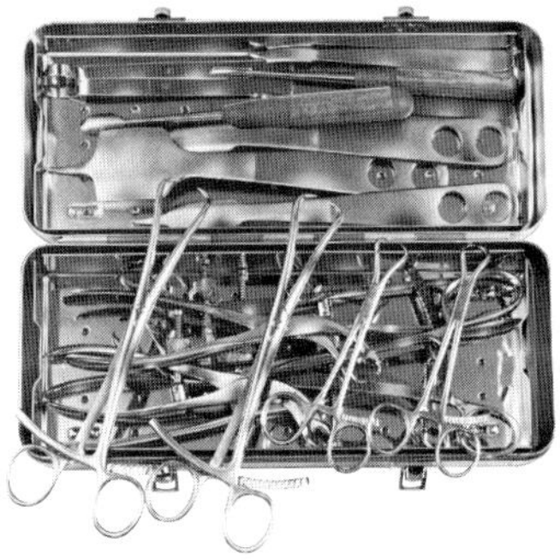

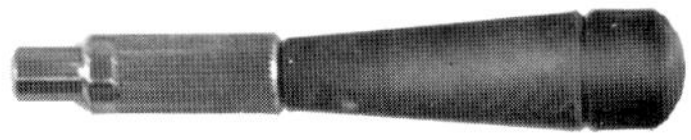

Das Handstück mit Schnellkupplung
paßt zu den Gewindeschneidern, dem kleinen Kopfraumfräser, zum Schraubenzieher-Einsatz und zu den Bohrern mit Schnellkupplungs-Ende.

Wahlweise kann auch das *Griffstück* mit Schnellkupplung Verwendung finden (Ergänzungs-Instrument).

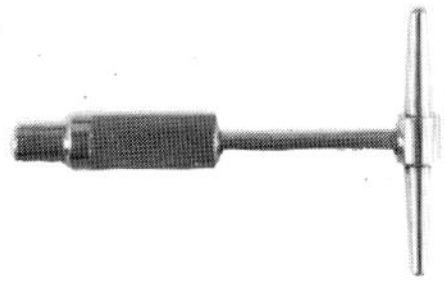

Der Gewindeschneider Φ 2,7 mm
wird für die 2,7 mm-Schraube verwendet.

Der Gewindeschneider Φ 3,5 mm
dient zum Schneiden des Gewindes für die 3,5 mm-Kortikalisschraube und auch für die 4,0 mm-Spongiosaschraube.

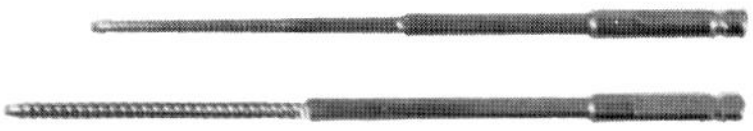

Beide Gewindeschneider passen in das Handstück und in das Griffstück.
Die Gewinde für kleine Schrauben sollten prinzipiell von Hand und nicht mit der Bohrmaschine geschnitten werden.

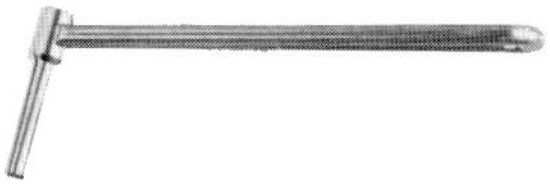

Die Gewebeschutzhülse-3,5 mm
wird mit den 2,7- und 3,5 mm-Bohrern sowie mit den 2,7- und 3,5 mm-Gewindeschneidern verwendet.

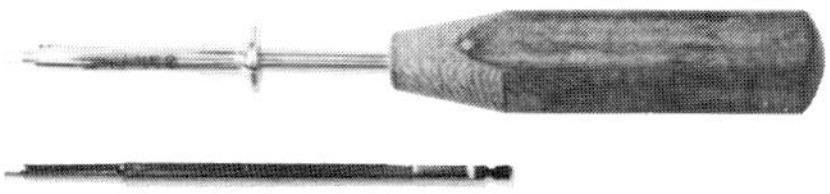

Kleiner Sechskant-Schraubenzieher (SW 2,5 mm)
und *Schraubenzieher-Einsatz* für die kleine Bohrmaschine passen zu allen drei Schraubengrößen (4,0–3,5–2,7 mm).

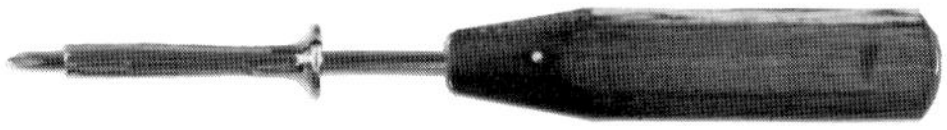

Der Phillips-Schraubenzieher
wurde im Instrumentarium belassen, um ältere Phillips-Schrauben entfernen zu können.

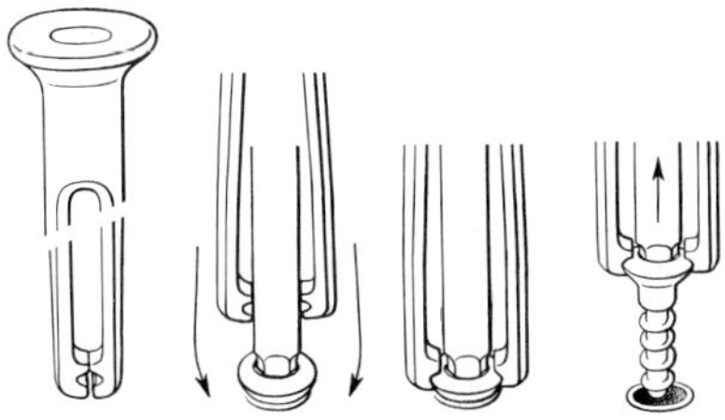

Die Haltehülse für Schrauben
(aufgesetzt auf den Schraubenziehern) erleichtert das Herausnehmen der Schrauben aus den Rechen:

- Schraubenzieher in den Sechskant der gewünschten Schraube einsetzen, Haltehülse vorschieben bis sie am Schraubenkopf einschnappt und die Schraube hält.
- Schraube in den Knochen einsetzen.
- Haltehülse (zum Herausnehmen der Schraube) zurückziehen.

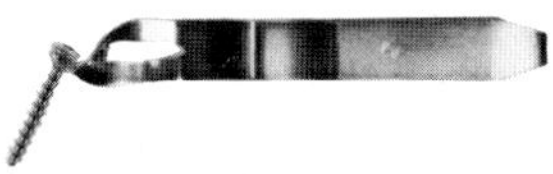

In den Schrauben-Kassetten zu finden:

Die Schraubenpinzette
dient zum Herausnehmen der Schrauben aus dem Rechen.

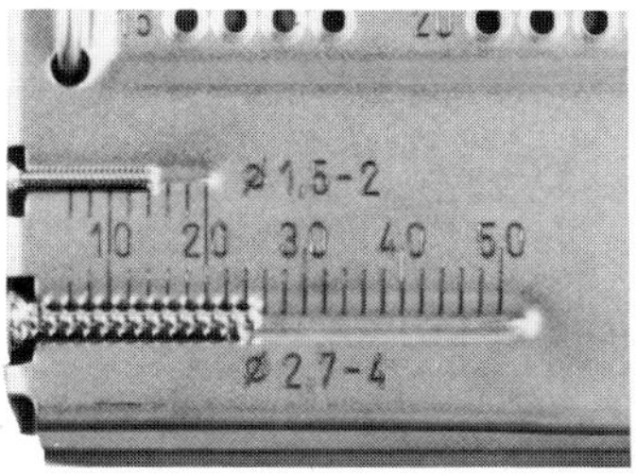

Eine Meß-Skala
ist *an allen Schraubenrechen* der Implantate-Kassetten angebracht und dient zum Überprüfen der Schraubenlängen.

5.2.2 Allgemeine Instrumente im KFI

Der kleine scharfe Haken
zum Entfernen eingewachsenen Gewebes aus den Schraubenköpfen. Er kann auch zur Reposition von kleinen Fragmenten und zur Kontrolle der Frakturlinie dienen.

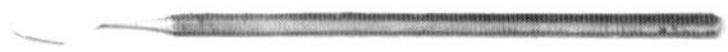

Schränkeisen und kleine Biegezange
dienen zum Anpassen der kleinen Plättchen an den Knochen.

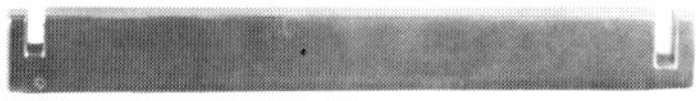

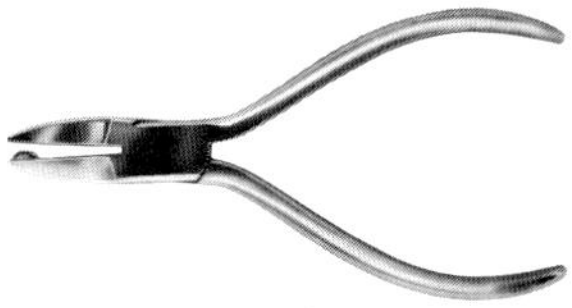

Biegeschablonen
aus Aluminium erleichtern das korrekte Anpassen der Platten an den Knochen.

Die Knochenzangen
- Haltezange für Fingerplättchen (zum Fassen kleiner Plättchen)
- Selbstzentrierende Knochenhaltezange
- Repositionszange mit Spitzen
- Repositionszange für Kleinfragmente.

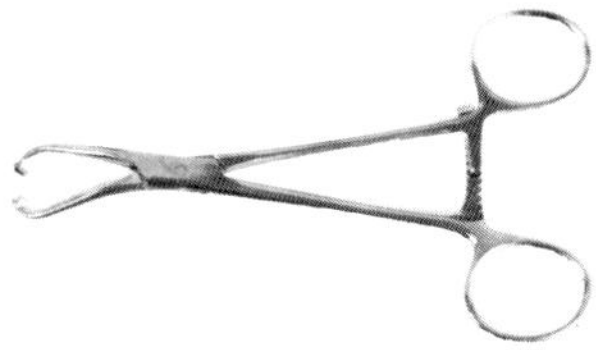

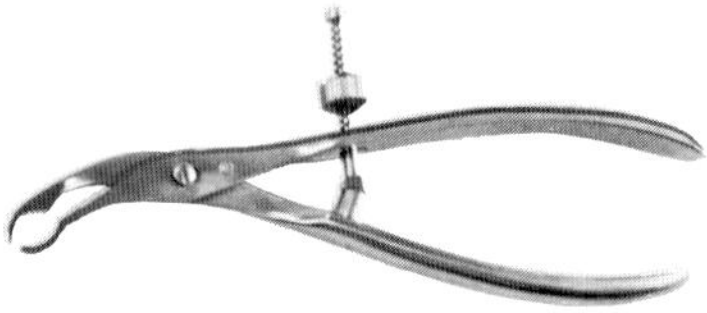

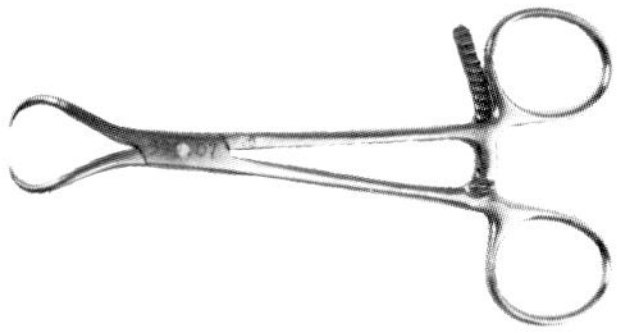

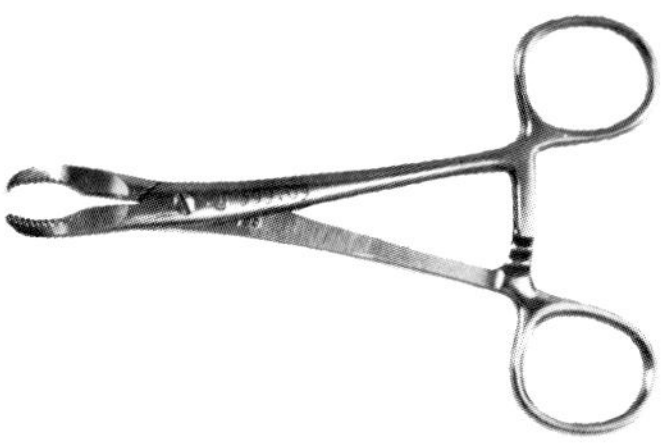

Die Knochenhebel
6 und 8 mm breit und mit extrabreiter Schaufel benötigen keinen Kommentar.

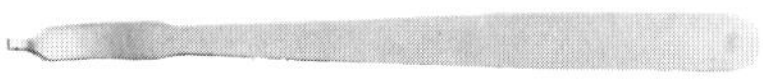

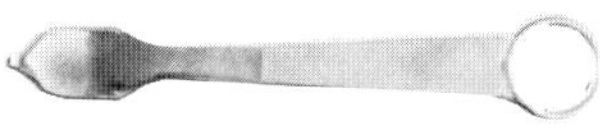

Ein kleines Raspatorium
mit gerader 3 mm-Schneide dient zum Abschieben der Weichteile vom Knochen.

5.2.3 Zusätzlich benötigte Instrumente

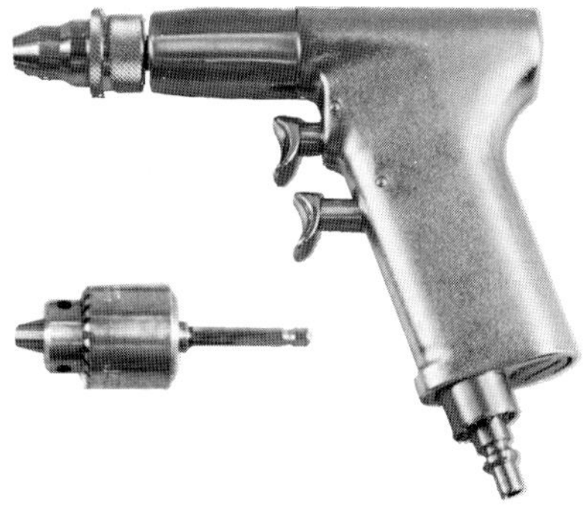

Kleine Preßluft-Bohrmaschine
mit Schnellkupplung für die Standard-Bohrer.

Kleines Schlüssel-Bohrfutter
mit Schnellkupplungsende für die kleine Bohrmaschine zum Einbohren von Spickdrähten.

Die Mini-Bohrmaschine
(s. S. 209) leistet insbesondere zum Einsetzen der 2,7 mm-Schrauben (und Mini) gute Dienste. Sie ist für 3,5- und 4 mm-Schrauben weniger geeignet.

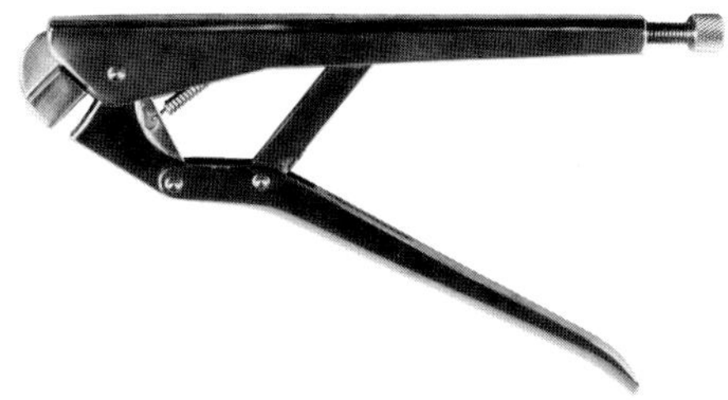

Biegezange für kleine Platten (1980)
dient zum Biegen der Platten für alle 3,5 mm- und 2,7 mm-Schrauben.

5.2.4 Besondere Ergänzungs-Instrumente

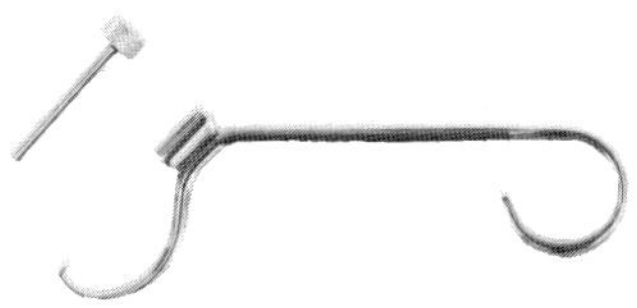

Kleines Zielgerät mit Spitze
für die abgeänderte Zugschrauben-Technik. Die 2 mm-Spitze wird im Gewindeloch eingehängt. Der 3,5 mm-Bohrer für das Gleitloch paßt direkt ins Instrument. Für den 2,7 mm-Bohrer wird die *Einsatzhülse Φ 3,5/2,7 mm* gebraucht.

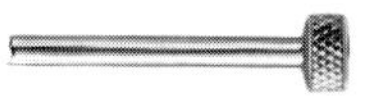

Steckbohrbüchse Φ 2,7/2,0 mm
Sie kann in seltenen Fällen für die Zugschrauben-Technik mit 2,7er Schrauben verwendet werden. Da sie sehr dünn (beschädigungsanfällig) ist, wird meistens für diese Schrauben (und die kleineren) die später beschriebene Technik ohne Steckbohrbüchse verwendet.

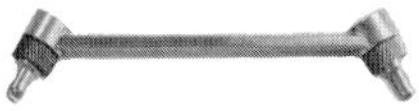

DCP-Bohrbüchse-2,7 mm
wird mit den Spann-Gleitloch-Platten-2,7 mm verwendet. Auch sie vereint die neutrale grüne und die gelbe Spann-Bohrbüchse an einem drehbaren Griff.
Für die meistens deformierten Spann-Gleitlöcher der stark gebogenen Kieferplättchen ist eine spezielle *Kiefer-DCP-Bohrbüchse* erhältlich.

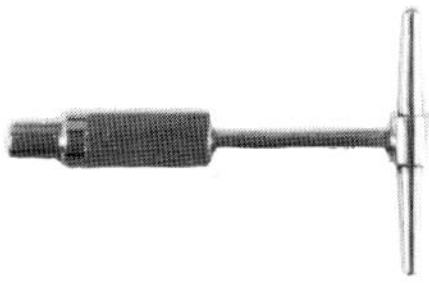

Das Griffstück für Gewindeschneider
kann auch zum Eindrehen der Gewindeschneider Φ 3,5 und 2,7 mm gebraucht werden.

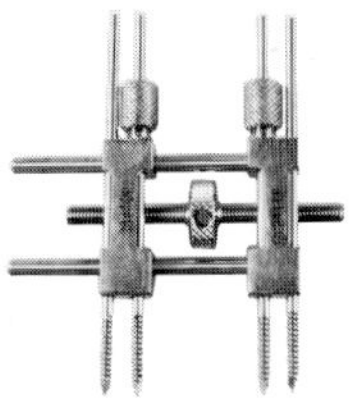

Der kleine Distraktor.
Seit 1979 für je 2 Drähte pro Seite. Er dient als Repositionshilfe, zum Distrahieren und Komprimieren von kleinen Knochen. Seine Öffnung reicht von 10–40 mm. Als Fixationsbolzen werden Kirschner-Drähte mit oder ohne Gewinde vom Φ 2,5 mm verwendet. Vorbohren Φ 2,0 mm durch die Ziel-Bohrbüchse.

Die Zuschneidezange
wird verwendet, um an den dünnen, aus Blech gefertigten Platten störende oder überflüssige Anteile abzuschneiden (z. B. Kleeblatt-Platte).

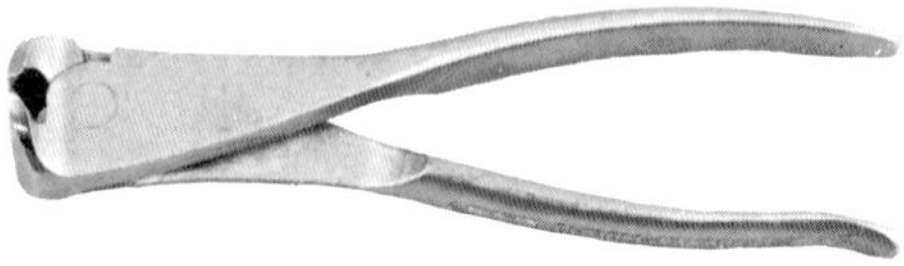

Einige weitere Instrumente

- Spreizzange für Kleinfragmente
- Haltezange für Fingerplättchen (mit Füßchen)
- Draht-Biegezange (auch im Drahtinstrumentarium)
- Draht-Schneidezangen (groß oder klein)
- Biegezange für Rekonstruktionsplatten
- Hebel für Großzehen-Operationen.

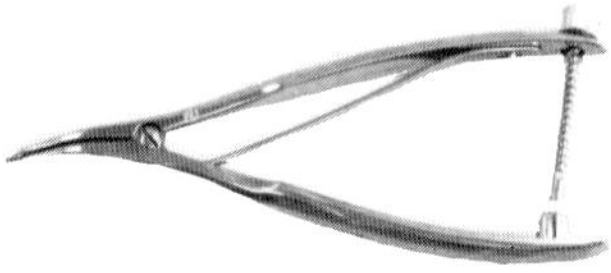

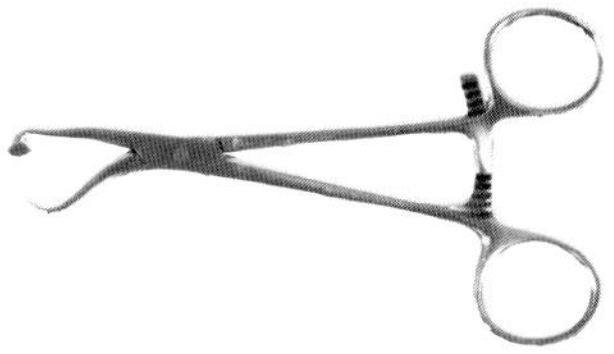

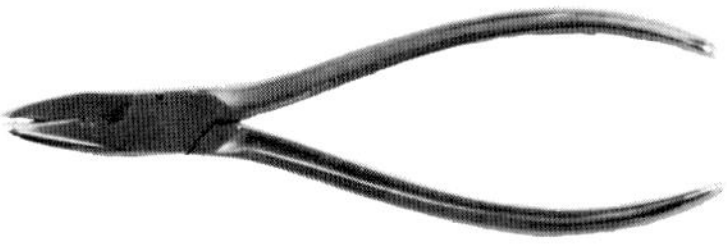

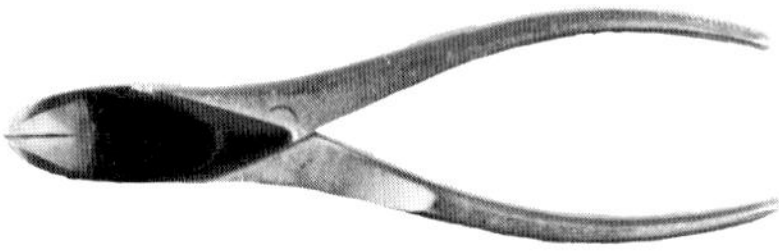

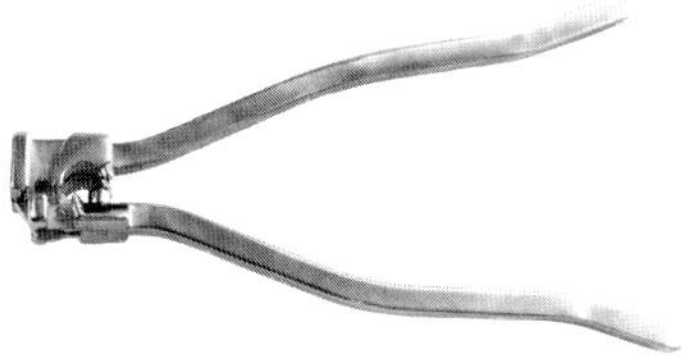

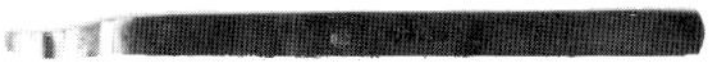

5.3 Die Implantate der 3,5er Gruppe

Spongiosaschraube	Φ 4,0 mm
Kortikalisschraube	Φ 3,5 mm
Zugehörige Plättchen.	

5.3.1 Die kleinen AO-Schrauben *

Auch hier unterscheidet man zwei Typen von Schrauben, die wegen ihren unterschiedlichen Formen verschiedene Anwendungsgebiete haben:

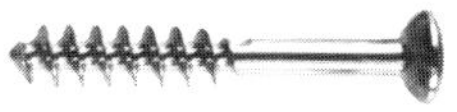

- *Die Spongiosaschrauben Φ 4,0 mm.* Zur Verwendung in der Epi- oder Metaphyse (glatter Schaft und kurzes Gewinde).

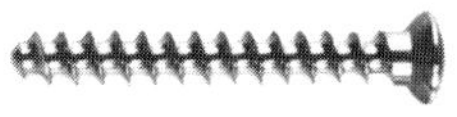

- *Die Kortikalisschrauben Φ 3,5 mm* werden in der Diaphyse verwendet (Gewinde auf der ganzen Länge).

Auch für die kleinen Schrauben gilt:

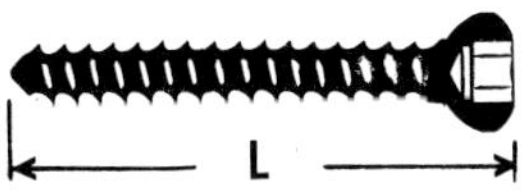

> Die Nennlänge der Schrauben entspricht der Totallänge inklusive Kopf.

Bemerkung. Erst die Umstellung (1977) auf *Kugelkopf* und *Innen-Sechskant* – 2,5 mm Schlüsselweite – ermöglichte die Konstruktion von kleinen Spann-Gleitloch-Platten für die kleinen Schrauben.

---

* Die dritte kleine Schraube (Φ 2,7 mm) ist auf S. 116 beschrieben.

5.3.1.1 Spongiosaschrauben Φ 4,0 mm

Nur in Epi- und Metaphyse, wo die Kortikalis dünn ist; frakturquerend als Zugschraube (Gewinde nur im gegenüberliegenden Fragment) oder auch zur Plattenfixation. Das Gewinde wird meist nur durch die erste Kortikalis geschnitten, im spongiösen Knochen bahnt sich die Schraubenspitze den Weg selbst.

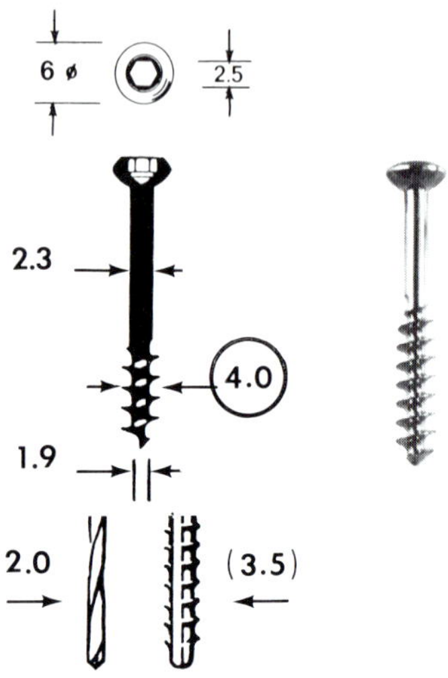

Abmessungen

Gewindedurchmesser *	4,0 mm
Kopfdurchmesser (Kugelkopf)	6,0 mm
Schaftdurchmesser	2,3 mm
Kerndurchmesser	1,9 mm
Bohrer für Gewindeloch	Φ 2,0 mm
Gewindeschneider	Φ 3,5 mm!

5.3.1.2 Kortikalisschrauben Φ 3,5 mm

Vorwiegend in der Diaphyse verwendet. Frakturquerend als Zugschraube eingesetzt (Gleitloch kopfnah, Gewindeloch gegenüberliegend). Als Platten-Fixationsschraube meistens in beiden Kortikales verankert (Gewindelöcher). In der Diaphyse muß das Gewinde immer vorgeschnitten werden.

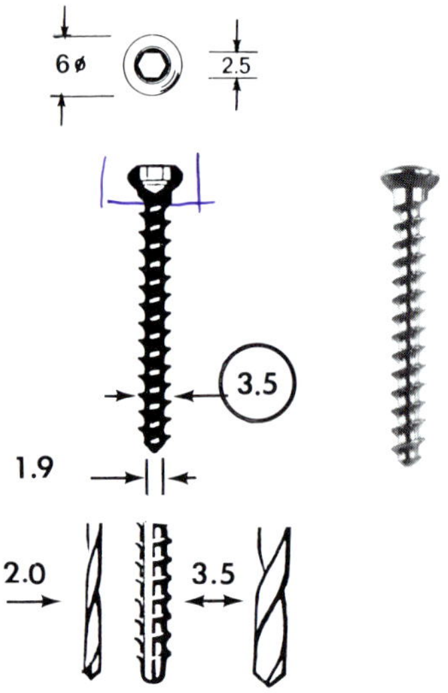

Abmessungen

Gewindedurchmesser *	3,5 mm
Kopfdurchmesser (Kugelkopf)	6,0 mm
Kerndurchmesser	1,9 mm
Bohrer für Gewindeloch	Φ 2,0 mm
Bohrer für Gleitloch	Φ 3,5 mm
Gewindeschneider	Φ 3,5 mm

5.3.1.3 Unterlagsscheiben

zur Verwendung mit den 4,0 mm-Spongiosaschrauben stehen zur Verfügung (Φ 7 mm).

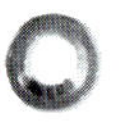

* Mit Ausnahme des Außendurchmessers sind die *Gewinde* beider Schrauben identisch.
Die 3,5 mm-Kortikalisschraube ist durch das Profil ihres Gewindes eigentlich eine Spongiosaschraube (mit Gewinde auf der ganzen Länge). In der Praxis hat sie sich aber, gerade wegen des relativ großen Gewindes, als kleine Standardschraube bewährt.

5.3.2 Die kleinen Platten

Zu den Schrauben Φ 4,0 und 3,5 mm passend.

Einteilung der Platten
Gerade Platten:
- Spann-Gleitloch-Platte-3,5 mm *
- Drittelrohr-Platten *
- Rekonstruktions-Platten-3,5 mm

Spezielle Platten: (Formplatten)
- Kleine T-Platten *
- Kleeblatt-Platten *
- Y-Platten
- Halswirbel-Plättchen

Kleinkinder-Hüftplatten werden ebenfalls mit 3,5 mm-Kortikalisschrauben verwendet (s. S. 86).

Hinweise zur Konstruktion der Platten

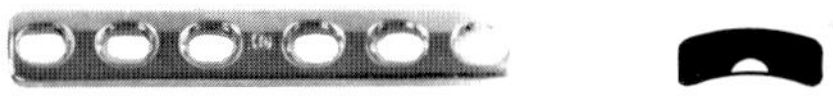

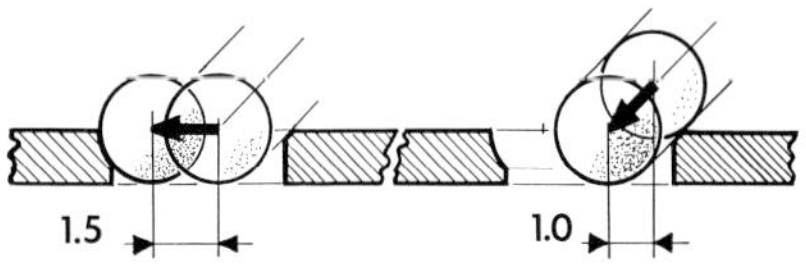

Spann-Gleitloch-Platten-3,5 mm (DCP)
Sie sind eine Weiterentwicklung der früheren Kleintier-Rundloch-Platten und haben sich auch am menschlichen Skelett bewährt. Die Konstruktion und Wirkungsweise ist analog den auf S. 56 bis 58 beschriebenen DCP für 4,5er-Schrauben.

– Profil:	10 × 3 mm
– Spannweg pro Loch:	1,0 mm
– Gleitweg im Loch:	1,5 mm.

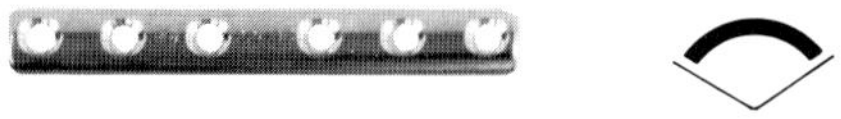

Drittelrohr-Platten
Die dünnen, rinnenförmigen Platten mit geringer Steifigkeit sind in Funktion und Anwendung den früher beschriebenen Halbrohr-Platten ähnlich (s. S. 60).
Profil: ⅓ eines Rohres Φ 12 × 1 mm.
Die ovalen Löcher ermöglichen Kompression durch exzentrisch eingesetze Schrauben.

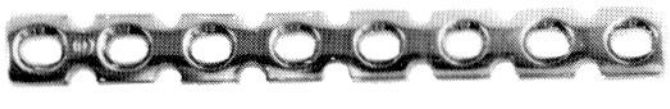

Die Rekonstruktions-Platten (10 mm breit)
Diese Platten werden in besonderen Fällen für Rekonstruktionen am Becken oder evtl. an der Klavikula eingesetzt.
Dank der seitlich angebrachten Einschnitte können diese Platten *dreidimensional* gebogen werden (spezielle Biegezange für Rekonstruktions-Platten). Nicht mehr als 15° biegen. Die ovalen Löcher ermöglichen Selbstkompression.
Profil: 10 × 2,5 mm.
(Besondere Ergänzungs-Implantate, welche nicht in den Standard-Kassetten enthalten sind.)

---

* Standard-Platten in den Kassetten. Die übrigen Platten sind Ergänzungs-Implantate.

Kleine T-Platten
insbesondere für den distalen Radius.
Rechtwinklig: vier Größen.
20°-schief: zwei Größen, rechts und links verwendbar, da mit beidseitiger Ansenkung für die Schraubenköpfe.
Im Kopf: Löcher für 3,5- und 4,0 mm-Schrauben.
Im Plattenteil: Ein längliches Loch für provisorische Fixation (Verschiebung noch möglich) oder für eine schiefe 3,5 mm-Zugschraube.

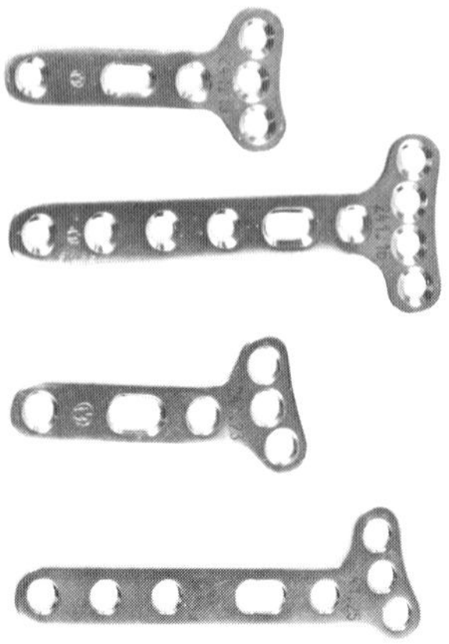

Kleeblatt-Platten
speziell für die distale Tibia.
Löcher: im Plattenkopf für 3,5- oder 4,0 mm-Schrauben; im Plattenschaft für 4,5 mm-Schrauben (zwei Längen).

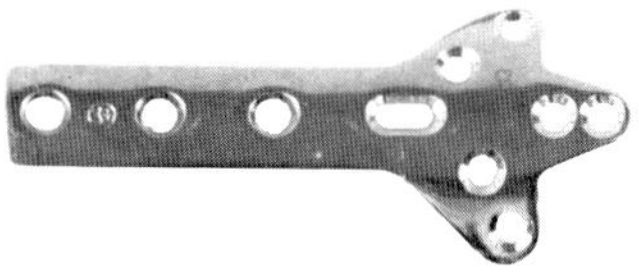

Y-Platte (Ergänzungs-Implantat)
Insbesondere für Frakturen an den Humerus-Kondylen. Die seitlichen Einschnitte ermöglichen dreidimensionale Anpassung mit der Biegezange für Rekonstruktions-Platten. Ovale Löcher.

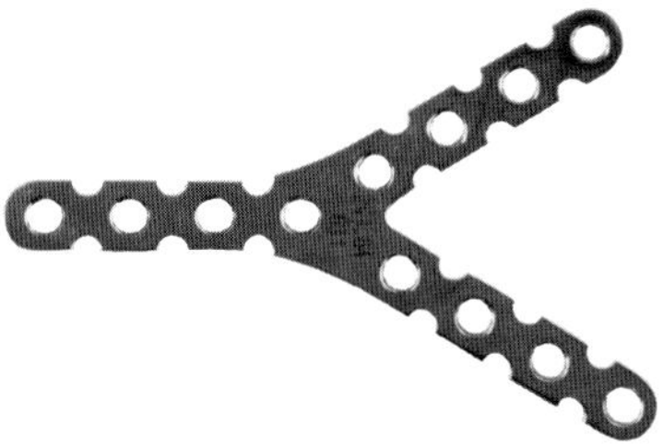

Halswirbel-Plättchen (Ergänzungs-Implantat)
Für Arthrodesen an den Halswirbeln, können auch am Calcaneus gebraucht werden (6 Längen).

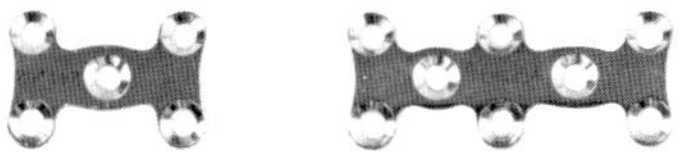

An allen dünnen, aus Blech gefertigten Platten können störende oder überflüssige Anteile mit der Zuschneidezange abgeschnitten werden.

5.3.3 Die Anwendung der 4,0- und 3,5 mm-Schrauben als Zugschrauben

Die früher erwähnten Prinzipien der Zugschraube gelten sinngemäß auch für diese Schrauben.

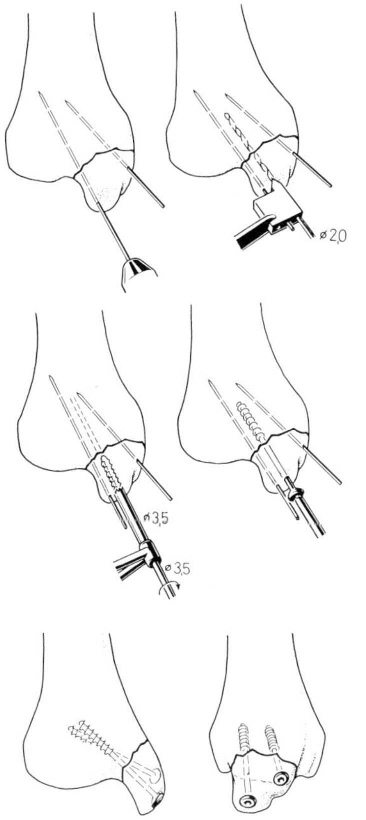

5.3.3.1 Die Spongiosaschraube Φ 4,0 mm als Zugschraube

Vorgehen

- Reposition der Fraktur und provisorische Fixation des Fragmentes mit Spickdrähten.
- Mit *Ziel- und Plattenbohrbüchse* und dem 2,0 mm-Bohrer Vorbohren des *Gewindeloches.*

- Evtl. mit kleinem Kopfraumfräser den Sitz des Schraubenkopfes ansenken.
- *Kleines Schraubenmeßgerät* zum Messen der benötigten Schraubenlänge.
- *3,5 mm-Gewindeschneider* und *3,5-Gewebeschutzhülse* zum Schneiden des Gewindes (ganz oder teilweise).
- Evtl. kleine Unterlagsscheibe benützen.

- Kleiner *Sechskant-Schraubenzieher* zum Einsetzen der 4,0 mm-Spongiosaschraube.

5.3.3.2 Die 3,5 mm-Kortikalisschraube als Zugschraube

Grundsätzlich können alle drei Varianten der Technik, wie sie im Abschnitt 3.2.2, S. 47 bis 50 beschrieben wurden, verwendet werden.

Standard-Technik

Vorgehen

- *Spiralbohrer 3,5 mm* und Gewebeschutzhülse 3,5 mm für *Gleitloch* im kopfnahen Fragment.
- Gerade *Steckbohrbüchse 3,5/2,0 mm* und *2,0 mm-Bohrer* für *Gewindeloch* im gegenüberliegenden Fragment.
- *Kleiner Kopfraumfräser* – Einsatz im Handgriff, Vorbereiten des Sitzes für den Schraubenkopf.
- *Kleines Schraubenmeßgerät* zum Messen der benötigten Schraubenlänge.
- *3,5 mm-Gewindeschneider* im *Handgriff* und *Gewebeschutzhülse* zum Schneiden des Gewindes im gegenüberliegenden Fragment.
- Kleiner *Sechskant-Schraubenzieher* zum Einsetzen der Schraube.

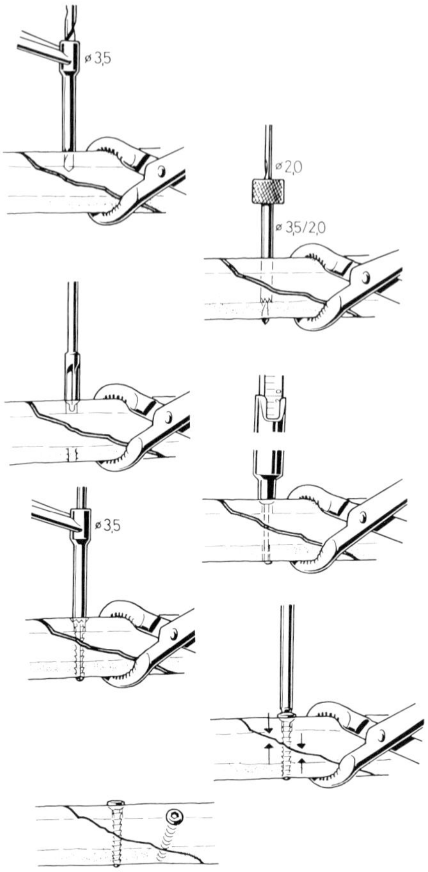

Varianten der Technik

a) *Mit dem kleinen Zielgerät mit Spitze.* Vorbohren des Gewindeloches in der hinteren Fragmentspitze, Reposition, und Bohren des Gleitloches analog der Technik (Variante 2) auf der S. 49.

Vorgehen

- *Hintere Fragmentspitze:*
  Zielbohrbüchse Φ 2 mm und *Bohrer Φ 2 mm* für das Gewindeloch.
- Kleines Zielgerät mit Spitze einhängen.
- Reposition.
- *3,5 mm-Bohrer* durch das Zielgerät mit Spitze zum Vorbohren des *Gleitloches.*
- Kopfraumfräsen, Messen, Gewindeschneiden etc.

Warnung: Denudierung!

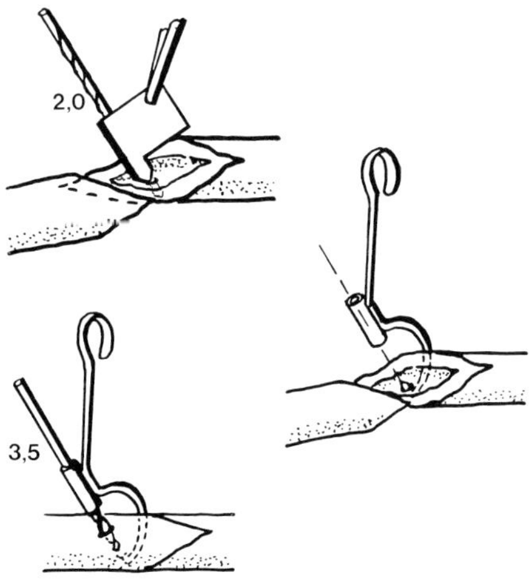

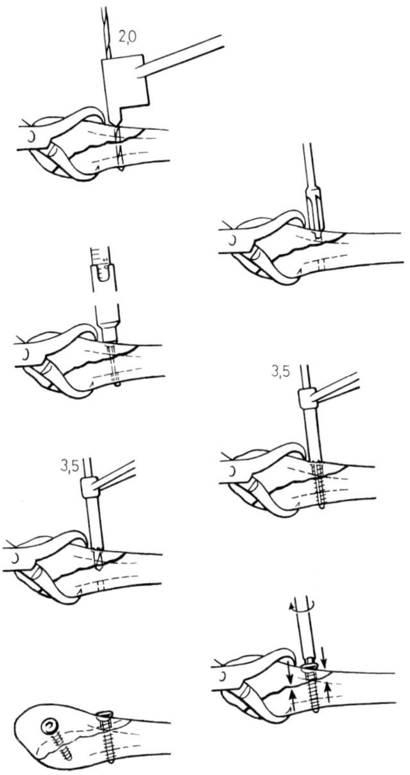

b) In Ausnahmefällen wird auch die *Kleinfragment-Technik* verwendet (ohne Steckbohrbüchse) (vgl. S. 118).

- Durchbohren *beider* Kortikales mit dem 2 mm-Bohrer.
- Kopfraum fräsen
- Länge messen
- Gewindeschneiden in *beiden* Kortikales
- *Erste Kortikalis vorsichtig* auf 3,5 mm aufbohren (Bohrer evtl. im Handstück anstatt in der Bohrmaschine verwenden). Wichtig ist das möglichst genaue Einhalten der Richtung. Das Gewinde in der gegenüberliegenden Kortikalis darf *nicht* beschädigt werden!
- Schraube einsetzen.

5.3.3.3 Schraubenlage

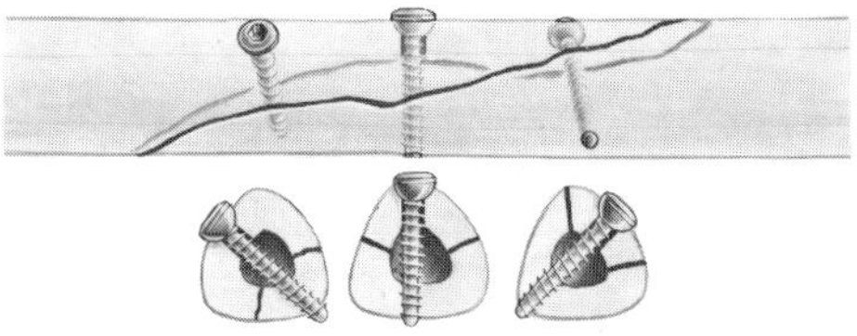

Es gelten die bezüglich Schraubenlage auf S. 50 gemachten Bemerkungen.

Merke:

Zwei kleine Schrauben ergeben eine stabilere Fixation als eine große Schraube.

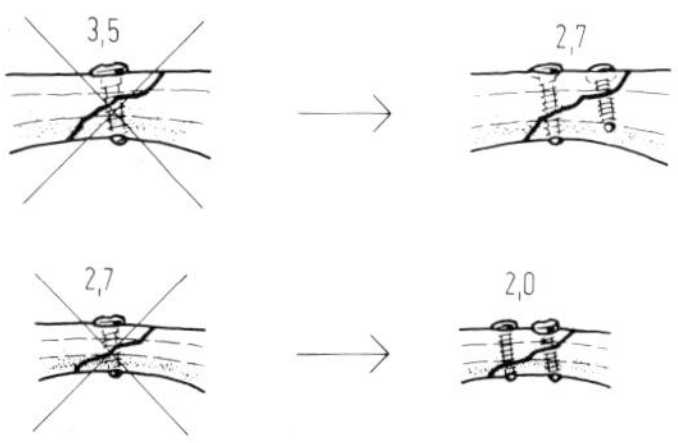

Zwei Schrauben verteilen die interfragmentäre Kompression besser auf die ganze Bruchfläche und verhindern die Verdrehung der Fragmente um eine Schraubenachse.

5.3.4 Anwendung der Platten mit 3,5 mm- (und 4,0 mm-) Schrauben

Die Technik der Anwendung bleibt dieselbe wie schon früher beschrieben, die verwendeten Instrumente sind natürlich der Größe der Implantate angepaßt.
Besprochen wird die Anwendung der im Abschnitt 5.3.2. beschriebenen Platten.

5.3.4.1 Anwendung der Spann-Gleitloch-Platten-3,5 mm

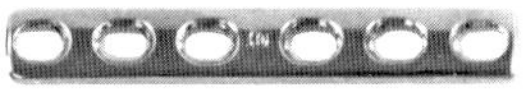

Die Anwendungstechnik ist genau gleich wie bei den früher beschriebenen 4,5 mm-Spann-Gleitloch-Platten (s. S. 64).

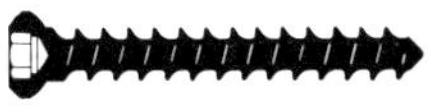

Mit den DCP nur Schrauben mit Kugelkopf und Innensechskant verwenden!

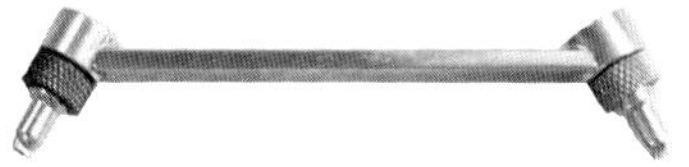

Die doppelte DCP-Bohrbüchse-3,5 mm ist unbedingt erforderlich.

5.3.4.1.1 Anwendung der DCP-3,5 mm als selbstspannende Platte (vgl. S. 64)

Für das erste Schraubenloch

- Ziel-Bohrbüchse und 2 mm-Bohrer
- Kleines Schrauben-Meßgerät
- Gewindeschneider und Gewebeschutzhülse-3,5 mm
- Kleiner Sechskant-Schraubenzieher.

Für das zweite Schraubenloch (Spannschraube)

- Exzentrische Spann-Bohrbüchse-3,5 (gelb) und 2 mm-Bohrer
- Kleines Schrauben-Meßgerät
- Gewindeschneider und Gewebeschutzhülse-3,5 mm
- Schraubenzieher.

Für die übrigen Schrauben

- Neutrale DCP-Bohrbüchse (grün) und 2 mm-Bohrer
  Kleines Schrauben-Meßgerät
- Gewindeschneider und Gewebeschutzhülse-3,5 mm
- Schraubenzieher.

Für eine evtl. *Zugschraube durch Platten*

- Gewebeschutzhülse und Bohrer-3,5 mm
- Steck-Bohrbüchse 3,5/2,0 mm und 2 mm-Bohrer
- Schrauben-Meßgerät
- Gewindeschneider und Gewebeschutzhülse-3,5 mm
- Schraubenzieher.

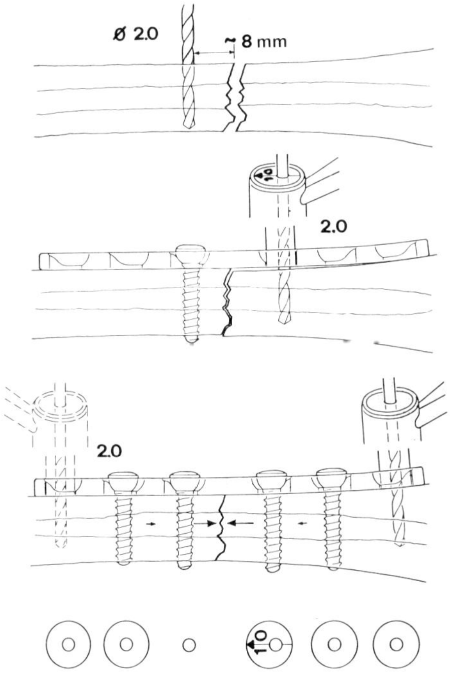

Die Varianten der Anwendung als selbstspannende Platte sind auch mit der DCP-3,5 mm möglich

- Komprimieren von Stückbrüchen
- Ausnützen des maximalen Spannweges und
- Nachspannen bei ungenügender Reposition.

Prinzipien der Technik und Vorgehen s. S. 65/66.

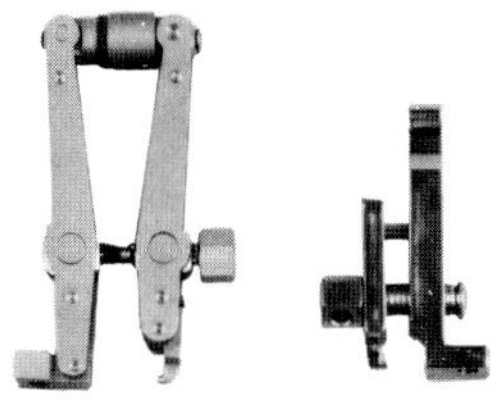

5.3.4.1.2 DCP-3,5 mm- und Plattenspanner

Die Spann-Gleitloch-Platten-3,5 mm können auch mit dem *Plattenspanner mit Gelenken* verwendet werden. Für die Veterinäre wurde ein *spezieller* 8 mm-Plattenspanner entwickelt, der mit einer 3,5 mm-Schraube (oder 2,7 mm) fixiert werden kann.

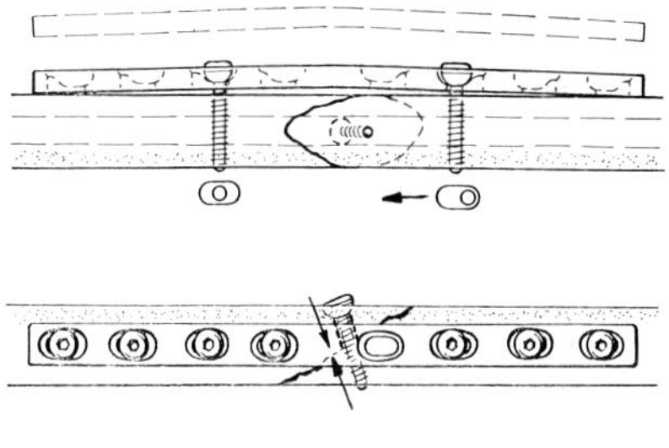

5.3.4.1.3 Anwendung der DCP als Neutralisations-Platte
(vgl. S. 69)

Nach durchgeführter Zugschrauben-Osteosynthese wird die Platte dem Knochen angepaßt, leicht überbogen und mit einer Schraube fixiert. Die 2. Schraube, in Spannstellung, wird vorsichtig angezogen und übt einen der Frakturform angepaßten axialen Druck aus.
Verwendete Instrumente: wie vorstehend beschrieben.

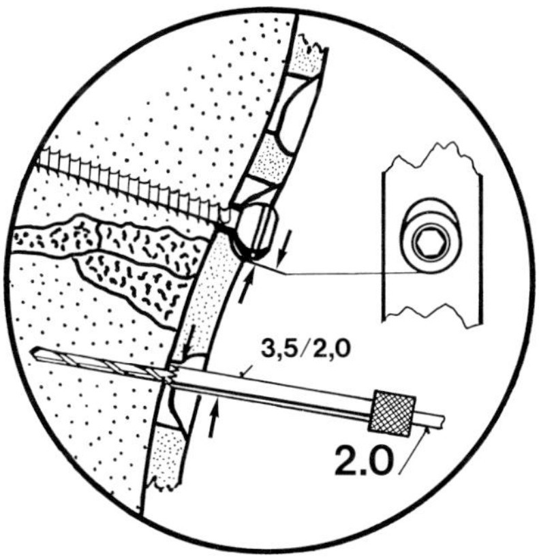

5.3.4.1.4 Anwendung der DCP-3,5 mm als Abstütz-Platte
(vgl. S. 70).

Alle Schrauben sollen in Abstützposition, d. h. frakturnah, im Plattenloch stehen.

Für die erste Schraube

- Ziel-Bohrbüchse und 2 mm-Bohrer
- etc.

Schraube nur lose eindrehen. Verschieben der Platte, so daß die Schraube in Abstützposition steht.

Für alle weiteren Schrauben

- Steck-Bohrbüchse 3,5/2,0 mm und 2 mm-Bohrer in *Abstützposition*
- Messen, Gewindeschneiden etc.

5.3.4.2 Anwendung der Drittelrohr-Platten

Die Anwendung erfolgt analog der Halbrohr-Platte (s. auch S. 74 und 75).

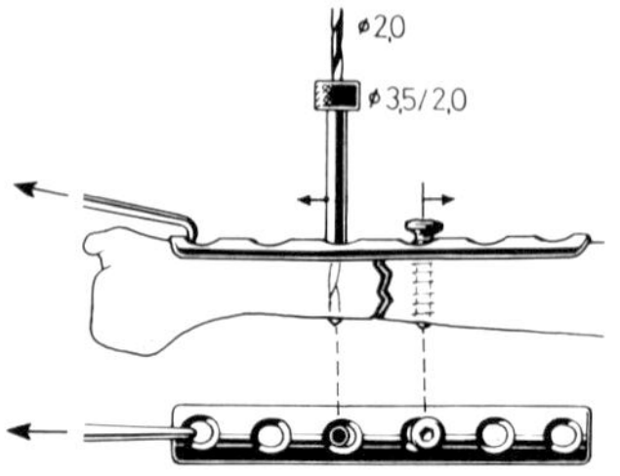

Für die erste Schraube:

- Ziel-Bohrbüchse und 2 mm-Bohrer usw.
  Schraube nur *lose* eindrehen.

Für die *zweite Schraube = Spann-Schraube*:

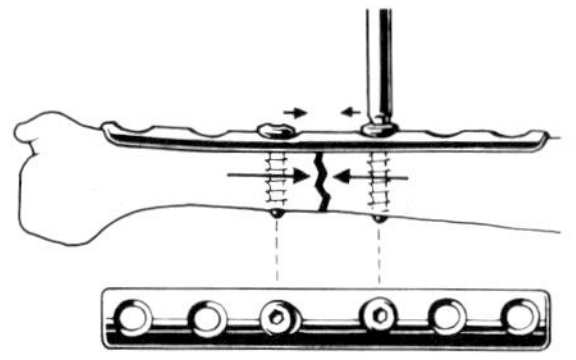

- Steck-Bohrbüchse 3,5/2,0 mm und 2 mm-Bohrer. *Beide* Schrauben müssen in *endständiger* Spannstellung stehen, Anziehen erzeugt axiale interfragmentäre Kompression.
  Alle *übrigen Schrauben* zentriert einsetzen.
- Ziel- und Platten-Bohrbüchse – *runde Seite* – und 2 mm-Bohrer.

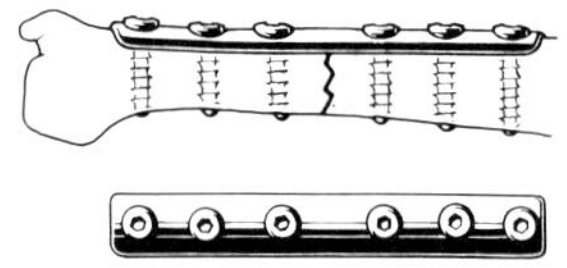

Wenn es die Fraktursituation erlaubt, wird die interfragmentäre Kompression mit einer Zugschraube erzeugt.

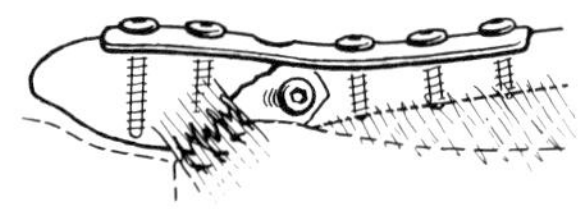

Bemerkung:
Die Drittelrohr-Platte kann auch mit dem Plattenspanner mit Gelenken oder mit dem speziellen Veterinär-Plattenspanner verwendet werden.

5.3.4.3 Anwendung der Spezial-Platten mit 3,5er Schrauben

Das Vorgehen bei der Anwendung dieser Platten ist ähnlich wie bei der Drittelrohr-Platte. Es werden dieselben Instrumente verwendet.

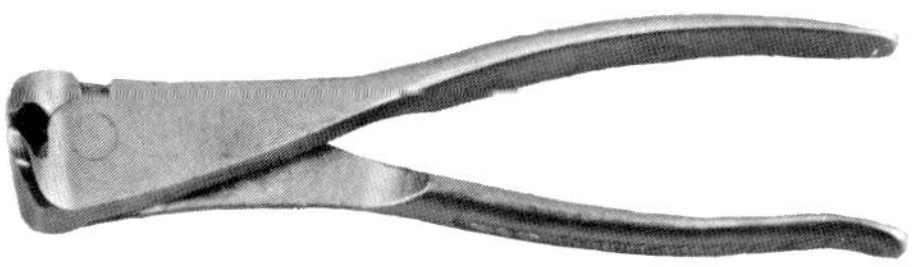

Wegen der *geringen Steifigkeit* dieser dünnen Platten sollen sie nur als Zuggurtungs- oder als Abstützplatten Verwendung finden.
Zu beachten ist, daß Kompressionsweg und Kompressionskraft der in den leicht ovalen Löchern eingesetzten Schrauben relativ gering sind (kleiner als bei den DCP).
Kürzen der Spezialplatten ist mit der *Zuschneidezange* und einer Flachzange möglich.

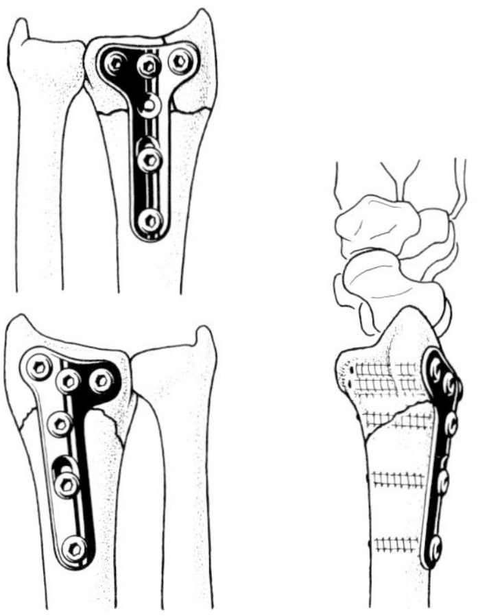

Die kleinen T-Platten
Das Anschrauben der exakt angepaßten Platte beginnt man meistens im langen Loch (Verschiebung zur Feinreposition möglich). Dann werden *alle* vorgesehenen Schrauben im Kopf eingesetzt. Anschließend kann durch exzentrisches Plazieren der ersten Schraube in einem Loch des Schaftes die Platte gespannt werden (oder evtl. mit dem Plattenspanner). Im Längsloch kann eine Zugschraube stark schief eingesetzt werden.
Anwendung: Vorwiegend am distalen Radius, aber auch lateral an der Klavikula, bei Kinderfrakturen etc.

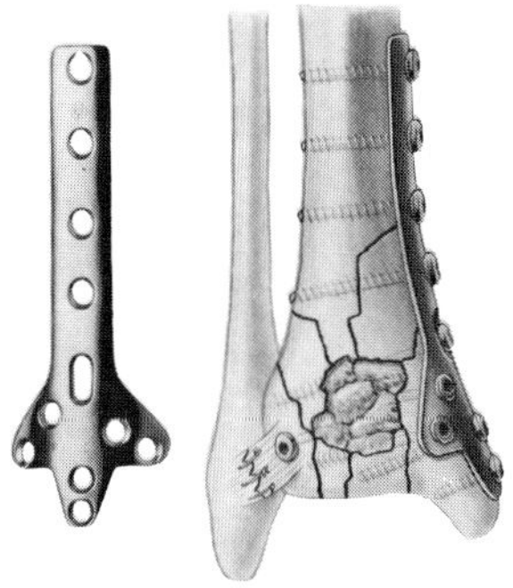

Die Kleeblatt-Platten
Bei der Anwendung dieser Platten ist zu beachten, daß in den Löchern des Plattenkopfes 3,5-resp. 4,0 mm-Schrauben verwendet werden. In die Löcher des Plattenschaftes sind in der Regel 4,5 mm-Kortikalisschrauben einzusetzen. Das Festschrauben der genau angepaßten Platte beginnt man am Kopf. Es ist nicht notwendig, sämtliche Plattenlöcher mit Schrauben zu versehen.
Anwendung: An der distalen Tibia (medial oder ventral) oder am Humerus-Kopf.

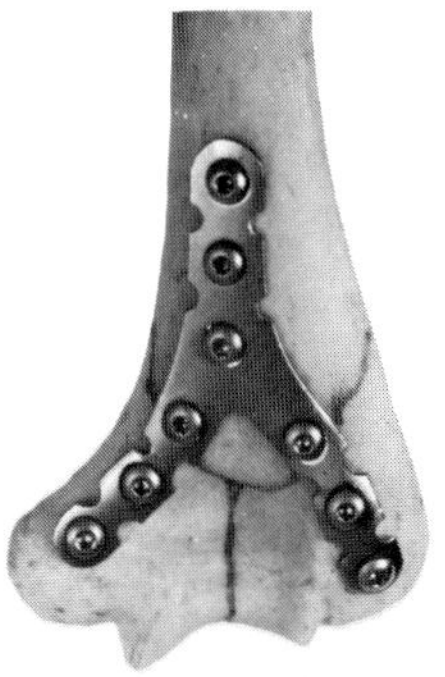

Die Y-Platte
Sie läßt sich durch dreidimensionales Biegen (Biegezange für Rekonstruktionsplatten) exakt den Humerus-Kondylen anpassen. Die Schenkel können durch Abbrechen mit 2 Flachzangen gekürzt werden.

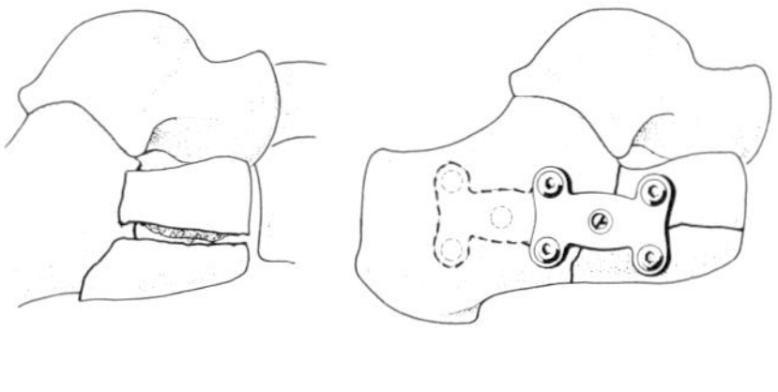

Die Halswirbel-Plättchen
für Halswirbel-Arthrodesen oder Calcaneus-Osteosynthesen. Vgl. AO-Manual, S. 300 und 304.

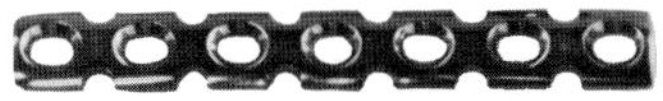

Die Rekonstruktions-Platten (10 mm breit)
Dank der dreidimensionalen Biegbarkeit können sie in speziellen Fällen Rekonstruktionen ermöglichen, die mit normalen Platten nicht durchführbar wären. Es ist zu beachten, daß die an sich schon geringe Festigkeit der Platte durch das dreidimensionale Biegen noch verringert wird. *Biegewinkel über 15° sind unzulässig!*

5.4 Die Implantate der 2,7 mm-Gruppe

- Kortikalisschraube Φ 2,7 mm
- Spezial-Kieferschraube Φ 3,5 mm
- zugehörige Plättchen.

5.4.1 Die Schrauben

Kugelkopf mit Innen-Sechskant (2,5 mm) seit 1977.

5.4.1.1 Die Kortikalisschrauben Φ 2,7 mm

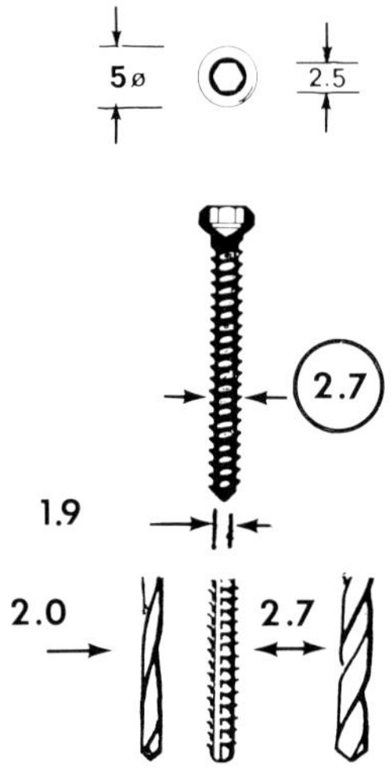

Vorwiegend in der Diaphyse verwendet. Frakturquerend als Zugschraube (Gleitloch, Gewindeloch). Als Plattenfixations-Schraube: Gewindeloch in beiden Kortikales.
In der Diaphyse Gewinde immer vorschneiden.

Abmessungen

Gewindedurchmesser	2,7 mm
Kopfdurchmesser (Kugelkopf)	5,0 mm
Kerndurchmesser	1,9 mm
Bohrer für Gewindeloch	Φ 2,0 mm
Bohrer für Gleitloch	Φ 2,7 mm
Gewindeschneider	Φ 2,7 mm

5.4.1.2 Spezialschrauben Φ 3,5 mm mit kleinem Kopf

Sie können bei evtl. ausgerissenem Knochengewinde durch alle 2,7 mm-Platten eingesetzt werden, um die Situation zu retten.

Die Schraube ist eine Kompromißlösung!
Schraubenkopf und -hals entsprechend der 2,7 mm-Kortikalisschraube. Das Gewinde entspricht der 3,5 mm-Kortikalisschraube, deshalb läßt sie sich in allen 2,7er-Platten nur *exzentrisch-schief durchschrauben!*

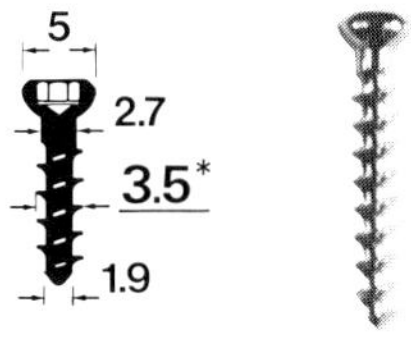

Abmessungen

Gewindedurchmesser	3,5 mm
Kopfdurchmesser (spez. Kugelkopf)	*nur 5,0 mm*
Kerndurchmesser	1,9 mm

Bohrer und Gewindeschneider erübrigen sich meistens wegen der speziellen Anwendung dieser Schraube (sonst wie bei der 3,5er-Schraube).

5.4.2 Platten zu den 2,7 mm-Kortikalisschrauben

2,7 mm-Schrauben passen in folgende Platten:

- Spann-Gleitloch-Platten (DCP)-2,7 mm und Kiefer-Plättchen
- T-, L- und Mehrfragment-Plättchen
- Rekonstruktions-Platten, 8 mm breit.

Diese Platten werden hauptschächlich an den Metakarpalien und Metatarsalien resp. am Unterkiefer verwendet.

5.4.2.1 Die Spann-Gleitloch-Platten (DCP) – 2,7 mm

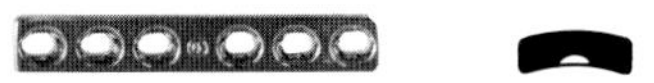

sind eine Weiterentwicklung der Kleintierplättchen. Sie haben sich auch am menschlichen Skelett bestens bewährt. In der Kieferchirurgie werden nicht nur die Standard-Plättchen, sondern auch Varianten davon mit schief resp. rechtwinklig angeordneten Löchern verwendet.
Konstruktion und Wirkungsweise ist analog den auf S. 56–58 beschriebenen DCP für 4,5er-Schrauben.

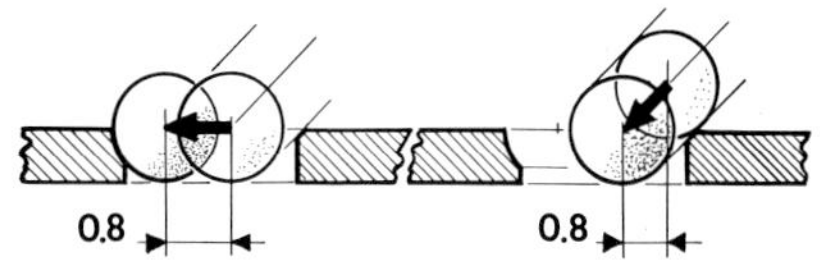

Profil:	Bis 6 Löcher	8 × 2 mm (1979)
	längere	8 × 2,5 mm
Spannweg pro Loch		0,8 mm
Gleitweg im Loch		0,8 mm.

5.4.2.2 Die Viertelrohr-Plättchen

Sie entsprechen in Funktion und Ausführung den früher beschriebenen ½ und ⅓-Rohrplatten. (Geringe Steifigkeit, also vorwiegend als Zuggurtung.)

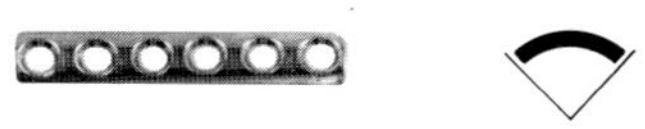

Ovale Löcher zur Kompression durch exzentrisch eingesetzte Schrauben.
Profil: ¼ eines Rohres Φ 12 × 1 mm.

5.4.2.3 T-, L- und Mehrfragment-Plättchen

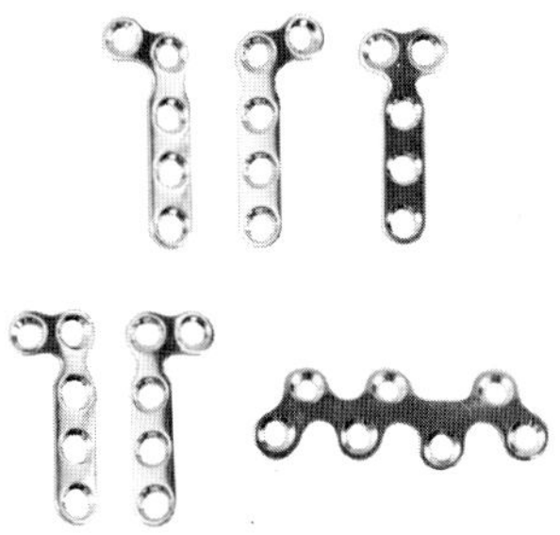

Profil und Plattenlöcher entsprechen den Viertelrohr-Plättchen.
Die T-Plättchen sowie die schrägen L-Plättchen sind im Kleinfragment- und Mini-Implantatesatz enthalten.
Rechtwinklige L-Plättchen und Mehrfragmenten-Plättchen sind Ergänzungs-Implantate.

5.4.2.4 Schrägloch-Kiefer-DC-Plättchen (45°) und Kiefer-EDC-Plättchen (90°)

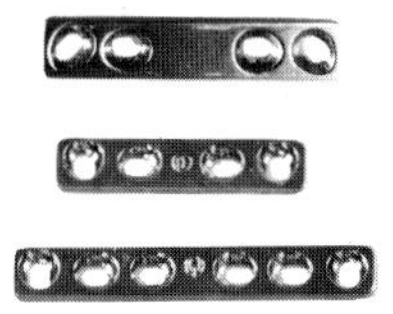

sind beides *Varianten* der 2,7 mm-Spann-Gleitloch-Plättchen (DCP = Dynamische Kompressions-Plättchen).
EDCP = Exzentrische Dynamische K.-P., dabei bezieht sich das „exzentrisch" auf die quere Spannwirkung der quergestellten Löcher, die am Kiefer die interfragmentäre Kompression im Bereich der Zähne verbessert.

5.4.2.5 Rekonstruktionsplatten 8 mm breit

Dieses Ergänzungsimplantat hat sich insbesondere bei Kiefer-Rekonstruktionen bewährt. Einige vorgebogene Modelle sind vorhanden, so daß intraoperativ nur kleine Anpassungen notwendig werden.

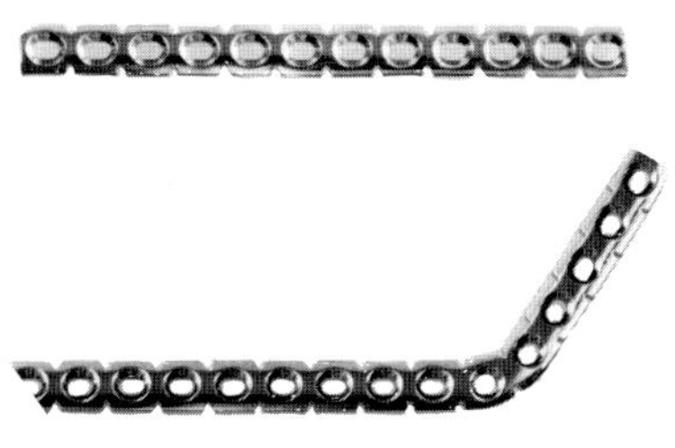

Dank der seitlich angebrachten Einschnitte können sie mit den *speziellen Biegezangen* dreidimensional gebogen werden (nicht mehr als 15° biegen).
Die ovalen Löcher erlauben Selbstspannung.
Profil: 8 × 2,7 mm.

5.4.3 Die Kortikalisschraube Φ 2,7 mm als Zugschraube

Bei der Anwendung von Zugschrauben an kleinen Knochen wird oft auf die Steck-Bohrbüchse verzichtet (Kleinfragment-Technik).

Standard-Technik für kleine Schrauben

- *2,0 mm-Bohrer* und *Ziel- und Platten-Bohrbüchse* zum Vorbohren des Gewindeloches *durch beide* Kortikales.
- *Kleiner Kopfraumfräser-Einsatz* zum Ansenken der kopfnahen Kortikalis (sofern nötig).
- *Kleines Schrauben-Meßgerät* zum Messen der Schraubenlänge.
- *Gewindeschneider-2,7 mm* und *Gewebeschutzhülse-3,5 mm* zum Schneiden des Gewindes.
- Mit *Bohrer Φ 2,7 mm* durch die *Gewebeschutzhülse-3,5 mm* Aufbohren der kopfnahen Kortikalis zum Gleitloch.
  Vorsicht, daß das Gewinde in gegenüberliegender Kortikalis nicht weggebohrt (beschädigt) wird!

  Manchmal wird das Gleitloch schon vor dem Gewinde hergestellt.

- Kleiner *Sechskant-Schraubenzieher* zum Einsetzen der Schraube (für alte Schrauben evtl. noch Phillips-Schraubenzieher).

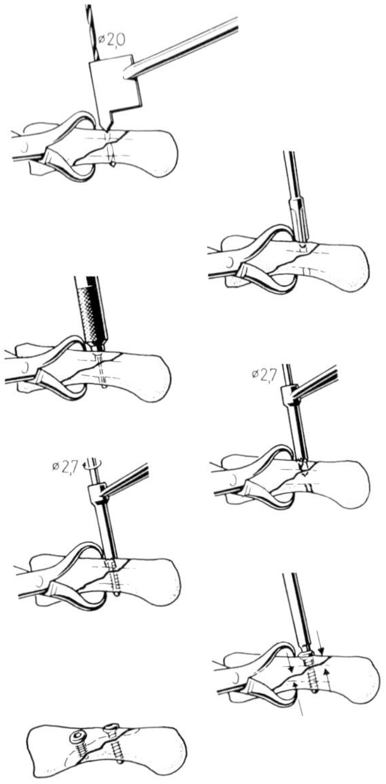

Varianten

Mit der *Steckbohrbüchse Φ 2,7/2,0 mm* kann die früher beschriebene Technik – Gleitloch zuerst – angewendet werden. Die Bohrbüchse ist sehr dünn und beschädigungs-anfällig!

Die abgeänderte Technik mit dem kleinen *Zielgerät mit Spitze* wird am menschlichen Skelett selten in Frage kommen.

Dem Veterinär leistet sie manchmal gute Dienste.

- Gewindeloch: Bohrer Φ 2 mm und Ziel-Bohrbüchse.
- Reposition.
- Kleines Zielgerät mit Spitze und Einsatzhülse 3,5/2,7 mm sowie Bohrer Φ 2,7 mm (Gleitloch).

5.4.4 Anwendung der Platten mit 2,7 mm-Schrauben

Prinzipien, Technik und Reihenfolge der Instrumente sind auch hier analog denjenigen der 4,5- resp. 3,5 mm-Platten.

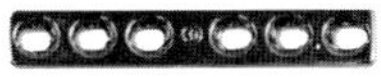

5.4.4.1 Anwendung der Spann-Gleitloch-Platten-2,7 mm

Anwendung als Neutralisations-, selbstspannende Zuggurtungs- oder Abstützplatte (s. auch S. 64).

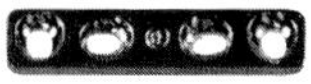

Gilt sinngemäß auch für die speziellen EDCP-Kieferplättchen mit 45° resp. 90° zur Achse angebrachten Spannlöchern.

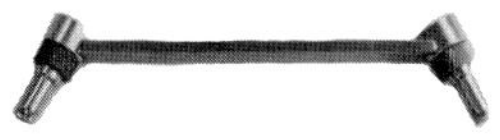

> Die doppelte DCP-Bohrbüchse-2,7 mm ist unbedingt erforderlich.
> Mit den DCP nur Kugelkopfschrauben mit Innensechskant verwenden.

Die spezielle DCP-Kieferbohrbüchse wird in stark gebogenen Kieferplättchen (mit deformierten Löchern) verwendet.

5.4.4.1.1 Die DCP-2,7 mm als selbstspannende Platte
vgl. S. 64–67)

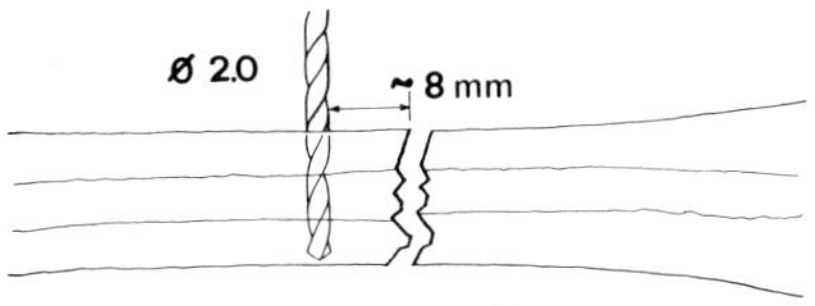

Für das erste Schraubenloch

- Ziel-Bohrbüchse und 2 mm-Bohrer
- Kleines Schrauben-Meßgerät
- Gewindeschneider-2,7 mm und Gewebeschutzhülse-3,5 mm
- Kleiner Sechskant-Schraubenzieher

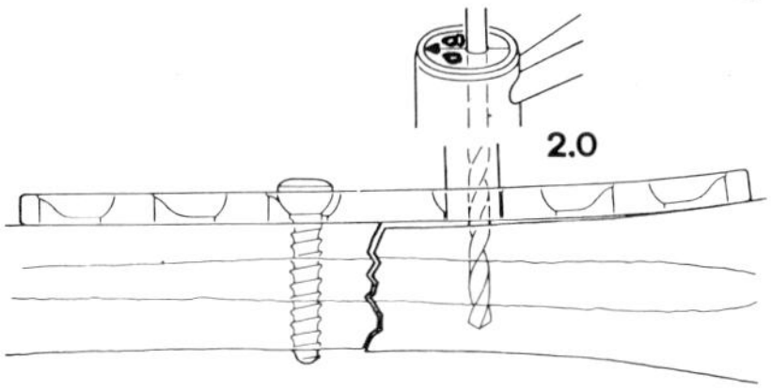

Für das zweite Schraubenloch (Spannschraube)

- Exzentrische Spann-Bohrbüchse-2,7 mm (gelb) und 2 mm-Bohrer
- Kleines Schrauben-Meßgerät
- Gewindeschneider-2,7, Gewebeschutzhülse-3,5 mm
- Schraubenzieher

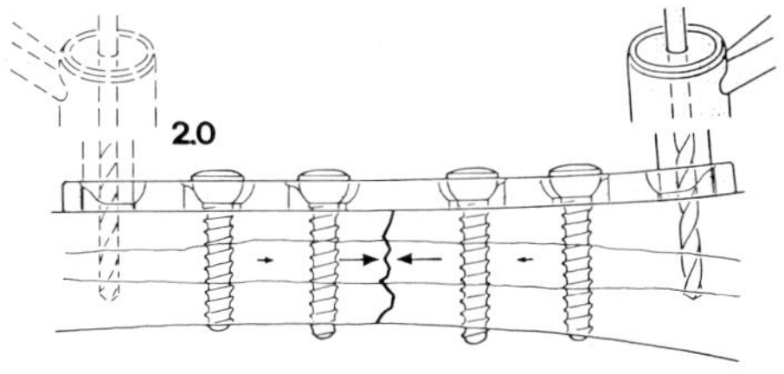

Für die übrigen Schrauben

- Neutrale DCP-Bohrbüchse-2,7 mm (grün) und 2 mm-Bohrer
- Kleines Schrauben-Meßgerät
- Gewindeschneider-2,7 mm und Gewebeschutzhülse-3,5 mm
- Schraubenzieher.

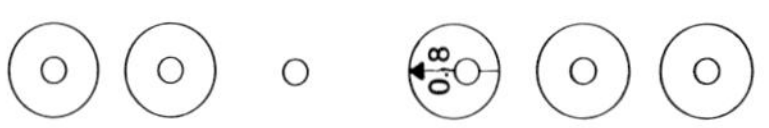

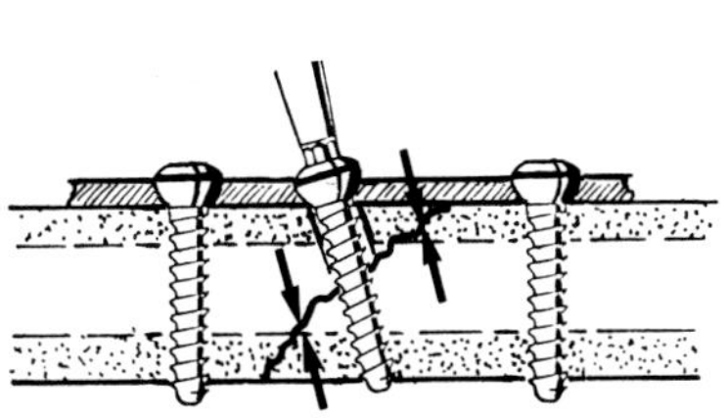

Für eine evtl. *Zugschraube durch Platten*

- *Nach* dem Gewindeschneiden: Aufbohren der ersten Kortikalis mit 2,7 mm-Bohrer (Gewebeschutzhülse-3,5 mm). Achtung: das Gewinde in der 2. Kortikalis nicht beschädigen.

Spezielle selbstspannende Anwendungen

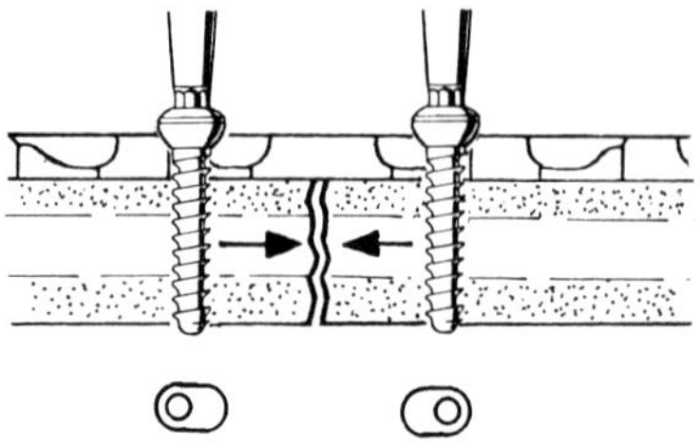

- Komprimieren von Stückbrüchen
- Ausnützen des maximalen Spannweges und
- Nachspannen bei ungenügender Reposition ist auch mit den 2,7 mm-DC-Platten möglich. Technik des Vorgehens s. S. 65/66.

5.4.4.1.2 DCP-2,7 mm und Plattenspanner.

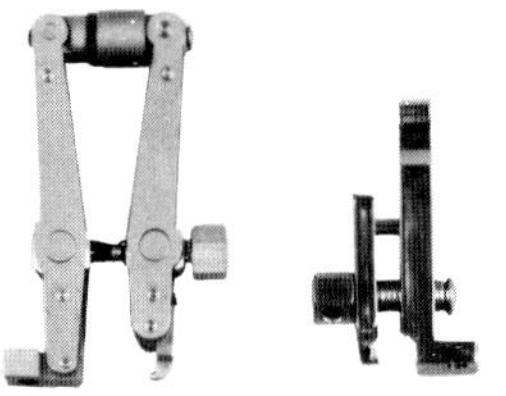

Die Spann-Gleitloch-Platten-2,7 mm können auch mit dem *Plattenspanner* mit *Gelenken* verwendet werden.
Für die Veterinäre wird ein spezieller 8 mm-Plattenspanner fabriziert, der mit einer 2,7 mm-Schraube (oder 3,5 mm) fixiert werden kann.

5.4.4.1.3 DCP-2,7 mm als Neutralisationsplatte.

Es werden die gleichen Instrumente verwendet, wie unter 5.4.4.1.1 beschrieben.

5.4.4.1.4 Anwendung der DCP-2,7 mm als Abstütz-Platte.

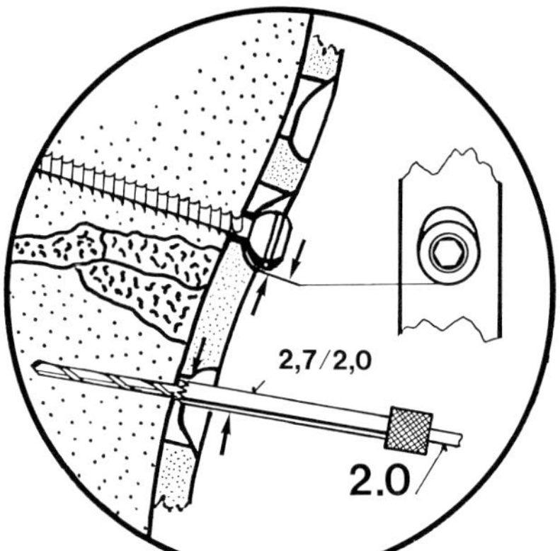

Alle Schrauben sollen in Abstützposition, d. h. frakturnah im Plattenloch stehen (vgl. S. 70).
Für die *erste Schraube*

- Ziel-Bohrbüchse und 2 mm-Bohrer
- usw.

Schraube nur lose eindrehen. Verschieben der Platte, so daß die Schraube in Abstützposition steht.

Für alle weiteren Schrauben

- Steck-Bohrbüchse 2,7/2,0 mm und 2 mm-Bohrer in *Abstützposition*
- Messen, Gewindeschneiden etc.

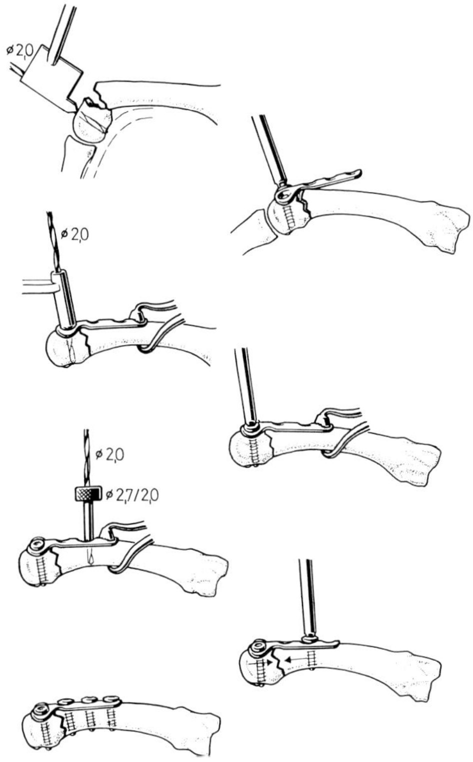

5.4.4.2 Anwendung der Viertelrohr-Plättchen und der T-, L- und Mehrfragment-Plättchen

Bei der Anwendung dieser Plättchen gelten die Bemerkungen, die in Abschnitt 5.3.4.2 und 5.3.4.3 gemacht wurden.

Anzuwendende Instrumente:
Für die *erste Schraube*

- Ziel-Bohrbüchse und 2 mm-Bohrer
- usw.

Für die *exzentrische Spannschraube*

- Steck-Bohrbüchse 2,7/2,0 mm und 2 mm-Bohrer
- usw.

Bei Viertelrohr-Plättchen sollen beide Schrauben in endständiger Spannstellung stehen, Anziehen erzeugt interfragmentäre Kompression.

Alle *übrigen Schrauben*
zentriert einsetzen.

- 2 mm-Bohrer und Platten-Bohrbüchse (runde)
- usw.

Evtl. Zugschrauben
werden mit der Kleinfragment-Technik (ohne Steckbohrbüchse) eingesetzt (vgl. S. 118)

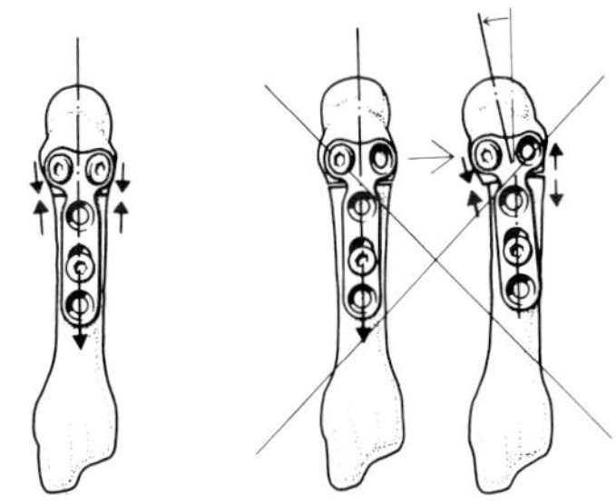

Bei *T- und L-Plättchen*
ist insbesondere auch der Plattenkopf genau dem Knochen anzupassen. Darin sind *beide* Schrauben zuerst einzusetzen; anschließend ist mit einer Schraube im Plattenteil zu spannen. Eine andere Reihenfolge ergibt Rotations- und Kippfehlstellungen.

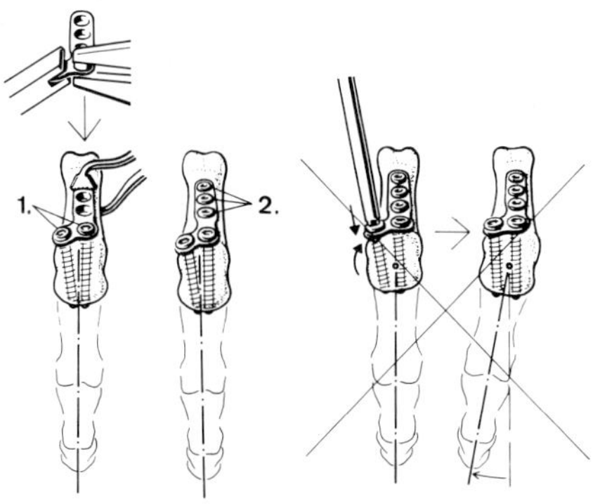

5.4.4.3 Anwendung der Rekonstruktionsplatten-2,7 mm

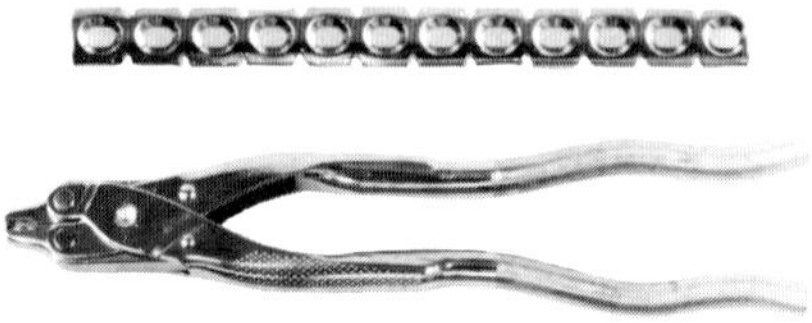

Exzentrisches Einsetzen von *Spannschrauben* ist in den ovalen Löchern sowohl der geraden wie auch der vorgebogenen Kiefer-Rekonstruktionsplatten möglich (*Steck-Bohrbüchse* 2,7/2,0 mm- und 2 mm-Bohrer). Alle anderen Schrauben mit der *Platten-Bohrbüchse* zentriert einsetzen.

5.4.5 Schraube – Bohrer – Gewindeschneider

Die Tabelle zeigt für die drei kleinen AO-Schrauben die Zusammengehörigkeit:

	Kleine Schrauben Sechskant 2,5 mm		
Schraubentyp + Durchmesser	Kortikalis 2,7	 3,5	Spong. 4,0
<u>Gleitloch</u> Bohrer = Aussendurchmesser	2,7	3,5	kein
<u>Gewindeloch</u> Bohrer	←	2,0	→
Gewindeschneider = Aussendurchmesser	2,7	3,5	(3,5)

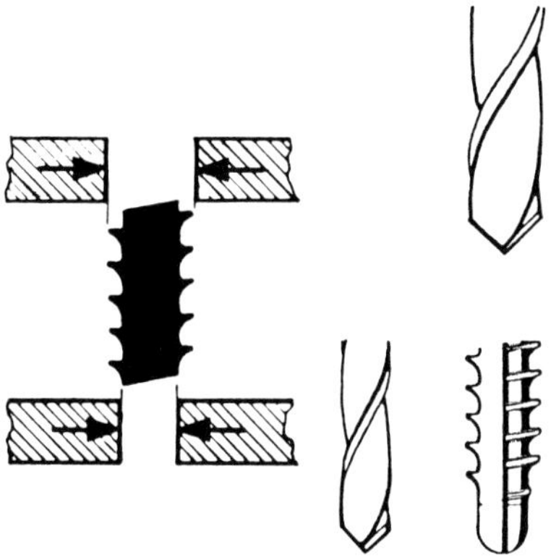

5.5 Die Mini-Instrumente

Sie sind Bestandteil des Standard-Inhaltes des Kleinfragment- und Mini-Instrumentariums.

5.5.1 Mini-Instrumente für Schrauben 2,0 und 1,5 mm Φ und korrespondierende Plättchen

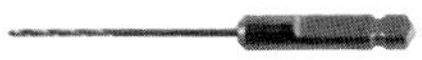

Der Spiralbohrer Φ 1,1 mm
dient zum Bohren des Gewindeloches für die 1,5 mm-Schraube.

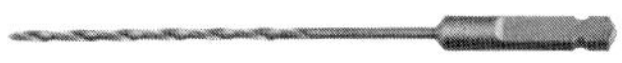

Der Spiralbohrer Φ 1,5 mm
dient zum Bohren des

- Gleitloches der 1,5 mm-Schraube resp. des
- Gewindeloches für die 2 mm-Schraube.

Der Spiralbohrer Φ 1,5 mm ersetzt den früheren 1,4 mm-Bohrer.

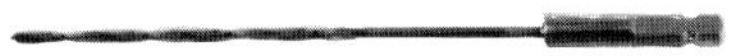

Der Spiralbohrer Φ 2,0 mm
erzeugt das Gleitloch für die 2 mm-Schraube.
Alle Bohrer sind mit einem Ansatz mit Schnellkupplung für die kleine Bohrmaschine versehen.
Die Bohrer Φ 1,1–1,5–2,0–2,7 mm sind auch mit Dental-Kupplung für die Mini-Preßluft-Bohrmaschine erhältlich (s. SYNTHES-Katalog).

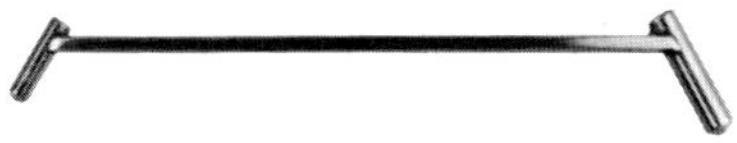

Die Mini-Bohrbüchse
vereint an einem Griff die 1,1- und 1,5 mm-Bohrbüchsen. Dank der konischen Andrehung mit Zähnen können beide Seiten sowohl auf dem nackten Knochen, wie auch als Zentrier-Bohrbüchse in den Plattenlöchern Verwendung finden.

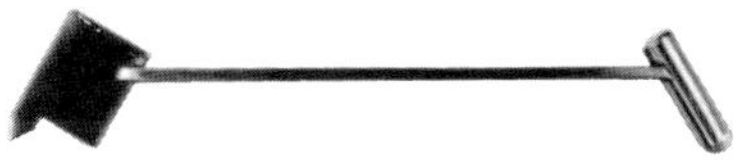

Die Ziel- und Platten-Bohrbüchse
wird mit dem 2,0-Bohrer zum Herstellen des Gleitloches der 2 mm-Schraube verwendet (hier wiederholt).

Der Mini-Kopfraumfräser
dient zum Vorbereiten des Sitzes für den Schraubenkopf beider Mini-Schrauben. Er paßt ins Handstück mit Dentalkupplung.

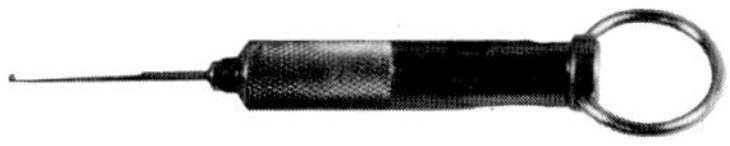

Mit dem Mini-Schraubenmeßgerät
wird die benötigte Länge der *2 mm-Schrauben* bestimmt.
Nicht für 1,5 mm-Schrauben verwenden! Das Instrument ist zu groß. Messen mit einem dünnen Spickdraht (Φ 1,0 mm).

Die Gewindeschneider Φ 1,5 und 2,0 mm
werden zum Schneiden des Gewindes für die entsprechenden Schrauben benötigt. Sie passen in das Handstück mit Dentalkupplung.

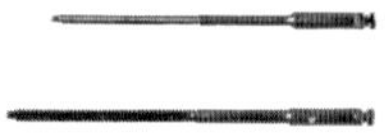

Handstück mit Dentalkupplung
für Mini-Kopfraumfräser, -Gewindeschneider, -Kreuzschraubenzieher und Spezial-Bohrer (Fräser).

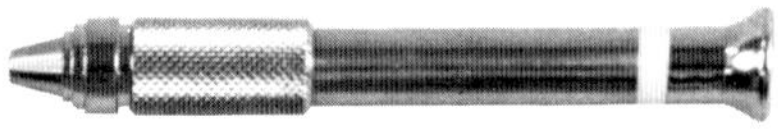

Der Kreuzschlitz-Schraubenzieher
dient zum Ein- und Ausdrehen der Schrauben beider Größen (mit Haltehülse und ab 1979 mit Zentrierzäpfchen). Er paßt ins Handstück mit Dentalkupplung.

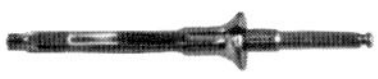

Die Haltehülse für Schrauben
erleichtert das Herausnehmen der Schrauben aus den Rechen (vgl. S. 101).

- Schraubenzieher in den Kreuzschlitz der gewünschten Schraube einsetzen, Haltehülse vorschieben bis sie am Schraubenkopf eingeschnappt und die Schraube hält. Einsetzen der Schraube im Knochen.
- Zum Lösen: Haltehülse zurückziehen.

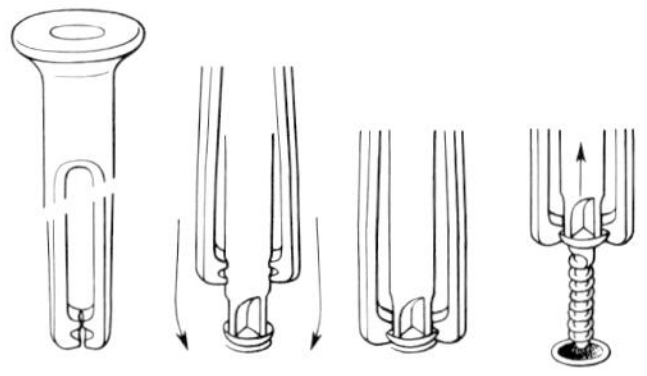

5.5.2 Besondere Ergänzungs-Instrumente

Mini-Bohrmaschine. Für Bohrer, Fräser etc. *mit Dentalkupplung* (s. S. 207).

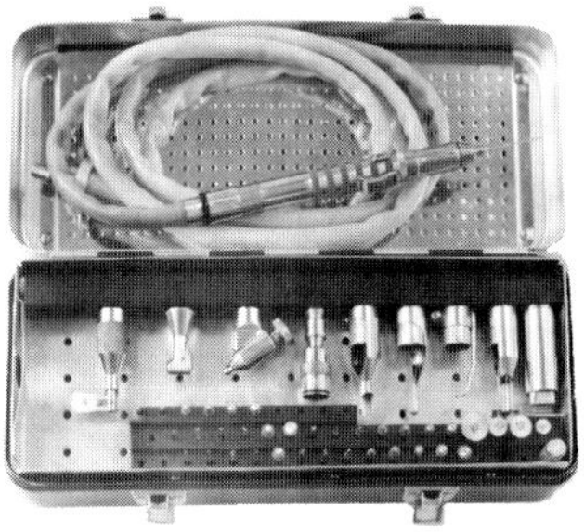

Halte-Zielgerät mit 3 Einsätzen dient als Bohrbüchse für die Bohrer Φ 2,7–2,0–1,5 mm.

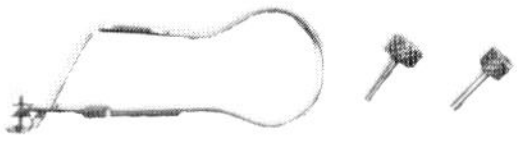

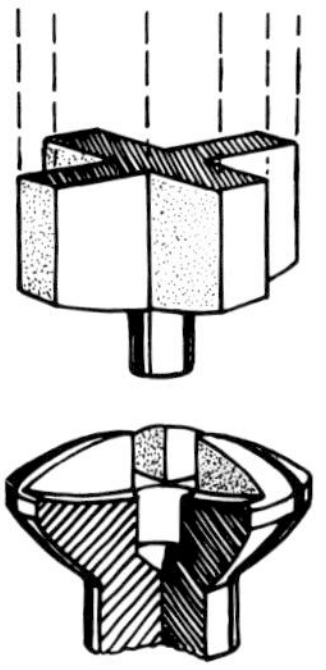

5.6 Die Mini-Implantate

5.6.1 Die Mini-Schrauben (Φ 2,0 und 1,5 mm)

Diese beiden Mini-Kortikalisschrauben sind für speziell kleine Knochen entwickelt worden. In beiden Schrauben ist ein kleines Zentrierloch am Grunde des Kreuzschlitzes angebracht. Das Zäpfchen des Schraubenziehers (ab 1979) wird darin geführt und zentriert ihn im Schraubenkopf. Zugleich wird das Abrutschen erschwert.

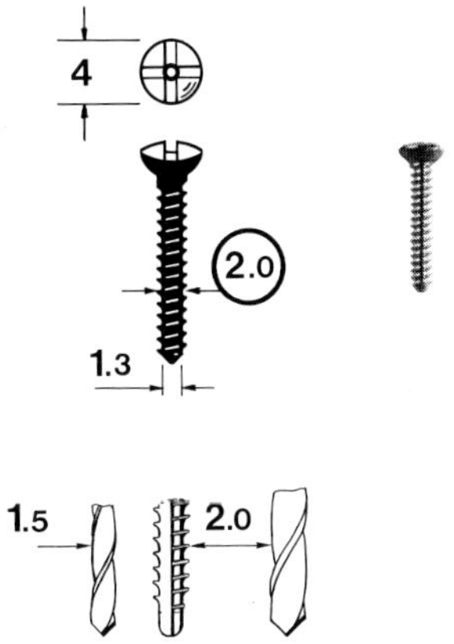

5.6.1.1 Mini-Kortikalisschraube Φ 2,0 mm

Seit 1977 mit Kugelkopf und gewöhnlichem Kreuzschlitz.
Anwendung: Als Zugschraube und zur Plattenfixation an keinen Knochen (Handchirurgie).

Abmessungen

Gewindedurchmesser	2,0 mm
Kopfdurchmesser	4,0 mm
Kerndurchmesser	1,3 mm
Bohrer für Gewindeloch	Φ 1,5 mm *
Bohrer für Gleitloch	Φ 2,0 mm
Gewindeschneider	Φ 2,0 mm.

* früher: 1,4 mm-Bohrer.

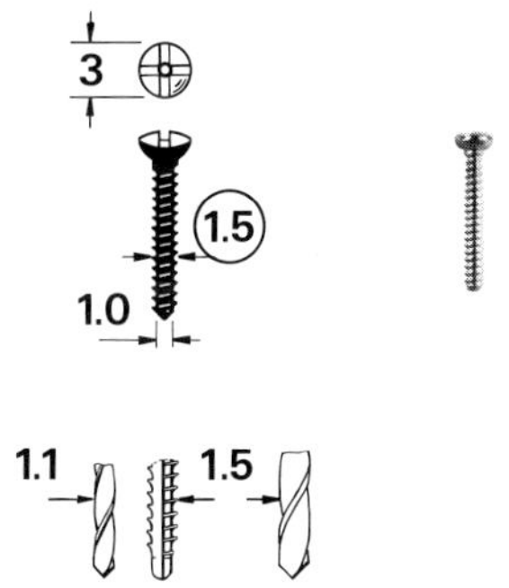

5.6.1.2 Mini-Kortikalisschraube Φ 1,5 mm

Anwendung: In der Hand- und Fußchirurgie als Zugschrauben, ausnahmsweise auch zum Befestigen von Mini-Plättchen.

Abmessungen

Gewindedurchmesser	1,5 mm
Kopfdurchmesser	3,0 mm
Kerndurchmesser	1,0 mm
Bohrer für Gewindeloch	Φ 1,1 mm
Bohrer für Gleitloch	Φ 1,5 mm
Gewindeschneider	Φ 1,5 mm

Bemerkung: Die relativ schlechte Kraftübertragung des Phillips-Schraubenziehers (Ausklinken; Axialdruck notwendig) veranlaßte die AO zur Umstellung auf Kugelkopf und gewöhnlichen Kreuzschlitz (1977). Im selben Zeitpunkt wurde die 1,5 mm-Schraube neu im Sortiment aufgenommen.

5.6.2 Anwendung der Mini-Schrauben Φ 2,0 und 1,5 mm als Zugschrauben

Zugschraubenprinzip
kopfnahe Kortikalis = Gleitloch;
gegenüberliegende Kortikalis = Gewindeloch.

Kleinfragment-Technik ohne Steckbohrbüchse
Gleitloch (meistens) erst nach dem Messen der Länge und dem Gewindeschneiden aufbohren.

Im übrigen hat sich gerade an kleinen Knochen bewährt:

Zwei kleine Schrauben ergeben eine stabilere Fixation als eine große Schraube.

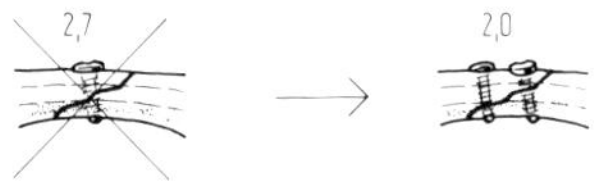

5.6.2.1 Die 2 mm-Minischrauben als Zugschrauben

Vorgehen

- *Spiralbohrer*-1,5 mm und *Mini-Bohrbüchse* zum Vorbohren des *Gewindeloches* durch beide Kortikales.
- *Mini-Kopfraumfräser* im *Handstück* mit Dentalkupplung zum evtl. Ansenken der ersten Kortikalis.
- *Mini-Schrauben-Meßgerät* zum Messen der benötigten Schraubenlänge.
- *Gewindeschneider-2 mm* zum Schneiden des Gewindes im gegenüberliegenden Fragment. Die *Platten-Bohrbüchse-2 mm* wird als Gewebeschutzhülse verwendet.
- *Spiralbohrer-2 mm* und *Ziel-Bohrbüchse* zum Eröffnen der ersten Kortikalis als *Gleitloch*. Vorsicht: Gegenüberliegendes Gewinde nicht anbohren! (Evtl. vor dem Gewindeschneiden.)
- *Kreuz-Schraubenzieher* im *Handstück* mit Dentalkupplung zum Einsetzen der Schraube.

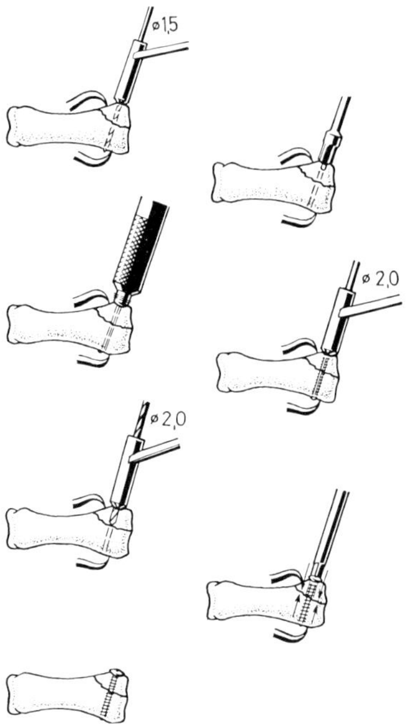

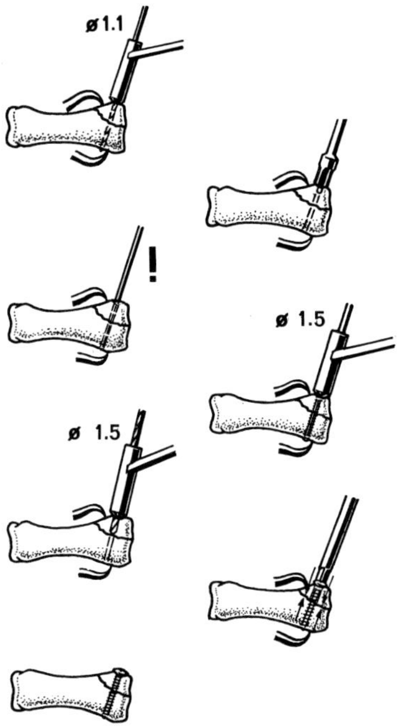

5.6.2.2 Die 1,5 mm-Minischrauben als Zugschrauben

Vorgehen:

- *Spiralbohrer*-1,1 mm und *Mini-Bohrbüchse*-1,1 mm zum Vorbohren des *Gewindeloches* in *beiden* Kortikales.
- *Mini-Kopfraumfräser* im *Handstück* mit Dentalkupplung zum Ansenken der ersten Kortikalis.
- Messen der benötigten Schraubenlänge mit einem *feinen Spickdraht Φ 1 mm* (Mini-Schrauben-Meßgerät für die 1,1 mm-Bohrung zu groß).
- *Mini-Gewindeschneider Φ 1,5* und *Mini-Bohrbüchse* als Gewebeschutzhülse zum Schneiden des Gewindes in der zweiten Kortikalis.
- *Spiralbohrer-1,5 mm* und *Minibohrbüchse-1,5 mm* zum Aufbohren des *Gleitloches* in der ersten Kortikalis. Vorsicht: nicht zweite Kortikalis beschädigen! (Evtl. vor dem Gewindeschneiden.)
- *Kreuz-Schraubenzieher* im *Handstück* zum Einsetzen der Schraube.

5.6.2.3 Bohrer – Schraube – Gewindeschneider

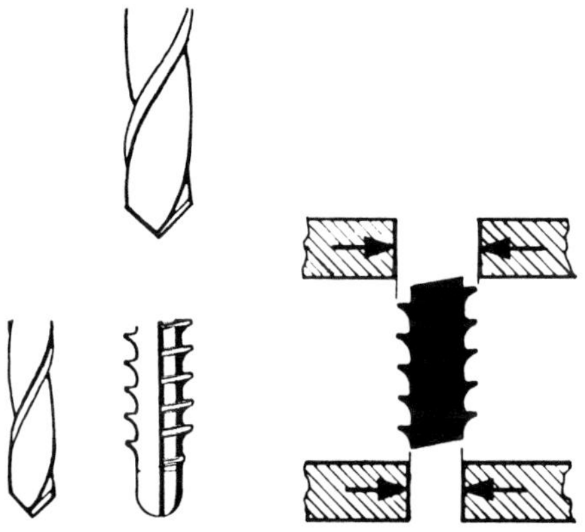

	Mini Schrauben Kreuzschlitz	
Schraubentyp + Durchmesser	Kortikalis 1,5	2,0
Gleitloch Bohrer = Aussendurchmesser	1,5	2,0
Gewindeloch Bohrer	1,1	1,5
Gewindeschneider = Aussendurchmesser	1,5	2,0

5.6.3 Die Mini-Plättchen für 2,0 mm-Schrauben

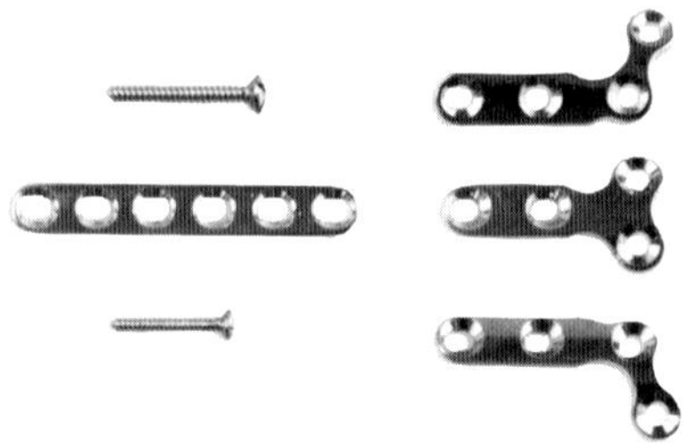

- gerade Mini-Plättchen *
- Mini-T-Plättchen *
- Mini-L-Plättchen (schräg) *
- Mini-L-Plättchen, rechtwinklig (Ergänzung)

Die *Standard-Mini-Plättchen* (*) sind im Mini-Implantatesatz enthalten.
Alle diese Plättchen haben *ovale Löcher* (1977) zur Druckerzeugung durch exzentrisch eingesetzte 2 mm-Schrauben. Sie werden nur noch mit kleinem Lochabstand (6 mm) hergestellt.

Bemerkung: Für die 1,5 mm-Schrauben gibt es keine speziellen Plättchen.

1,5er-Schrauben können ausnahmsweise mit 2 mm-Plättchen verwendet werden, insbesondere als schiefe Zugschraube durch Plättchen und Fraktur.

5.6.3.1 Anwendung der Mini-Plättchen

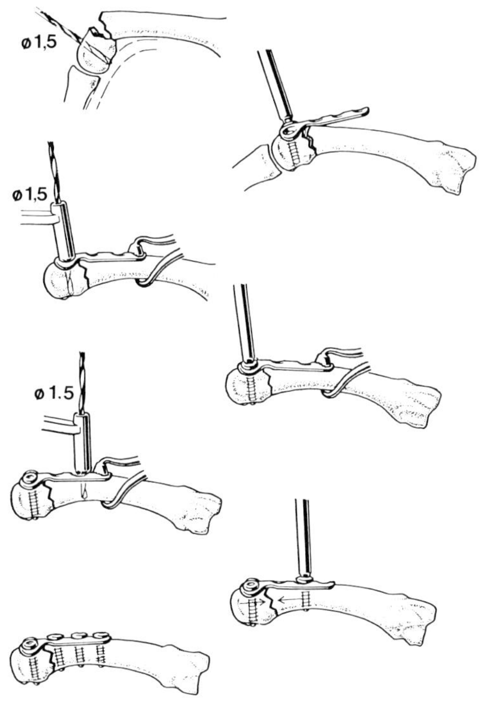

Die Prinzipien der Anwendung von Plättchen wurden bereits mehrfach beschrieben.
Technik wie mit den 2,7 mm-Schrauben (s. S. 121).

Erste Schraube:
Bohrbüchse 1,5 mm und Bohrer 1,5 mm für Gewindeloch in beiden Kortikales. Mini-Schrauben-Meßgerät; Gewindeschneider mit Schutzhülse; Schraube einsetzen.

Exzentrische Spannschraube:
Gleiche Instrumente, (da *keine* Steck-Bohrbüchse Φ 2,0/1,5 mm vorhanden ist) exzentrisch verwenden.

Alle anderen Plattenschrauben werden zentriert eingesetzt.

Evtl. Zugschraube durch die Platte:
Aufbohren des Gleitloches in der ersten Kortikalis (2 mm-Bohrer und Platten-Bohrbüchse 2,0) nach dem Messen der Schraubenlänge, aber meist vor dem Gewindeschneiden!

Mini-T- und L-Plättchen:
Kopf und Schaft genau dem Knochen anpassen! *Beide* Schrauben im Kopf einsetzen, erst dann mit einer Schraube im Plattenteil spannen. Andere Reihenfolge ergibt Fehlstellungen (s. Abb. auf S. 121).

Anwendungsbeispiele an der Hand

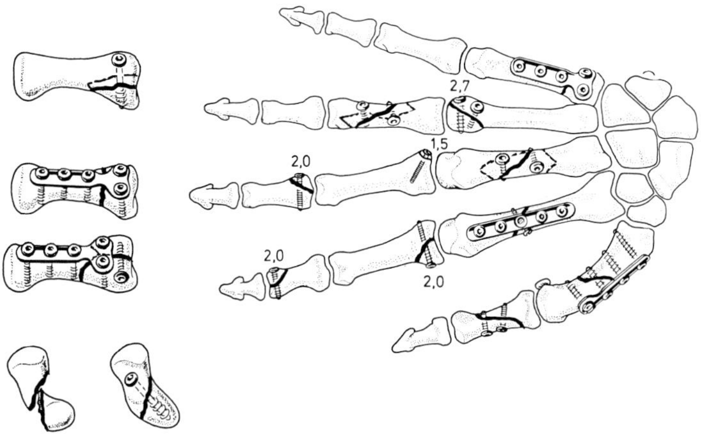

Anwendungsbeispiele am Fuß

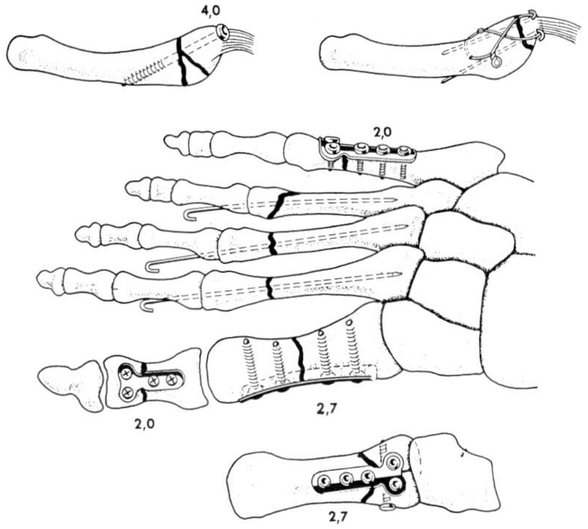

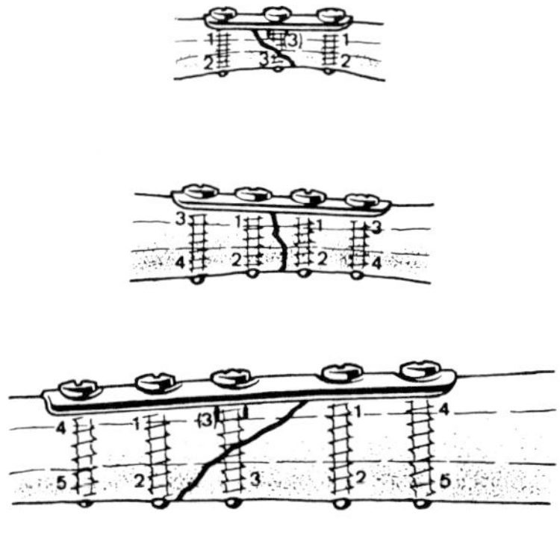

5.8 Anzahl zu fassender Kortikales an Kleinknochen (bei Verplattung)

Bei Phalangen sollen 3 Kortikales pro Fragment gefaßt werden, bei Metakarpale und Metatarsale 4, weiter proximal je nach Frakturtyp 5–6. Die Numerierung entspricht der Reihenfolge der Herstellung der Gewinde bzw. des Schraubeneinsatzes.

6 Instrumentarium zum Entfernen abgebrochener Schrauben

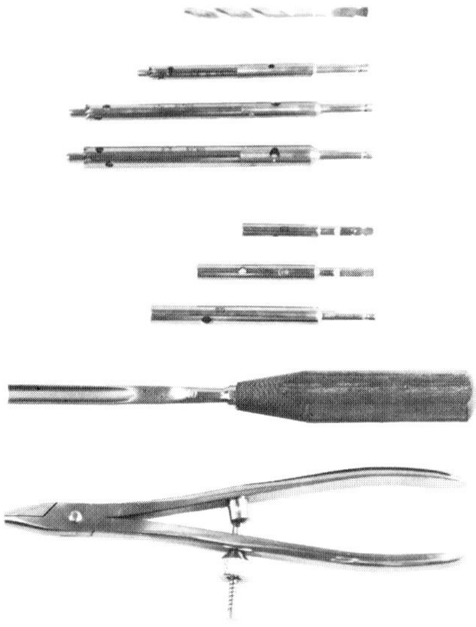

Bei geheilter Fraktur wird eine abgebrochene Schraube meistens während sehr langer Zeit schadenfrei toleriert. Die Schädigung des Knochens durch die beim Herausfräsen des Schraubenstumpfes entstehende Hitze ist beträchtlich. Aus diesen Gründen soll eine abgebrochene Schraube nur entfernt werden, wenn dies ohne große Knochenschädigung möglich ist.
Eine gebrochene Schraube *muß* entfernt werden, wenn eine freie Markhöhle benötigt wird (z. B. Marknagelung oder Einsetzen einer Prothese).
Die Instrumente finden Platz im Grund-Instrumentarium oder in einer eigenen kleinen Kassette.

Zusätzlich benötigte Instrumente
- Hammer (300 oder 500 g)
- Griffstück für Gewindeschneider
- Kopfraumfräser (entspr. Schraubengröße)
- Kleine Preßluft-Bohrmaschine.

6.1 Die Instrumente

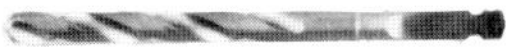

Der Bohrer Φ 5,0 mm
aus verchromtem Rapidstahl, dient zum Wegbohren beschädigter Schraubenköpfe von großen Schrauben.

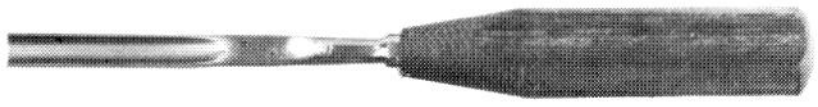

Der Hohlmeißel
dient zum Erstellen einer Kerbe (Führungsrinne) rund um den Schraubenstumpf, damit der Hohlfräser genau konzentrisch angesetzt werden kann (benötigt wird ein Hammer von ca. 500 g).

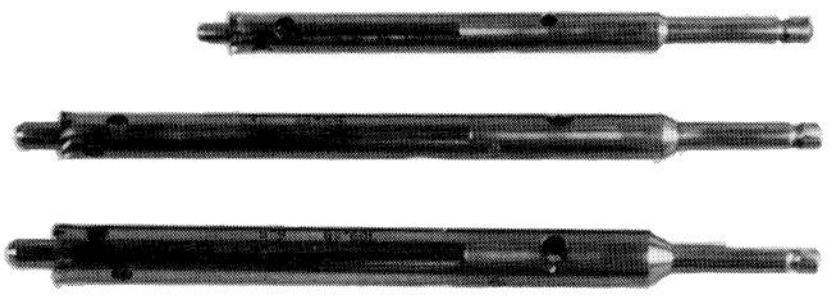

Mit den *Hohlfräsern*
wird der Knochen rund um den Schraubenstumpf ca. 1 cm tief weggefräst, damit dieser gefaßt werden kann.
Sie schneiden linksdrehend (im Gegenuhrzeigersinn)!
Zur Anwendung können sie in das Griffstück für Gewindeschneider eingesetzt werden. Bei der Anwendung im Motor eingespannter Hohlfräser ist in der Nähe des Schraubenstumpfes größte Vorsicht geboten (genaue Richtung einhalten!), damit nicht zusätzlich der Fräser bricht.

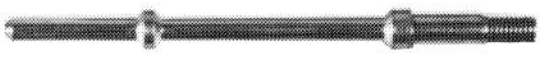

Der Zentrierbolzen
ist mit einem *Linksgewinde* eingeschraubt und dient als Führung des Instrumentes bei tiefliegend abgebrochenen Schrauben.

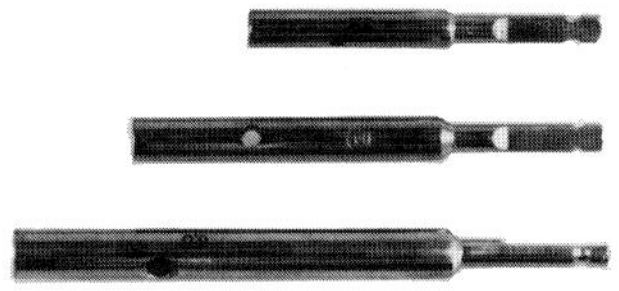

Die Extraktionsbolzen (3 Größen)
können mit ihrem linksdrehenden, konischen Innengewinde die freigelegten Schraubenfragmente fassen und herausdrehen.
Auch die Extraktionsbolzen werden im Griffstück für Gewindeschneider eingesetzt verwendet. Links-Drehung (im Gegenuhrzeigersinn) und zugleich gegen den Schraubenrest drücken!

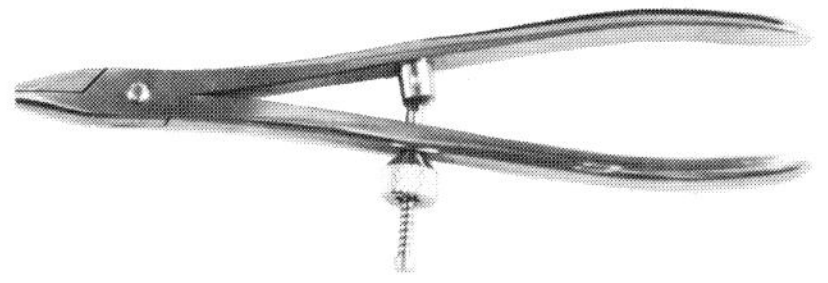

Faßzange für abgebrochene Schrauben
Schraubenstümpfe, die – wie eben beschrieben – mit dem Meißel freigelegt wurden, können oft mit dieser Zange gefaßt und herausgedreht werden.

Eine eloxierte Aluminium-Platte
mit Schemazeichnungen für die Anwendung ergänzt den Instrumentensatz.

6.2 Anwendung der Instrumente

Grundidee: Ein Schraubenkopf mit *zerstörtem Innensechskant* wird mit einem speziell harten Bohrer weggebohrt. Der restliche Schraubenanteil oder der Gewindeteil *abgebrochener Schrauben* wird mit dem Gegengewinde des Extraktors gefaßt und herausgedreht.
Bei der Entfernung beschädigter resp. abgebrochener Schrauben müssen folgende drei Fälle unterschieden werden:

1) beschädigter Sechskant im Schraubenkopf
2) abgebrochener Schraubenkopf
3) abgebrochenes Gewinde einer Schaftschraube.

6.2.1 Beschädigter Sechskant im Schraubenkopf

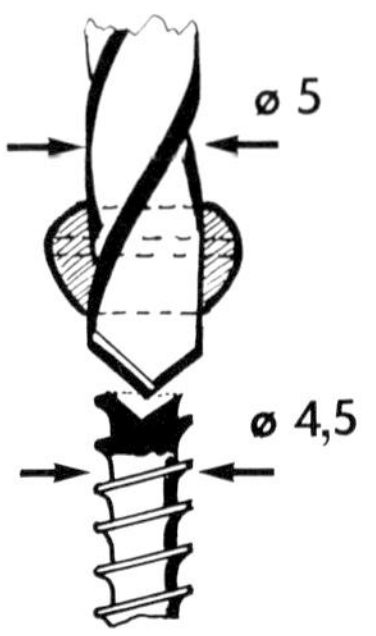

Wenn der Schraubenzieher im beschädigten Innen-Sechskant des Schraubenkopfes nicht mehr faßt (durchdreht), so kann mit dem *speziellen Rapid-Stahlbohrer* (Φ 5 mm) der Kopf weggebohrt werden.
Handelt es sich um eine Plattenschraube, so muß die Platte mit einer anderen Schraube oder mit ihrer Klinge (Winkelplatte) noch am Knochen fixiert sein.

Dies verhindert in jedem Falle Schäden, die bei einer möglichen Verklemmung von Bohrer, Schraubenkopf und Platte entstehen könnten (Propeller!).
Bemerkung: Ein Knochenbohrer ist für diese Anwendung nicht hart genug und wird zerstört. Nur spezielle Rapid-Stahlbohrer verwenden!

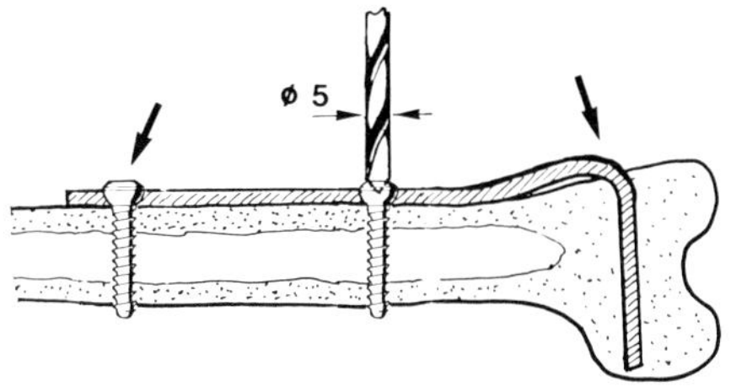

Der verbleibende Schraubenrest wird entfernt, wie wenn der Schraubenkopf abgebrochen wäre (im nächsten Absatz beschrieben).

6.2.2 Abgebrochener Schraubenkopf

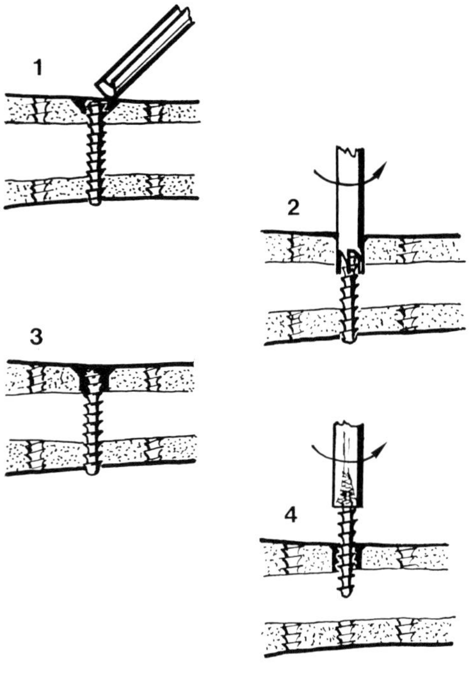

- Ein Schraubenstumpf, dessen Ende nahe der Knochenoberfläche liegt, wird mit dem *Hohlmeißel* freigelegt und kann oft mit der *Schraubenfaßzange* herausgedreht werden.
  Sitzt der Stumpf relativ tief oder sehr fest, so würde die Freilegung mit dem Meißel eine zu große Knochenzerstörung bedingen. (1)
- Unter Beachtung der genauen Zentrierung in der gemeißelten Führungsrille und der genauen Achsenrichtung wird mit dem *linksschneidenden Hohlfräser* das Ende des Schraubenfragmentes freigelegt. Unvorsichtiges, maschinelles Fräsen kann bei Schraubenkontakt den Hohlfräser zerstören! (2 + 3)
- Der *Extraktionsbolzen*, im Griffstück eingesetzt, wird nun in den ringförmig ausgefrästen Knochenkanal eingeführt. Drehung nach links (gegen Uhrzeiger) und gleichzeitiges Drücken läßt das Innengewinde des Extraktionsbolzens den Schraubenstumpf fassen und dreht ihn heraus. (4)

Bei abgebrochenem Kopf werden verwendet

- Hohlmeißel
- Hammer
- Schraubenfaßzange.

Manchmal werden außerdem benötigt:
für 4,5 -Kortikalis- und 6,5 -Spongiosaschraube

- Hohlfräser-4,5 mm ohne Zentrierbolzen
- Griffstück für Gewindeschneider
- Extraktionsbolzen-4,5 mm

für 3,5 -Kortikalisschraube

- Hohlfräser-3,5 mm, ohne Zentrierbolzen
- Griffstück
- Extraktionsbolzen-3,5 mm.

6.2.3 Gebrochene Spongiosa- oder Malleolarschraube

Die Bruchstelle befindet sich meistens tief im Knochen, da diese Schrauben am Übergang vom Gewinde zum Schraubenschaft brechen.
Freilegen mit dem Meißel würde zu großen Zerstörungen führen.

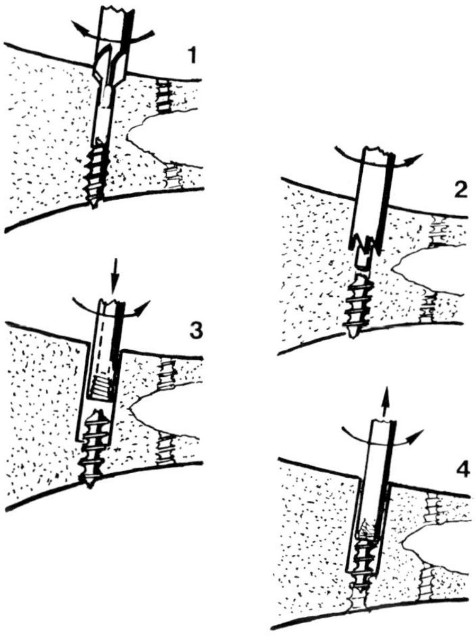

Vorgehen

- Mit dem passenden *Kopfraum-Fräser* wird ein 2–3 mm tiefes zylindrisches Loch als Zentrierung für den Hohlfräser vorbereitet. (1)
- Mit dem *Hohlfräser* mit eingesetztem *Zentrierbolzen* wird – linksdrehend – weitergefräst. Hier kann die kleine Preßluft-Bohrmaschine verwendet werden. Der Zentrierbolzen führt den Fräser im Schraubenkanal, bis er auf dem Schraubenstumpf anstößt. (2)
- Nun wird der Hohlfräser zurückgezogen, der Zentrierbolzen entfernt und sorgfältig weitergefräst bis das Schraubenfragment freiliegt. (3)
- Der *Extraktionsbolzen* faßt bei linksdrehender Bewegung und Axialdruck mit seinem Innengewinde den Schraubenstumpf und entfernt ihn. (3 + 4)

Verwendete Instrumente:

Für 6,5 mm-Spongiosaschraube

- Großer Kopfraumfräser
- Hohlfräser-6,5 mm mit Zentrierbolzen (Φ 4,5)
- kleine Bohrmaschine (linksdrehend!)
- Exaktionsbolzen-6,5 mm und Griffstück.

Für Malleolarschrauben und 4,0 mm-Spongiosaschrauben

- Malleolar-Kopfraumfräser resp. kleiner Kopfraumfräser
- Hohlfräser-4,5 mm mit Zentrierbolzen (Φ 3,0)
- kleine Bohrmaschine
- Extraktionsbolzen-4,5 mm und Griffstück.

7 Das Marknagel-Instrumentarium

Eine große, grüne Kassette enthält einerseits alle Instrumente, die nötig sind, um die Markhöhle zu eröffnen und aufzubohren, andererseits sämtliche Instrumente, die zum Ein- und Ausschlagen der AO-Marknägel erforderlich sind.
Die Bohrdorne und Führungsstäbe sind Bestandteil des Standardsatzes, finden aber wegen ihrer Länge keinen Platz in der Kassette.

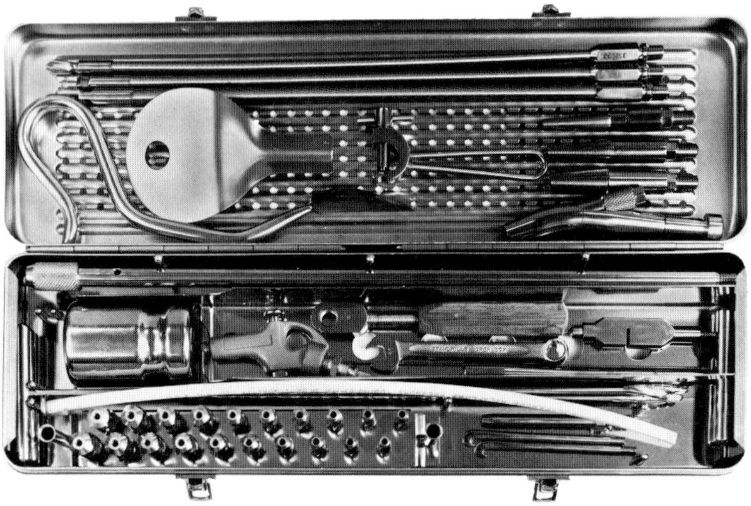

Zusätzlich benötigt werden

- Eine adäquate Antriebsmaschine (stufenlos regulierbar bis 350 U/min.)
- Eine Tonnenzange
- Ein Hammer (ca. 800 g)
- Ein Sortiment der Marknägel.

Es ist wichtig, daß das ganze Sortiment der Marknägel vorhanden ist, damit der Nagel zum Patienten (Knochen) passend ausgewählt werden kann!
Für den Einzelfall genügt es meistens, zwei bis drei entsprechende Längen in drei verschiedenen Durchmessern steril vorzubereiten (also ca. 6–9 Stück).

Ergänzungs-Instrumente werden auf Seite 140 beschrieben.

7.1 Die Marknagel-Instrumente

7.1.1 Instrumente zum Eröffnen und Aufbohren der Markhöhle

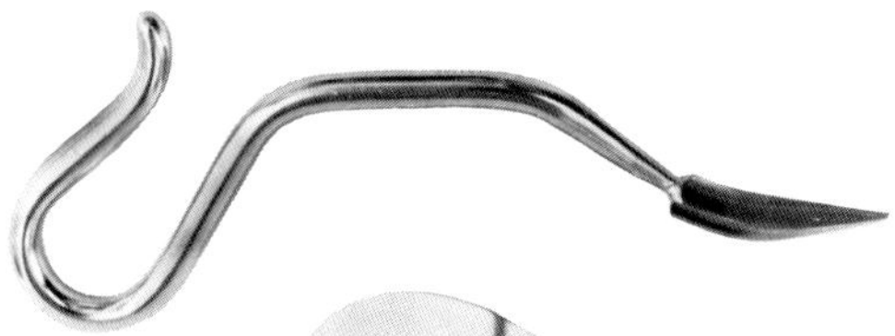

Der Pfriem
Mit ihm wird die Markhöhle eröffnet.

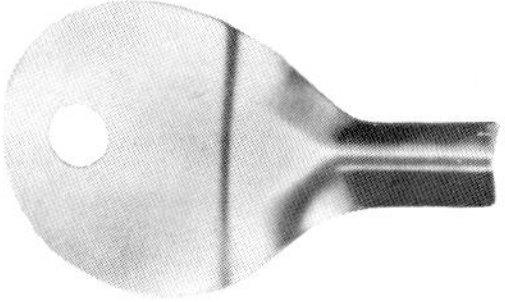

Das Gewebeschutzblech
schützt während dem Aufbohren die Weichteile (Lig. patellae) vor Beschädigung durch die Wellen und Bohrköpfe.

Der Bohrdorn, Φ 3 mm
Standardlänge: 820 mm
(extra lang: 960 mm, Ergänzungs-Instrument).

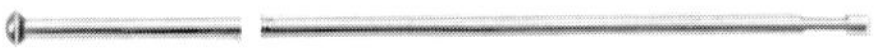

Der Bohrdorn dient *immer* als Führung für die Bohrköpfe und die flexiblen Wellen in der Markhöhle.
Der *Kugelkopf* (am Bohrdorn) begrenzt die Frästiefe der Wellen und kann andererseits zum Zurückschlagen evtl. festgelaufener Bohrköpfe verwendet werden. Man kann am distalen Ende des Bohrdornes eine leichte Biegung anbringen (ca. 2 cm lang), die das Einfädeln im distalen Fragment erleichtert.

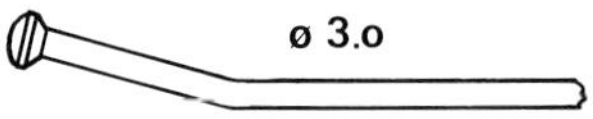

Die beiden *angefrästen Flächen* am proximalen Ende passen in den Festhalter, mit welchem der Bohrdorn gehalten wird.

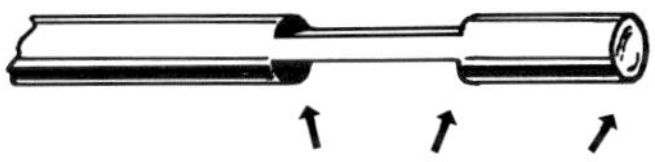

Kontrollieren: Bohrdorne dürfen keine Verletzungen aufweisen.
Die Kugelspitze und die Zone der Biegung müssen intakt sein.
Keine Beschädigungen (Brauen) am hinteren Ende (weder an der Ausfräsung noch am Ende selbst), welche den richtigen Lauf der Bohrköpfe oder der flexiblen Wellen beeinträchtigen.
Sie sollen immer die gleiche Länge haben wie der verwendete Führungsstab.

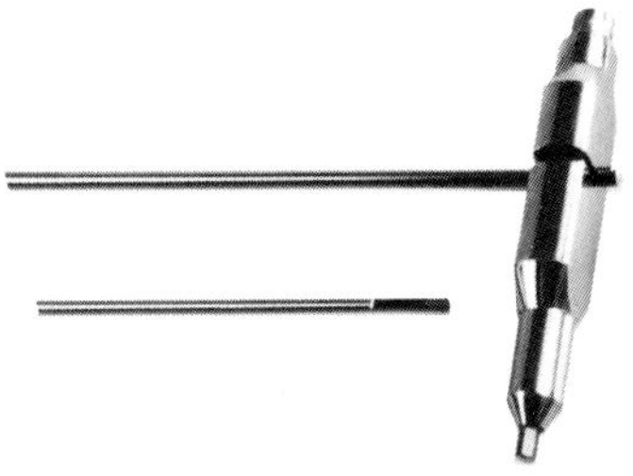

Der Festhalter
Er wird zum Halten von Bohrdorn und Führungsstab benützt.
Drücken auf den Knopf an seinem Ende gibt die Einspannvorrichtung für die Stäbe frei.

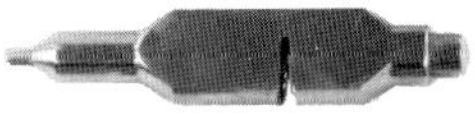

Der Sechskant am einen Ende dient zum Anziehen der Schraube des Winkelgetriebes.

Die flexiblen Wellen
Es sind *3 Standard-Wellen* vorhanden:

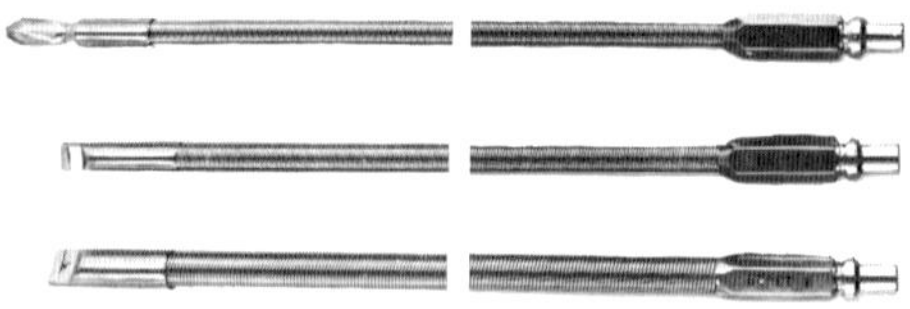

- Mit festem, stirnseits schneidendem 9 mm-Bohrkopf
- Φ 8 mm: zum Aufsetzen der Bohrköpfe mit Φ 9,5 mm bis Φ 12,5 mm
- Φ 10 mm: für die Bohrköpfe Φ 13 bis 19 mm.

Sie sind (seit 1977) alle auf eine nutzbare Bohrtiefe von 360 mm abgestimmt.

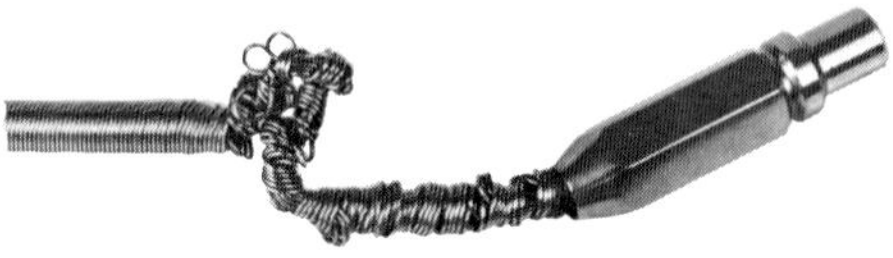

Extralange Wellen sind als Ergänzungs-Instrumente erhältlich (Bohrtiefe 440 mm) und werden mit dem extralangen Bohrdorn verwendet.

Die flexiblen Wellen *müssen immer* mit dem Bohrdorn zusammen verwendet werden!

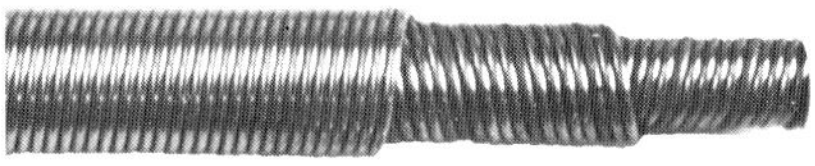

Die flexiblen Wellen sind aus drei ineinanderliegenden Spiralen hergestellt und mit angelöteten Endstücken versehen. Reißen an den Wellen kann Spiralen und Lötstellen beschädigen. *Wellen nie rückwärts drehen*, damit die Spiralen nicht aufgedreht werden.
Lötstellen und Schwalbenschwanzende auf Beschädigungen kontrollieren.

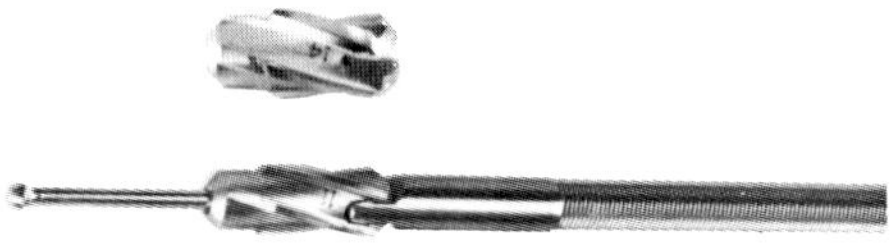

Die Markraum-Bohrköpfe
werden immer zusammen mit den flexiblen Wellen verwendet.
Aufschieben auf den Schwalbenschwanz von der Seite her. Festhalten mit zwei Fingern bis zum Aufschieben der Welle auf den Bohrdorn, welcher nun den Bohrkopf in seiner Lage festhält.

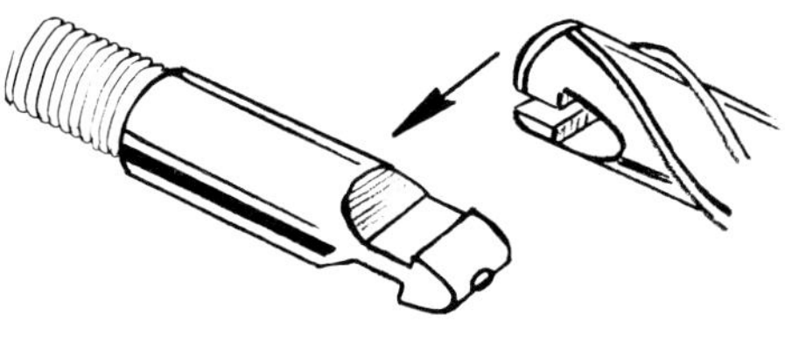

Es sind 20 Bohrköpfe mit Durchmessern von 9,5–19 mm vorhanden (Abstufung ½ mm).

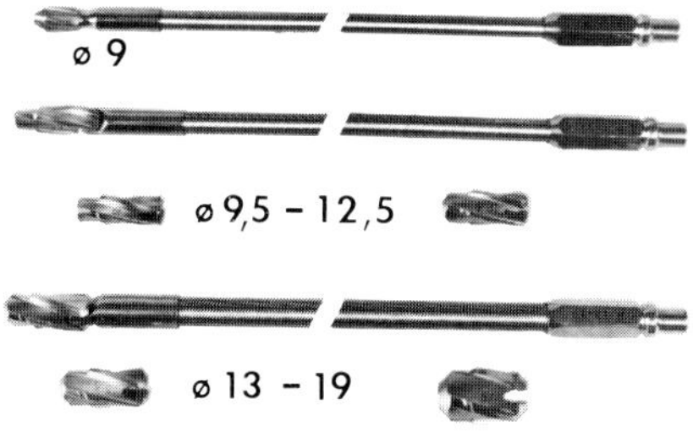

Nie Bohrköpfe überspringen!
(von 0,5 mm zu 0,5 mm steigend anreichen).
Dünne 8 mm-Welle bis zum Bohrkopf Φ 12,5 mm, 10 mm-Welle für Bohrköpfe mit Φ 13 mm und größer verwenden.
Schärfe oft überprüfen. Den Schwalbenschwanz auf Beschädigungen kontrollieren.

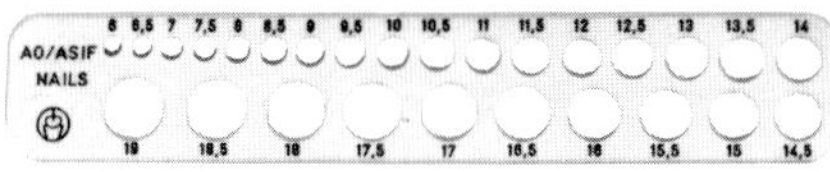

Die Meß-Schablone
dient zum Bestimmen des Durchmessers von Marknägeln und evtl. auch von Bohrköpfen, deren Durchmesserbeschriftung nicht mehr leserlich ist.

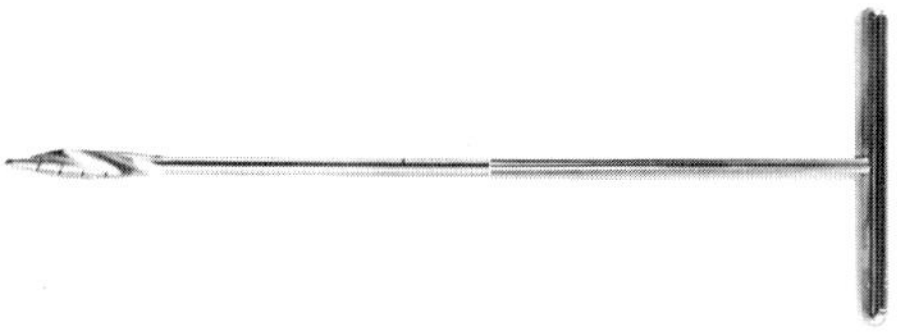

Die Hand-Markraum-Bohrer
werden bei abgedeckelten Pseudarthrosen oder bei Verwachsungen zum Eröffnen der Markhöhle benützt.
Die vorhandenen Größen, Φ 6–7–8–9 mm, sind der Reihe nach zu verwenden.

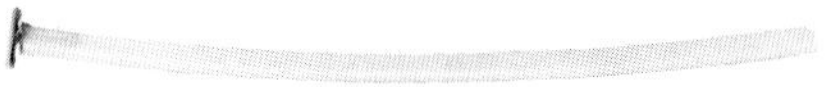

Das Markraum-Rohr
aus sterilisierbarem Kunststoff dient zur Sicherung der Reposition während des Auswechselns von Bohrdorn und Führungsstab. Es kann auch zum Spülen der Markhöhle verwendet werden (siehe Seite 147).

7.1.2 Instrumente zum Ein- und Ausschlagen der Nägel

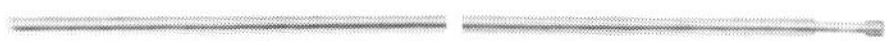

Der Führungsstab Φ 4 mm
wird *immer* beim Einschlagen der Marknägel verwendet und wird mit dem Festhalter gehalten. Standard-Länge: 820 mm
(extralang 960 mm, Ergänzungs-Instrument).
Es wird immer ein Führungsstab und ein Bohrdorn der *gleichen Länge* verwendet, dies erleichtert die Bestimmung der benötigten Länge des Marknagels.
Auch die Führungsstäbe dürfen keine Beschädigungen aufweisen.

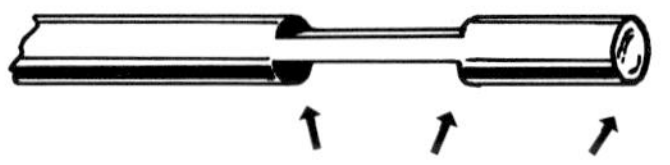

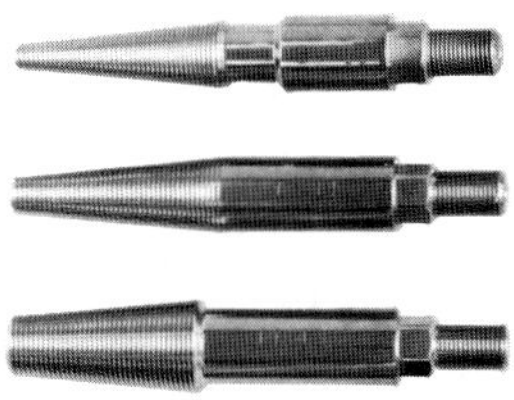

Die konischen Gewindebolzen
dienen zum Ein- und Ausschlagen der Marknägel. Es stehen drei Größen zur Verfügung:

Klein:	Nur für Tibia-Nägel der Φ 9–11 mm
Mittel:	für Nägel der Φ 11–15 mm
Groß:	für Nägel der Φ 15–19 mm.

Der kleinste Bolzen ist *nicht* durchbohrt und kann nicht für die *Femur*-Marknagelung verwendet werden. Die angeschriebenen Durchmesser der Nägel und der Bolzen müssen sich immer entsprechen!
Zum Einschrauben und Festziehen der konischen Gewindebolzen im Gewinde der Marknägel immer den *Steckschlüssel* oder den *Gabelschlüssel* verwenden.

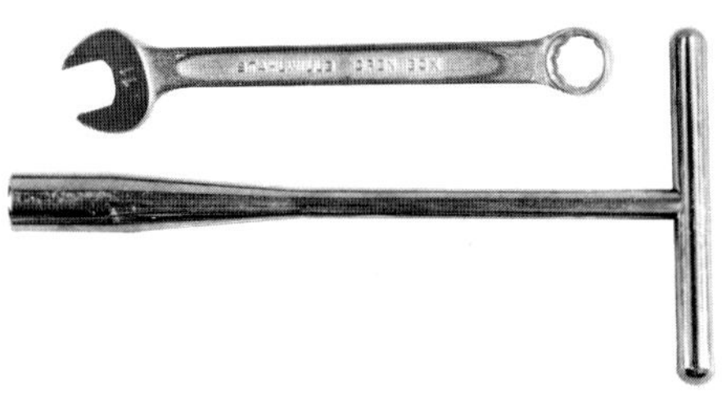

Ab 1979 weisen die Gewindebolzen Längsnuten auf, welche bei der Nagelentfernung evtl. zurückgebliebenes Gewebe aufnehmen können (s. S. 138 und 154).

Das abgekröpfte Einschlagstück
wird *nur zum Einschlagen* der Tibia-Nägel gebraucht. *Nie* zum Ausschlagen benützen!

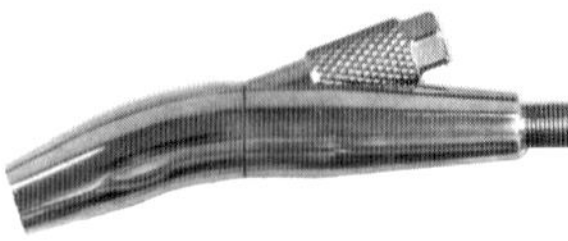

Anwendung
Im Einschlagstück soll von der Gewindehülse das Gewinde-Ende gerade noch sichtbar sein. Nun kann der konische Bolzen mit seinem Sechskant *ganz* eingeschoben werden. Einschrauben der Gewindehülse fixiert den konischen Bolzen im Einschlagstück (einfaches Aufstecken genügt nicht, das Einschlagstück würde beim Einschlagen aufplatzen).

Wenn keine *hohle* Führungsstange vorhanden ist, kann bei Femur-Marknägeln behelfsweise das abgekröpfte Einschlagstück zum Einschlagen mit dem Hammer benützt werden (siehe Seite 152).

Der Schlagkopf
dient beim Einschlagen mit dem Hammer als Schutz der Gewinde des abgekröpften Einschlagstückes und der konischen Bolzen.

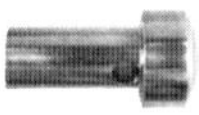

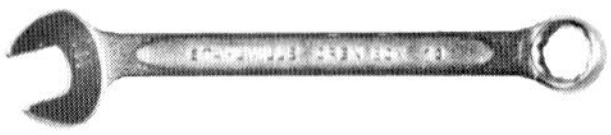

Warnung: Nie mit dem Hammer direkt auf ein Gewinde schlagen!
Sämtliche Gewinde zwischen Marknagel, Gewindebolzen, Einschlagstück und Schlagkopf, sind *immer fest anzuziehen* und nicht nur mit ein oder zwei Umdrehungen anzuschrauben (durch den Operateur zu überprüfen).

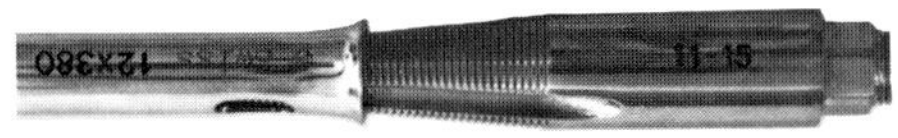

Der Führungsgriff für Marknägel
dient zur Kontrolle der Rotation beim Einschlagen der Nägel.
Er wird an ihrem proximalen Ende angesetzt, so daß die beiden Nocken in den Schlitzen eingreifen. Der kleine Zapfen in der Befestigungsschraube ist gefedert und weicht beim Anziehen zurück: Beweglichkeit prüfen, hie und da ölen.

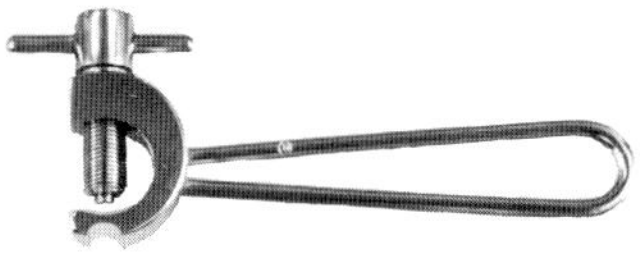

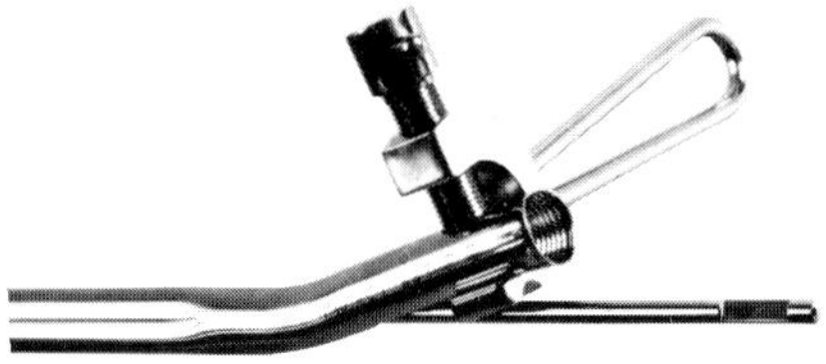

Hohle Führungsstange, Schlaggewicht und elastischer Griff
Die *Führungsstange* führt das *Gewicht* beim Ein- resp. beim Ausschlagen der Marknägel. Die Längsbohrung der Führungsstange (seit 1971) ist notwendig, um beim Einschlagen von Femur-Marknägeln Platz zu schaffen für den Führungsstab, welcher durch den aufgebohrten konischen Gewindebolzen bis in die hohle Führungsstange durchtritt.

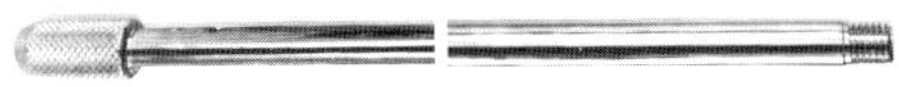

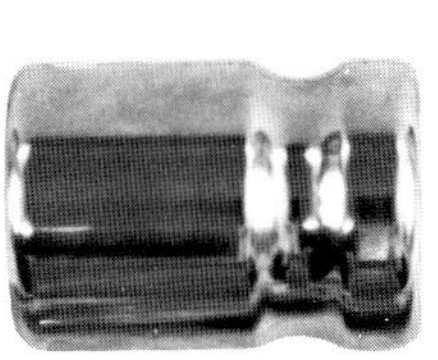

In alten AO-Marknagel-Instrumentarien sind teilweise noch zweiteilige, nicht durchbohrte Führungsstangen enthalten. Diese können zum *Einschlagen* von Femur-Marknägeln *nicht* verwendet werden!

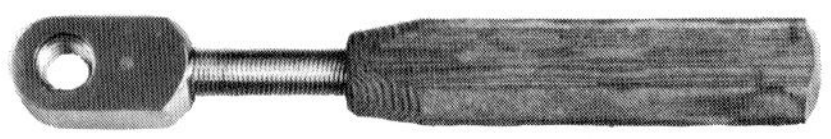

Der elastische Griff,
am hinteren Ende der Stange aufgeschraubt, schützt die Hand des Chirurgen vor den Schlägen des Gewichtes.

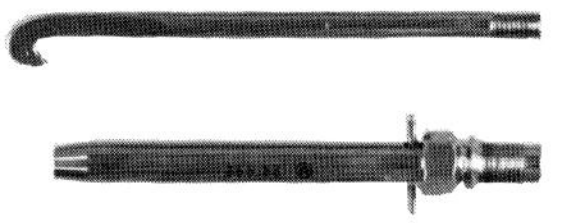

Der Hakenkopf und die Extraktionshaken
Nie für AO-Marknägel verwenden!
Mit diesem Haken werden Marknägel anderer Marken entfernt, welche nur einen Schlitz aufweisen und mit den konischen Bolzen nicht gefaßt werden können.
Haken, Hakenkopf und Führungsstange (mit Gewicht und elastischem Griff) zusammenschrauben.

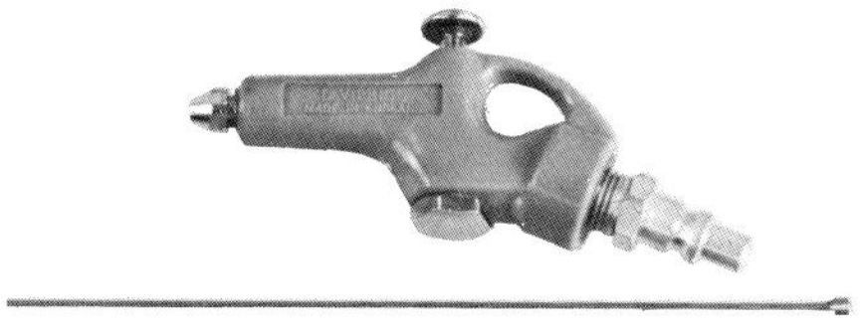

Blasdüse und Blasröhren
dienen zur Reinigung der Wellen. Hierfür müssen sie nicht steril sein und sind deshalb auch *nicht sterilisierbar,* da (zum Teil) aus Plastikmaterial.

Montage zum Gebrauch
Abschrauben des Kopfes an der Blasdüse. Durchschieben des Röhrchens durch den Kopf und Wiedermontage des Kopfes auf der Blasdüse.

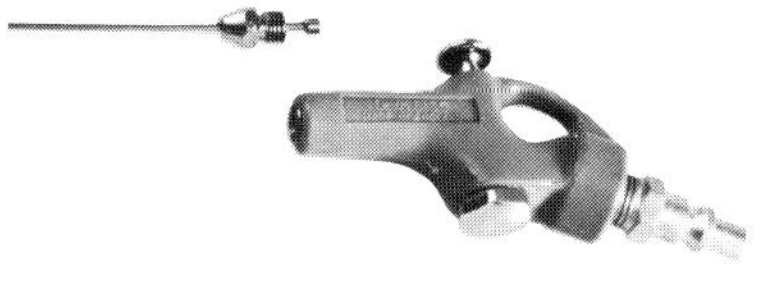

Für die Reinigung der Wellen (unter Wasser) wird die Blasdüse entweder an Preßluft oder an einen Wasserhahn – mit einem Schlauch mit Schnellkupplung – angeschlossen (s. auch S. 220).

7.1.3 Zusätzlich benötigte Instrumente

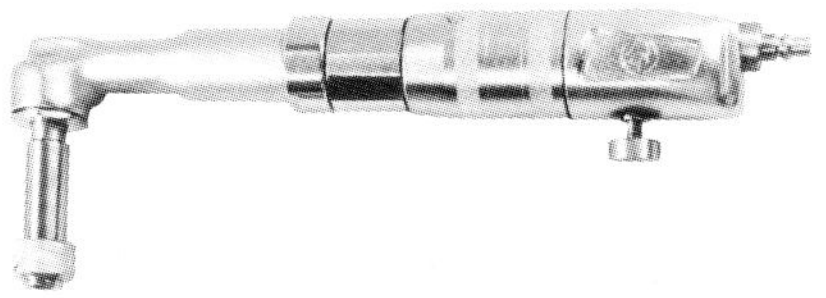

Für die Marknagelung sind einige Instrumente notwendig, die nicht in der Standard-Kassette enthalten sind:
Zum Antrieb der Wellen beim Aufbohren der Markhöhle wird eine *Bohrmaschine* benötigt.

Verwendet werden entweder

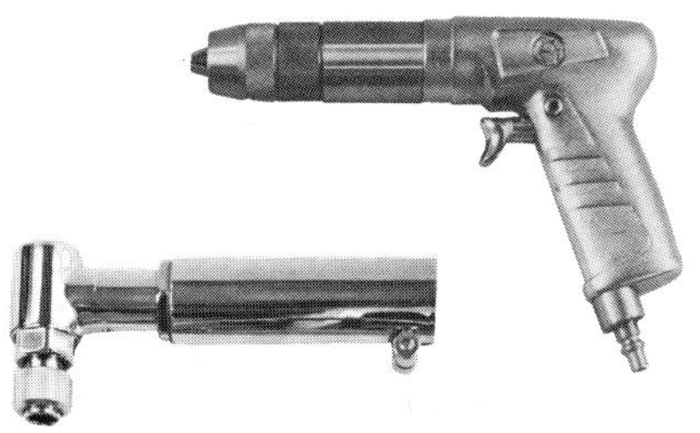

die Markraum-Bohrmaschine
Spezielle Winkel-Bohrmaschine mit Schnellkupplung für die flexiblen Wellen
oder
Universal-Bohrmaschine und Winkelgetriebe

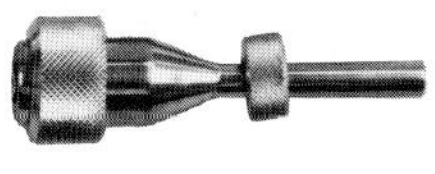

Andere Antriebsmaschinen, die für Original-Küntscher-Wellen eingerichtet sind, können mit einem *Zwischenstück* auch zum Antrieb für AO-Bohrwellen verwendet werden.

Die Tonnenzange
sollte zum *Lösen evtl. festgelaufener Bohrköpfe* immer in Reserve gehalten werden.

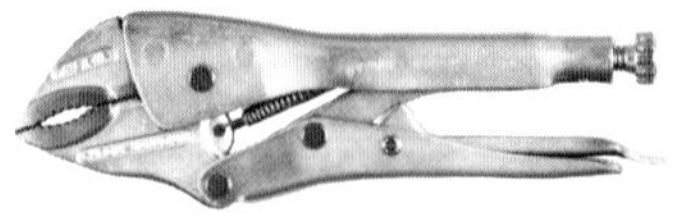

Ein Hammer, ca. 800 g schwer
wird zum Einschlagen (Versenken) der Marknägel benötigt.

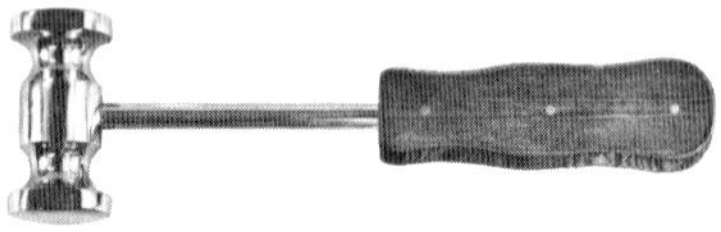

7.1.4 Besondere Ergänzungs-Instrumente

Der Hohlmeißel
Der spezielle, abgekröpfte Hohlmeißel kann anstelle des Pfriems zum Eröffnen der Femur-Markhöhle dienen.

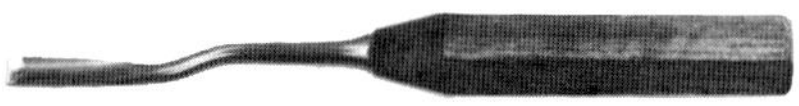

Der kleine Pfriem
Seine Form und seine Verwendung sind analog dem großen Pfriem.

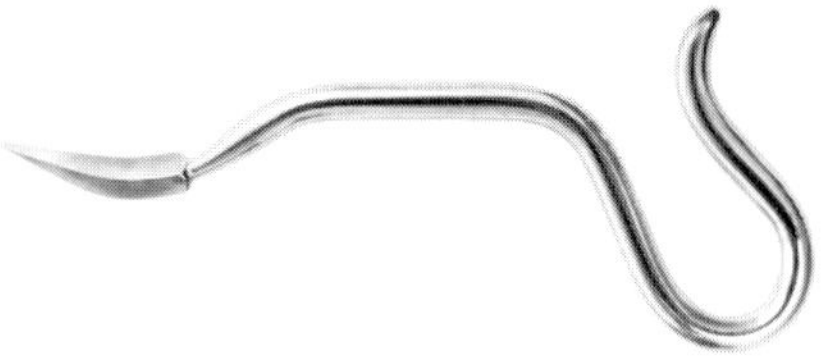

Der lange Bohrdorn
960 mm lang, wird zusammen mit den extralangen flexiblen Wellen in extralangen Knochen verwendet.

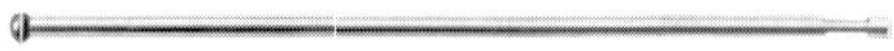

Extralange flexible Wellen
Zur Verwendung bei speziell großen Patienten, insbesondere am Femur (Bohrtiefe 440 mm).

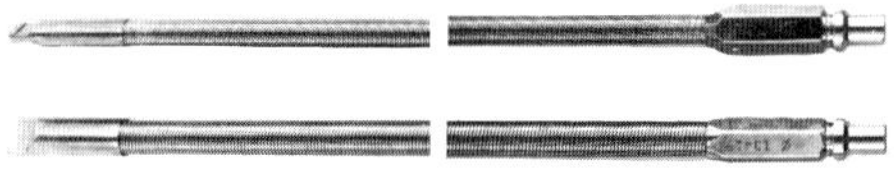

Der stirnseits schneidende Bohrkopf Φ 12,5 mm
Zusammen mit der extralangen 10 mm-Welle erlaubt er, den Marknagel-Kanal auch an langen Knochen bis auf 440 mm Tiefe vorzubohren (extralange Femora).

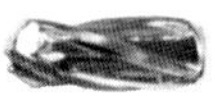

Der lange Führungsstab
960 mm lang, wird beim Einschlagen extralanger Nägel verwendet.

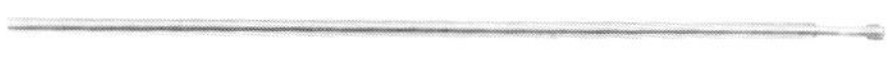

Der Handgriff für flexible Wellen
wird beim Einsetzen der langen Extraktionshaken zum Entfernen abgebrochener Nägel benötigt. Bei Ausfall der Bohrmaschine kann er auch zum Antrieb der flexiblen Wellen für eine Adaptations-Marknagelung benützt werden. *Niemals rückwärts drehen!*

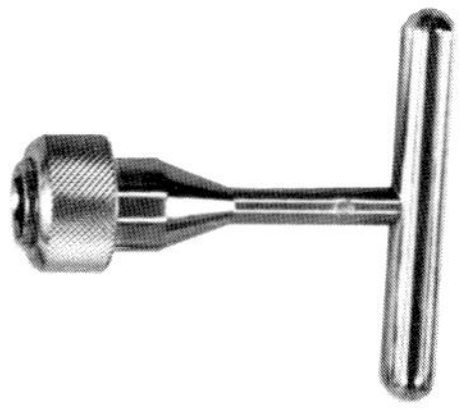

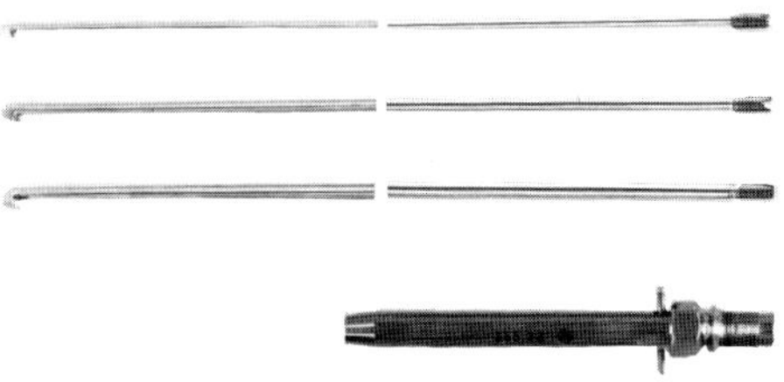

Die langen Extraktionshaken
werden zum Entfernen evtl. abgebrochener Marknägel verwendet. Sie können durch das Lumen des Marknagels vorgeschoben und an seiner Spitze eingehängt werden. Dazu werden benötigt: *Hakenkopf mit Gewinde* und Handgriff für flexible Wellen (s. S. 156).

7.2 Die AO-Marknägel

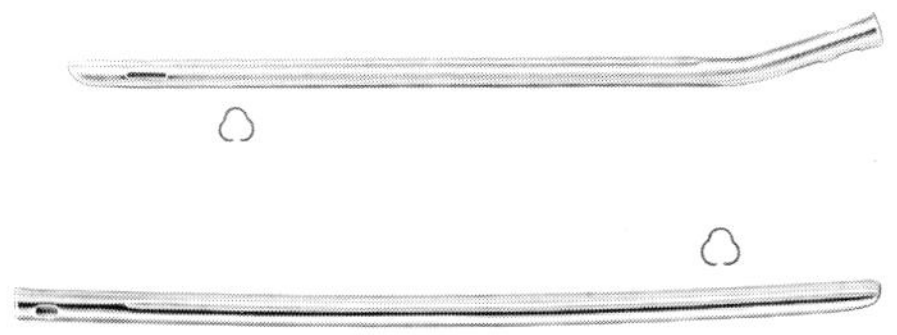

Die Marknägel der AO wurden aufgrund der Ideen von KÜNTSCHER entwickelt. Für die Tibia-Nägel wurden die proximale Krümmung und die Ausklinkdrähte nach HERZOG übernommen.
Die AO hat von Anfang an versucht, die beiden schwachen Punkte früherer Marknägel zu eliminieren:
Dickwandige Nägel haben eine geringe Flexibilität. Sie werden manchmal schon beim Einschlagen bleibend deformiert. Fehlstellungen oder gespaltene (perforierte) Knochen können die Folge sein.
Die Schwierigkeiten bei der Extraktion von Nägeln mit einem Haken sind seit langem bekannt.

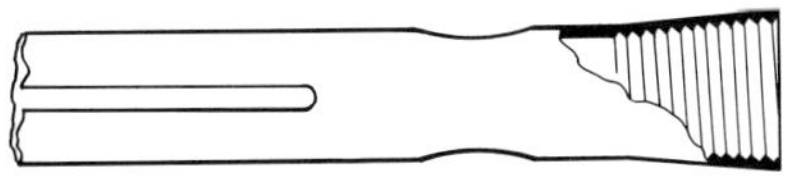

Die AO-Nägel
sind aus einem *dünnwandigen Rohr* hergestellt. Die speziell hohe Materialfestigkeit ermöglicht (bei gleicher Festigkeit) eine dünnere Wandstärke, welche auch eine größere Flexibilität des Nagels zur Folge hat. Diese liegt, wie erwünscht, näher bei der Flexibilität des natürlichen Knochens und hat zudem den Vorteil, daß sich ein Tibia-Nagel beim Einschlagen nicht über die elastische Grenze hinaus verformt und krumm wird.

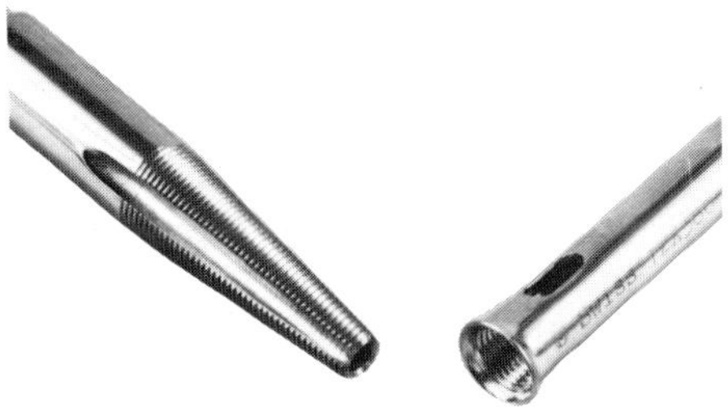

Das Rohr am proximalen Ende ermöglicht es, an den AO-Nägeln ein *konisches Gewinde* anzubringen, welches zusammen mit den konischen Gewindebolzen das Ein- und vor allem auch das Ausschlagen der Marknägel wesentlich erleichtert. Die starre Gewindeverbindung zwischen Ein- resp. Ausschlaggerät und Nagel ergibt eine wesentlich bessere und achsengerechtere Übertragung der Kräfte (Hammerschläge) als der früher allgemein übliche Haken.

Die Nägel sind auf 5/6 ihrer Länge *aufgeschlitzt*. Dieser Teil hat *kleeblattförmiges* Profil, welches im Durchmesser etwas federt und sich im aufgebohrten Schaft des Knochens verklemmen kann.

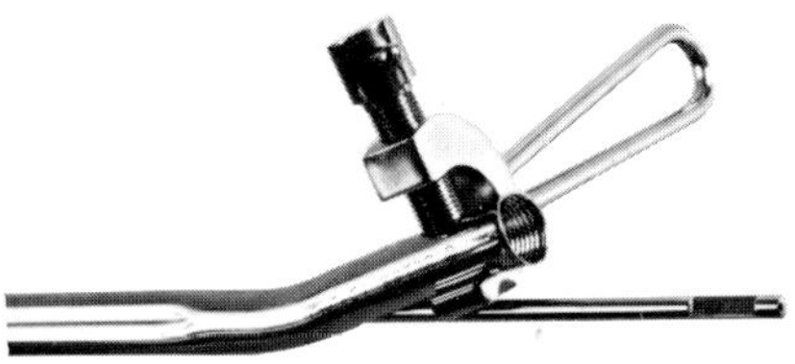

Die beiden *Fenster am proximalen Nagelende* dienen zur Befestigung des *Führungsgriffes* für Marknägel. Sie sollen *nie* zum Einhängen eines Extraktionshakens benützt werden, wie bei Nägeln anderer Herkunft.
In Ausnahmesituationen kann durch dieses Fenster eine 4,5 mm-Kortikalisschraube zur Verbesserung der Rotationsstabilität eingesetzt werden.

Das distale Ende aller AO-Nägel ist kufenförmig ausgebildet und verjüngt, so daß die Führung auf den 4 mm Führungsstab verbessert und eine Verletzung der Krone des distalen Fragmentes (evtl. Spaltung) vermieden wird.

Am Tibia-Nagel
wurde die Herzog-Krümmung kurz unterhalb des proximalen Endes, wie auch die beiden Fenster für die Ausklinkdrähte nahe des distalen Endes übernommen.

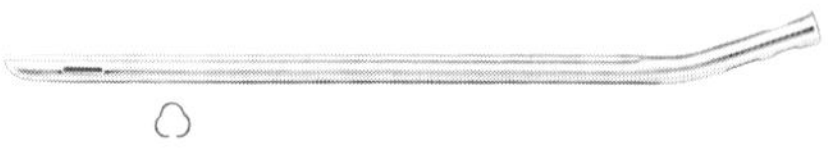

Die Ausklinkdrähte
erlauben eine zusätzliche Stabilisierung eines kurzen distalen Fragmentes.
Sie werden durch den Nagel geschoben, treten an den beiden Fenstern aus und werden durch Hammerschläge in der Kortikalis verankert.

Der Femurnagel
ist leicht gekrümmt (entsprechend der physiologischen Antekurvation).
Der Längsschlitz der Nägel befindet sich bei den neuen AO-Femur-Nägeln auf der Außenseite der Krümmung.

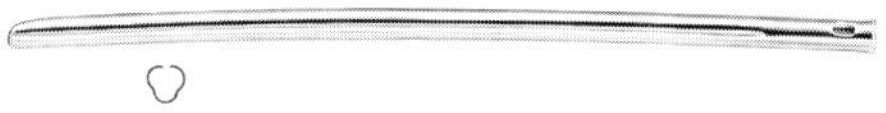

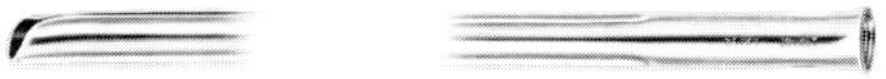

Ältere Femur-Nägel der AO haben den Längsschlitz noch auf der Innenseite der Biegung.

Achtung beim Einschlagen:
Die Krümmung des Femur-Nagels soll mit der Krümmung des Knochens übereinstimmen.

Wichtige Bemerkung zum Durchmesser der Marknägel.

Durch das Herstellen des Kleeblatt-Profiles und durch das Schlitzen der Rohre der Nägel wird der wirksame Durchmesser = umschriebener Kreis des Kleeblatt-Profiles etwas größer als der ursprüngliche Rohrdurchmesser war. Auf älteren Nägeln ist der *Rohr*-Durchmesser als Nenndurchmesser angeschrieben.
Wegen der internationalen Standardisierung der Implantate wurde die Beschriftung (Durchmesser) der Marknägel den kommenden Forderungen angepaßt.

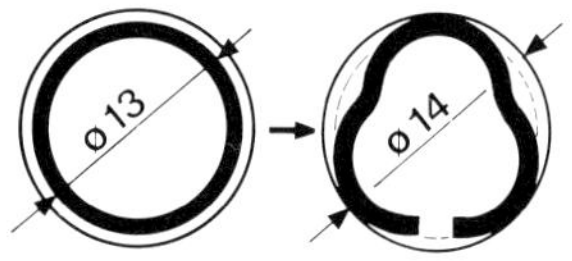

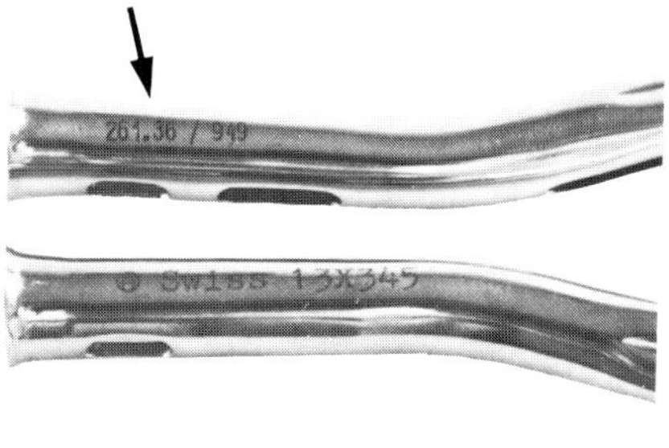

Neue Nägel – seit 1977 fabriziert – sind zusätzlich zu Durchmesser und Länge noch mit der *Katalognummer* angeschrieben.

Beispiel
Durchmesser × Länge: 14 × 345
Katalog-Nr. und Kontroll-Nr.: 261.46/949

1977 →

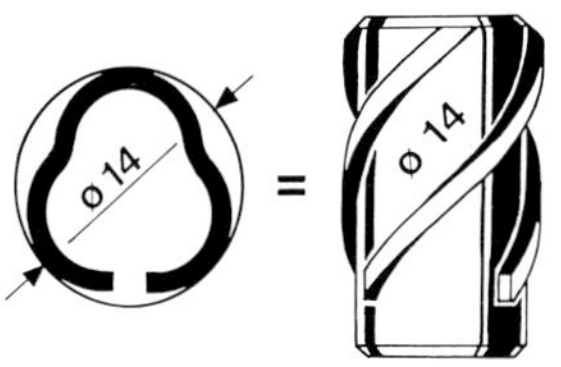

Auswahl des Nagels

Bei neuen Nägeln entspricht der angeschriebene Durchmesser dem effektiv wirksamen Durchmesser. Der Nagel muß so groß gewählt werden wie der Durchmesser (ganze mm) des zuletzt verwendeten Bohrkopfes.

Im Zweifelsfalle mit der *Meß-Schablone* kontrollieren, nie eine Schublehre verwenden.

NEU NOUVEAU NEW NUEVO
Marknagel Mod. 1977 ∅ des Marknagels = ∅ des Markraumbohrkopfes (im Normalfall)
Clou centro-med. Mod. 1977 ∅ du clou = ∅ de la tête d'alésage (en cas normal).
Medullary Nail Mod. 1977 Dia. of nail = Dia. of medullary reamer (for normal case).
Clavo intramed. Mod. 1977 ∅ del clavo = ∅ de la fresa (en caso normal).

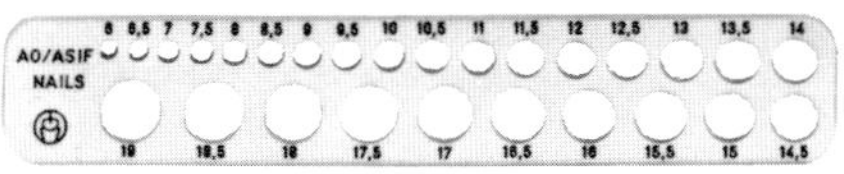

Bemerkung:
Auf der Original-Verpackung ist ein leuchtend *roter Aufkleber* angebracht, welcher darauf hinweist, daß es sich um einen *neuen Nagel* handelt.
Nägel in Verpackungen ohne Aufkleber sind immer mit der *Meß-Schablone* zu kontrollieren.
Bei Nägeln mit extremen Längen (kurz oder lang) oder extremen Durchmessern (dünn oder dick) ist spezielle Vorsicht geboten, da dies meistens ältere Ladenhüter sind.

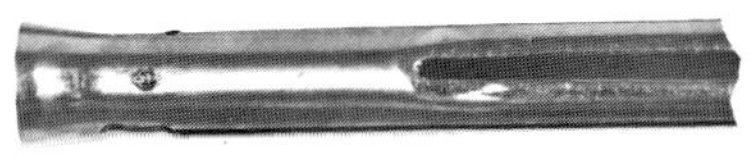

Alte Nägel – vor 1977 fabriziert – erkennt man daran, daß *keine Katalognummer angeschrieben* ist.

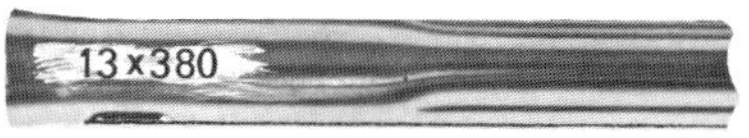

Der angeschriebene Durchmesser entspricht dem *Durchmesser des Rohres*, aus welchem der Nagel fabriziert wurde.
Der *wirksame Durchmesser des Nagels ist ca. 1 mm größer*, weshalb in alten Publikationen größeres Aufbohren verlangt wurde. Zusammen mit dem Durchmesser ist auch die Länge angeschrieben. Auf der Rückseite ist evtl. auch die Material-Los-Nummer eingraviert.

→ 1977

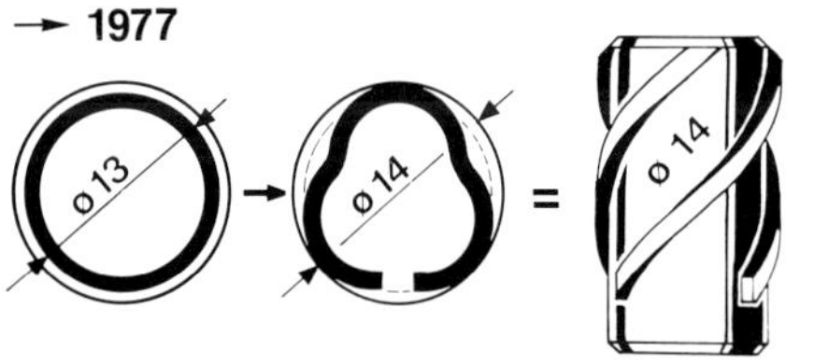

Auswahl des Nagels

Die alten AO-Marknägel haben einen effektiv wirksamen Durchmesser der ca. 1 mm größer ist als der angeschriebene Durchmesser. Der mit der *Meß-Schablone* gemessene wirksame Durchmesser soll gleich dem Durchmesser des letztverwendeten Bohrkopfes sein.

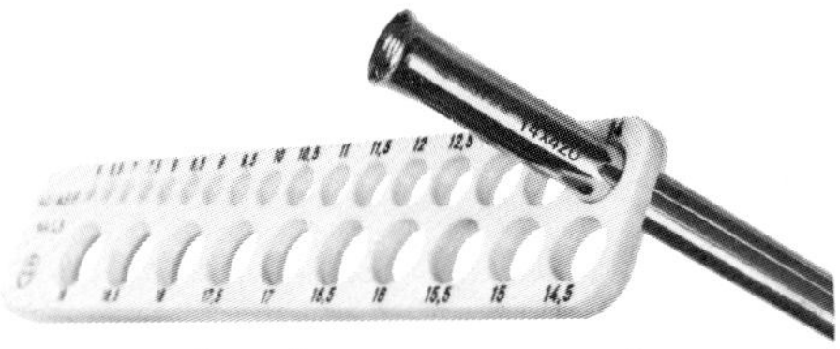

Allgemein gilt
Zur Sicherheit sollten alle *Marknägel immer mit der Meß-Schablone* bezüglich Durchmesser überprüft werden, um die Übereinstimmung des effektiv wirksamen Durchmessers mit dem Durchmesser des letztverwendeten Bohrkopfes sicherzustellen.
Nie mit einer Schiebelehre messen, da dies zu Fehlmessungen führt.

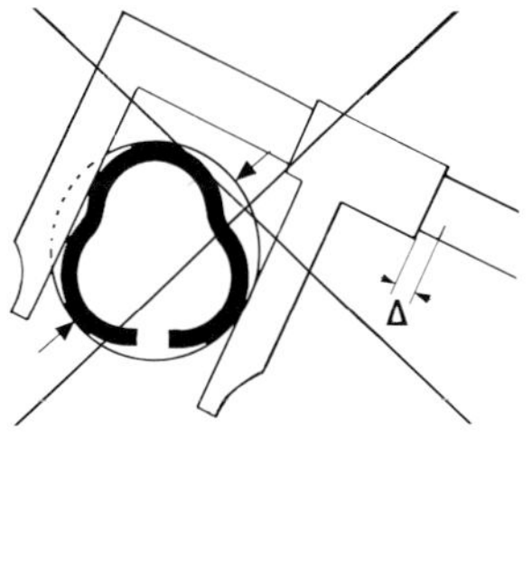

7.3 Die Marknagelung

Prinzip: Schienung *ohne* Kraftträgerfunktion.
Die Marknagelung hat unter den AO-Methoden ihren bewährten Platz zur Versorgung von *Quer- und kurzen Schrägfrakturen im mittleren Drittel* von Tibia und Femur und ist für diese Fälle die Methode der Wahl.
Die Anwendung am proximalen und distalen Drittel bildet die seltene Ausnahme.

Die von KÜNTSCHER entwickelte Methode des *Aufbohrens der Markhöhle* hat sich bewährt und durchgesetzt.
Es wird normalerweise so weit aufgebohrt, bis der Bohrkopf (mit ganzer Millimeterzahl) fühlbar auf 4–5 cm Länge die Kortikalis des kürzeren Fragmentes angreift. Dies bestimmt gleichzeitig den richtigen Nageldurchmesser. Auch die *Länge* des Nagels ist für die Stabilität wichtig. Er soll in der distalen Spongiosa gut verankert werden.

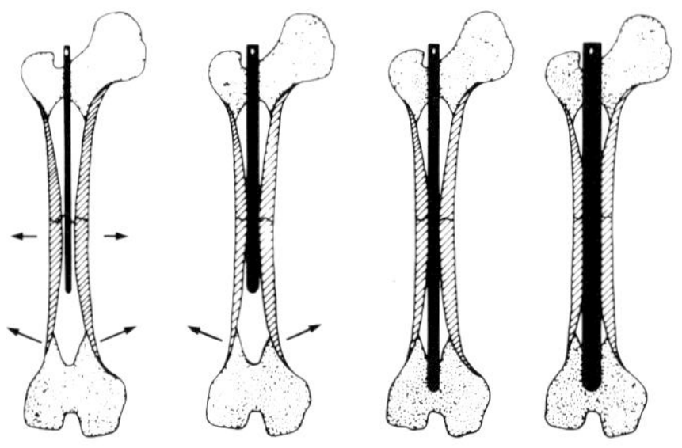

Durch *Einstauchen* (Schlag gegen Fuß/Knie) wird am Schluß der Nagelung eine evtl. Diastase beseitigt. Die *frühe Belastung* wirkt sich als interfragmentärer Druck günstig auf die Frakturheilung aus.
Ob die *offene oder gedeckte Nagelung* bevorzugt wird, hängt vorwiegend vom Operateur und von der Ausrüstung des OP ab.

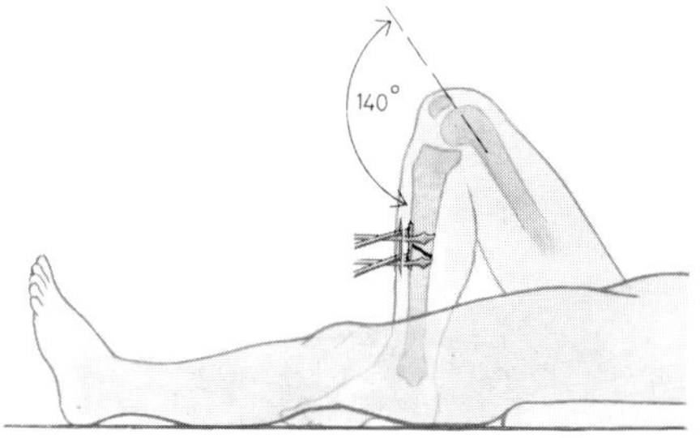

Der Vorteil der *offenen Nagelung* ist, daß sie auf einem gewöhnlichen OP-Tisch durchgeführt werden kann. Unter Sicht wird die eröffnete Fraktur eingerichtet (Rotation) und temporär mit einer kurzen *Halbrohr-Platte* und zwei Knochenzangen gehalten.
Für die *gedeckte Nagelung* benötigt man Extensionstisch und Bildwandler. Die nachträgliche Eröffnung der Frakturstelle zur Entleerung des Hämatoms und Entfernung des Bohrmehls wird empfohlen.
Retrograde Femur-Nagelung wird von der AO wegen Eröffnung und Schädigung des Hüftgelenkes strikt abgelehnt.

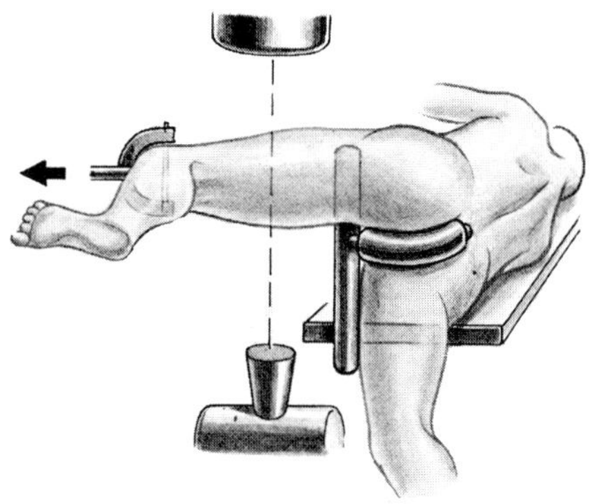

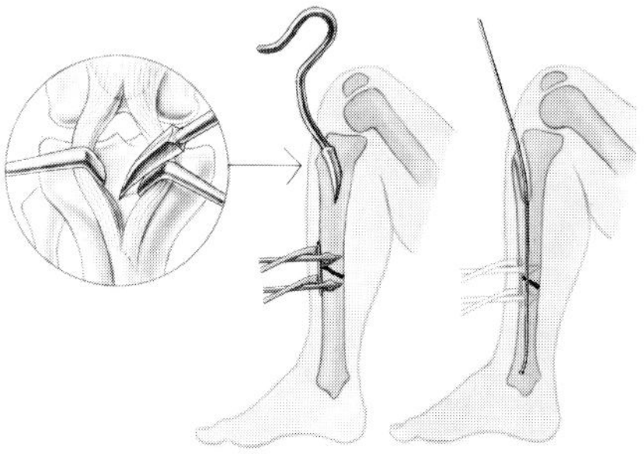

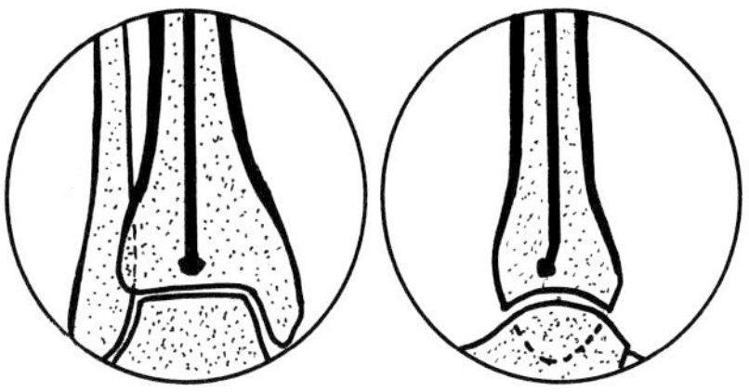

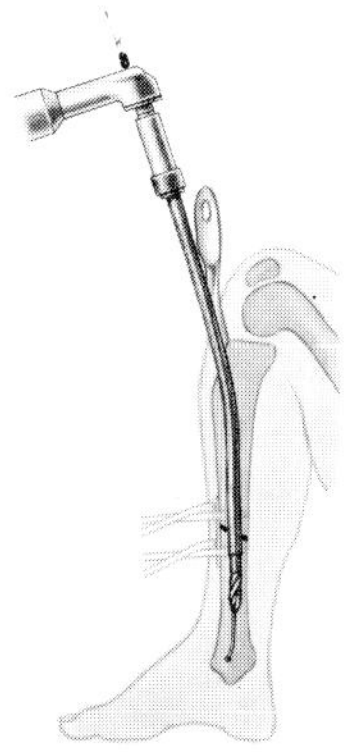

7.3.1 Technik der Nagelung an der Tibia

7.3.1.1 Eröffnen der Markhöhle

- Horizontaler Hautschnitt und longitudinale Spaltung des Ligamentum patellae.
  Zugang zur Markhöhle am proximalen Ende der Tuberositas tibiae.
- *Pfriem* in die Kortikalis eindrehen und sofort abkippen, bis er parallel zur Schaftachse steht und die Markhöhle eröffnet, ohne daß die hintere Kortikalis perforiert wird.
  Die linke Hand palpiert die Tibia-Vorderkante.
  Evtl. Verwachsungen mit Hand-Markraumbohrern eröffnen.
- *Bohrdorn* (Φ 3 mm) einführen, möglichst zentral nach unten stoßen und mit seinem Kugelende gut in der Spongiosa des distalen Fragmentes verankern.
  Die Abbiegung der Bohrdornspitze erleichtert das Auffädeln der Fragmente unter Bildwandler-Kontrolle bei gedeckter Nagelung.
- Kontrolle der zentralen Lage und der richtigen Länge des Bohrdorns mittels Bildwandler oder einer auf das Gelenk zentrierten Röntgenaufnahme.
  Definitive Verankerung evtl. mit *leichten* Hammerschlägen. Vorsicht: Bohrdorn nicht beschädigen.

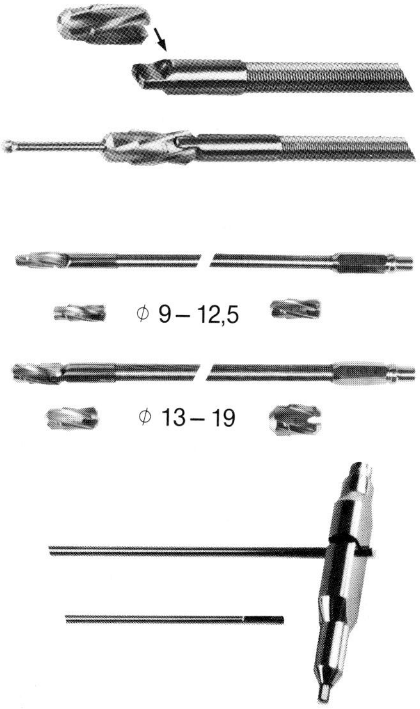

7.3.1.2 Das Aufbohren der Markhöhle

- *Flexible Welle mit festem Bohrkopf Φ 9 mm* über den Bohrdorn schieben.
- *Gewebeschutzblech* als Schutz des Ligamentum patellae und der Weichteile unterschieben. Die Bohrwellen sollen beim Einführen des Bohrkopfes in die Markhöhle noch stillstehen. Erst dann Aufbohren.
- Nach der ersten Bohrtour Welle wechseln:
  Flexible Welle Φ 8 mm mit den Bohrköpfen 9,5 mm bis 12,5 mm.
  In Stufen von immer nur ½ mm (wegen Hitze-Entwicklung und Verklemmungsgefahr) weiterbohren.
- *Flexible Welle Φ 10 mm*, mit den Bohrköpfen Φ 13 mm und größer:
- Weiterbohren, bis der Fräser spürbar im kürzeren Fragment auf 3 bis 5 cm guten Kortikalis-Kontakt hat.

Beachten: *Bohrdorn* immer mit dem *Festhalter* halten, damit er weder mitdreht und sich ins distale Gelenk bohrt, noch beim Wechseln der Bohrköpfe herausgezogen wird.
Zwischen herausgezogenem Bohrkopf und Knochen eine schmale Zange benützen.

7.3.1.3 Auswahl des richtigen Tibia-Marknagels.

Bei der Vorbereitung der Operation wird am gesunden Bein die Distanz Kniegelenkspalt – oberer Sprunggelenkspalt minus 2 cm bestimmt.
Steril vorbereitet werden Nägel dieser Länge sowie solche, die 15 mm länger resp. kürzer sind, dies jeweils in zwei bis drei verschiedenen an Hand des Rö-Bildes geschätzten Durchmessern.

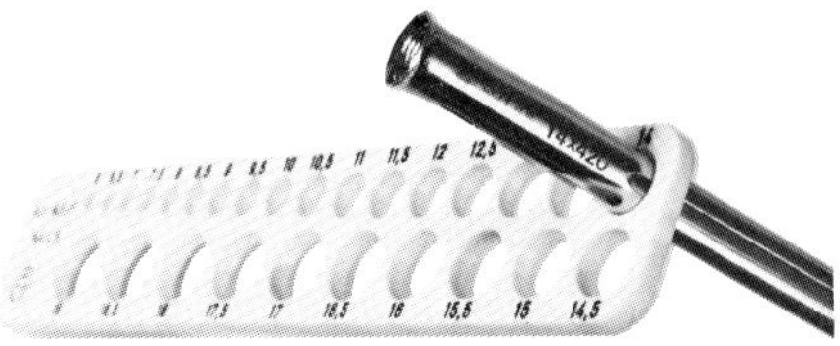

Der richtige *Durchmesser* ist durch die Bohrung bestimmt.

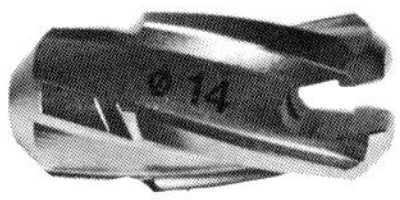

Der Nagel muß normalerweise so groß gewählt werden wie der zuletzt verwendete Bohrkopf (mit Meßlehre kontrollieren).

Die wirklich *benötigte Nagellänge* kann auf folgende Weise bestimmt werden:
In beiden Fällen wird 1 cm für die Herzogkrümmung des Tibia-Nagels zur Brutto-Länge zugegeben und dann auf die nächste Nennlänge abgerundet.

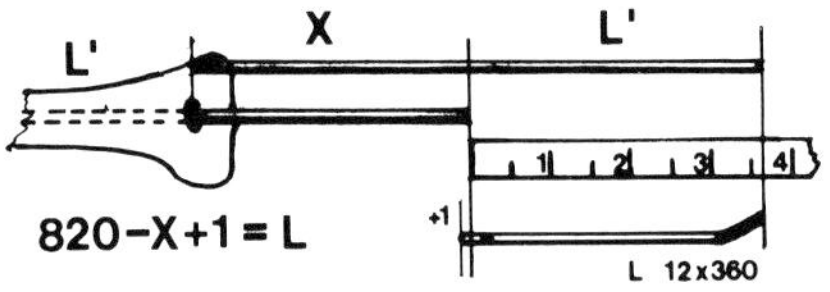

a) mit Hilfe eines zweiten, gleichlangen Bohrdornes oder Führungsstabes: Die aus dem Knochen hervorstehende Länge des Bohrdornes wird auf den danebengehaltenen „Meßdorn“ übertragen. Die Restlänge des zweiten Stabes kann mit einem Maßstab gemessen werden und ist offensichtlich gleich der Brutto-Nagellänge.

b) oder durch Rechnung: Die aus dem Knochen hervorstehende Länge des Bohrdornes wird mit dem Maßstab gemessen. Durch Subtraktion der gemessenen Länge von der bekannten Bohrdornlänge erhält man die Brutto-Länge des Marknagels.

7.3.1.4 Vorbereiten des Nagels zum Einschlagen

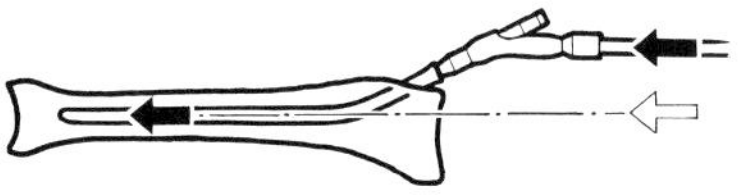

- *Konischen Bolzen* in den ausgewählten Nagel fest einschrauben (Steckschlüssel). Passende Bolzengröße verwenden! (Übereinstimmende Aufschrift.)
- *Abgekröpftes Einschlagstück* so auf den konischen Bolzen aufsetzen, daß die Nagelkrümmung ausgeglichen wird. Nagel, konischer Bolzen und Einschlagstück müssen *in einer Ebene* liegen.
  Einschlagstück mit dem *Steckschlüssel fest* verschrauben, nicht nur lose aufstecken, da sich sonst das vordere Ende des Einschlagstückes wie eine Bananenschale spaltet.
- *Hohle Führungsstange* mit Schlaggewicht und flexiblem Griff aufschrauben. Die Stange muß jetzt parallel zum Nagel sein.
  Führungsgriff in den seitlichen Löchern des Marknagels anbringen.

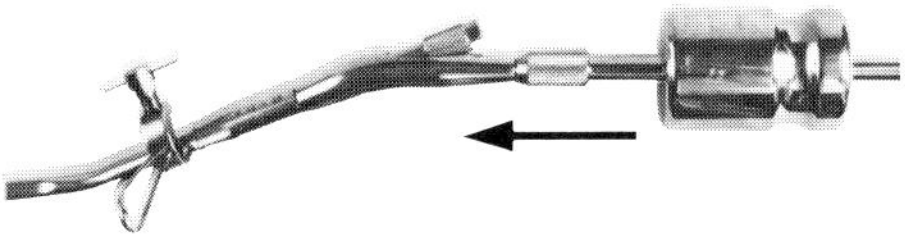

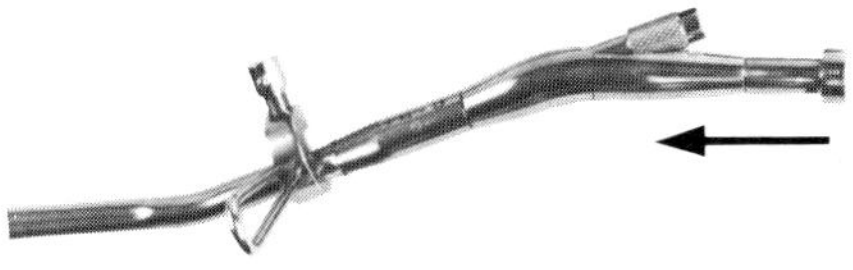

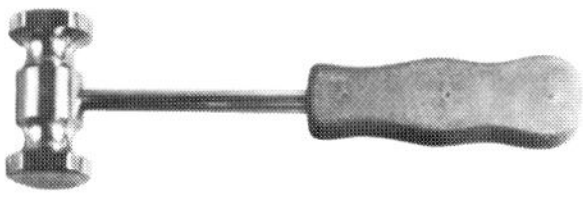

- Variante:
  Wird der *Schlagkopf* auf das abgekröpfte Einschlagstück geschraubt, so kann das Einschlagen des Nagels mit einem Hammer erfolgen.

7.3.1.5 Stabwechsel und Einschlagen des Tibia-Nagels

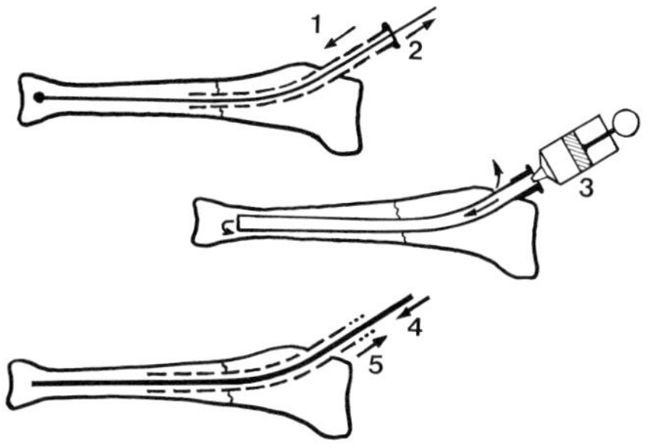

- *Markraum-Rohr* über den 3 mm-Bohrdorn schieben und diesen entfernen (1, 2).
- Durch das Rohr kann die Markhöhle mit Ringerlösung gespült und an der eröffneten Frakturstelle Spülflüssigkeit und Bohrmehl entfernt werden (3).
- *4 mm-Führungsstab* ins Markraum-Rohr einschieben und dieses entfernen (4, 5).
  Aufschieben des Nagels auf den 4 mm-Führungsstab, welcher durch das Fenster an der Herzog-Krümmung austritt.
  (Achtung auf die OP-Lampe!)

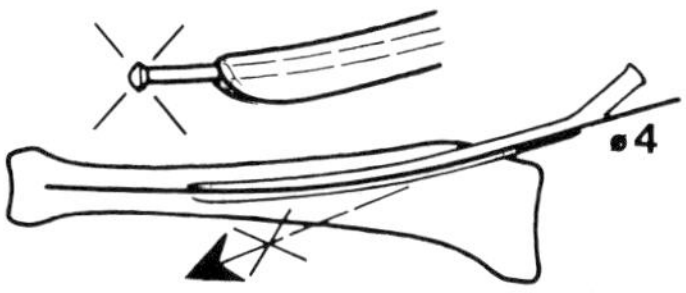

Der Marknagel darf *nie über dem Bohrdorn eingeschlagen* werden (Verklemmungsgefahr des kleinen Durchmessers und des Kugelendes im Nagelschlitz!).
Nur der Führungsstab ist stark genug, um den Nagel in die Markhöhle zu leiten, ohne daß die hintere Kortikalis gefährdet wird.

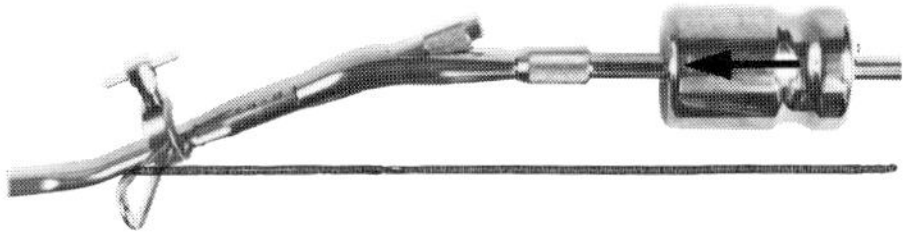

- *Einschlagen des Nagels.*
  Leichte Schläge sollen den Nagel um jeweils ½–1 cm eintreiben.

Achtung: Ein Nagel, der nicht gleichmäßig läuft, darf nicht mit Gewalt eingetrieben werden. Er ist zurückzuschlagen. Nach Stabwechsel im Markraumrohr ist ½ mm weiter aufzubohren. Erneuter Stabwechsel und nochmaliges Einschlagen des Nagels.

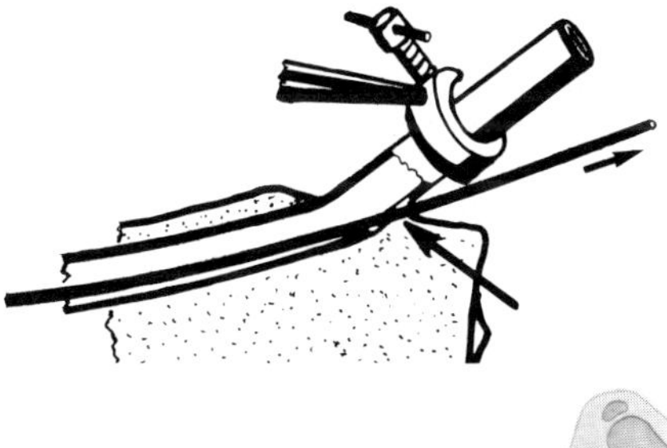

- Entfernen des *Führungsstabes* sobald der Nagel im distalen Fragment richtig gefaßt hat (damit er sich nicht mit dem Nagel verklemmt und evtl. in das Gelenk getrieben wird).
  Führungsgriff abnehmen und Nagel ganz einschlagen.

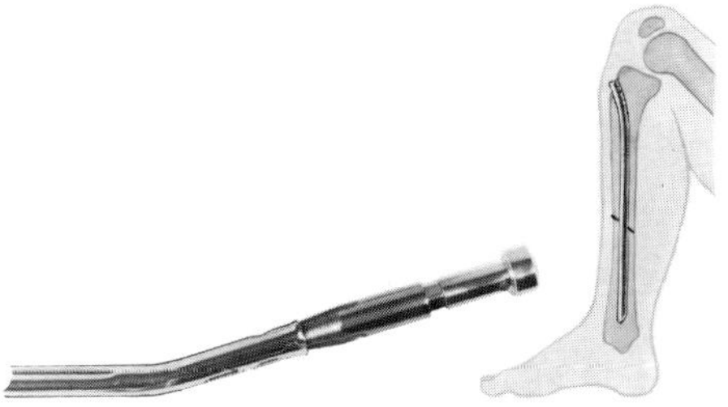

- *Versenken des Nagels* indem man das abgekröpfte Einschlagstück abnimmt, den Schlagkopf direkt auf den konischen Bolzen aufschraubt, und den Nagel mit leichten Hammerschlägen ca. ½ cm versenkt.
  Seine Spitze soll jetzt ca. 1 cm von der distalen Gelenkfläche entfernt sein (Röntgen).

7.3.1.6 Kortikalisschraube und Ausklinkdrähte.

Bei Ausnahme-Indikationen, d. h. bei sehr tiefen, resp. hohen Brüchen, ist die Rotations- und Kippstabilität nicht gewährleistet. Soll ausnahmsweise eine solche Fraktur mit einem Marknagel versorgt werden, so kann mit einer der folgenden Methoden die Stabilität verbessert werden:

Am proximalen Ende
kann mit einer *Kortikalisschraube* die Stabilität verbessert werden.
Sie wird nach Vorbohren des 3,2 mm-Gewindeloches durch die beiden Fenster des Nagels eingedreht. Schneiden des Gewindes ist meistens nicht nötig.

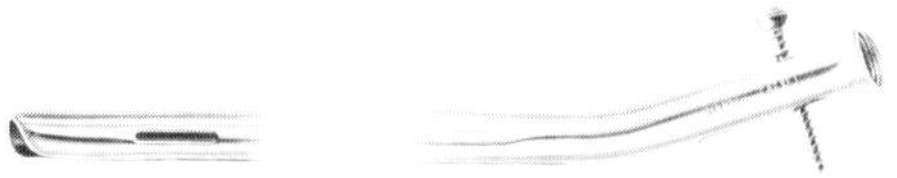

Am distalen Nagelende
können *Ausklinkdrähte* verwendet werden.
Sie haben eine abgebogene Spitze, welche in derselben Ebene liegt wie der „Griff", der zur Rotationskontrolle während des Einschlagens dient.

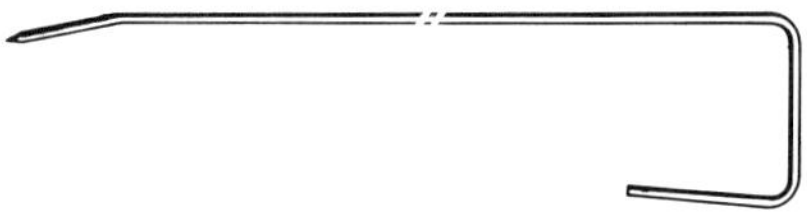

Vorgehen

- Nagelung der Tibia wie vorstehend beschrieben.
- 1 bis 2 Ausklinkdrähte in den Nagel einschieben, so daß die Spitzen in der seitlich-hinten liegenden Kleeblattrinne des Nagels gleiten, wo sie automatisch die Austrittsöffnung nahe der Nagelspitze finden.
- Beide Drähte sind bis zum Austrittspunkt in den Nagel einzuführen, bevor sie verankert werden. Wird dies nicht beachtet, so versperrt der erste Draht dem zweiten das Austrittsfenster.
  Dünne Nägel (Φ 9 und 10 mm) bieten nur Platz für einen, dickere Nägel für zwei Drähte.
- Ausklinken und Verankern der Drähte durch Einschlagen mit dem Hammer bis in die Kortikalis.
- Abschneiden des Drahtes 5 mm oberhalb des Nagelendes mit der Drahtschneidezange, damit er bei der Nagelentfernung als erster gefaßt und herausgezogen werden kann.

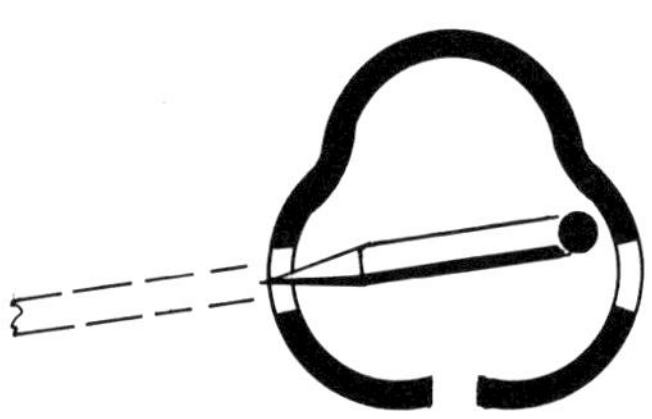

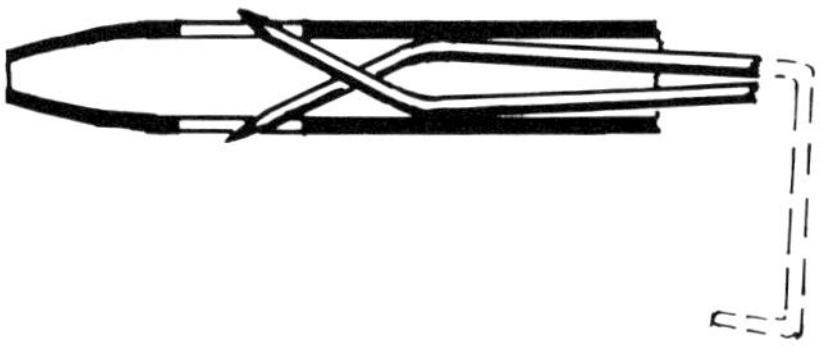

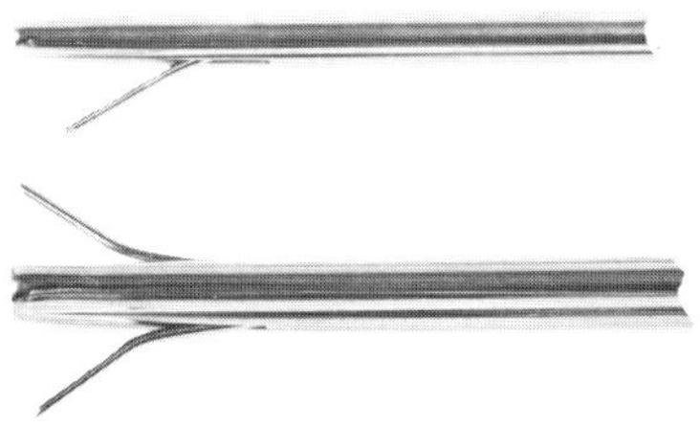

7.3.1.7 Spezielle Hinweise

Folgende Punkte sollten unbedingt beachtet werden, um schwierige Situationen, evtl. sogar Komplikationen zu vermeiden.

1) Die *hintere Kortikalis* darf mit dem Pfriem nicht verletzt werden. (Erschwertes Einsetzen des Bohrdornes und Schwächung des Knochens).

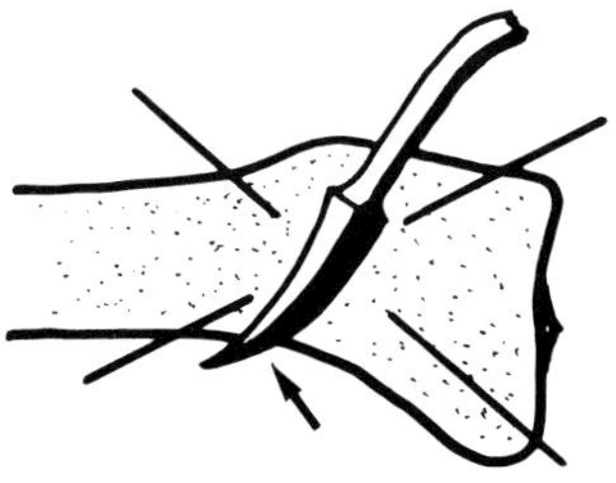

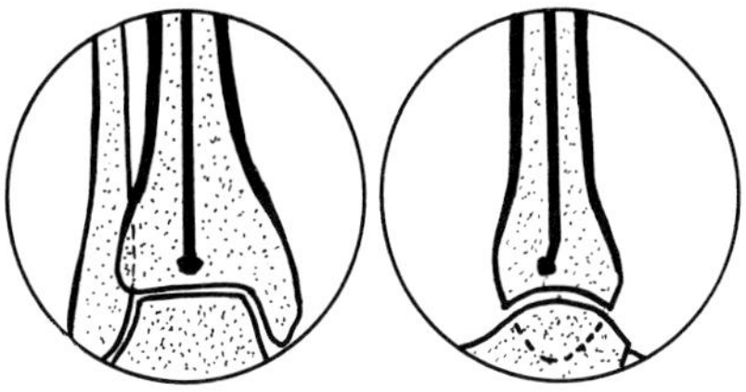

2) Der *Bohrdorn soll möglichst zentral* in der Markhöhle und der distalen Metaphyse liegen.

Bei offener Nagelung resp. geradem Bohrdorn ist dies meistens von selbst in Ordnung, bei gedeckter Nagelung (abgebogener Bohrdorn) zu überprüfen.
Bei exzentrischer Lage wird die Kortikalis einseitig weggefräst und geschwächt. Für die nachfolgende Nagelung besteht dann die Gefahr des Sprengens.

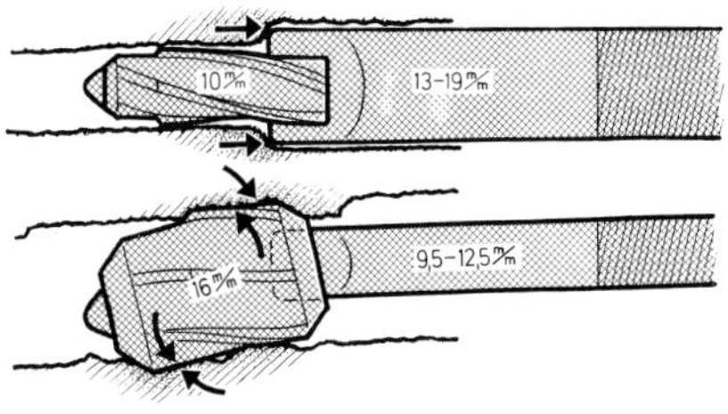

3) Mit den Bohrköpfen sind *immer die entsprechenden flexiblen Wellen* zu verwenden!

Eine dicke Welle mit zu kleinem Bohrkopf kann dem Kopf nicht folgen, Bohrung unmöglich.
Eine dünne Welle wird durch zu große Bohrköpfe überbeansprucht.

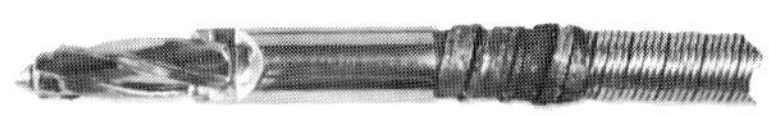

4) *Lösen eines verklemmten Bohrkopfes*
Nie die flexible Welle zurückreißen oder mit dem Handgriff rückwärts drehen: dies zerstört die Welle!
(Oft genügt ein scharfer Ruck am Festhalter, um mit dem *Kugelende des Bohrdornes* den Bohrkopf zu lösen.)

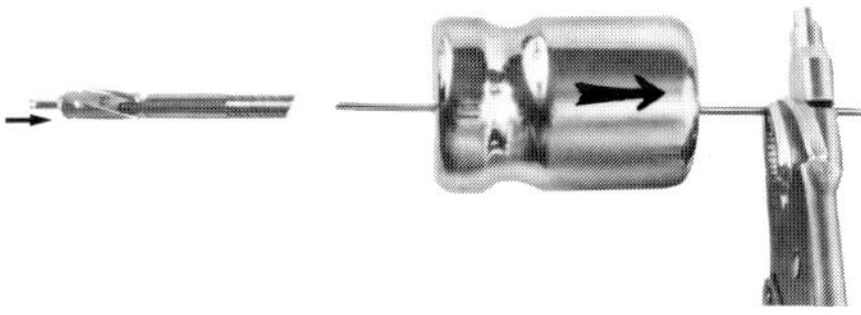

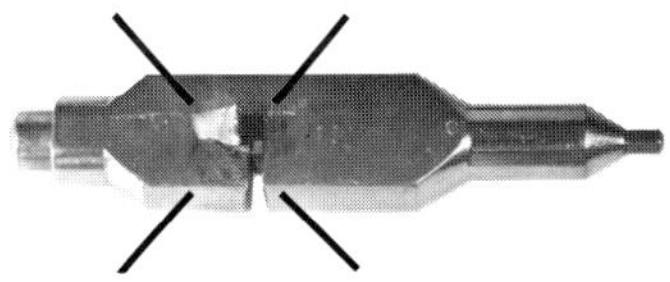

Bestes Vorgehen:
- Festhalter wegnehmen
- Antriebsmaschine entfernen
- Schlaggewicht über den Bohrdorn schieben
- Festhalter wieder aufsetzen
- Tonnenzange (Vise-Grip) knapp unterhalb des Festhalters auf den Bohrdorn klemmen.
- Verklemmten Bohrkopf durch Schläge mit dem Schlaggewicht gegen die Tonnenzange lösen (nicht gegen den Festhalter).
  Achtung: Bohrdorn möglichst nicht über die Frakturstelle zurückziehen. Erneute Kontrolle seiner richtigen Lage ist nach diesem Manöver unerläßlich!

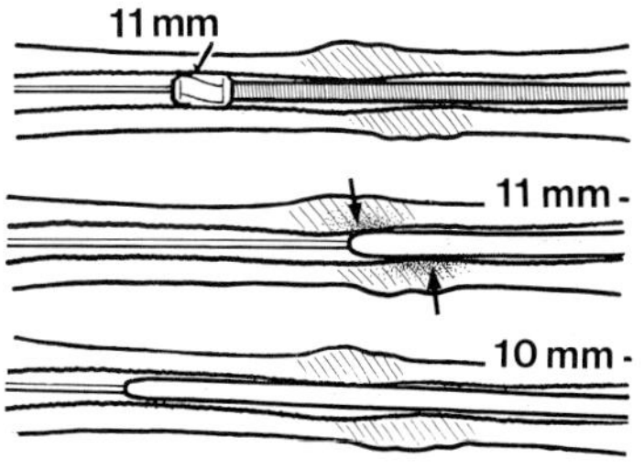

5) Auf einen *schlecht laufenden Nagel* nicht mit Brachialgewalt weiterhämmern. Nagel zurückschlagen und weiter aufbohren (Stabwechsel) oder dünneren Nagel wählen.

Da beim Aufbohren der Bohrkopf eventuellen leichten S-Kurven der Markhöhle folgt, ist hie und da schlechter Lauf und Klemmen des Nagels trotz Übereinstimmung der Durchmesser von Bohrkopf und Nagel möglich.

6) Ein *zu kurzer Nagel* ergibt ungenügende Stabilität. Ein *zu langer* Nagel schädigt das distale Gelenk, oder kann nicht genügend versenkt werden und irritiert das Ligamentum patellae resp. die Weichteile.

Abhilfe

Austausch gegen Nagel der richtigen Länge: Führungsstab einsetzen, sobald das Fenster an der Herzog-Krümmung freiliegt.

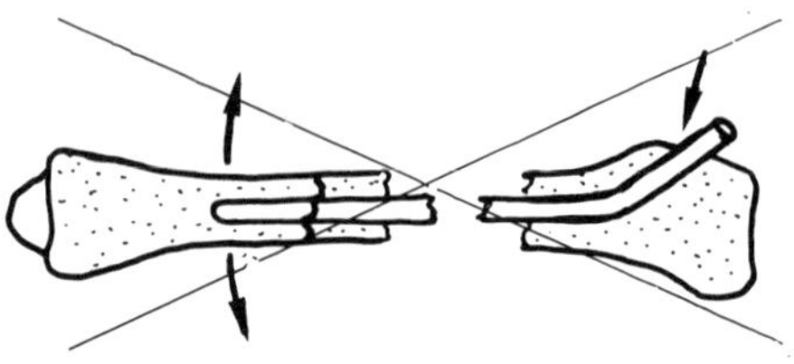

7) *Größten passenden Bolzen* zum Einschlagen eines Tibia-Nagels verwenden.
Da ein dünner konischer Bolzen tief in den Nagel eingreift, kann er evtl. den Austritt des Führungsstabes aus der Herzog-krümmung behindern. Bei einer Verklemmung wird der Führungsstab in das distale Gelenk getrieben.

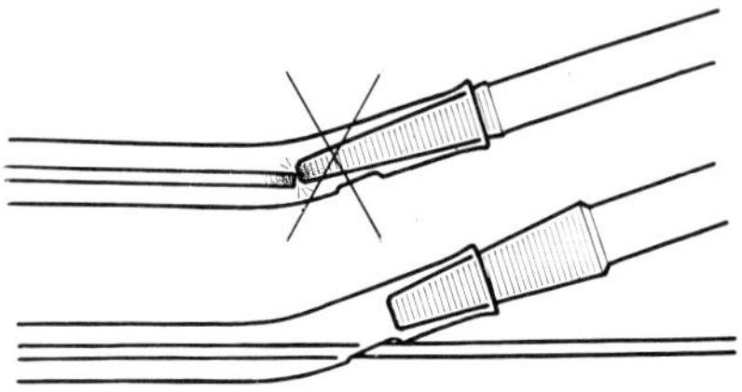

8) *Durchmesserbezeichnung* der Bolzen und Nägel müssen *übereinstimmen.*

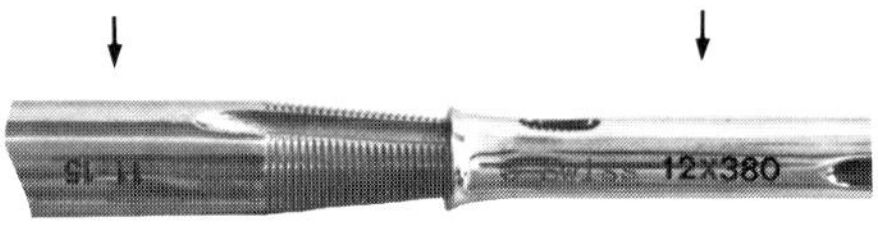

7.3.2 Technik der Marknagelung am Femur

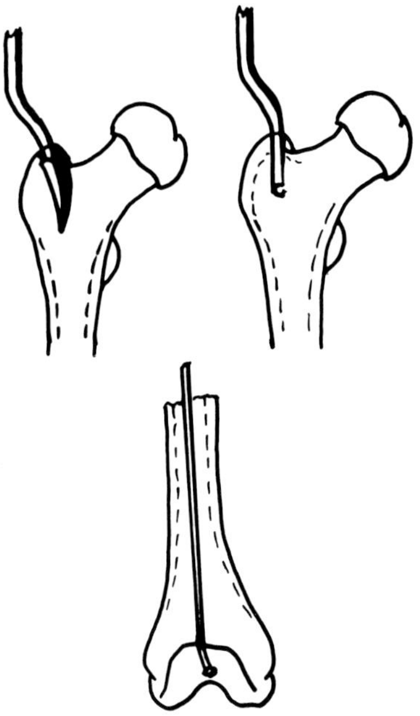

7.3.2.1 Eröffnen der Markhöhle

Die Markhöhle wird von der Spitze des großen Trochanters her eröffnet.
Die Gelenkkapsel darf aber nicht eröffnet werden.

- *Der Pfriem* wird eingebohrt und in die Markhöhle vorgeschoben.

  Variante: Bei harter Kortikalis kann die Markhöhle mit dem speziellen, abgekröpften Hohlmeißel oder mit den Handmarkraum-Bohrern eröffnet werden.

- *Der Bohrdorn* Φ 3 mm wird eingeführt, möglichst zentral nach unten geschoben und mit seinem Kugelende in der Spongiosa des distalen Fragmentes verankert.

Die Abbiegung der Bohrdornspitze erleichtert das Auffädeln des distalen Fragmentes bei gedeckter Nagelung.

- Kontrolle der zentralen Lage und richtigen Länge des Bohrdorns mittels Bildwandler oder einer auf das Gelenk zentrierten ap-Röntgenaufnahme.
  Definitive Verankerung des Bohrdornes in der Spongiosa, evtl. mit *leichten* Hammerschlägen.

7.3.2.2 Aufbohren der Markhöhle

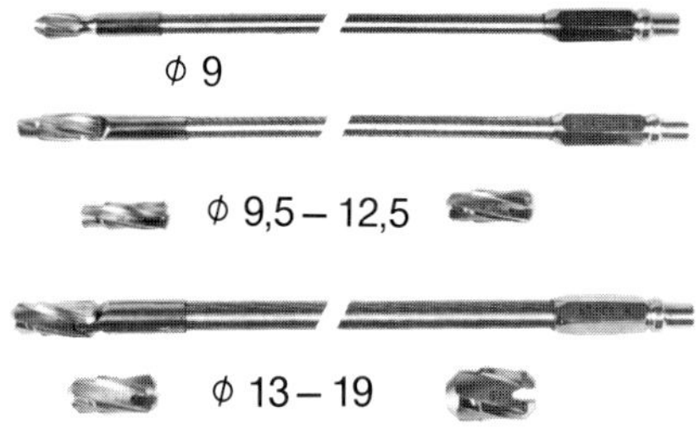

- *Flexible Welle mit festem 9 mm-Bohrkopf* und *Gewebeschutzblech.*
- Dann mit *flexibler Welle* Φ *8 mm* und *Bohrkopf* Φ *9,5 mm* beginnend, in Stufen von immer nur ½ mm, weiterbohren bis Φ 12,5 mm.
- Nun folgt die *flexible Welle* Φ *10 mm* mit aufgesetztem *Bohrkopf* Φ *13 mm.* Weiterbohren in Stufen von ½ mm bis der Fräser spürbar im kürzeren Fragment auf einigen cm guten Kortikaliskontakt hat.
- Bohrdorn immer mit *Festhalter halten*, damit er weder mitdreht, noch zurückgezogen wird.

7.3.2.3 Wahl des richtigen Femurnagels

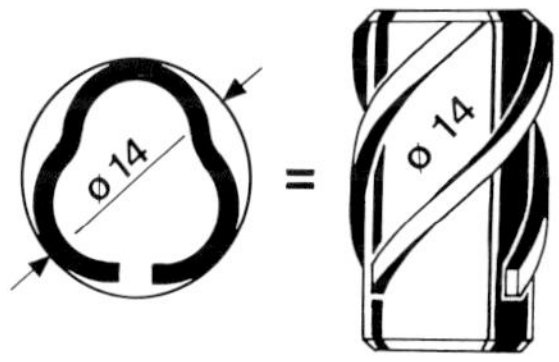

Bei der Vorbereitung der Operation wird am gesunden Bein die Distanz Trochanterspitze – Kniegelenkspalt minus 2–3 mm bestimmt.
Steril vorbereitet werden Nägel dieser Länge sowie solche, die 20 mm kürzer, resp. länger sind, dies jeweils in zwei bis drei an Hand des Rö-Bildes geschätzten Durchmessern.
Der *richtige Durchmesser* ist durch die Bohrung bestimmt.

Der wirksame Durchmesser des Nagels muß normalerweise gleich dem Durchmesser des zuletzt verwendeten Bohrkopfes sein (ganze mm-Zahl).

Meßlehre zur Kontrolle verwenden, nie mit Schiebelehre messen.

Die *benötigte Nagellänge* wird mit einem zweiten Bohrdorn oder Führungsstab gleicher Länge und einem Maßstab bestimmt (am Femur ist die Nagellänge gleich der gemessenen oder errechneten Länge *ohne* Zugabe).

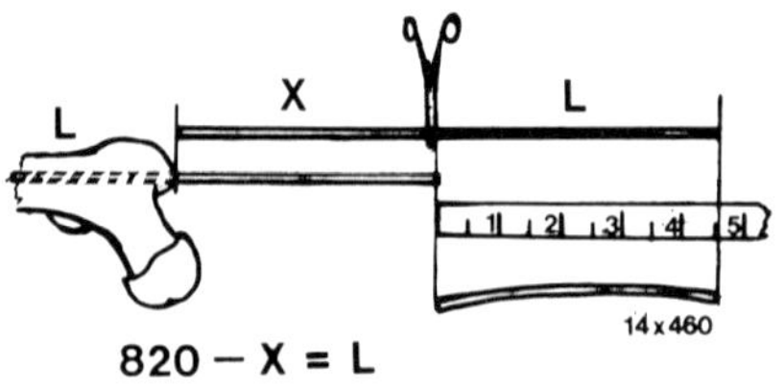

7.3.2.4 Vorbereiten des Nagels zum Einschlagen.

- *Konischen Gewindebolzen* (Durchmesser beachten) im proximalen Nagelende mit dem Steckschlüssel fest einschrauben (nie kleinsten konischen Bolzen verwenden).
- *Führungsgriff* auf den Nagel aufsetzen. Antekurvation des Nagels, resp. des Knochens beachten.
  Hohle Führungsstange, Schlaggewicht und flexiblen Griff auf den konischen Bolzen aufschrauben.

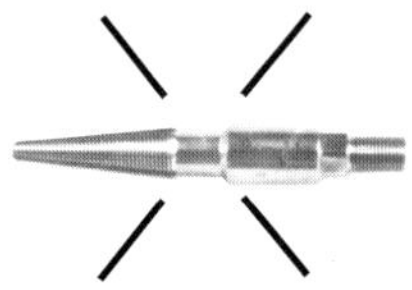

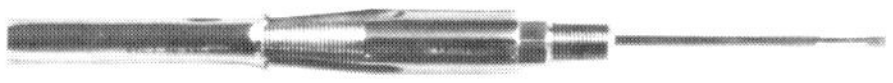

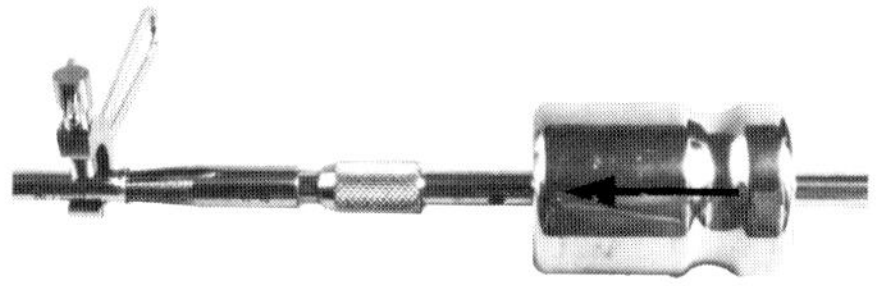

Variante: Folgende Methode *muß* gewählt werden, wenn *keine hohle Führungsstange zur Verfügung* steht (alte AO-Instrumente; zweiteilige Stange):
Aufschrauben des abgekröpften Einschlagstückes und des Schlagkopfes zum Einschlagen des Nagels mit dem Hammer. Der Führungsstab tritt in diesem Fall aus dem abgekröpften Einschlagstück aus.

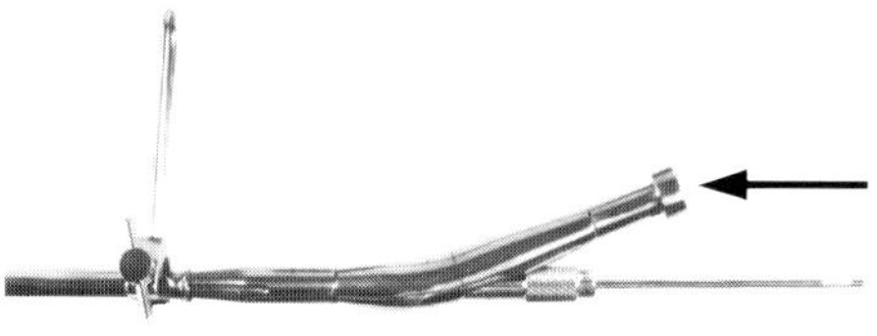

7.3.2.5 Einschlagen des Femur-Nagels

- *Markraumrohr* über den Bohrdorn schieben und diesen entfernen.
- evtl. spülen.
- Einsetzen des *4 mm-Führungsstabes* und Markraumrohr entfernen.
- Aufschieben des Nagels auf den 4 mm-Führungsstab.
  Der Führungsstab soll frei durch den Bolzen und die hohle Führungsstange laufen, sonst wird er ins Kniegelenk getrieben.
  Wird mit dem Führungsstab das Loch im konischen Bolzen nicht ohne weiteres gefunden, so ist die Verschraubung zwischen Nagel und konischem Bolzen zu lösen. Nagel, resp. konischer Bolzen und Schlagstange sind separat auf den Führungsstab aufzuschieben und mit dem Gabelschlüssel wieder fest zu verschrauben.

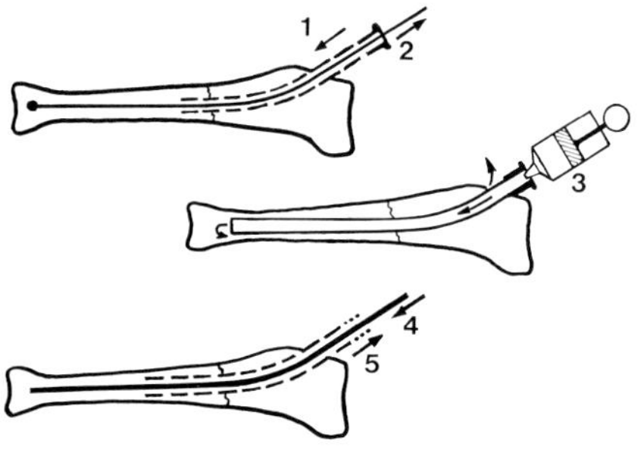

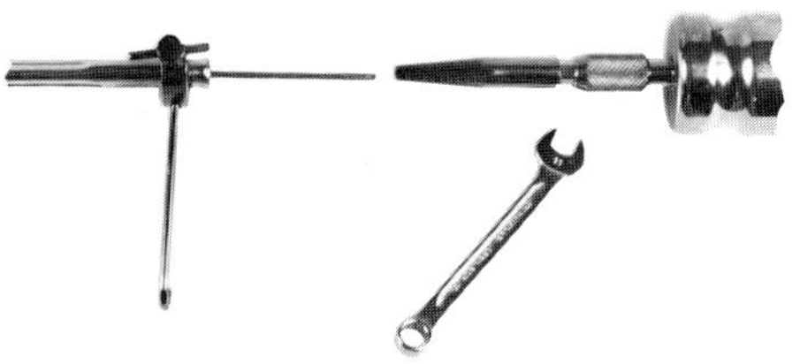

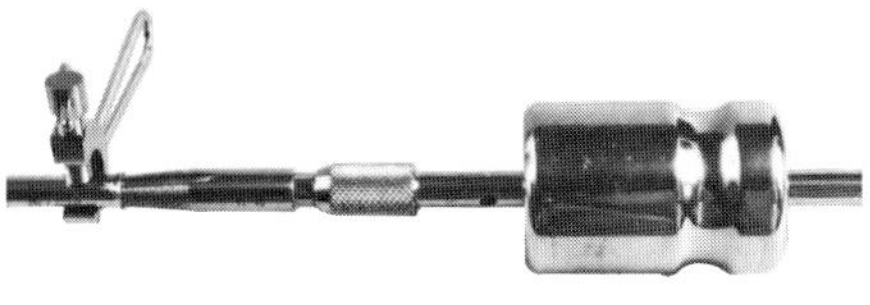

- *Nagel einschlagen.* Der Nagel soll leicht laufen (sonst nach Stabwechsel weiter aufbohren, erneuter Stabwechsel und wieder einschlagen).
- Wenn der Nagel das distale Fragment richtig gefaßt hat, *Entfernen des Führungsstabes* und des Führungsgriffes.

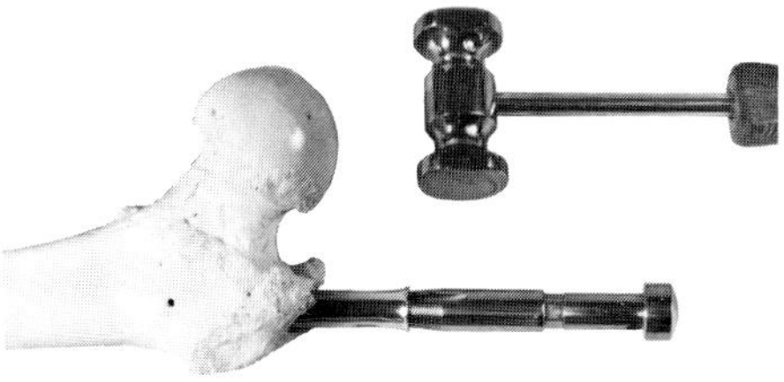

- Zum *Versenken des Nagels*: Führungsstange entfernen und Schlagkopf auf den konischen Bolzen aufschrauben. Nagel bis ca. 5 mm unter die Knochenoberfläche mit Hammer versenken.
- Einstauchen der Fraktur zum Beseitigen einer evtl. Diastase.
- Postoperatives Röntgenbild zur Überprüfung von Nagellänge, Lage der Nagelspitze und Frakturstelle.

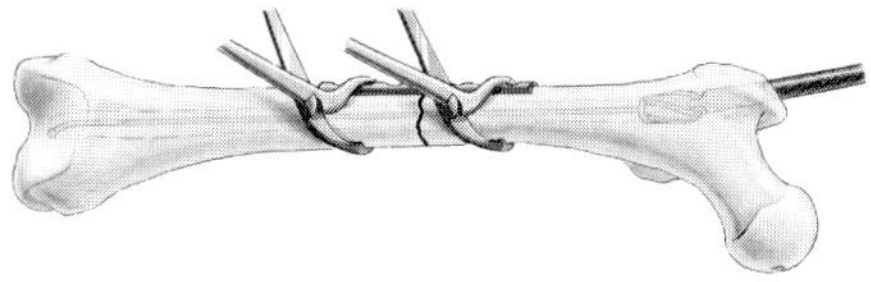

Bemerkung:
Die bei der offenen Nagelung angelegte Halbrohr-Platte wird nicht belassen. Sie dient nur zur Reposition und temporären Fixation. Wenn die Rotationsstabilität nicht gesichert ist, kann – in Ausnahmefällen – eine zusätzliche *schmale Platte* mit Schrauben in nur einer Kortikalis indiziert sein (siehe AO-Manual s. 23).

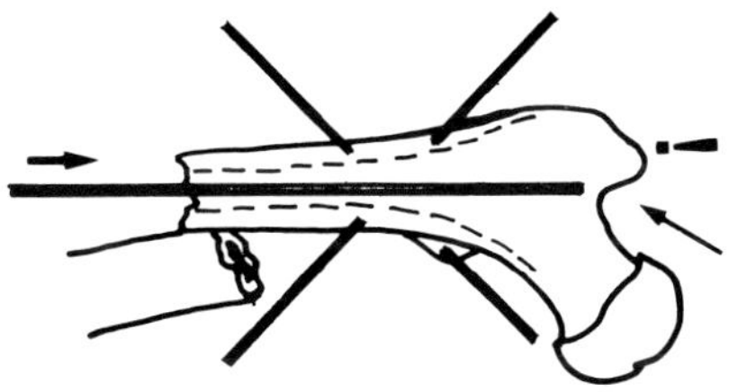

7.3.2.6 Spezielle Hinweise

Folgende Punkte sollten speziell beachtet werden, um schwierige Situationen – evtl. sogar Komplikationen – zu vermeiden.

1) Die Gelenkkapsel darf nicht eröffnet werden. Letzteres wird beim *retrograden* Aufsuchen der Einschlagstelle fast immer der Fall sein, weshalb sie *strikte abzulehnen* ist.

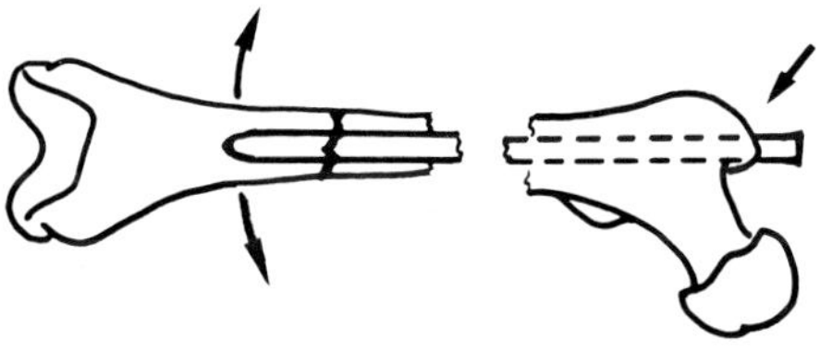

2) Der *verklemmte Bohrkopf*,
der *schlechtlaufende Nagel*,
sowie der *zu lange und zu kurze Nagel*
wurden schon bei der Tibianagelung beschrieben:
Gleiche Maßnahmen, s. S. 149.
3) Das *Aufplatzen des Femurschaftes* kann folgende Ursachen haben:
Wird der Eingang am großen Trochanter zu stark lateral gewählt, so wird die laterale Kortikalis beim Aufbohren stark geschwächt und kann bei der Nagelung ausbrechen.
Maßnahme: Ein aufgeplatzter Femur kann mit einem dünneren Nagel und 1 bis 2 Drahtumschlingungen repariert werden.

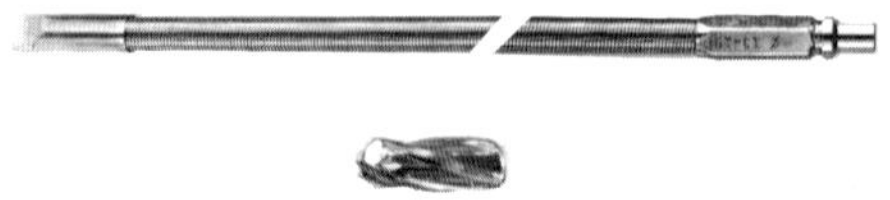

4) *Vorgehen an langen Femora* mit sehr harter Spongiosa: Normales Aufbohren des Knochens bis über die engste Stelle mit der festen 9 mm-Welle und mit der 8 mm-Welle mit Bohrköpfen Φ 9,5–12 mm.
   Mit dem *stirnseitsschneidenden Bohrkopf* Φ 12,5 mm, aufgesetzt auf der *langen 10 mm-Welle*, kann nun der distale Anteil des Femurs bis auf die Tiefe von 440 mm eröffnet werden. Weiterbohren mit der 10 mm-Welle und aufgesetzten Bohrköpfen Φ 13 mm und größer, bis der richtige Bohrdurchmesser erreicht ist (Ergänzungs-Instrumente!).

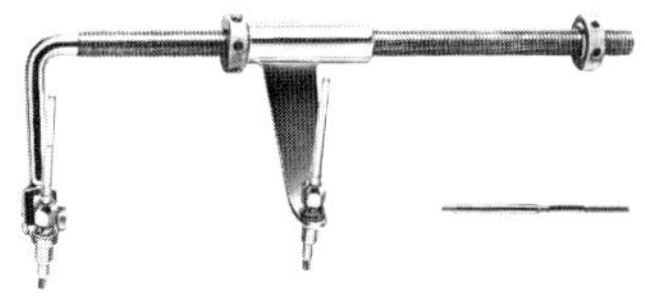

5) *Anwendung des Distraktors* als Repositionshilfe s. S. 186.

7.4 Entfernen der Marknägel

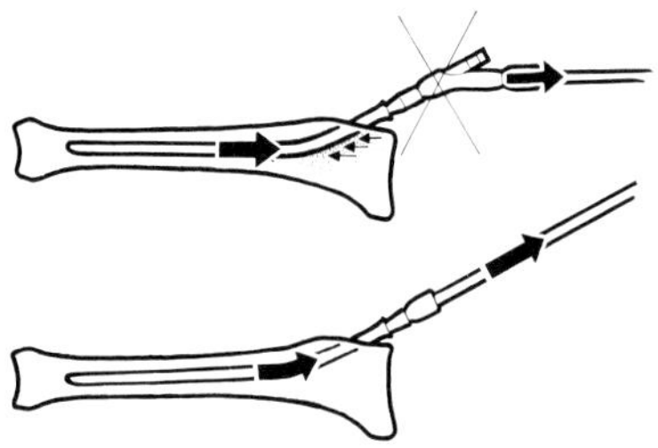

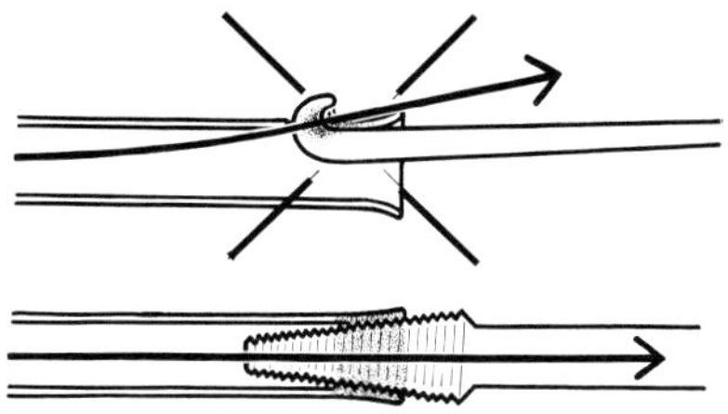

Die Nagelentfernung, früher oft ein schwierigerer Eingriff als die Nagelung selbst, wurde durch das patentierte, konische Gewinde ganz wesentlich vereinfacht. Die große Auflagefläche des Gewindes ergibt eine fließende Kraftübertragung, so daß sich die Hammerschläge ohne Unterbrechung voll auswirken können. Aus diesem Grunde kommen technische Störungen und Verletzungen des oberen Nagelendes beim Entfernen des AO-Nagels so gut wie nie vor.
Es soll daher nie versucht werden, einen AO-Nagel mit dem Haken zu entfernen. Der *Haken ist nur für Nägel fremder Fabrikation*, die ein Entfernen mit dem konischen Bolzen verbieten, dem Instrumentarium beigefügt.

7.4.1 Marknagel-Entfernung an Tibia und Femur

Vorgehen

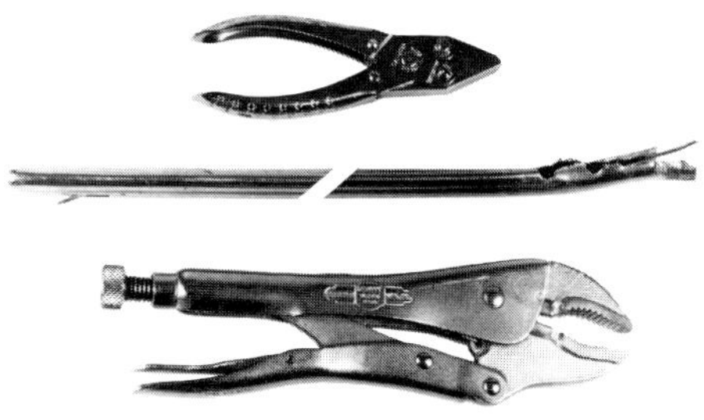

- Zugang zum proximalen Nagelende wie bei der Nagelung.
- Freilegen des Nagelendes und Entfernen des eingewachsenen Gewebes aus dem konischen Innengewinde mit einem scharfen Löffel und dem kleinen, scharfen Haken.
- Entfernen von eventuellen Zusatzimplantaten (Ausklinkdrähte, Schrauben).
- Festes Einschrauben des passenden, konischen Bolzens mit dem Steckschlüssel.

Vergleiche OP-Bericht der Nagelung (evtl. Rö-Bild) betreffend Nageldurchmesser.

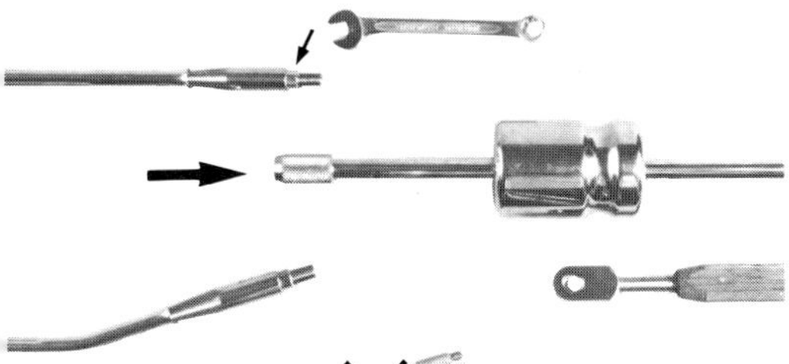

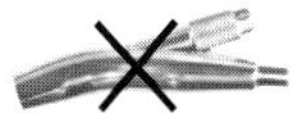

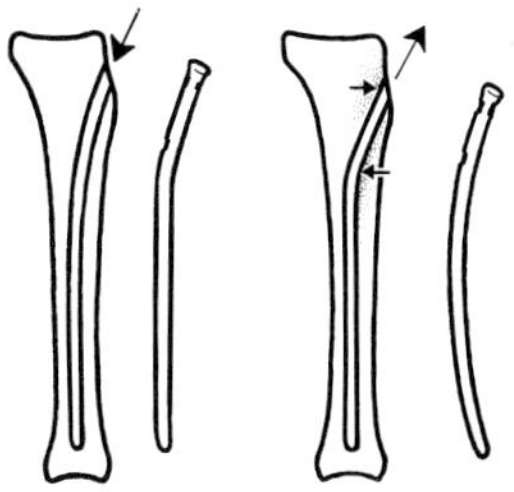

- Anschrauben der Führungsstange mit Schlaggewicht und flexiblem Griff. Zum Ausschlagen *nie* das abgekröpfte Einschlagstück verwenden! Für AO-Nägel *nie* Haken verwenden.
- Nach einigen Schlägen den konischen Bolzen mit dem Gabelschlüssel nochmals *fest anziehen!*

Eine Lockerung des Gewindes, wegen zurückgebliebenem, eingewachsenem Gewebe oder wegen Deformation des Nagels, wird dadurch kompensiert und dem evtl. Ausreißen des Gewindes vorgebeugt.

- Nagel ganz herausschlagen.

Ein Tibia-Nagel ist nach seiner Entfernung fast immer krumm. Dies rührt daher, daß er, nach Konsolidierung der Fraktur, um die in der Herzog-Krümmung nachgewachsene Knochenecke herum, ausgeschlagen werden muß. Er wird dabei über seine elastische Grenze beansprucht und gleicht dann oft einer Banane.

7.4.2 Spezielle Hinweise

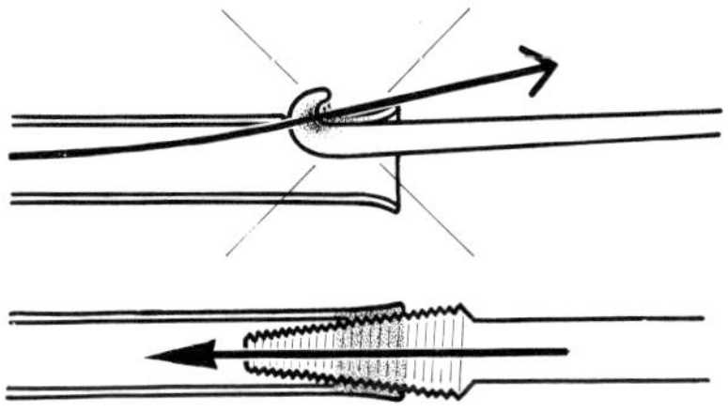

Vermeiden resp. Beherrschen schwieriger Situationen bei der Nagelentfernung

1. Ist ein Nagel so stark eingewachsen, daß er sogar mit dem konischen Gewindebolzen nicht bewegt werden kann, so soll das Ausziehen *keinesfalls* mit einem Haken versucht werden. Dies wird nie gelingen, sondern immer den Nagel aufschlitzen!
   Man versucht die eingewachsenen *Knochenzapfen abzusprengen*, indem der konische Bolzen nochmals mit dem Gabelschlüssel fest eingeschraubt (zuerst Innengewinde am Nagel sauber ausputzen!) und dann der Nagel *etwas tiefer eingeschlagen* wird. Dies natürlich ohne das distale Gelenk zu beschädigen!
   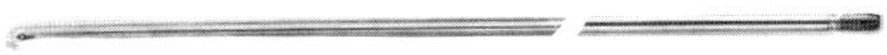
   Ist das Lösen des Nagels auf diese Weise nicht möglich, so versucht man es mit einem *langen Haken*, der an der *Nagelspitze* austritt und den Nagel vorne faßt (s. S. 156). Gelingt auch dies nicht, so bleibt nur noch die *Spaltung der Tibia* durch einen Längsschnitt mit der oszillierenden Säge, sofern nicht der Nagel belassen wird.

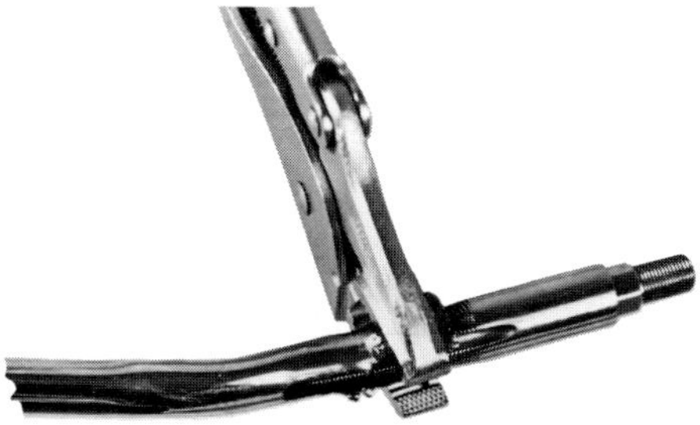

2. Läßt sich ein Nagel einige cm herausschlagen und verklemmt sich erst dann, so kann man eine starke Tonnenzange (Vise-Grip-Zange) *über den Nagel und den konischen Bolzen* ansetzen. Oft wird so die nötige Verbesserung der Kraftübertragung erreicht. Dieses Verfahren kann auch angewendet werden, wenn das proximale Nagelende bereits beschädigt resp. gespalten ist (Bananenschale!). Sitzt der Nagel allzu fest, so bleibt nur noch die Längsspaltung des Knochens.

7.5 Entfernen abgebrochener Marknägel

Wenn überhaupt, so bricht ein Marknagel meistens durch Ermüdung, ausnahmsweise durch Überlastung.
Zur Entfernung der Nagelfragmente werden verwendet:

Spezielle Instrumente (*seit 1975*):
Extralange Haken (drei Größen)
Handgriff mit Schnellkupplung

Instrumente aus dem Marknagel-Instrumentarium:
Hakenkopf mit Gewinde
Hohle Führungsstange mit Schlaggewicht und flexiblem Griff
evtl. Hammer (500-) 800 g.

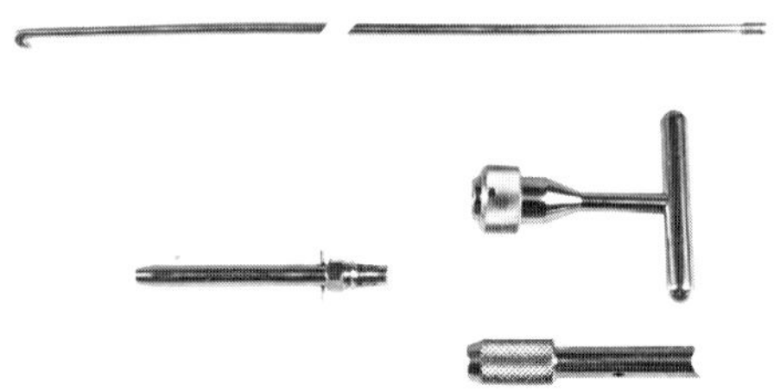

Vorgehen

Vorbereiten des Hakens zum Einsetzen:

- Einschrauben des *passenden Hakens* in den *Hakenkopf* und nachher Einsetzen des Hakenkopfes in den *Handgriff*. Dabei muß die Klinke im Hakenkopf in den Schlitz des Hakens eintreten um die Verschraubung gegen Rotation zu sichern.
- Der Haken wird nun durch das Lumen des Nagels nach vorne geschoben – Hakenöffnung gegen den Nagelschlitz – und (evtl. mit leichten Hammerschlägen) zum Austreten aus der Nagelspitze gebracht.
- Drehen um 180° (mit dem Handgriff) bringt die Hakenöffnung vor die Nagelspitze, wo sie beim Zurückziehen einhängt. Eine ganz leichte Abbiegung kann durch Federwirkung das Einhängen erleichtern.

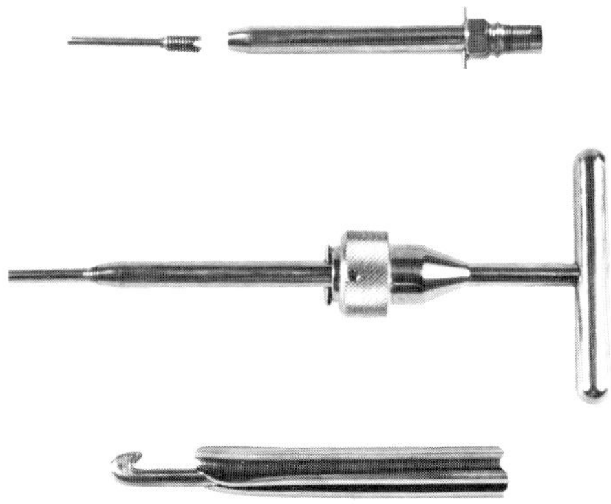

- Nach dem Entfernen des Handgriffes wird die *hohle Führungsstange* mit *Schlaggewicht* und *flexiblem Griff* aufgeschraubt. Das Ausschlagen kann beginnen.
- In gewissen Fällen empfiehlt sich das Aufbohren der Markhöhle im Bereich des entfernten proximalen Nagelfragmentes um 1–2 mm (Bohrdorn; ½ mm – Stufen!).
- An der Tibia hat sich bewährt, daß das proximale Nagelfragment zusammen mit dem distalen Nagelfragment ausgeschlagen wird.

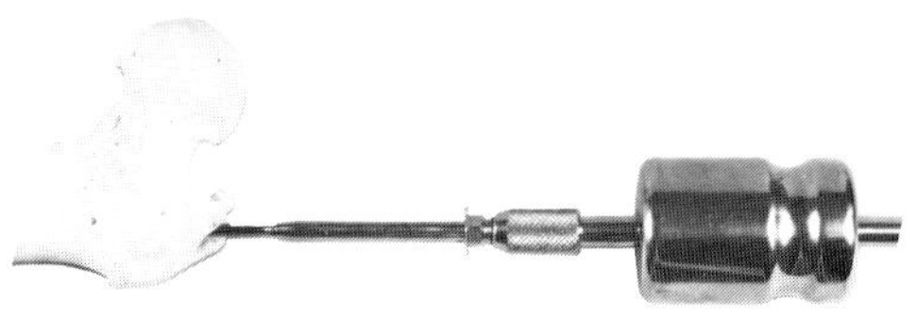

8 Das Draht-Instrumentarium

Das Draht-Instrumentarium, in weißer Kassette mit rotem Deckel, enthält die Instrumente und Implantate für das Einbringen von Cerclage-Drähten und Spickdrähten.

Die Hauptanwendung dieses Instrumentariums ist die Drahtzuggurtung, die Drahtumschlingung – insbesondere Falzcerclage – sowie die Drahtspickung.

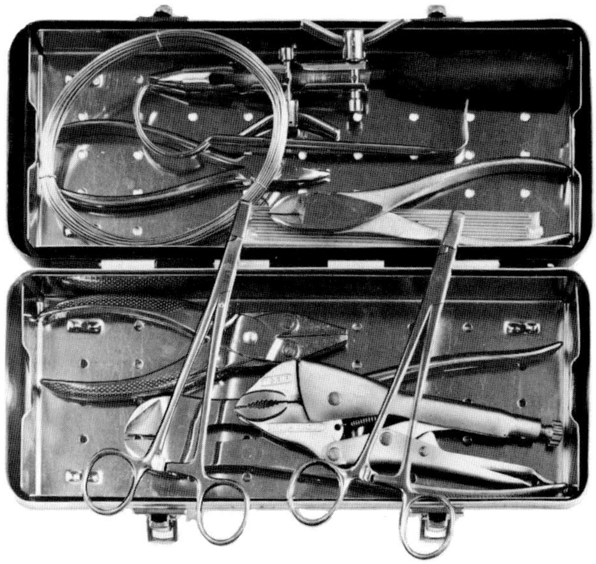

8.1 Die Instrumente und Implantate

8.1.1 Standard-Instrumente

Das Draht-Umführungsinstrument
wird möglichst oberflächennah um den Knochen geschoben. Nach Einführen eines Cerclage-Drahtes von der *Instrumentenspitze* her, werden Instrument und Draht zusammen zurückgezogen.
Nach Ausfädeln des Instrumentes liegt der Draht an der richtigen Stelle.
Das kleine Loch im Schaft des Instrumentes dient zum Vorbiegen des Drahtes vor dem Einführen ins Instrument.
Ein ähnliches, größeres Instrument ist auf Wunsch erhältlich.

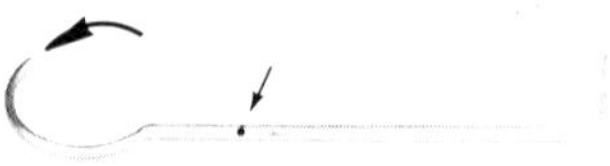

Der Drahtspanner
dient zum Spannen von Cerclage- und Zuggurtungsdrähten (s. auch S. 160).
Durch das ovale Loch und die zwei Wirbel können *zwei Drähte (bis Φ 1,5 mm) gleichzeitig* gespannt werden. Zum Einfädeln des Drahtes in die Wirbel sind diese wegzunehmen. Der erste von zwei Drähten wird im *oberen* Wirbel eingehängt (dies verhindert eine evtl. Verklemmung).

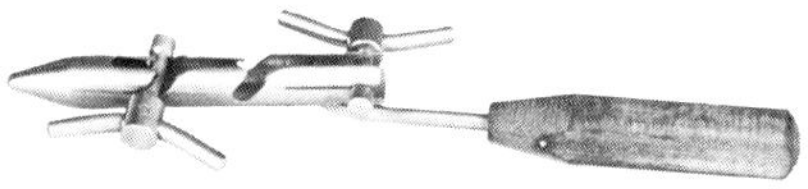

Faßzangen für Cerclage-Drähte
Mit diesen arretierbaren Zangen können Drähte absolut fest gefaßt werden. Der Draht wird durch das kleine Loch in der Zangenspitze geführt.

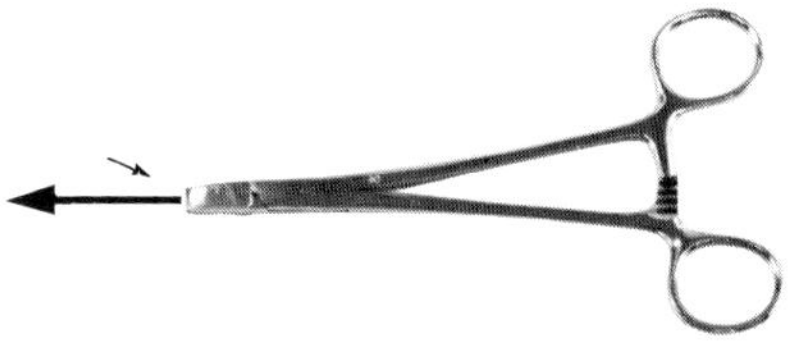

Die Draht-Biegezange *
Mit dieser – den Dental-Technikern längst bekannten – Zange, können Kirschner-Drähte bis ca. 2 mm Durchmesser scharf abgebogen werden. Die feine, gezähnte Spitze dient z. B. auch zum Unterschieben des Drahtendes bei Cerclagen.

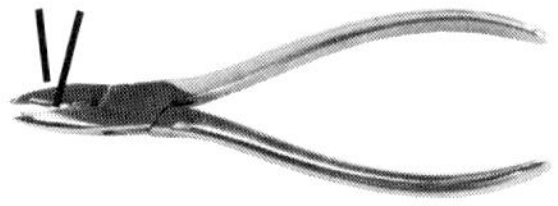

Parallel-Flachzange * zum Verquirlen der Cerclage-Drähte, sofern nicht eine Falzcerclage gemacht wird.

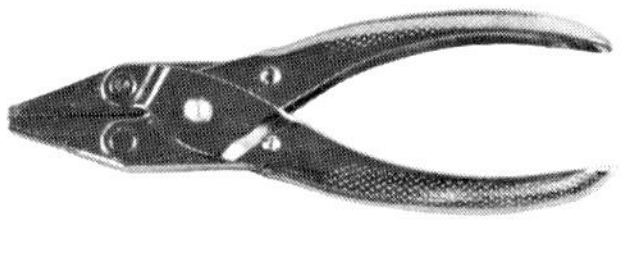

Draht-Schneidezangen *
Kleines Modell: zum Abschneiden von Cerclage- und dünnen Kirschner-Drähten.

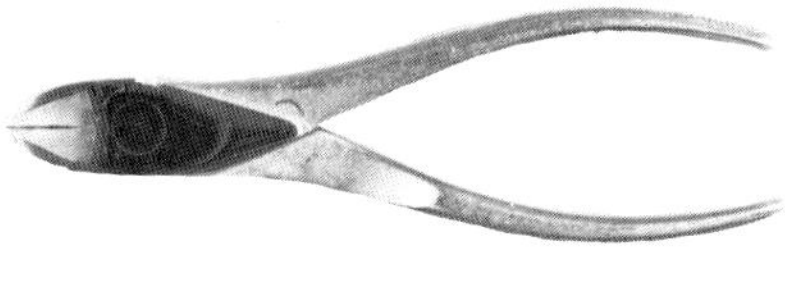

Großes Modell: dank der Hebel-Übersetzung können harte Kirschner-Drähte bis ca. 2½ mm Durchmesser abgeschnitten werden. Zuschneiden von Fingerplättchen ist ebenfalls möglich.

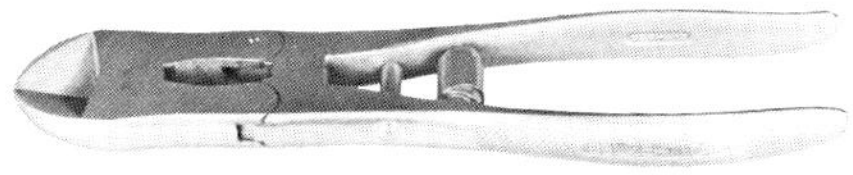

---

* Die Rostbeständigkeit (insbesondere der Gelenke) dieser aus dem Handel bezogenen Zangen kann nicht garantiert werden.

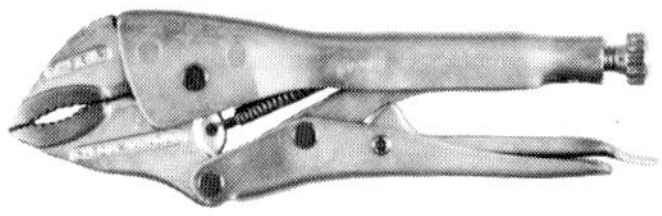

Tonnen-Zange * (Vise-Grip)
Vielseitiges Instrument! Dank Hebel-Übersetzung und Feststellung sind große Haltekräfte möglich. Speziell auch zum Markraum-Instrumentarium empfohlen!

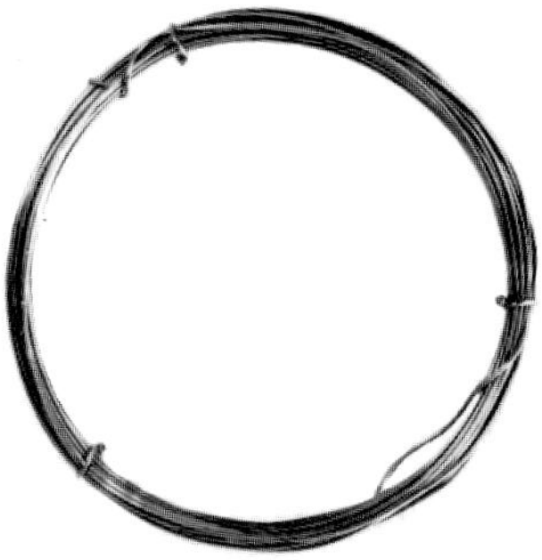

8.1.2 Implantate

Eine Auswahl von Kirschner-Drähten, Cerclage-Drähten mit Ösen, sowie zwei Drahtspulen ergänzen das Instrumentarium.
Diese Implantate bestehen aus genau derselben Metall-Legierung wie die Schrauben und Platten.

8.1.3 Besondere Ergänzungs-Instrumente

Draht-Umführungs-Instrument groß
Verwendung analog derjenigen des kleinen Instrumentes.

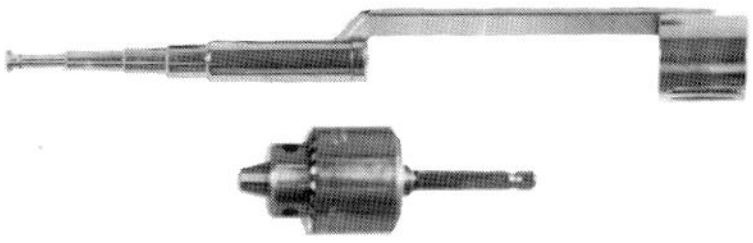

Schlüsselbohrfutter und *Teleskop-Spickdrahtführung* zur kleinen Bohrmaschine, dienen zum Einbohren von Kirschner-Drähten.

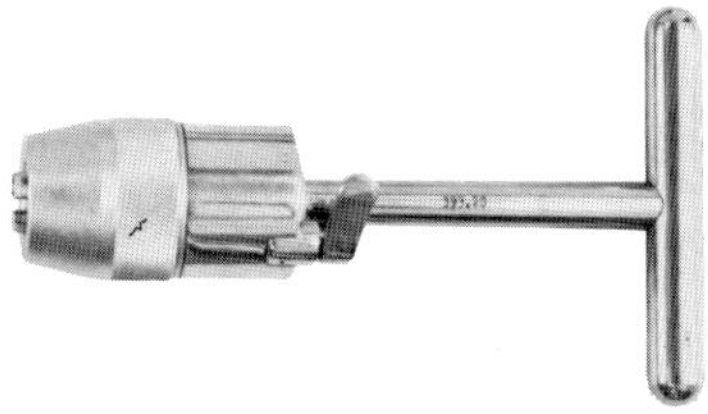

Das Universal-Bohrfutter mit Handgriff
zum Eindrehen von dicken Kirschner-Drähten und Steinmann-Nägeln.

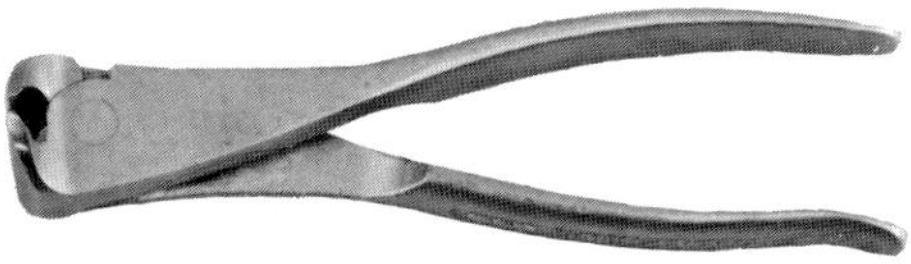

Die Zuschneide-Zange *
zum Kürzen resp. Zuschneiden von Fingerplättchen, Kleeblatt-Platte etc.

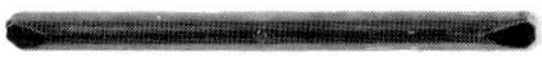

Der Biegebolzen für Spickdrähte
ist weitgehend durch die Draht-Biegezange ersetzt.

---

* Die Rostbeständigkeit (insbesondere der Gelenke) dieser aus dem Handel bezogenen Zangen kann nicht garantiert werden.

8.2 Die Drahtumschlingung

Die *Drahtumschlingung* (Cerclage) kann als temporäre Fixation der Fragmente verwendet werden. Als alleinige, *bleibende Fixation* wird sie von der AO *abgelehnt*.

Vorgehen

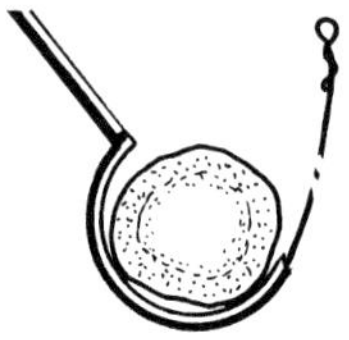

- Nach Umfassen des Knochens mit dem *Drahtumführungs-Instrument* (möglichst nahe auf der Knochenoberfläche) wird die Spitze eines *Cerclage-Drahtes mit Öse* von vorne in das Drahtumführungs-Instrument eingeschoben. Zurückziehen des Drahtumführungs-Instrumentes zusammen mit dem Cerclage-Draht bringt diesen in die Umfassungsstellung. Durchziehen der Drahtspitze durch die Öse (a).

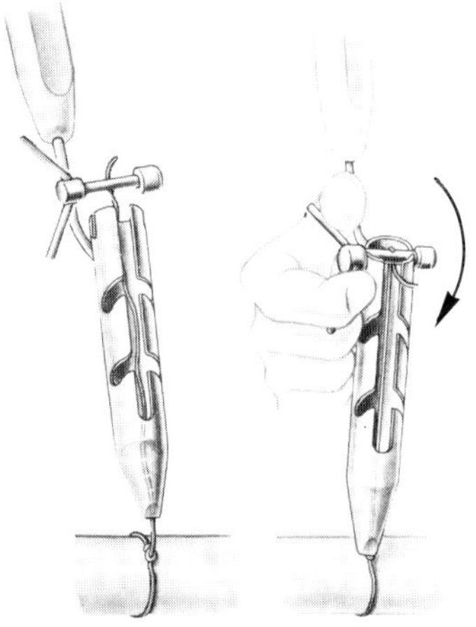

- Nun kann der *Draht durch den Spanner* geschoben und in einem *Wirbel* eingefädelt werden (a). Drehen des Wirbels in Richtung Schlitz des Drahtspanners bewirkt Aufwickeln und starkes Anziehen des Cerclage-Drahtes (b).
- Sobald die nötige Spannung erreicht ist, wird durch scharfes Abknicken des Drahtspanners die *Falz-Cerclage* erstellt (c).
  Nach leichtem Lösen des Drahtspanners kann der Draht auf einer Länge von ca. 1 cm mit der Drahtschneidezange abgeschnitten, evtl. auch durch Hin- und Herbewegen abgebrochen werden.
- Mit der Drahtbiegezange wird die Falz-Cerclage nochmals scharf angebogen und das Ende des Drahtes unter die Umschlingung geschoben (e).

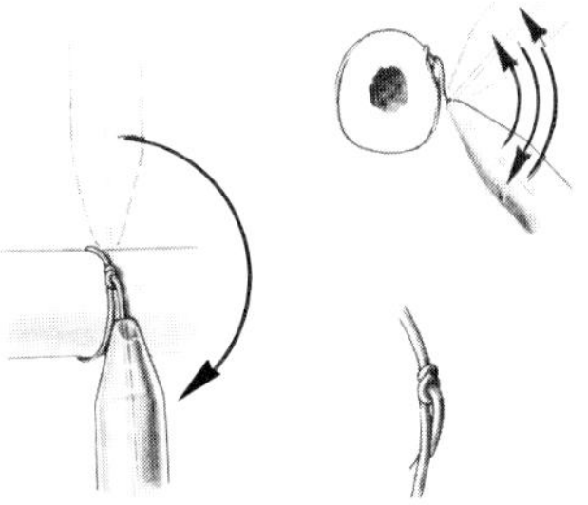

Variante

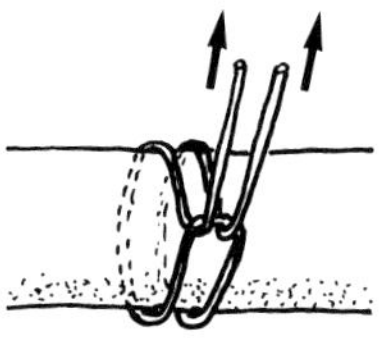

Wird der Knochen mit einem *U-förmig gebogenen Draht* umfaßt, die beiden Enden durch das U gezogen, so können mit den zwei Wirbeln des Drahtspanners beide Drähte gespannt und gleichzeitig abgeknickt werden.

Zugversuche haben ergeben, daß die *Falzcerclage* wesentlich widerstandsfähiger ist als verquirlter Draht. Drahtbrüche beim Anziehen kommen seltener vor.

8.3 Die Zuggurtung mittels Draht

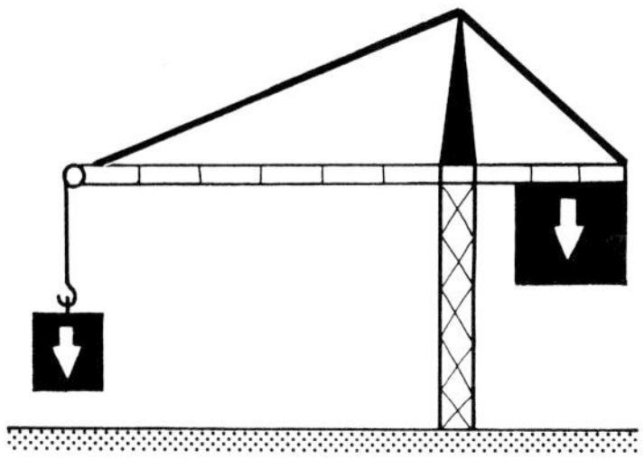

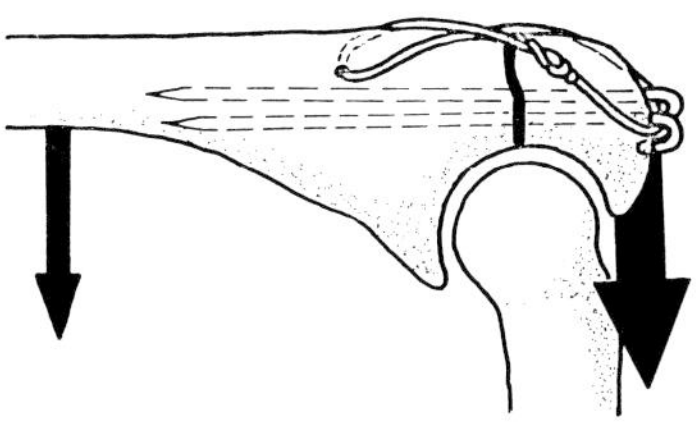

Prinzip: Der Draht nimmt die Zugkräfte auf, der Knochen stützt die Druckkräfte ab.

Die Zuggurtung mit einem 1,2 mm-Draht ist hauptsächlich bei Knochenvorsprüngen indiziert, die als Muskel- bzw. als Bandansatz dienen.

Wenn eine starke Rotationskraft einwirkt, oder wenn eine genaue Adaption der Fragmente notwendig ist, werden vor Anlegen der Drahtschlingen zwei *parallel liegende Kirschner-Drähte* eingebohrt (innere Schienung). Der Zuggurtungsdraht wird dann um die Drahtenden geführt.

Die Zuggurtung mittels Draht ist eine gute Fixations-Methode für die Querfraktur der Patella, am Olekranon, den abgebrochenen (osteotomierten) Trochanter major oder den Spitzenabriß am Malleolus tibialis.

8.3.1 Drahtzuggurtung an der Patella

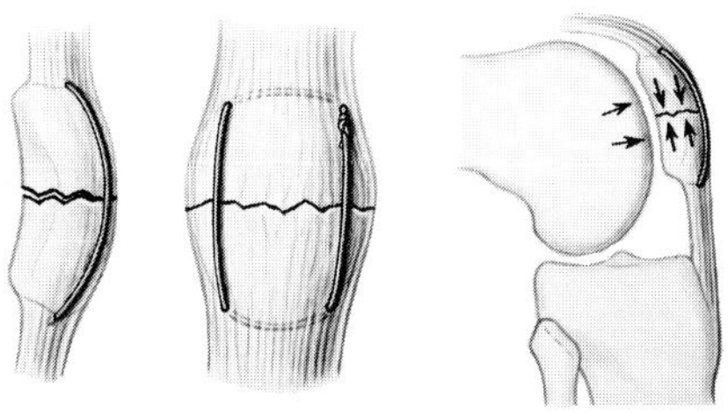

Ein gutes Beispiel zum Verständnis der Zuggurtung mittels Draht ist die *Patella-Querfraktur*. Mit dem ventral an der Oberfläche angebrachten Draht wird vorerst durch dessen Spannung eine Hebelwirkung erzeugt, die ihrerseits eine Hyperkorrektur zur Folge hat. Sobald das Kniegelenk gebeugt wird, kommt es infolge Gegendruckes zum Verschluß der Frakturflächen, die dann gesamthaft unter Druck stehen. Nur wenn eine knöcherne Abstützung – möglichst weit entfernt vom Implantat – vorhanden ist, kann die Zuggurtung dazu beitragen, die *ganze Fraktur* axial unter Druck zu setzen.

Vorgehen

Lagerung des Knies 110–120° gebeugt. Schnitt längs oder quer in der Mitte der Patella.

- Mit *2 mm-Bohrer* Anlegen von zwei parallelen Bohrkanälen im proximalen Fragment (5–6 mm von der ventralen Patella-Oberfläche). Distanz zwischen beiden Kanälen 20–25 mm. Einschieben eines *Kirschner-Drahtes* Φ 1,6 mm in den zuerst gebohrten Kanal, damit das zweite Bohrloch genau parallel erstellt werden kann.
- Zweiter Kirschner-Draht Φ 1,6 mm in den Kanal schieben und anschließend durch *zwei Bohrer Φ 2 mm*, von proximal nach distal eingeschoben, ersetzen.
- Exakte Reposition und Fixation, z. B. mit der Patella-Zange. Verlängern der beiden Bohrkanäle *im distalen Fragment mit den 2 mm-Bohrern.*
- Austauschen der Bohrer gegen *Kirschner-Drähte* Φ 1,6 mm, hakenförmiges Abbiegen der proximalen Enden (180°) und schräg abschneiden.
- *1,2 mm-Draht mit Öse* um die Kirschner-Drähte führen und Drahtende durch die Öse schieben.
- Zuggurtungsdraht *mit dem Drahtspanner* fest anziehen, Drahtende abbiegen, abschneiden und in die Weichteile versenken. Nochmalige Kontrolle der Reposition.
- Kirschner-Drähte um 180° drehen, nach distal ziehen, und proximal in die Patella hineinhämmern.
  Distale Drahtenden nur wenig krümmen, damit die spätere Extraktion von proximal her keine Schwierigkeiten bereitet. 10 mm von der Knochenaustrittsstelle entfernt abschneiden.

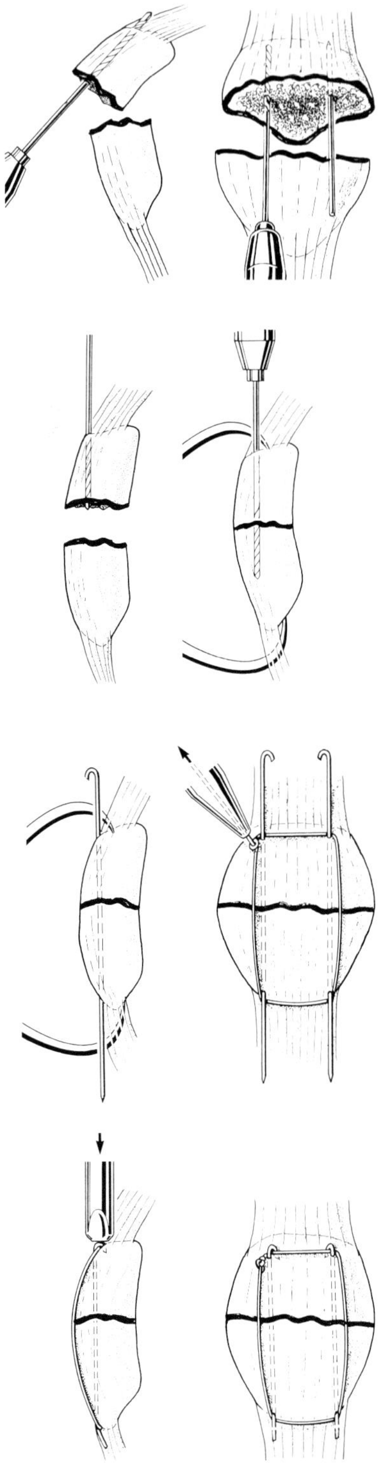

8.3.2 Drahtzuggurtung am Olekranon

Vorgehen

- Reposition der Fraktur und Fixation mit zwei *parallelen Spickdrähten*, die bis in die distale Kortikalis reichen. Wenn diese nicht parallel sind, *sperren* sie beim Komprimieren und haben keine stabilisierende Wirkung bezüglich der Rotation.
- Bohren des 2 mm-Loches, ca. 3 cm distal der Fraktur quer durch die Ulna.
- Anbringen der Achterschlinge des Drahtes:

Variante A

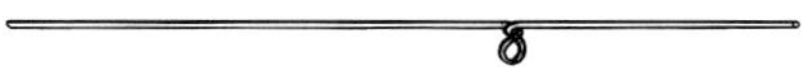

- An einem ca. 50 cm langen geraden Stück Cerclage-Draht Φ 1,2 mm wird im ersten Drittel eine Öse vorbereitet.
- Nun schiebt man das längere Ende durch das vorgebohrte Loch im Knochen, führt es um beide Kirschner-Drähte und verquirlt die beiden Drahtenden nach starkem Zug.

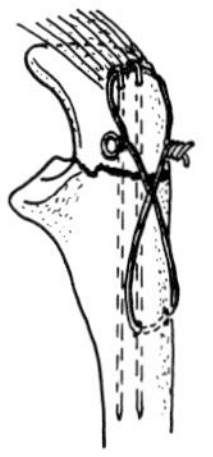

- Spannen der Achterschlaufe durch Verquirlen mit der Zange auf *beiden* Schenkeln zugleich resp. wechselseitig. (Fehler: 2 Quirle im gleichen Schenkel.)
- Abschneiden des überschüssigen Drahtes und Unterbiegen der Enden unter die Achterschlaufe.

Variante B

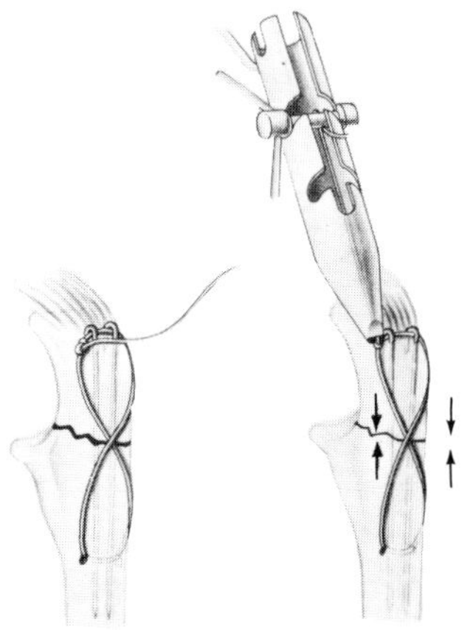

- Ein Cerclage-Draht mit Öse Φ 1,2 mm wird durch das Bohrloch geführt, als Achterschlaufe um die Spickdrähte gelegt, sein Ende durch die Öse gezogen und mit dem Drahtspanner gespannt.
  Kontrollieren ob beide Äste der Achterschlaufe gespannt sind.
- Draht scharf abbiegen (Falzcerclage erstellen), überschüssige Länge abschneiden, Ende unter die Achterschlaufe biegen.
- Umbiegen der Spickdrähte um 180° zur Sicherung der Drahtschlinge und Versenken (Einhämmern) der entsprechend gekürzten Enden in den Knochen (gilt für A und B).

Das Vorgehen für weitere Indikationen ist analog.

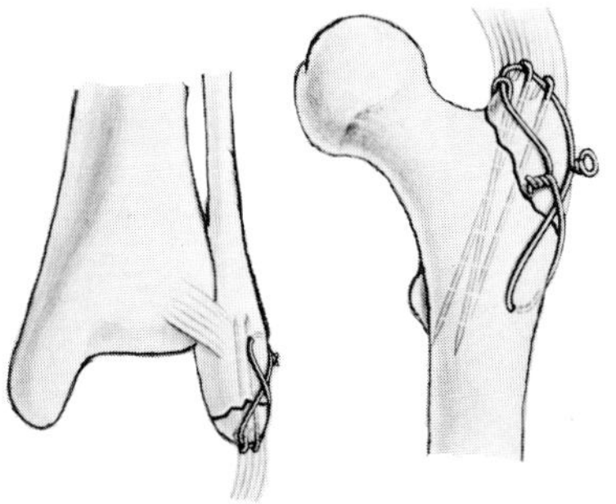

9 Die äußeren Festhalter (Fixateur externe)

Mit den äußeren Fixations-Vorrichtungen wird entweder das Prinzip der *interfragmentären Kompression* verwirklicht (Arthrodesen, Korrektur-Osteotomien etc.), oder sie werden nach dem Prinzip der *Schienung mit Kraftträgerfunktion* benützt (Defekt-Pseudarthrosen, offene Frakturen zweiten und dritten Grades). Ausnahmsweise wird dabei mit einer Zugschraube zusätzlich interfragmentäre Kompression erzeugt.

Im AO-Instrumentarium unterscheidet man folgende Arten von äußeren Festhaltern:

- den Fixateur externe (Rohrsystem)
- die äußeren Spanner (mit Gewindespindeln)
- den Verlängerungsapparat (nach WAGNER).

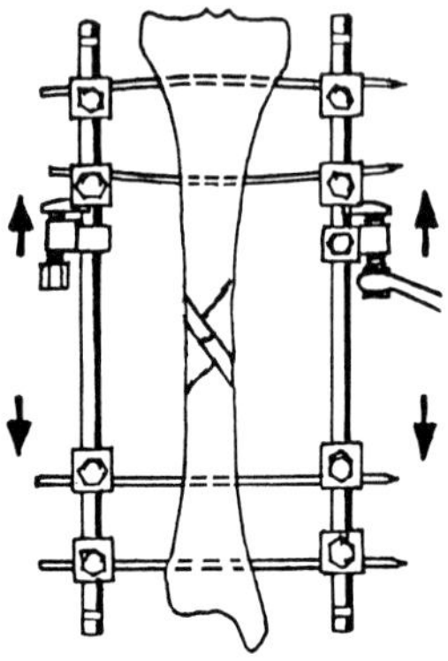

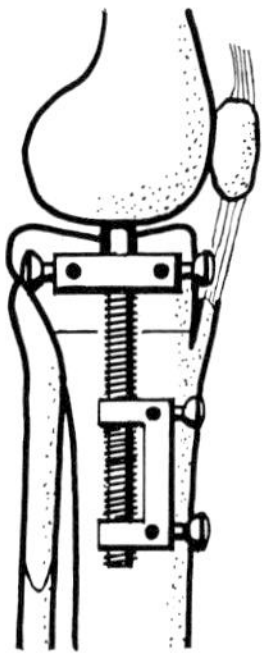

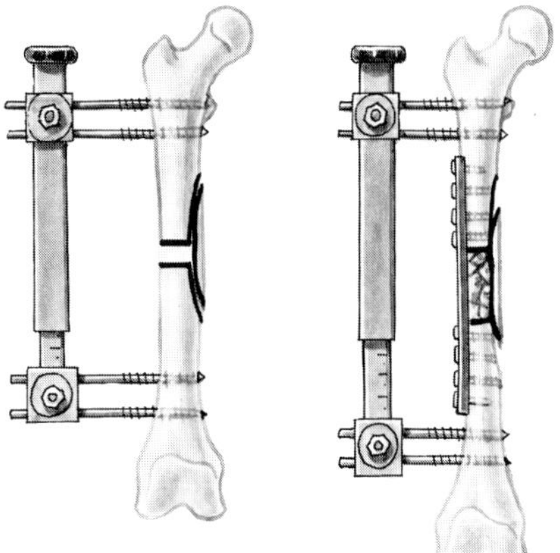

9.1 Der Fixateur externe (Rohrsystem)

Eine große, orange Kassette enthält den Standardsatz des Fixateur externe (1977).
Die damit hergestellten Fixationsrahmen sind dank der Rohre leicht und stabil, so daß sich damit auch größere Distanzen überbrücken lassen. Mit den schwenkbaren Backen und den Scharnierstücken können kleinere Achsenabweichungen nachträglich korrigiert werden.

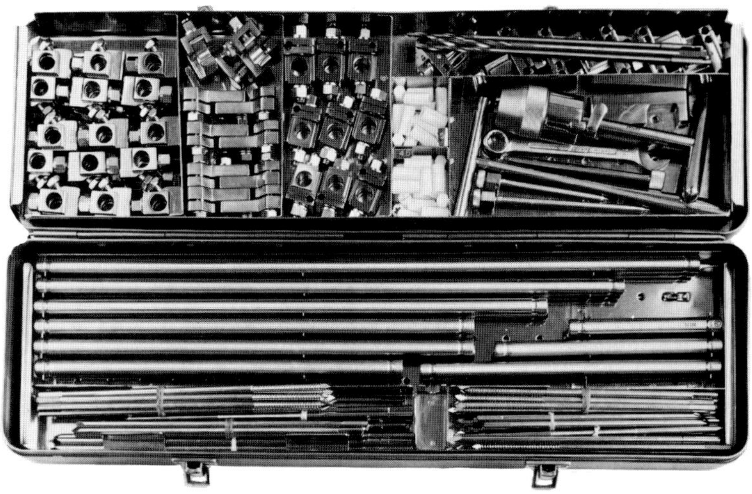

Zusätzlich benötigte Instrumente

- Kleine Preßluft-Bohrmaschine
- Zielgerät für äußere Festhalter
- Evtl. Sechskant-Schraubenzieher (SW 3,5 mm).

Besondere Ergänzungs-Instrumente

- Dreieck-Zielplatten
- Kardanschlüssel.

9.1.1 Instrumente und Implantate

Inhalt des Standard-Satzes

Die Rohre Φ 11 mm
sind die tragenden Längselemente.
Standardlängen 100–450 mm, spezielle Längen auf Wunsch.

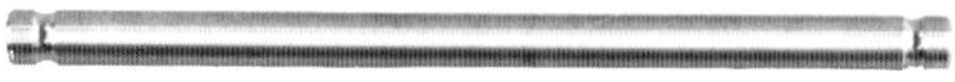

Die Backen
dienen zum Befestigen der Steinmann-Nägel an den Rohren. Sie sind in verschiedenen Varianten erhältlich.

Die feste Standard-Backe
für einen Steinmann-Nagel Φ 4,5 oder 5 mm.

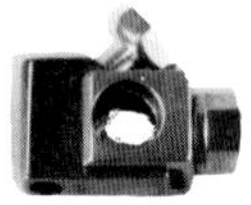

Die einfache, schwenkbare Backe
für einen Steinmann-Nagel, gestattet Winkelkorrekturen in der Frontalebene bis ca. 15°.

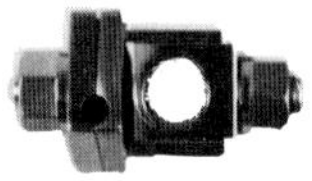

Die schwenkbare Doppelbacke
kann zwei Steinmann-Nägel aufnehmen und ermöglicht ebenfalls Winkelkorrekturen in der Frontalebene bis ca. 15°. Bei Verwendung dieser Backe sind nachträgliche Rotations-Korrekturen nicht mehr möglich.

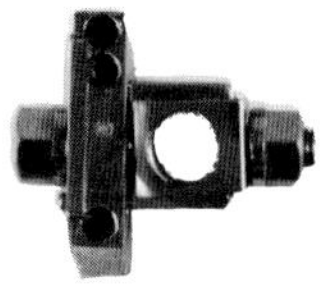

Die dreifache Backe
dient zur Aufnahme von zwei Steinmann-Nägeln und einer Schanzschen Schraube bei dreidimensionaler Anwendung des Fixateurs.

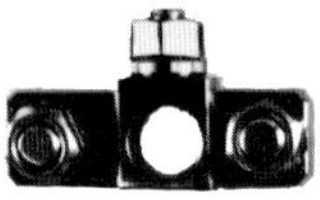

Weitere Backen sind noch in der Entwicklung. Änderung der vorher beschriebenen Modelle bleibt vorbehalten.

Die Scharnierstücke
und vier kurze statt zwei lange Rohre ermöglichen die Winkelkorrektur von Abweichungen in der Sagittalebene bis ± 15°.

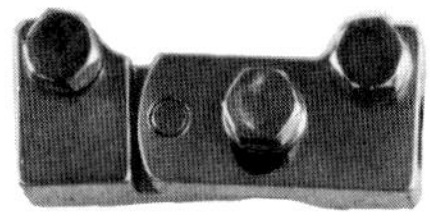

Die offenen Druckspanner (2 Stück)
dienen zur Kompression oder Distraktion. Sie können von der Seite oder vom Ende her auf die Rohre aufgeklemmt werden. Durch Anziehen der Spannschrauben mit dem Gabelschlüssel (Steckschlüssel) werden die Backen auf den Rohren verschoben. Sie werden nur während des Komprimierens (Distrahierens) benötigt und nachher wieder entfernt.

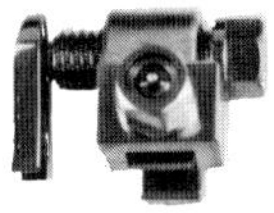

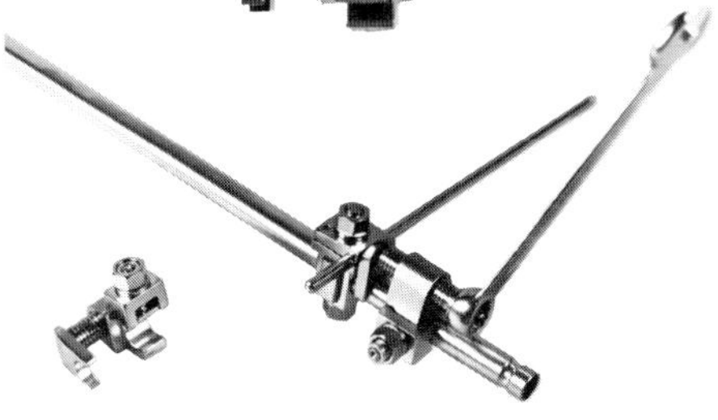

Die Steinmann-Nägel Φ 4,5 und 5 mm
dienen zum Verbinden des Knochens mit dem Fixateur externe (Φ 5 mm mit schwarzem Ring gezeichnet).
Standard-Längen: 150, 180, 200 und 250 mm.

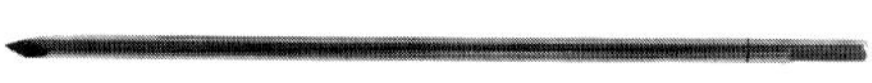

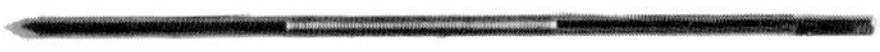

Steinmann-Nägel Φ 4,5 mm mit Gewinde
Das Gewinde in der Mitte des Steinmann-Nagels verhindert sein Rutschen im Knochen.
Standard-Längen: 150, 180 und 200 mm.

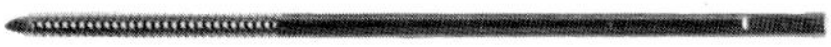

Schanzsche Schrauben Φ 5 mm
dienen zur einseitigen Montage resp. bei dreidimensionaler Strebung.
Standardlängen: 170 und 200 mm.

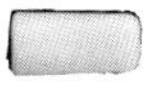

Schutzkappen
zum Aufsetzen auf die Spitzen der Steinmann-Nägel. Zwei Größen: Φ 4,5 und 5 mm.

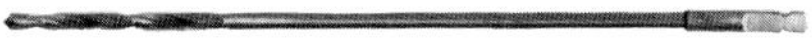

Extralange Bohrer Φ 3,5 mm
zum Vorbohren für Steinmann-Nägel Φ 4,5 mm.

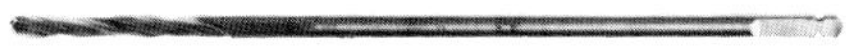

Extralange Bohrer Φ 4,5 mm
zum Vorbohren für Steinmann-Nägel Φ 5 mm.

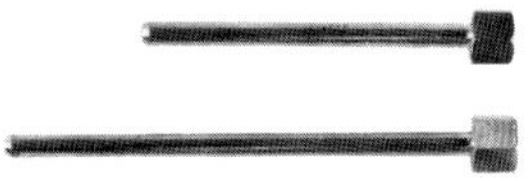

Die geraden Bohrbüchsen Φ 5,0/3,5 mm,
110 und 80 mm lang, mit ihrem zugehörigen *Bolzen mit Spitze Φ* 3,5 mm (Trokar) dienen zum Eingehen durch die Weichteile bis auf den Knochen und führen nachher den 3,5 mm-Bohrer. Sie werden auch durch die Bohrlehre und durch die Backen verwendet.

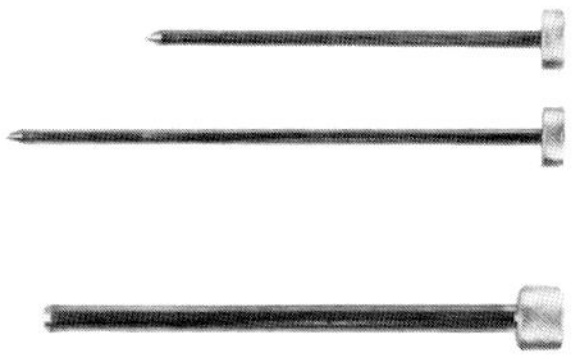

Die Bohrbüchse Φ 6,0/4,5 mm
wird zusammen mit einem 4,5 mm-Steinmann-Nagel zum Eingehen durch die Weichteile bis auf den Knochen verwendet.
Die Bohrbüchse führt den 4,5 mm-Bohrer.

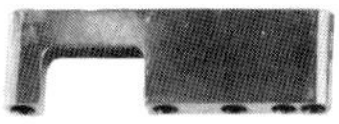

Die Bohrlehre
hat in verschiedenen Abständen Löcher von 5 mm Durchmesser (wird nicht mehr fabriziert).
Sie wird vorzugsweise durch das Zielgerät ersetzt.

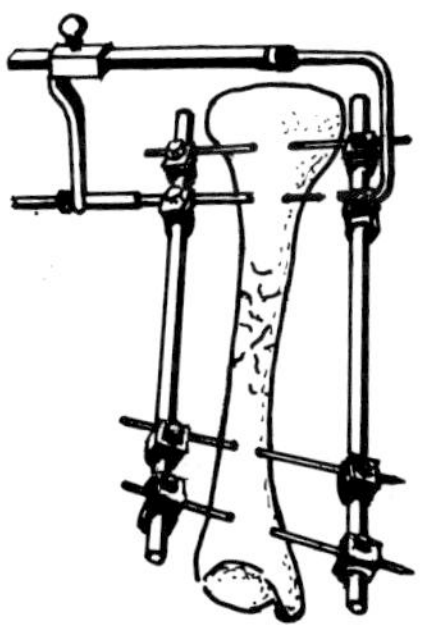

Besondere Ergänzungs-Instrumente

Das einfache Zielgerät für Fixateur externe
(Universal-Zielgerät; s. auch S. 186).
Es erleichtert in *jedem* Fall das genaue Vorbohren des Kanals für den dritten und vierten Steinmann-Nagel.
Es wird mit dem Haken und mit der langen 3,5 mm-Bohrbüchse in den beiden sich entsprechenden Backen eingehängt. Alle Verbindungen sind von Hand anzuziehen, um das Spiel auf ein Minimum zu reduzieren. Vorsicht beim Anbohren von geneigten Knochenflächen (Verlaufen des Bohrers).

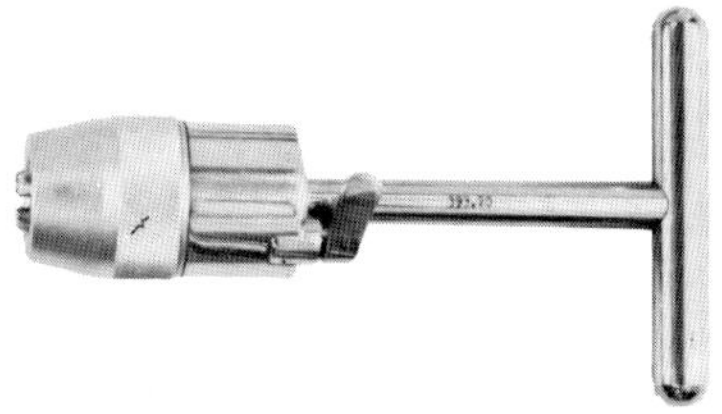

Das Universal-Bohrfutter mit Handgriff
dient zum Eindrehen der Steinmann-Nägel und der Schanzschen Schrauben.

Steckschlüssel und Gabelschlüssel – 11 mm
werden zum Anziehen der Schrauben und Muttern der Backen und der Spanner verwendet.

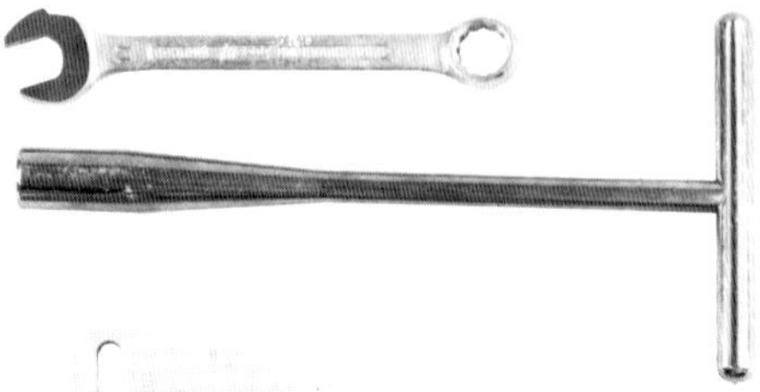

Besondere Ergänzungs-Instrumente

Dreieck-Zielplatten
können bei Korrekturosteotomien und bei Rotationskorrekturen etc. nützlich sein (dieselben wie im Winkelplatten-Instrumentarium).

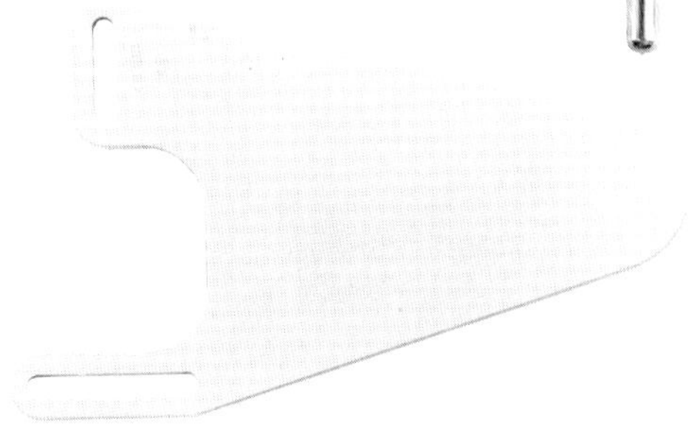

Fußplatte
mit Befestigungsschrauben und Schutzbügel. Diese Teile können zur Spitzfuß-Prophylaxe an den unteren Rohrenden fixiert werden.

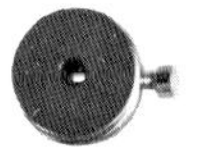

Rondellen und Distanzhalter
erleichtern das Anbringen von Extensions- und Aufhängeschnüren.

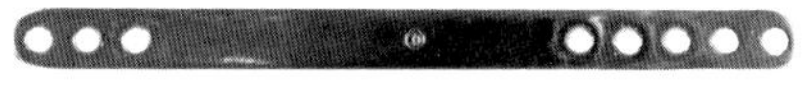

9.1.2 Anwendung des Fixateur externe (Rohrsystem)

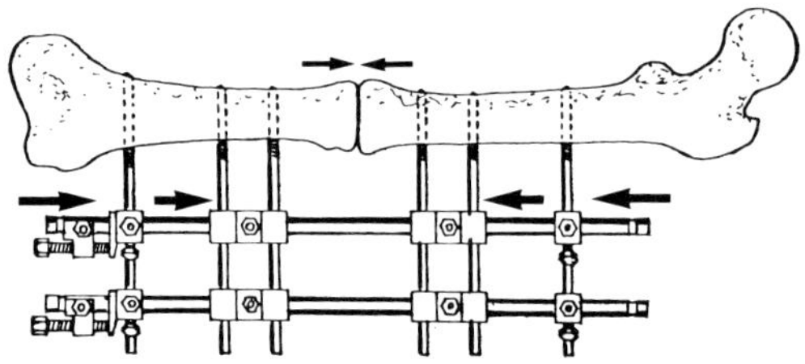

Es wurde bereits erwähnt, daß vom biomechanischen Prinzip her der Fixateur externe zur Kompression, zur Abstützung, aber auch in Kombination mit einer Zugschraube verwendet werden kann. Vom mechanischen Aufbau her sind verschiedene Möglichkeiten denkbar:

- einseitige Anwendung, z. B. am Femur
- flacher (evtl. verwundener) Rahmen, z. B. bei offenen Frakturen 2. und 3. Grades
- dreidimensionale Anwendung zur Verbesserung der Stabilität.

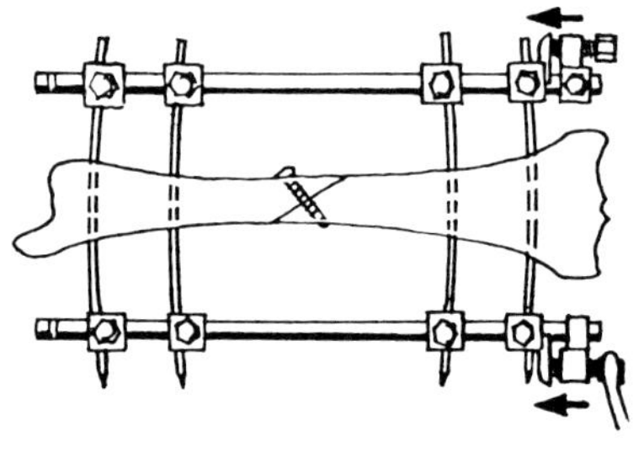

Auch von der medizinischen Zielsetzung her ergeben sich z. B. bei offenen Brüchen 3. Grades wesentliche Unterschiede:
Vielerorts wird der Fixateur externe (meist als einfacher Rahmen) nach 6–8 Wochen (Konsolidation der Weichteile) durch eine Plattenosteosynthese ersetzt. Andererseits wird er (als dreidimensionale Fixation) bis zur definitiven Heilung des Knochens belassen.

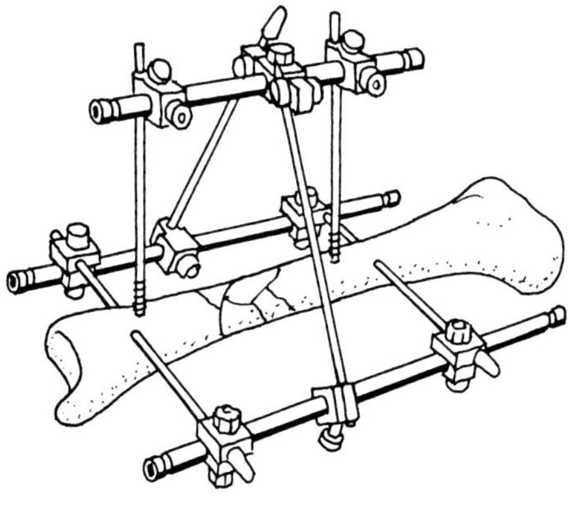

Eindeutig zeigt sich die Tendenz, den Fixateur externe wieder vermehrt anzuwenden. Da Zielsetzung und Operationstechnik noch in Entwicklung begriffen sind, ist auch die technische Entwicklung nicht abgeschlossen. Eine umfassende Darstellung aller Anwendungen ist deshalb (und auch in diesem Rahmen) nicht möglich. Es sollen nur einige wichtige Beispiele beschrieben werden.

9.1.2.1 Der Fixateur externe als Schienung mit Kraftträger-Funktion

Am Beispiel eines Tibia-Trümmerbruches 3. Grades soll die Anwendung des einfachen Rahmens im Detail beschrieben werden.

Vorgehen

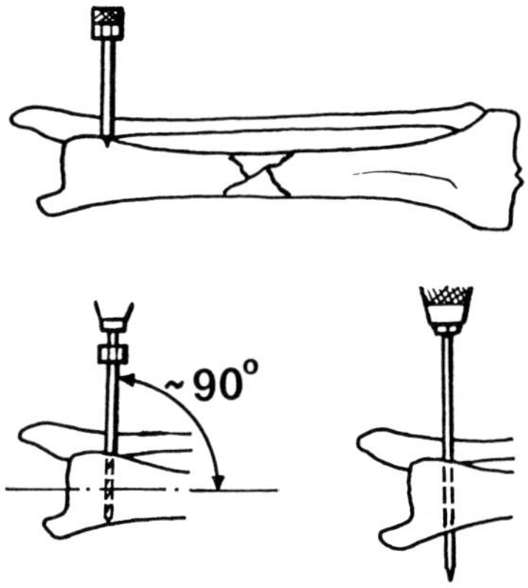

Erster Steinmann-Nagel

- Vor dem Malleolus externus, 3 cm oberhalb des Sprunggelenkes, senkrecht zur Tibiaachse, wird die Bohrbüchse *5,0/3,5 mm* zusammen mit ihrem *Bolzen* bis zum Knochenkontakt eingeführt.
- Bolzen entfernen und Durchbohren des Knochens mit dem *3,5 mm-Bohrer.*

Bei hartem Knochen kann auch die Bohrbüchse 6,0/4,5 mm mit einem 4,5 mm-Steinmann-Nagel als Trokar und anschließend der 4,5 mm-Bohrer verwendet werden.

- Eindrehen eines *Steinmann-Nagels Φ 5 mm,* meistens 180 mm lang, mit dem *Universal-Bohrfutter* mit Handgriff.

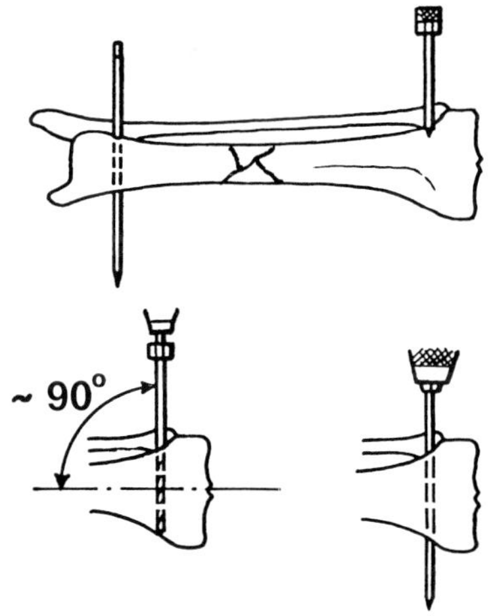

Zweiter Steinmann-Nagel
Ca. 3 cm vom Kniegelenk entfernt wird der proximale Steinmann-Nagel auf dieselbe Art eingesetzt:

- *Bohrbüchse 5,0/3,5 mm mit Bolzen*
- Eindrehen des *Steinmann-Nagels Φ* 5 mm mit *Universal-Bohrfutter.*

Bemerkung: Es ist wichtig, schon beim zweiten Steinmann-Nagel auf die Rotationseinstellung zu achten!

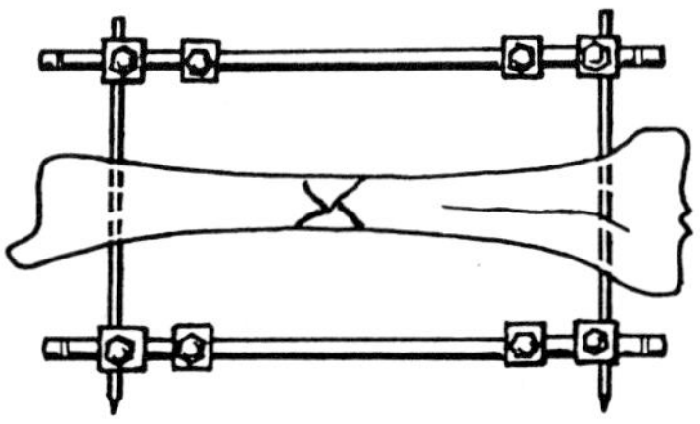

Provisorische Fixation

- *Es werden zwei Rohre* mit vier *schwenkbaren Einzelbakken* vorbereitet.
- Nun erfolgt das provisorische Anlegen der beiden Rohre: Die Backen (oberste und unterste Backe verwenden) werden auf die Steinmann-Nägel aufgeschoben und *provisorisch fixiert.*

Notwendige Stellungskorrekturen sind jetzt anzubringen.

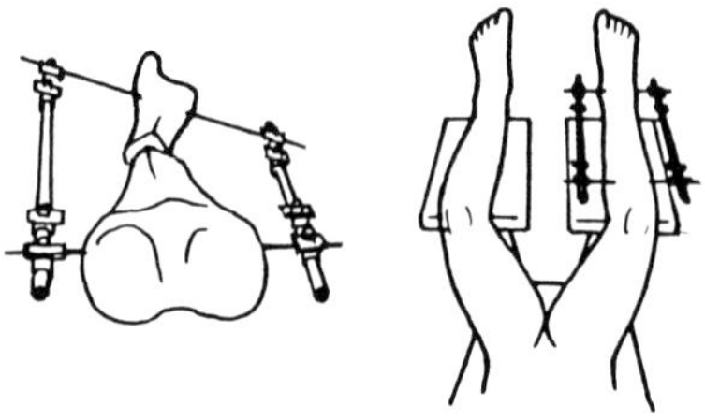

Rotationskorrektur
Die Rotation muß überprüft und wenn nötig korrigiert werden (evtl. mit rechtwinklig gebeugtem Knie- und Fußgelenk).

- Werden nur bewegliche *Einzelbacken* verwendet, so ist nach den zwei ersten Nägeln eine Rotationskorrektur (Verwinden des Rahmens) in gewissen Grenzen möglich. Für das Einsetzen der folgenden Steinmann-Nägel (3. + 4.) *muß aber das Zielgerät zur Verfügung stehen.*

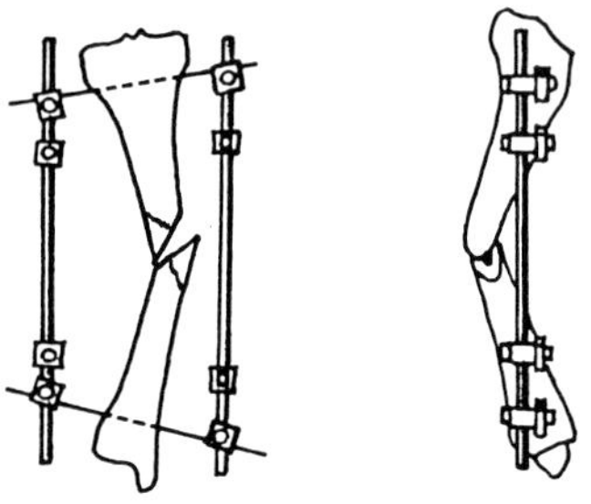

Doppelbacken schließen ein Verwinden des Rahmens aus. Die Rotationskorrektur muß nach der im AO-Manual S. 128 beschriebenen Methode durchgeführt werden (proximalen Steinmann-Nagel korrigiert einsetzen).

Achsenfehler
Vor resp. mit dem Einsetzen des dritten und vierten Steinmann-Nagels sind Achsenfehler in der Frontal- und vor allem in der Sagittalebene zu korrigieren.

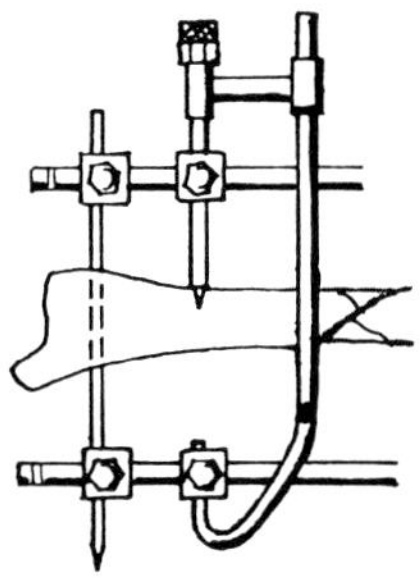

Dritter Steinmann-Nagel

- Einhängen des Zielgerätes in der medialen Backe. Einführen der Bohrbüchse mit Bolzen durch die laterale Backe bis zum Knochenkontakt. Zielgerät leicht in beide Backen klemmen. Stellung überprüfen.
- Bolzen entfernen und Vorbohren des Nagelkanals mit dem langen 3,5 mm-Bohrer.

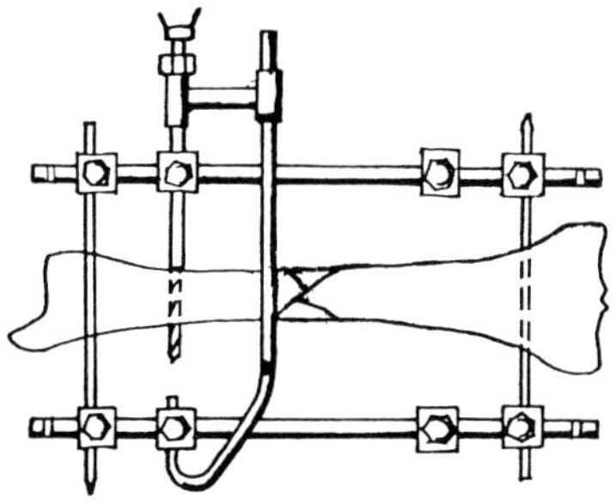

Kleine Abweichungen des Bohrloches entstehen durch das Spiel eines nicht-fixierten Zielgerätes oder durch Verlaufen des Bohrers beim Anbohren einer schiefen Knochenfläche.

- Zielgerät entfernen und Eindrehen eines Steinmann-Nagels Φ 4,5 mm. Der dünnere Nagel kann bei kleinen Abweichungen leichter in die gegenüberliegende Backe eingedreht werden (Spiel).

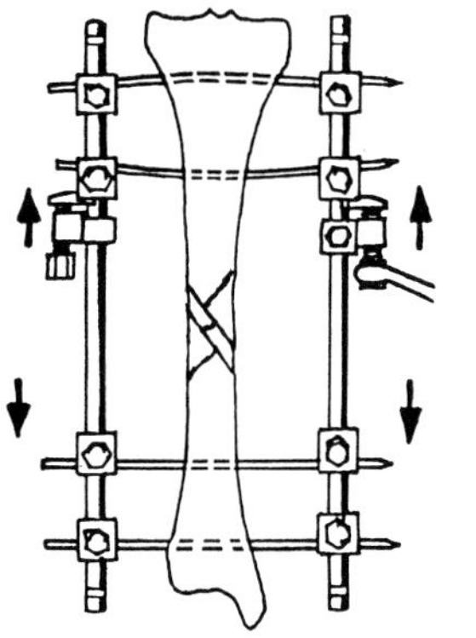

Der vierte Steinmann-Nagel
wird nach der gleichen Methode eingesetzt.

- Die *beiden Nägel beider Fragmente* werden nun mit den Spannern gegeneinander verspannt und der Rahmen durch Anziehen aller Schrauben fixiert.

Von der Verwendung von Doppelbacken bei Trümmerbrüchen wird abgeraten, da diese ein gegenseitiges Verspannen der Nägel ausschließen.

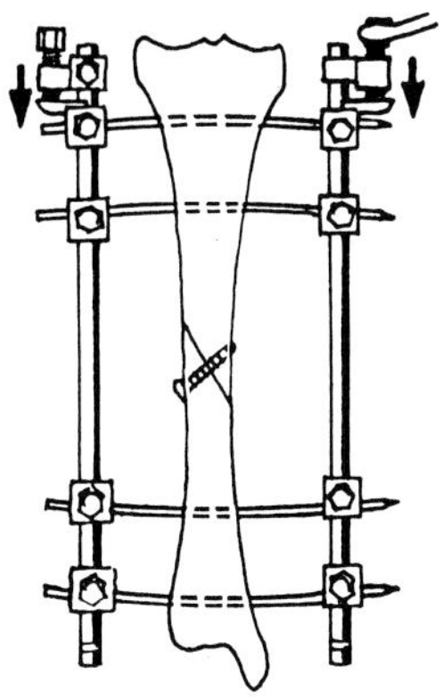

9.1.2.2 Der einfache Rahmen mit interfragmentärer Kompression

Wenn es die Fraktur erlaubt, wird sie unter Druck gesetzt. Eine *Zugschraube* wird als erste eingesetzt. Das Anbringen des Fixateur externe als Rahmen erfolgt dann genau gleich wie unter 9.1.2.1 beschrieben.
Nach dem Einbringen des vierten Steinmann-Nagels werden die Fragmente durch Vorspannen der Nägel mit den zwei Spannern komprimiert.
Für diese Anwendung sind auch Doppelbacken geeignet, da das Spannen der Nägel gleichzeitig (gleichsinnig) erfolgt.

9.1.2.3 Die dreidimensionale Fixation

Der Vorteil der dreidimensionalen Fixation zeigt sich insbesondere bei einem kurzen Hauptfragment (beschränkter Platz), da ein Steinmann-Nagel und eine Schanzsche Schraube pro Fragment genügen.

Vorgehen

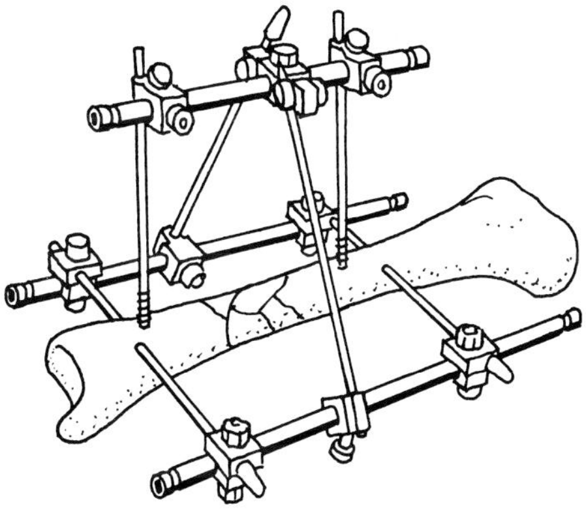

- Einsetzen je eines *Steinmann-Nagels proximal* und *distal* wie unter 9.1.2.1 beschrieben (Bohrbüchse mit Trokar, 3,5 mm-Bohrer, Steinmann-Nagel Φ 5 mm im Handbohrfutter).
- Anbringen der vorbereiteten Rohre mit meist *drei beweglichen Einzelbacken* (evtl. mittlere Backe = feste Standardbacke).
- Vorbohren der Löcher in beiden Kortikales für die Schanz-Schrauben in AP-Richtung senkrecht zur Tibia-Achse: *Bohrbüchse mit Trokar, 3,5 mm-Bohrer.*
- Eindrehen der *Schanzschen Schrauben.*
- Verbinden der Schanzschen Schrauben durch ein *kurzes Rohr* (meist *2 Einzelbacken,* dazwischen eine *3fache Backe* für die Dreiecksverstrebung).
- Stellungskorrekturen und Festziehen der Backenschrauben.
- Anbringen der zwei zusätzlichen *5 mm-Steinmann-Nägel* als schräge Verbindung zwischen den Rohren.

Hinweis: Die dreifachen Backen ermöglichen bei Platzmangel die Schanzsche Schraube und die zwei schrägen Steinmann-Nägel mit derselben Backe am ventralen Rohr zu fixieren.

9.1.2.4 Die einseitige Fixation

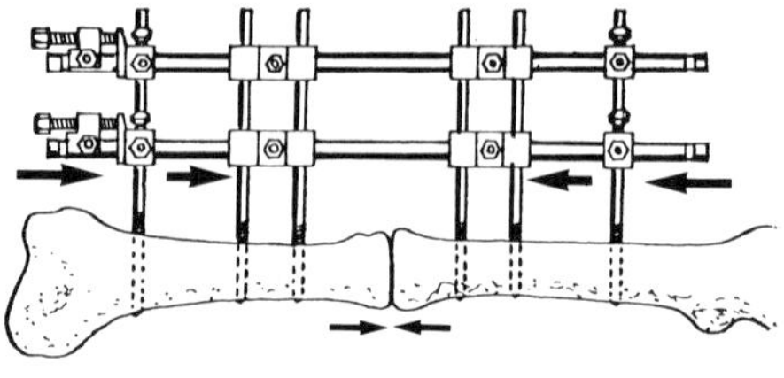

In Schaftmitte des Femurs kann z. B. eine Pseudarthrose durch vier bis sechs Schanzsche Schrauben und zwei nebeneinanderliegende Rohre unter Druck gesetzt werden (oder mit dem Verlängerungsapparat). Die Stabilität ist allerdings nicht so gut wie mit einer Rahmenkonstruktion, welche aber hier wegen der Gefahr von Gefäßverletzungen nur selten verwendet wird.

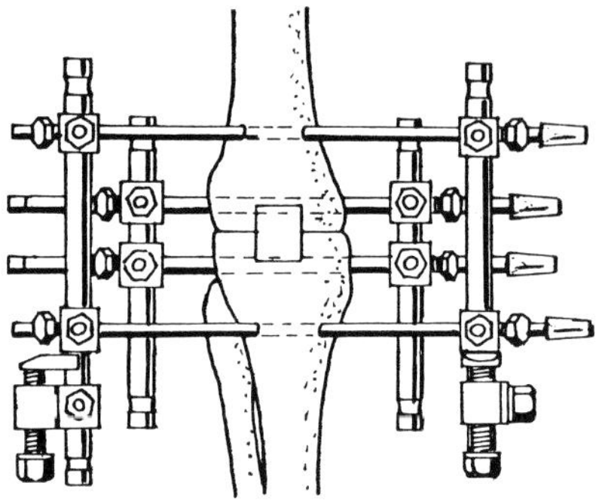

9.1.2.5 Beispiele weiterer Anwendungen

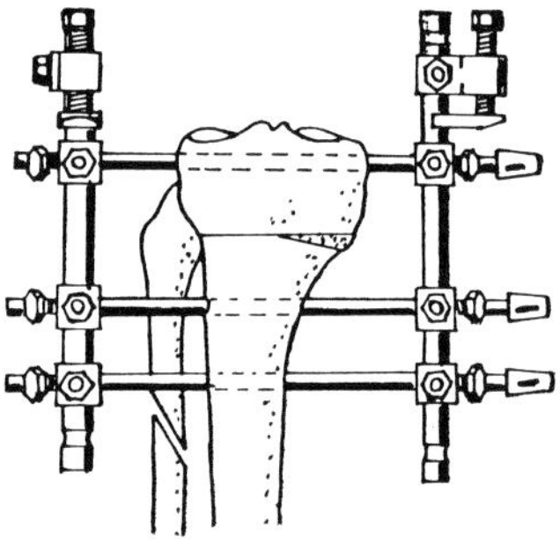

Arthrodesen und *Korrekturosteotomien* im Bereich von Knie- und Fußgelenk können auch mit dem Fixateur externe unter Druck gesetzt werden, doch werden hier die Gewindespindeln mit Doppelbacken (1980) oft bevorzugt (s. auch Abschnitt 9.2).

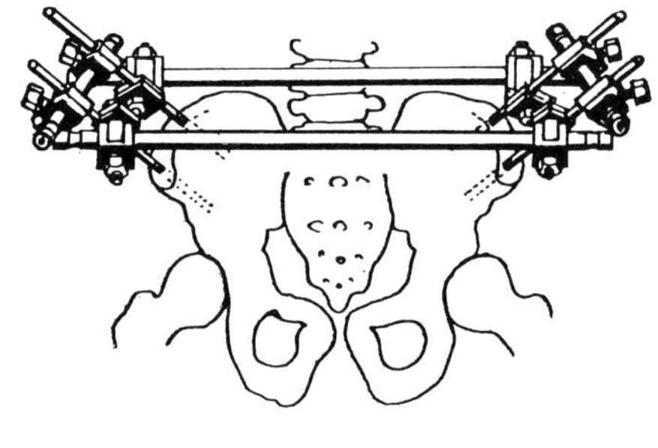

Als weiteres Beispiel soll die Anwendung bei *Symphysensprengung* erwähnt werden.

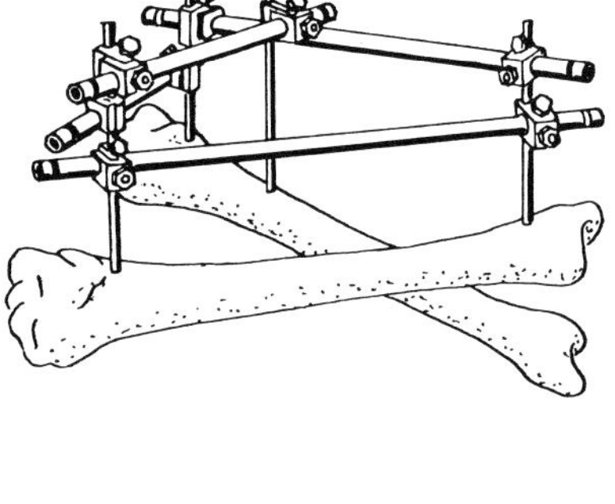

Komplizierteren Montagen sind mit diesem „Metallbaukasten“ fast keine Grenzen gesetzt. Nebenstehend das Beispiel für eine Fixation bei *Cross-leg-Plastik*.

9.1.2.6 Allgemeine Bemerkungen

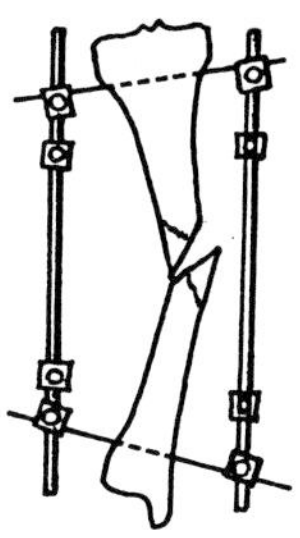

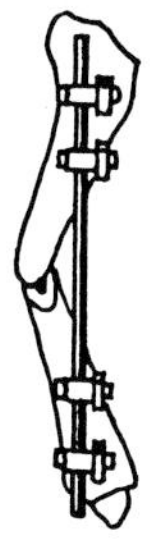

Achsen-Korrekturen

Kleine *Winkelkorrekturen in der Frontalebene* sind dank der beweglichen Backen (einzelne oder doppelte) bis ca. 10° möglich.

Achsenfehler in *der Sagittalebene* können durch Auswechseln der zwei langen gegen vier kürzere Rohre und Anbringen von zwei *Scharnierstücken* ausgeglichen werden.

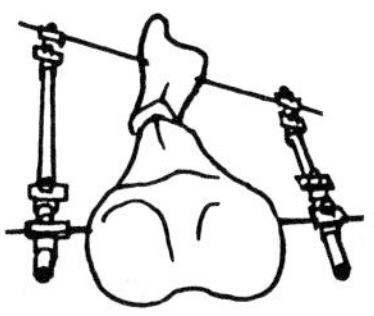

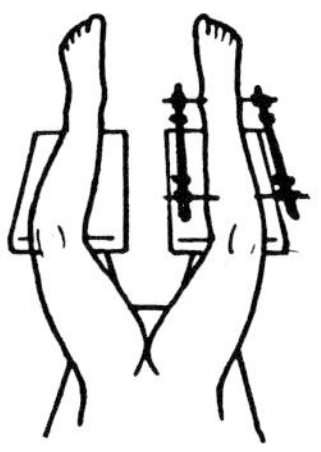

Rotationskorrekturen.

Die Rotation muß *immer* nach den ersten zwei Steinmann-Nägeln überprüft und evtl. korrigiert werden.

Werden *nur Einzelbacken* verwendet, so ist nach den zwei ersten Nägeln eine Rotationskorrektur (Verwinden des Rahmens) in gewissen Grenzen möglich. Für das Einsetzen der folgenden Steinmann-Nägel *muß das Zielgerät zur Verfügung stehen.*

Doppelbacken schließen das Verwinden des Rahmens aus. Die Rotation ist durch Ersetzen des zweiten Steinmann-Nagels in korrigierter Lage in Ordnung zu bringen.

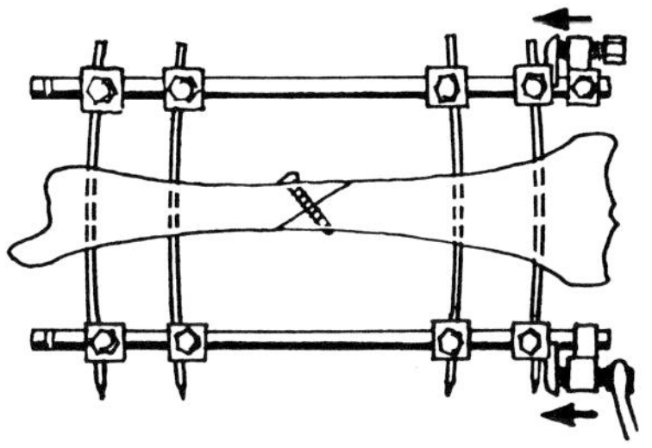

Hinweis zur Stabilität

Möglichst *großer Abstand der Steinmann-Nägel im Fragment* ergibt bestmögliche Stabilität. Auch aus diesem Grunde werden oft zwei einzelne bewegliche Backen an Stelle einer Doppelbacke verwendet. Wenn keine Kompression möglich ist, erhöht *gegenseitiges Verspannen* der beiden Nägel eines Fragmentes ebenfalls die Stabilität. *Verspannte Nägel sind unter Verwendung der Spanner langsam zu entlasten!* (ein Zurückschnellen der Nägel ist nicht nur schmerzhaft für den Patienten, er kann auch zu Komplikationen führen).

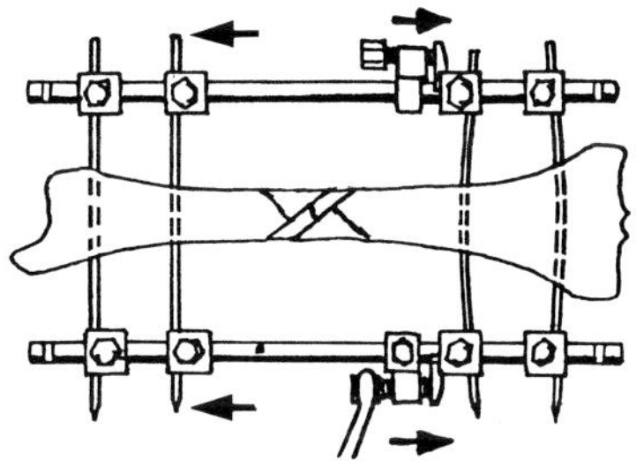

Zur Zeit befinden sich in Entwicklung:
- Eine Spannvorrichtung, mit welcher *wechselweise* Kompression und Distraktion erzeugt werden kann.
- Einzel- und Doppelbacken mit Kardangelenk.
- Backen mit Kardangelenk zum Verbinden von zwei Rohren.

9.2 Die äußeren Spanner mit Gewindespindeln

Die äußeren Spanner mit Gewindespindeln und Einzelbacken, von M. E. Mueller (1952) entwickelt, waren die ersten Fixationsvorrichtungen der AO. Stabile Verhältnisse können damit nur in Kombination mit interfragmentärer Kompression und nur auf kurze Distanz erreicht werden.

Die Verwendung von langen Spindeln zur äußeren Fixation von Trümmerbrüchen der Tibia hat sich nicht restlos bewährt und führte zur Entwicklung des Fixateur externe mit Rohren als Kraftträger (s. S. 165).

Die 1979 neu entwickelten *Doppelbacken* verbessern die Anwendung bei Korrekturosteotomien, Arthrodesen und Pseudarthrosen, insbesondere im Bereich von Knie und oberem Sprunggelenk.

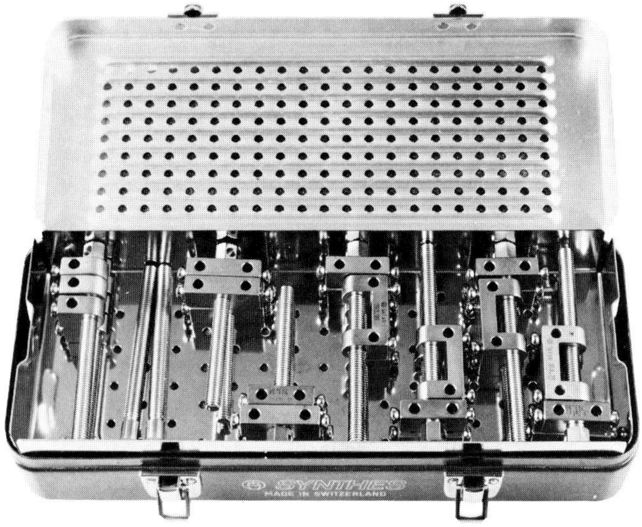

In einer orangen Kassette mit weißem Deckel (1979) sind *die äußeren Spanner mit Doppelbacken* sowie das *einfache Zielgerät* für Fixateur externe enthalten.

Zusätzlich benötigte Instrumente

- Kleine Preßluft-Bohrmaschine
- Universal-Handbohrfutter
- Sechskant-Schraubenzieher (3,5 mm)
- Gabel- (Steck- oder Kardan-)schlüssel
- Steinmann-Nägel ϕ 4,5, evtl. ϕ 5 mm (Länge meist 180 mm)
- Schutzkappen für Steinmann-Nägel

9.2.1 Die Spanner

9.2.1.1 Die äußeren Spanner mit Doppelbacken (1980)

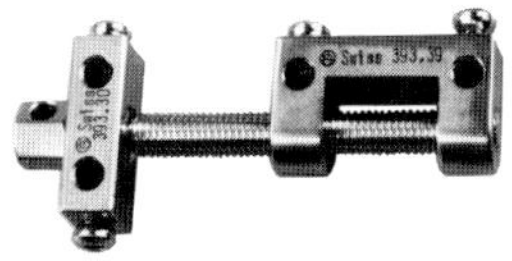

Spanner mit je einer H- und U-Doppelbacke
werden z. B. für OSG-Arthrodese und Tibiakopf-Osteotomie (manchmal auch für Kniearthrodese) verwendet.
Die Gewindespindel (Nennlänge 100 mm) trägt eine U-Doppelbacke mit Gewinde (für den Tibiaschaft) und eine freigleitende H-Doppelbacke beim Spindelkopf (18 mm für Tibia-Kopf oder Talus, 18 oder 24 mm für die Femurkondylen bei einer Kniearthrodese).

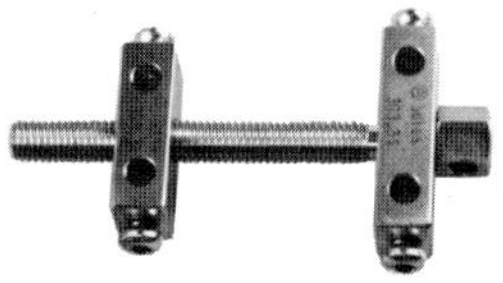

Spanner mit zwei H-Doppelbacken
(z. B. für Kniearthrodese). Die Gewindespindel (Nennlänge 80 mm) trägt kopfnahe eine freigleitende H-Doppelbakke (18 oder 24 mm) für Femurkondylen und am anderen Ende eine H-Doppelbacke mit Gewinde (18 mm für Tibiakopf).

Das Zielgerät für Fixateur externe ist zur Anwendung dieser Spanner *unerläßlich*. Beschreibung s. S. 176 und 187.

Die *Bestandteile* sind auch einzeln erhältlich:

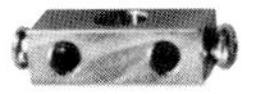

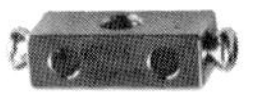

Die H-Doppelbacken (quer)
sind in vier Varianten vorhanden:
- *Mit Gleitloch (Φ 9 mm)*
  Abstand der Steinmann-Nägel 18 und 24 mm
- *Mit Gewindeloch (8 mm)*
  Abstand der Steinmann-Nägel 18 und 24 mm.

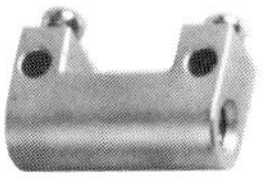

Die U-Doppelbacken (längs)
haben in beiden Schenkeln ein 8 mm-Gewindeloch. Die Lochdistanz für die Steinmann-Nägel beträgt 30 mm.
Ab 1979 sind die Backen mit Innensechskant-Schrauben (SW 3,5 mm) anstatt mit Flügelschrauben ausgerüstet.

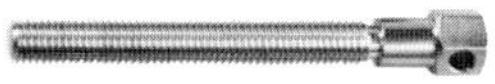

Die Gewindespindeln
sind dieselben wie bei den bisherigen einfachen Spannern.
Muttern sind bei diesen Spannern nicht notwendig.

9.2.1.2 Die äußeren Spanner mit einfachen Backen

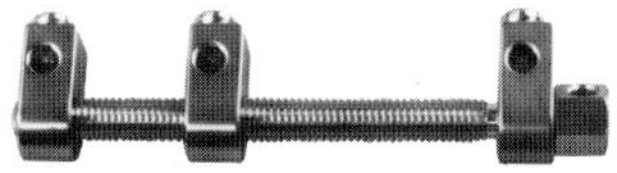

Sie sind in verschiedenen Längen und mit verschiedenen Backen weiterhin erhältlich. Details siehe SYNTHES-Katalog.

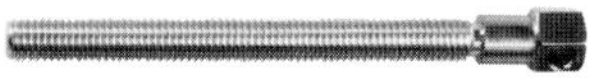

Die Gewindespindeln
bestehen aus einem Gewindeteil (Φ 8 mm), einem Hals (ohne Gewinde, Φ 9 mm) und einem 6-Kant-Kopf (SW 11 mm).
Nutzbare Länge = maximale Distanz zwischen den entferntesten Steinmann-Nägeln ist 10 mm kürzer als die im Katalog angegebene Nennlänge.

Die Backen

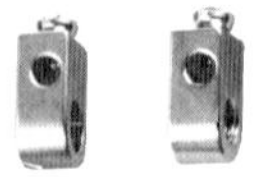

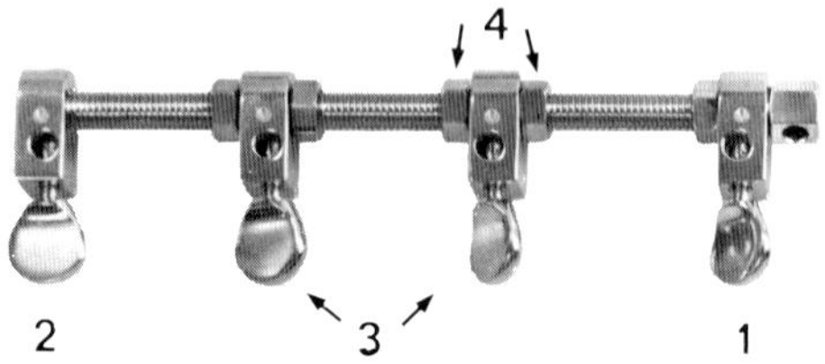

Die erste Backe (1) unterhalb des Spindelkopfes (sie ist an alten Spannern durch eine Mutter axial in ihrer Lage gehalten) kann sich frei drehen.
Die letzte Backe (2) ist mit einem Gewinde versehen und kann durch Drehen der Spindel zur Kompression oder Distraktion benützt werden.
Die mittleren Backen (3) sind meistens mit Gleitlöchern versehen, so daß sie auf der Gewindespindel verschiebbar sind. Mit den zwei *benachbarten Muttern* können sie verschoben (Kompression, Distraktion) und dann in ihrer Lage fixiert werden (4).

Spindeln, Einzelbacken und Muttern sind separat erhältlich.

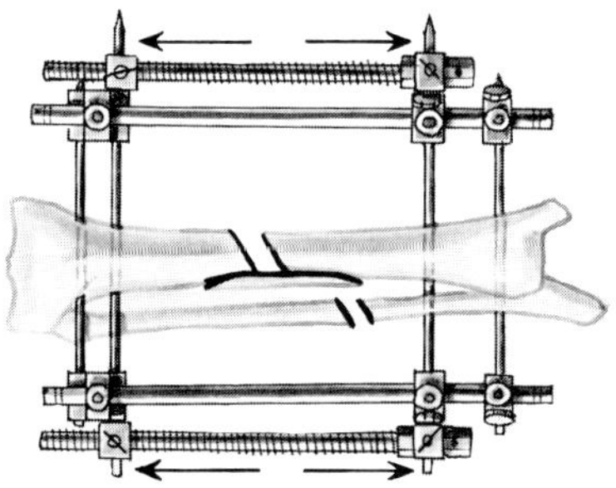

Lange Gewindespindeln können auch bei Osteosynthesen mit dem Fixateur externe (Rohrsystem) zur Distraktion bei Gliedmaßenverlängerungen oder zur Kompression verwendet werden (wenn die Druckspanner keinen Platz finden).

9.2.2 Instrumente und Implantate

Die Steinmann-Nägel (*Φ 4,5 und 5,0 mm*)
werden, nach dem Vorbohren mit dem nächst kleineren Bohrer (3,5 resp. 4,5 mm), mittels des *Universal-Bohrfutters* durch den Knochen gedreht. Nägel *nie* mit der Maschine einbohren! Hitzeschaden!

Die Schutzkappen
für die Spitzen der Steinmann-Nägel helfen Verletzungen zu vermeiden.

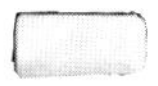

Bohrer Φ 3,5 und 4,5 mm und
Gerade Bohrbüchsen und Bolzen (*Trokar*)
wie auf S. 167 beschrieben.

Das Zielgerät für Fixateur externe
bietet auch beim Gebrauch der bisherigen Spanner Vorteile.
Anwendung analog S. 170 resp. 187.
Die bisherige Bohrlehre (nicht mehr fabriziert) hat sich nicht restlos bewährt, wird mit Vorteil durch das einfache oder kombinierte Zielgerät ersetzt.

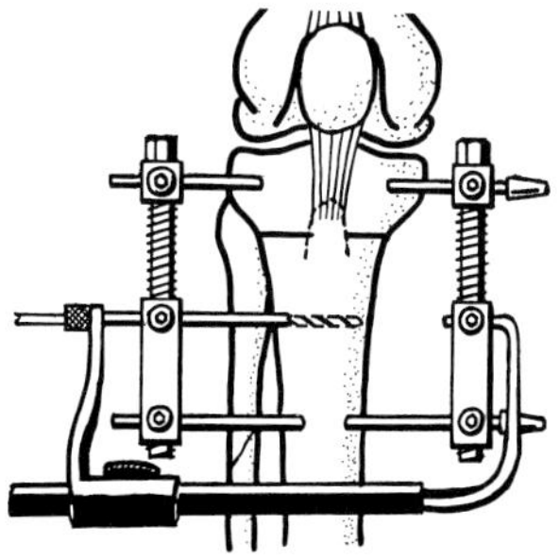

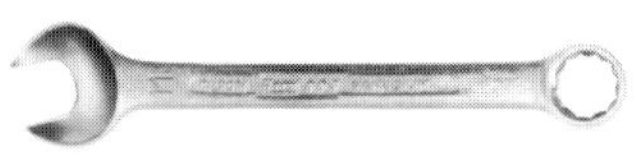

Der Gabelschlüssel (*SW 11 mm*)
dient zum Festziehen der Muttern resp. zum Drehen der Gewindespindeln zur Distraktion oder zur Kompression. In gewissen Fällen kann auch der *Steckschlüssel* oder *Kardanschlüssel* Verwendung finden. Es wird empfohlen, mit zwei Schlüsseln gleichzeitig zu arbeiten.

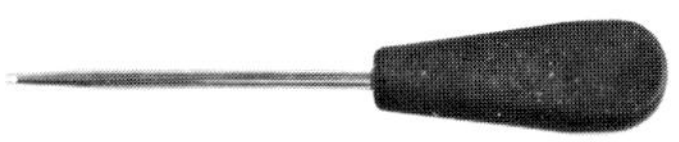

Mit dem Sechskant-Schraubenzieher (3,5 mm)
werden die neuen Fixationsschrauben der Backen angezogen.

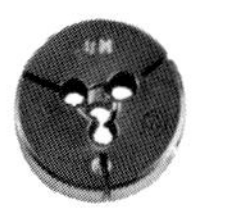

Der Gewinde-Schneidring
dient zur Reinigung der Gewinde-Spindeln von Gipsrückständen etc. sowie zum Nachschneiden von evtl. beschädigten Gewindegängen.

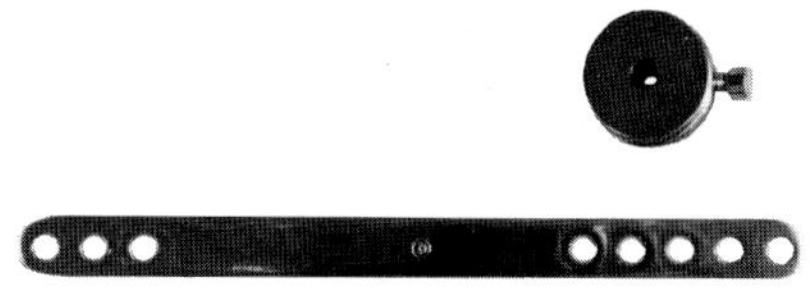

Distanzhalter und Aufhängerondelle
für die Extensionsschnüre vervollständigen das Sortiment (s. auch S. 168).

9.2.3 Anwendung der Spanner mit Doppelbacken bei einer Tibiakopf-Korrekturosteotomie

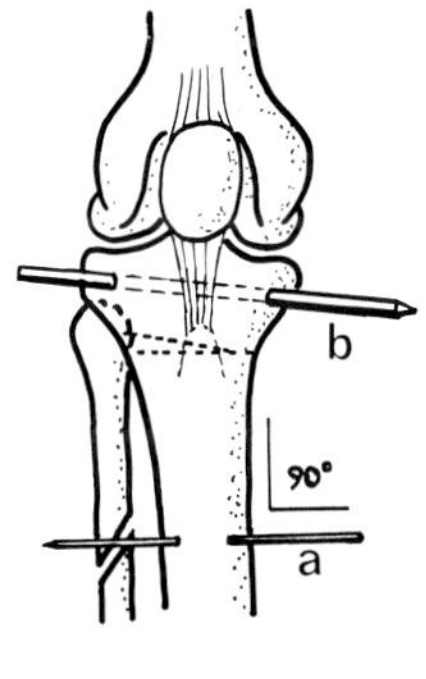

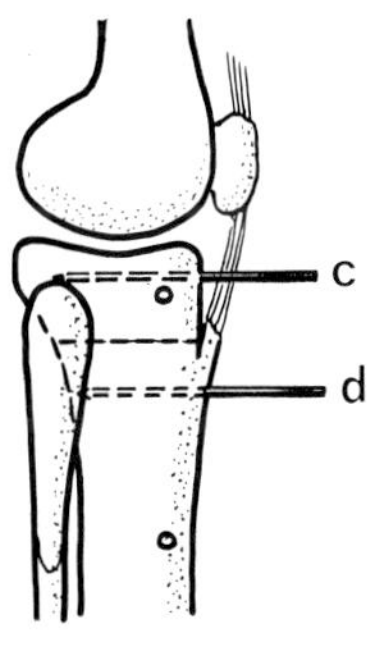

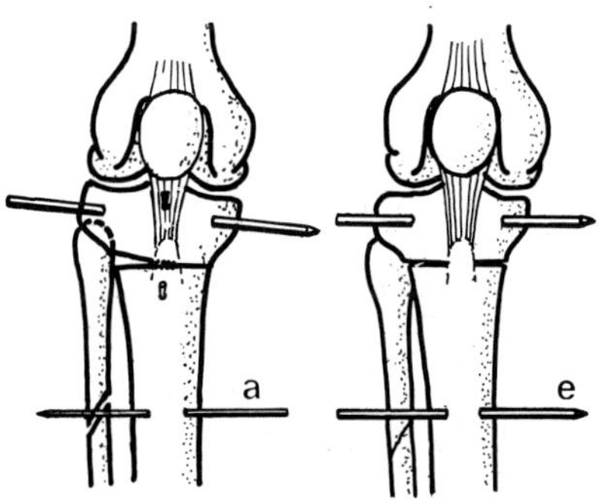

Vorgehen

- Schräge Fibulaosteotomie, handbreit distal vom Kniegelenk. Ein 2 mm-Loch wird ca. 5 cm distal der vorgesehenen Osteotomie-Linie (möglichst ventral; in der Frontalebene senkrecht) durch die Tibia gebohrt. Dann wird ein 2 mm-Kirschner-Draht (a) durchgeschoben. Ein Steinmann-Nagel Φ 4,5 mm (b) wird nun 1–2 cm distal vom Kniegelenk, möglichst ventral eingedreht. Seine Lage gegenüber dem Kirschner-Draht entspricht dem präoperativ errechneten Korrekturwinkel.
- Mit dem Meißel wird der proximale Bereich der Tuberositas tibiae osteotomiert und angehoben. Ca. 2,5 cm distal vom Kniegelenk-Spalt wird die quere Tibiakopf-Osteotomie unter Schutz von Knochenhebeln zu ⅔ durchgeführt. Zwei parallele Kirschner-Drähte (c, d) einschlagen als spätere Fixpunkte.
- Beendigung der Tibiakopf-Osteotomie. Entfernen eines lateralen Keiles bei einer Valgisation, eines medialen Keiles bei einer Varisation.
- Einstellen des Unterschenkels, bis alle erwünschten Korrekturen erfolgt sind. Liegen nun Steinmann-Nagel und Kirschner-Draht (a) parallel, so wird dieser entfernt, sein Kanal auf 3,5 mm aufgebohrt, und ein 4,5 mm-Steinmann-Nagel (e) von lateral eingesetzt.

- Anbringen der äußeren Spanner mit Doppelbacken und leichte Kompression. Wenn die korrigierte Stellung der präoperativen Planung entspricht, werden mit Hilfe des Zielgerätes (f) die beiden 3,5 mm-Löcher gebohrt, die 4,5 mm-Steinmann-Nägel (g und h) eingedreht und das ganze System mit den Gewindespindeln unter Druck gesetzt.
- Seitliche Ansicht des Schlußergebnisses.

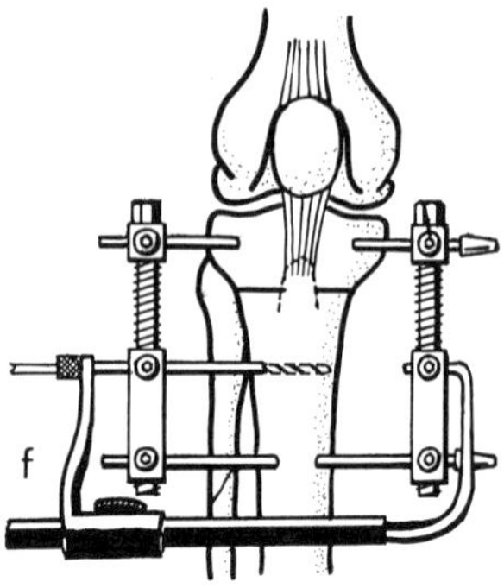

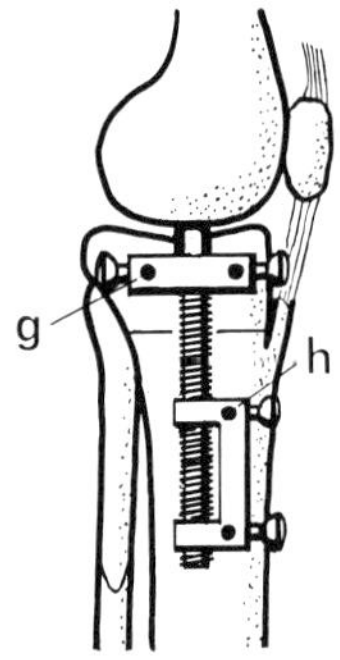

9.2.4 Weitere Anwendungsbeispiele für Spanner mit doppelten Backen

Kniearthrodese

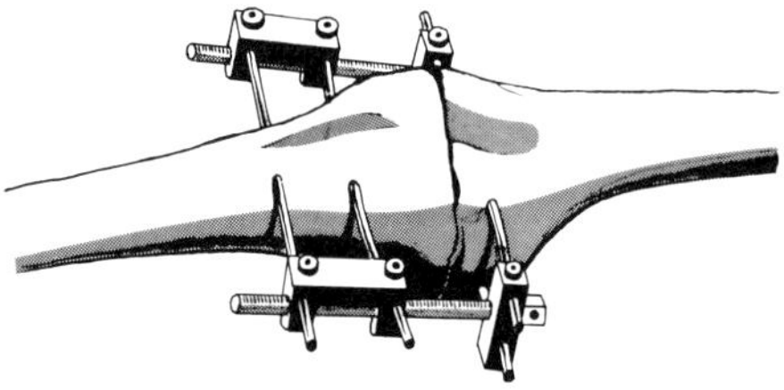

OSG-Arthrodese

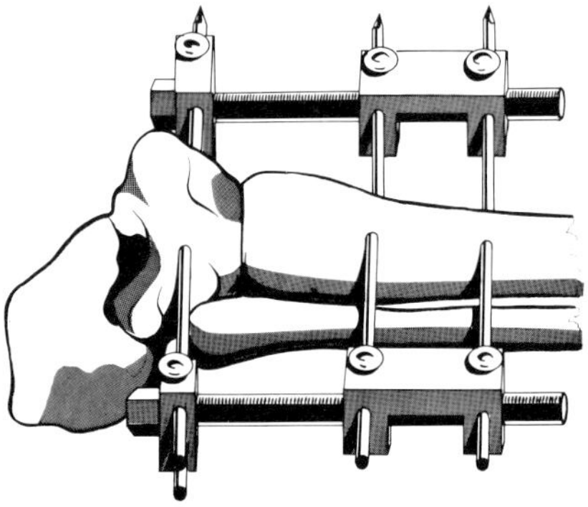

Anwendungsbeispiele für Spanner mit einfachen Backen s. „Manual", 1. Ausgabe, S. 255–257–259–273–279.

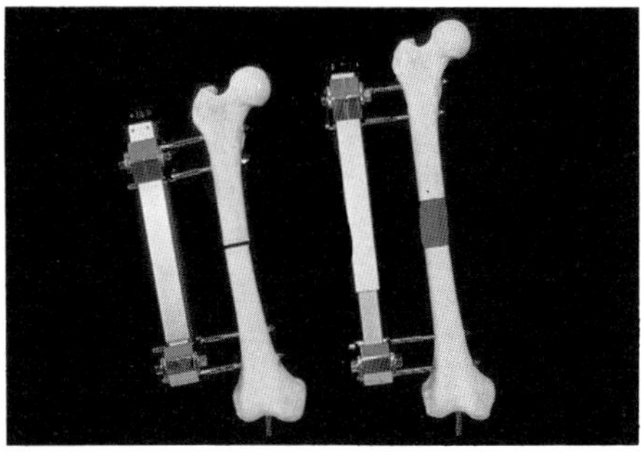

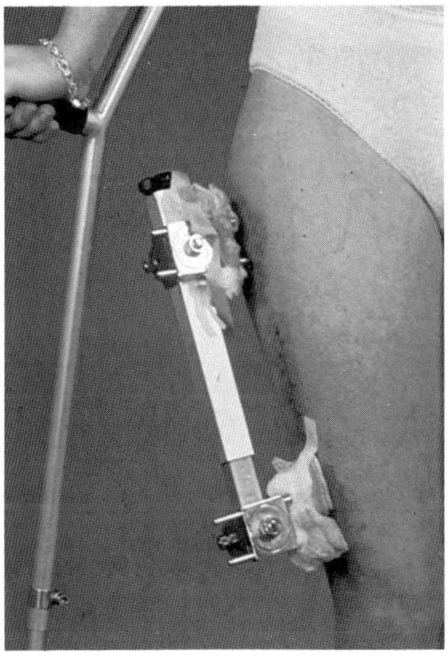

9.3 Der Verlängerungsapparat

Die Verlängerungsapparate können auch zu der Gruppe der äußeren Festhalter gerechnet werden. Sie wurden ursprünglich als äußere Schiene nach Verlängerungsosteotomie entwickelt, werden aber oft auch für andere Zwecke der äußeren Schienung verwendet.

Die diaphysäre Verlängerungs-Osteotomie mit kontinuierlicher Distraktion

Diese Operation setzt viel Erfahrung voraus. Sie ist indiziert bei Jugendlichen mit angeborener, aber vor allem bei erworbener Verkürzung einer Gliedmaße. Es wird vorerst der Verlängerungsapparat perkutan in der proximalen und distalen Metaphyse verankert. Anschließend wird der Röhrenknochen in der Schaftmitte quer durchtrennt, und dann mit dem Apparat langsam und kontinuierlich auseinandergezogen.

Der Verlängerungsapparat und seine Befestigung am Knochen sind so stabil, daß eine weitere äußere Fixation nicht erforderlich ist. Die Gliedmaße kann frei bewegt werden und der Patient schon 2 bis 3 Tage nach der Operation mit Unterarm-Stützen herumgehen. Die Verlängerung wird vom Patienten über eine Rändelschraube selber herbeigeführt. Die erzielte Distraktion beträgt pro Woche ca. 1 cm. Wenn der gewünschte Verlängerungsbetrag erreicht ist, wird der Knochen mit einer speziellen Osteosynthese-Platte fixiert und der Verlängerungs-Apparat entfernt. Wenn notwendig, wird in diesem Moment eine ausgedehnte Spongiosa-Anlagerung ausgeführt.

Von Wagner sind Verlängerungen von weit über 20 cm pro Gliedmaße beschrieben (z. B. Femur 16 cm, Tibia 8 cm, Humerus 19 cm).

9.3.1 Instrumente und Implantate

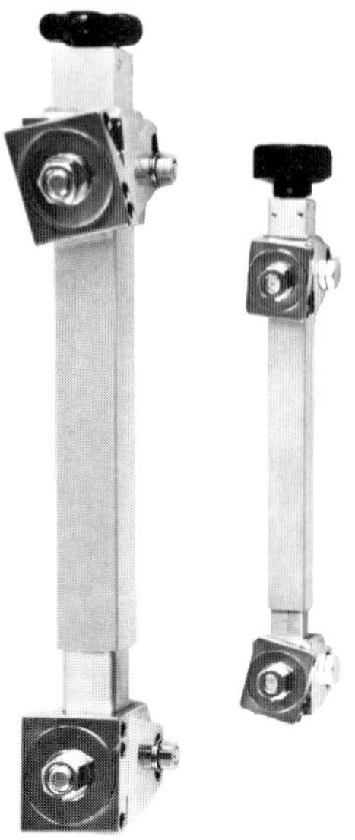

Der Verlängerungs-Apparat
wird in zwei Größen hergestellt.
Das *große Modell* ist für die untere, der *kleinere Apparat* für die obere Extremität bestimmt.

Der Apparat besteht aus zwei Vierkant-Rohren, die spielfrei ineinandergleiten. Durch eine *Gewinde-Spindel* mit Handrad können sie zur Distraktion axial gegeneinander verschoben werden. Rasten erleichtern die gezielte Verlängerung: eine Raste entspricht ⅓ mm am kleinen Modell resp. 0,375 mm am großen.
In den beiden *Befestigungsköpfen* können je zwei Schanzsche Schrauben zur Fixation des Apparates am Knochen eingeklemmt werden. Die beiden Köpfe sind in der Sagittal-Ebene kippbar, durch Drehen ihres Oberteils können Winkelkorrekturen in der Frontalebene erfolgen. (Ab Modell 1978 auch am kleinen Apparat.) Zum Anziehen der Befestigungs-Muttern sind ein Sechskant-Schlüssel 14/11 mm und ein 11 mm Schlüssel erforderlich.

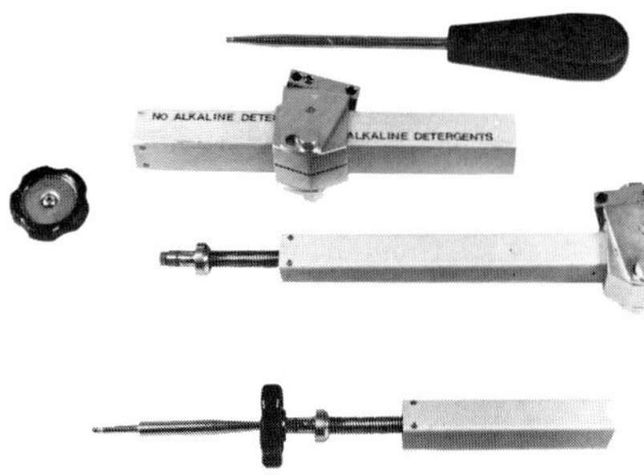

Zur Reinigung muß der Apparat zerlegt werden. Ab Modell 1979 (ältere Apparate können umgebaut werden) kann wie folgt vorgegangen werden:
- Lösen der Schraube im Handrad mit einem Sechskant-Schraubenzieher (3,5 mm SW) und Abheben des Handrades.
- Auseinanderziehen der beiden Vierkant-Rohre und gänzliches Herausschrauben der Spindel.

Dies kann mühelos mit der kleinen Preßluft-Bohrmaschine (Schraubenzieher-Einsatz) erfolgen, sofern vorher das Handrad wieder auf das nackte Spindelende aufgesetzt und festgeschraubt wurde.

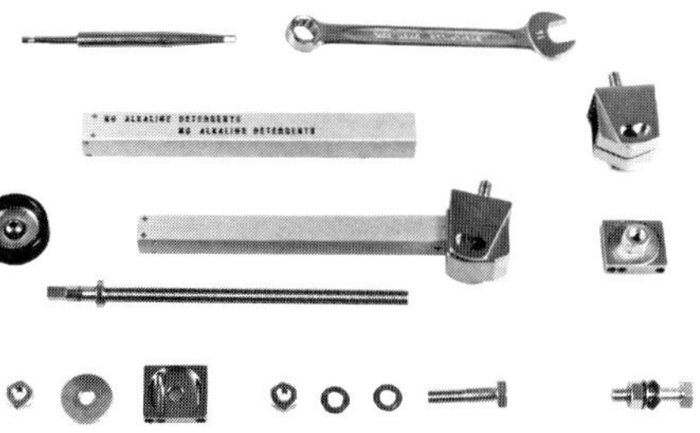

- Abnehmen des Klemmkopfes vom großen Rohr und Zerlegen beider Köpfe.

Sterilisation: im Autoklaven (bis 140° C).

Warnung: Die Leichtmetallrohre der neu fabrizierten Apparate werden innen *und* außen anodisch oxidiert und dadurch mit einer harten Gleitschicht versehen. Dies verbessert zugleich die Korrosionsresistenz. Trotzdem sind die Apparate vor *alkalischen, jodhaltigen und quecksilberhaltigen* Detergentien zu schützen (Merfentinktur, Kinderurin etc.)!

Die Schanzschen Schrauben
sind in zwei Durchmessern und mehreren Längen vorhanden: Φ 6 mm für großen Apparat
Φ 4 mm für kleines Modell.

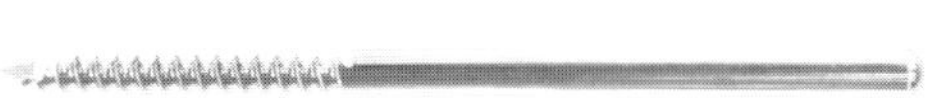

Sie werden nach Vorbohren der entsprechenden Löcher mittels des Universal-Bohrfutters in den Knochen eingedreht und dienen so zur Befestigung des Apparates am Knochen.

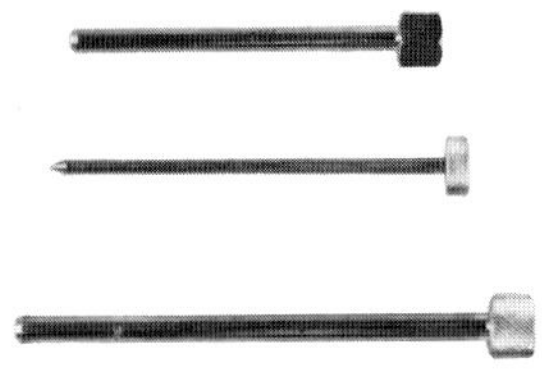

Die Bohrbüchsen und die Bolzen mit Spitze
sind ebenfalls in zwei Größen vorhanden:

für großes Modell: Φ 6,0/4,5 mm
für kleines Modell: Φ 4,0/3,2 mm.

Mit ihnen wird perkutan bis auf den Knochen eingegangen und nach Entfernen des Bolzens das Loch für die Schanz-Schrauben mit dem entsprechenden Bohrer vorbereitet.

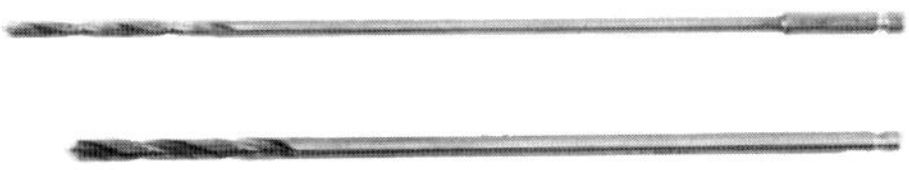

Extralange Spiralbohrer Φ 4,5 resp. 3,2 mm
werden zum Vorbereiten der Löcher für die Schanz-Schrauben benötigt.

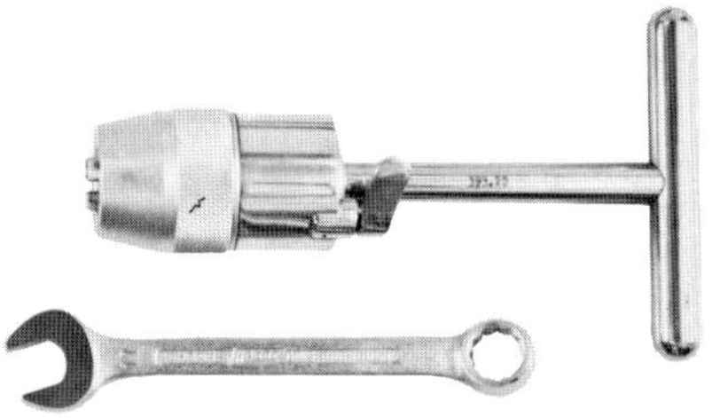

Das Universal-Bohrfutter mit Handgriff
dient zum Eindrehen der Schanz-Schrauben.

Ein Ringschlüssel 14 mm + 11 mm und ein Gabelschlüssel 11 mm
werden zum Festziehen der Befestigungsköpfe benötigt.

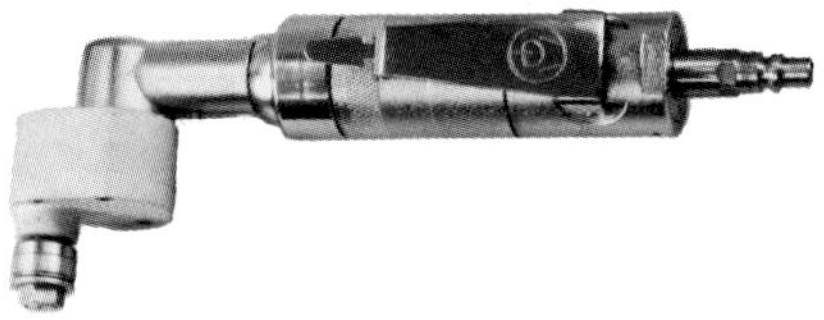

Die oszillierende Säge
erleichtert das präzise Osteotomieren des Knochens.

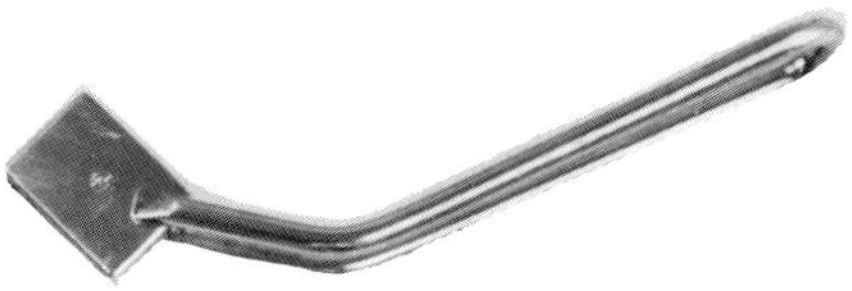

Zielgeräte (Bohrbüchsen)
Großes resp. kleines Modell. Sie können auf die erste (zweite) Schanzsche Schraube aufgesteckt werden und sichern die Parallelität der Bohrbüchse resp. des Bohrloches für die nächste Schanzsche Schraube.
Die axiale Ausrichtung ist nicht gesichert, daher wird oft auch die folgende Methode angewandt:

- Nach dem Eindrehen der ersten Schanzschen Schraube wird der Verlängerungsapparat aufgesetzt und die anderen drei Bohrlöcher durch dessen Backen (Bohrbüchse, Trokar, dann Bohrer) vorbereitet.

Für die *spätere Platten-Osteosynthese* werden das Grund-Instrumentarium und die Standard-Schrauben verwendet. Hinzu kommen die speziellen Verlängerungs-Platten (schmal oder breit) entsprechend dem Knochen und dessen Verlängerung.

Die Verlängerungs-Platten
sind in schmaler und breiter Ausführung und verschiedenen Längen vorhanden. Sie werden nach erfolgter Distraktion am Knochen angeschraubt und überbrücken mit ihrem nicht-durchbohrten Teil die Verlängerungszone.
Breite Platten für Femur und Humerus, schmale Platten für Tibia und Vorderarm.

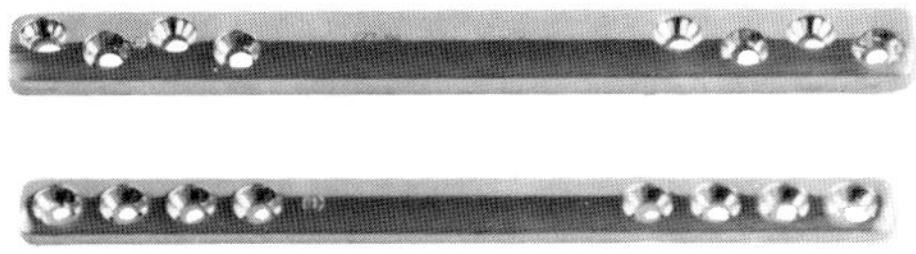

9.3.2 Femur-Verlängerung

Vorgehen

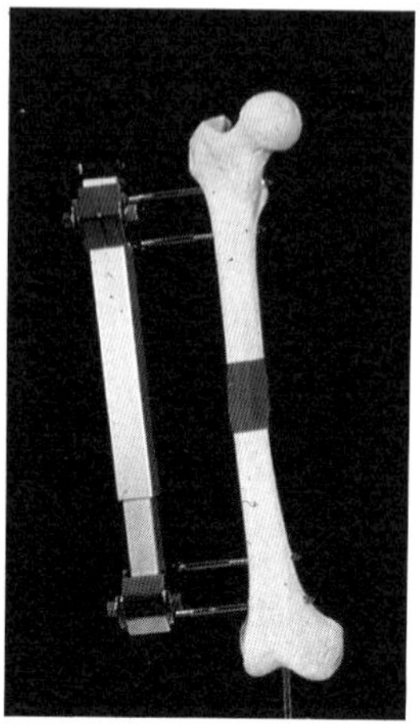

- Von lateral werden durch Stichinzisionen in der proximalen und distalen Femur-Metaphyse die Bohrlöcher für je eine Schanzsche Schraube mittels Bohrbüchse, Bolzen mit Spitze und nachher Spiralbohrer (3,5 mm) vorbereitet. Die beiden Schanzschen Schrauben sind parallel zueinander und parallel zur Kniegelenkachse.
  Nun wird der Verlängerungsapparat provisorisch an den beiden Schanzschen Schrauben befestigt. Eingehen mit der Bohrbüchse und Bolzen durch das zweite Loch der Befestigungsköpfe bis auf den Knochen (Stichinzision) sichert die Parallelität der zweiten Schraube pro Fragment. Eindrehen der Schanzschen Schrauben.
- In der Mitte zwischen den Schanzschen Schrauben wird dic Fcmur-Diaphyse normalerweise quer durchtrennt, bei günstiger Lage kann auch eine alte Frakturstelle wieder gelöst werden.
- Bei Bedarf können kleine Winkel-Korrekturen der Achse in der Sagittal- und in der Frontalebene vorgenommen werden. Die Rotation kann nicht korrigiert werden.
- Zur Stabilisierung der äußeren Fixation ist eine Weichteil-Gegenspannung erforderlich, die durch eine initiale Distraktion auf 1–1,5 cm erreicht wird.

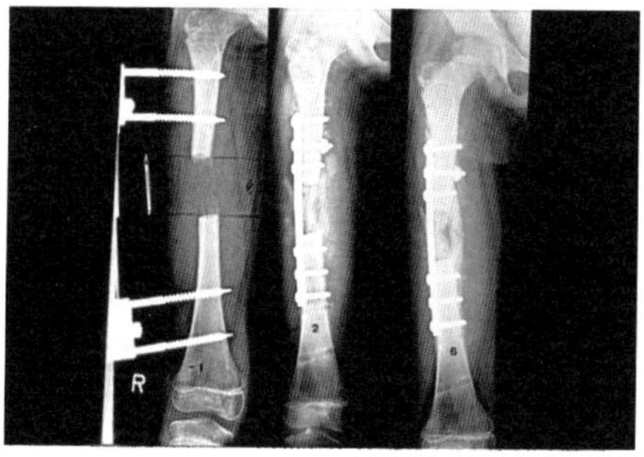

Nach Erreichen der gewünschten Verlängerung wird eine Verlängerungsplatte, die der Femur-Antekurvation entsprechend gebogen ist, an der hinteren Außenseite des Femurs verschraubt. Falls keine ausreichende Callus-Bildung vorliegt, wird die Verlängerungsstrecke mit autologer Spongiosa aufgefüllt. Der Verlängerungsapparat samt Schanzschen Schrauben wird erst nach Wundverschluß entfernt.

Das Vorgehen an anderen Knochen erfolgt sinngemäß.

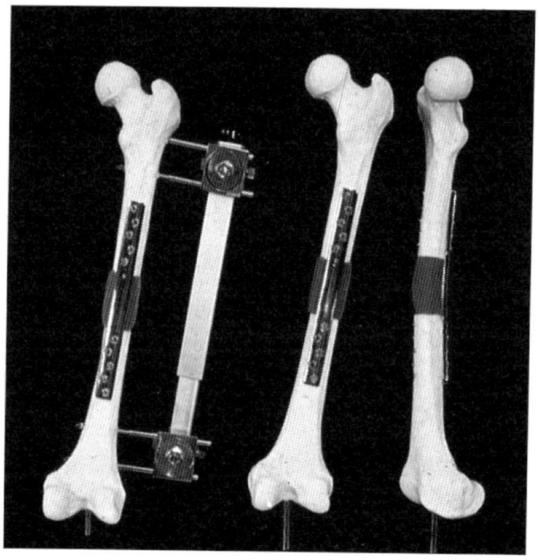

9.3.3 Weitere Anwendungsbeispiele

Verlängerung des Oberarmes

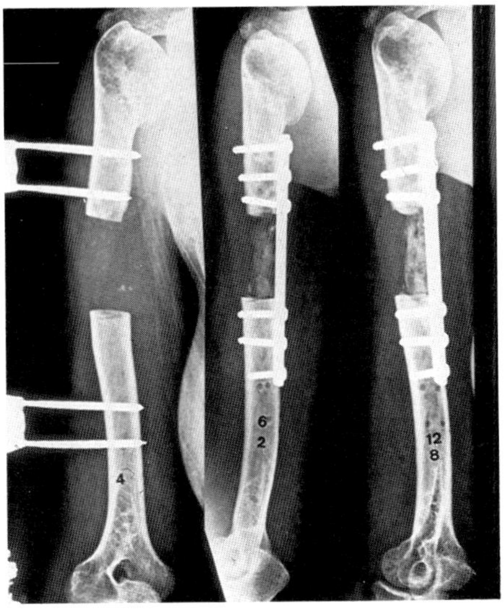

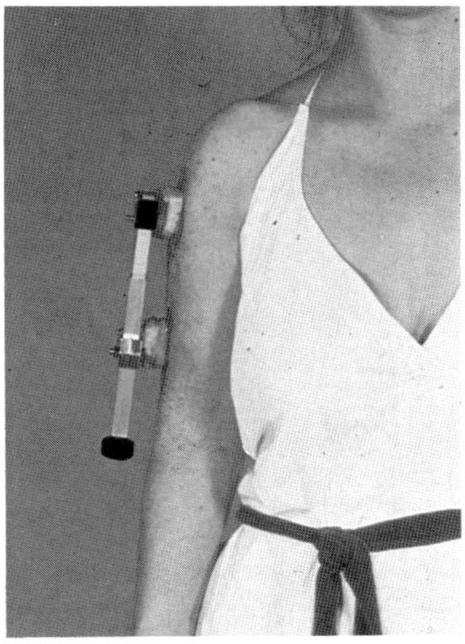

Verlängerung des Unterschenkels

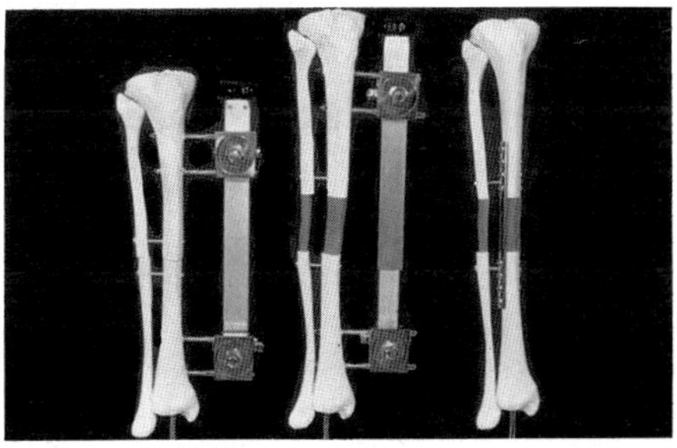

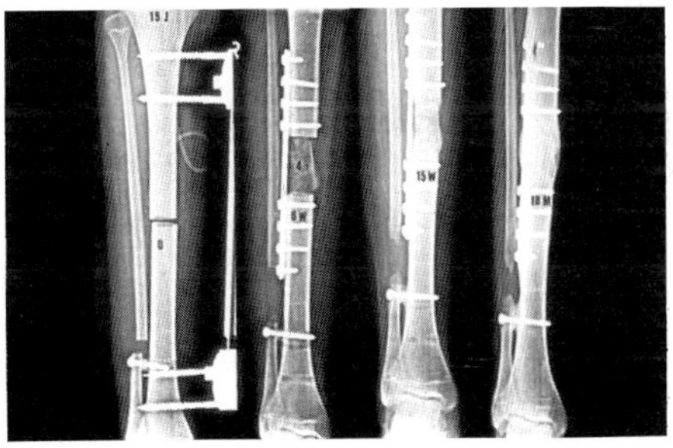

10 Allgemeine Osteosynthese-Instrumente der AO

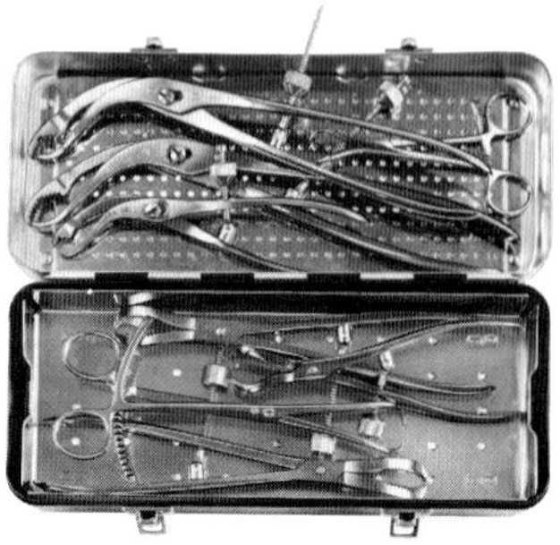

Die AO hat eine *Grundausrüstung* mit allgemeinen Osteosynthese-Instrumenten zu *zwei* Standardsätzen zusammengefaßt.
Die Auswahl ist ausreichend für die meisten Osteosynthesen an den großen Knochen. Die Beschreibung der einzelnen Instrumente und ihrer Anwendung erübrigt sich.

10.1 Knochenfaßzangen

Diese Kassette enthält die unten abgebildeten Repositions- und Knochenfaßzangen.

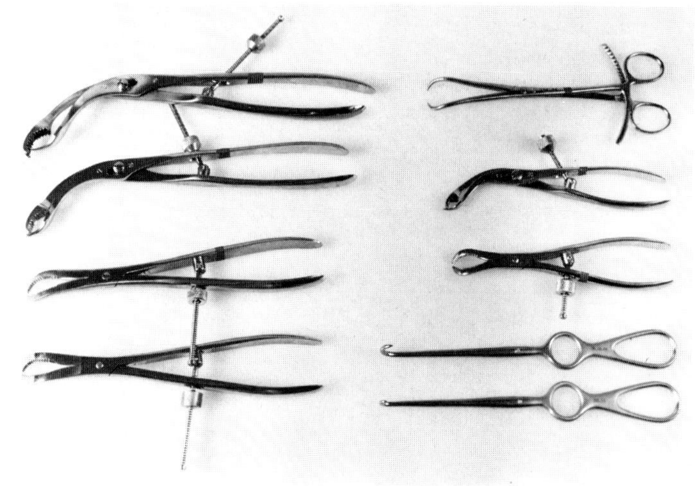

In den Kleinfragment-Instrumentarien sind die wichtigsten allgemeinen Instrumente entsprechender Größe als Standard-Inhalt eingeschlossen.

10.2 Allgemeine Instrumente

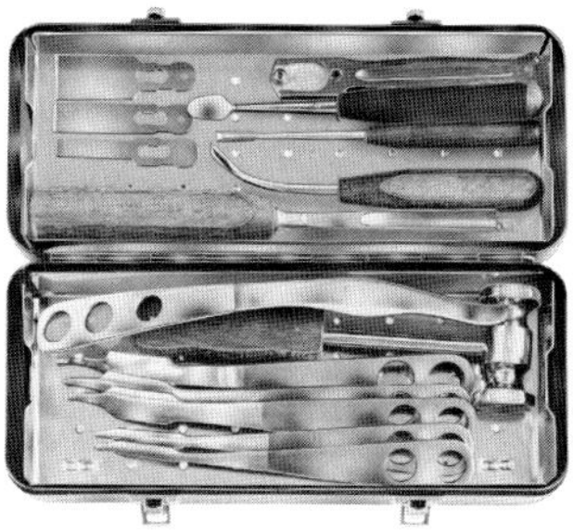

Die zweite Kassette enthält die am meisten gebrauchten Knochenhebel und Raspatorien, einen Hammer, den Meißelgriff und mehrere Meißelklingen, sowie einen Spannmeißel. (Ab 1980 dazu noch zwei Einzinker-Haken.)
Unten: Abbildung des Inhaltes.

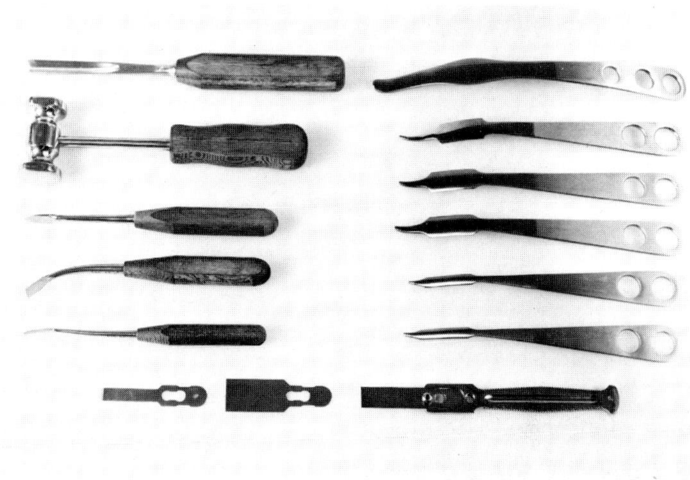

10.3 Das Draht-Instrumentarium

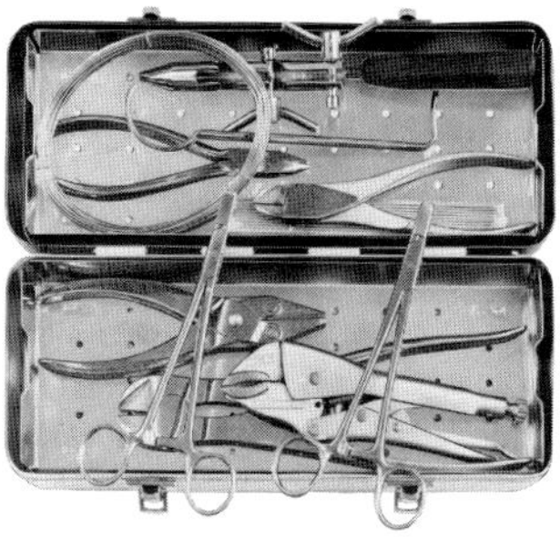

Es wurde bereits auf den S. 157 bis 163 beschrieben.

Neben diesen Standard-Instrumenten hat die AO noch eine Reihe ähnlicher Spezialinstrumente entwickelt. Siehe SYNTHES-Katalog.

11 Spezielle Instrumentarien

Zu dieser Gruppe gehören:

- Ziel- und Meßgerät für Knie, Schenkelhals und Fixateur externe.
- Der Distraktor (s. S. 186).
- Instrumentensatz mit auswechselbaren Spongiosastößeln und Meißeln (s. S. 190).
- Instrumente für abgebrochene Schrauben (auf S. 130 beschrieben)
- in Vorbereitung: Spondylodese-Instrumente (s. SYNTHES-Bulletin Nr. 34).

11.1 Zielgeräte

11.1.1 Einfaches Zielgerät für Fixateur externe

Die einfache Ausführung dient nur zur Anwendung mit den äußeren Festhaltern und ist auf den S. 167 und 176 beschrieben.
Es besteht aus:
Einfacher Schiene, Schieber mit Bohrbüchse, Trokar und Bohrer ϕ 3,5 mm

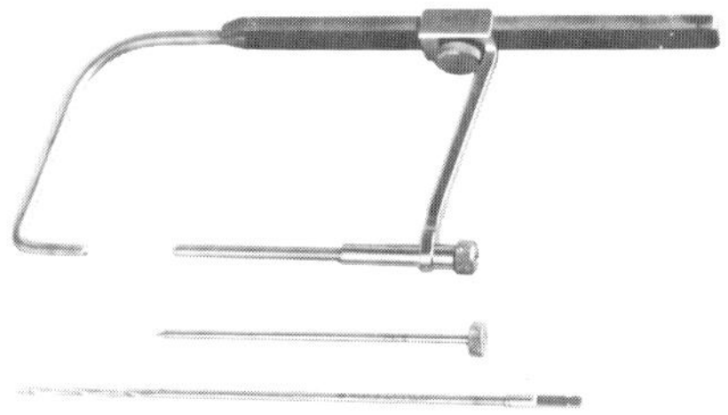

11.1.2 Ziel- und Meßgerät für Knie, Schenkelhals und Fixateur externe

Das *universelle Zielgerät* kann durch Wechseln der Einsätze für die folgenden Aufgaben verwendet werden:

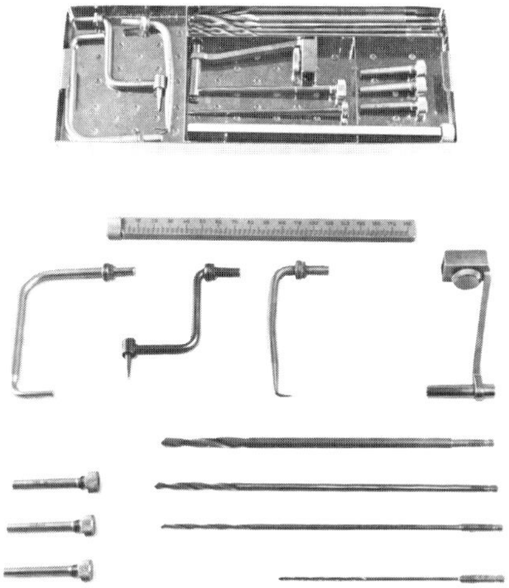

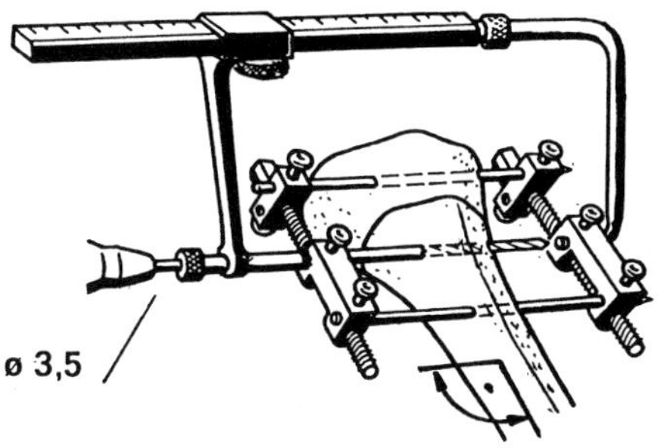

11.1.2.1 Als Zielgerät mit den äußeren Festhaltern

- Schiene und Schieber
- Haken
- Bohrbüchse (110 mm) und Bohrer Φ 3,5 mm
- Trokar Φ 3,5 mm.

Vorgehen bei der Anwendung s. S. 170 und 178.

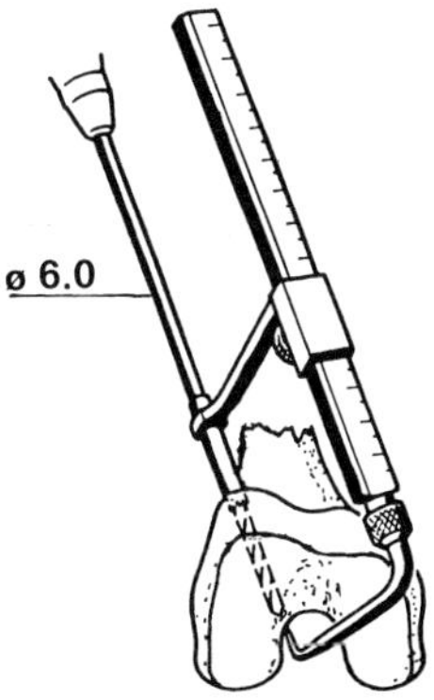

11.1.2.2 Als Zielgerät, z. B. für Kreuzbandplastik

- Schiene und Schieber
- Kniehaken
- Bohrer 6 mm
- evtl. Fadendurchzieher.

Varianten:

- Bohrer Φ 3,2 mm und entsprechende Bohrbüchse oder
- Bohrer Φ 2 mm und passende Bohrbüchse, mit einem oder zwei parallelen Löchern.

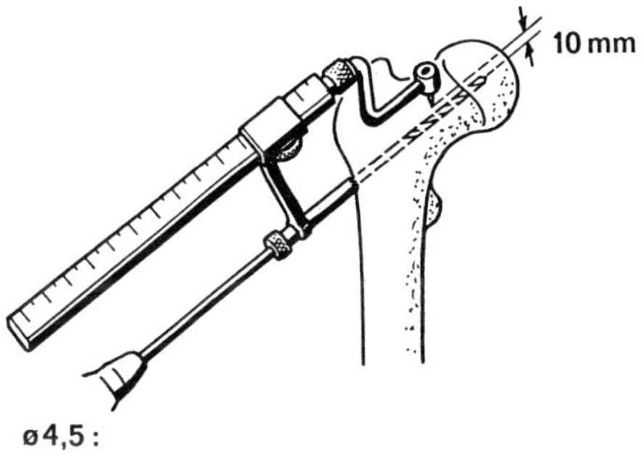

11.1.2.3 Als Zielgerät am proximalen Femur

Zum gezielten Vorbohren für eine Zugschraube im Schenkelhals werden verwendet:

- Schiene und Schieber
- abgekröpfte Spitze
- Bohrbüchse und Bohrer Φ 3,2 mm (evtl. 4,5 mm bis zur Fraktur).

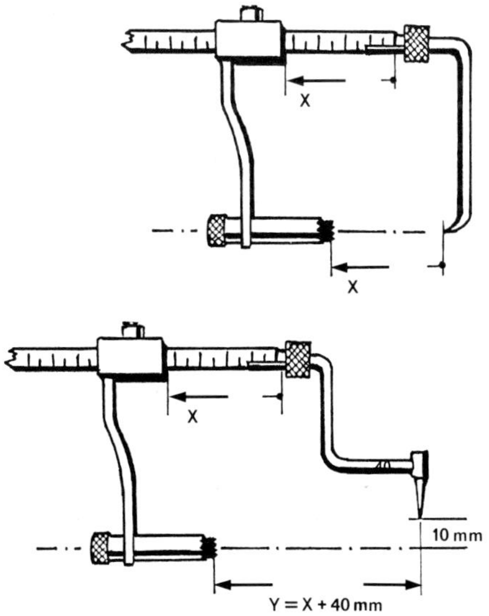

11.1.2.4 Zum Messen

(auch in Verbindung mit einer der obigen Anwendungen)

An der Skala der Schiene kann die Distanz X zwischen einer eingesetzten Bohrbüchse und der Spitze des Hakens abgelesen werden.
Wenn die abgekröpfte Spitze verwendet wird, sind zum abgelesenen Maß 40 mm dazuzurechnen (für die Versetzung), also y = x + 40 mm.

11.2 Der Distraktor

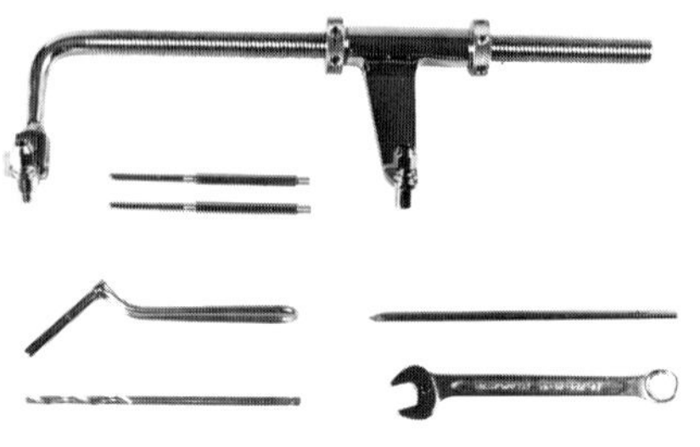

Der Distraktor hat sich für folgende Aufgaben am Femur bewährt:

- Korrektur einer posttraumatischen Verkürzung
- schonendes Einrichten einer Trümmerfraktur
- Reposition einfacher Trümmerfrakturen an athletischen Patienten.

Benötigte Instrumente
- Distraktor und zwei bis drei Verbindungsbolzen
- Bohrer (4,5 mm) und Gewebeschutzhülse
- Kleine Preßluftbohrmaschine
- Universalbohrfutter mit Handgriff
- Gabelschlüssel 11 mm
- Stiftschlüssel, Steinmann-Nagel (5 mm) oder dritter Verbindungsbolzen

Die Funktion des Distraktors
Mit je einem *Verbindungsbolzen* wird der Distraktor an den beiden Hauptfragmenten befestigt. Durch die *Muttern* auf der Spindel kann entweder Verlängerung oder Verkürzung der Frakturzone erzeugt werden (Drehen mit Stiftschlüssel, Ende des Steinmann-Nagels oder mit drittem Verbindungsbolzen). Das *Gelenk* der vorderen Backe des Distraktors gestattet bei Bedarf eine Rotationskorrektur bis ca. 30°. Das Blockieren des Gelenkes und der Verbindungsbolzen erfolgt mit dem 11 mm-Gabelschlüssel.

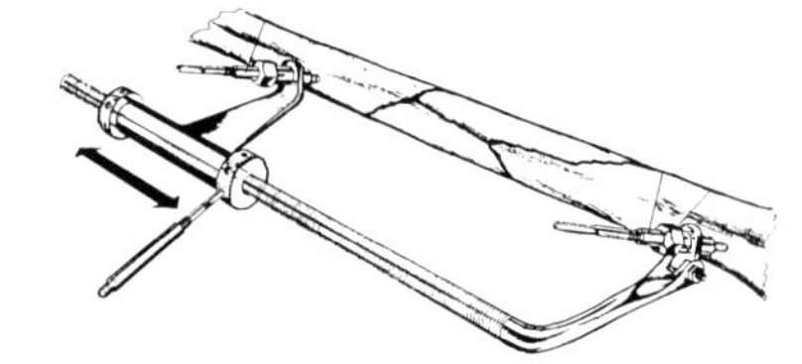

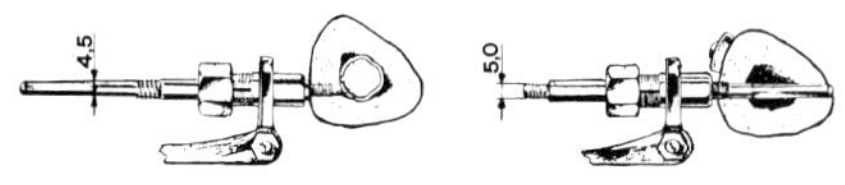

11.2.1 Anwendung bei einer queren Femurfraktur

- Nach 10–20 cm langem Hauptschnitt, Abschieben des M. vastus lateralis nach ventral und Darstellung der Fraktur, werden 4–5 cm vom proximalen Fragmentende beide Kortikales mit dem 4,5 mm-Bohrer möglichst senkrecht durchbohrt.
- Ein Verbindungsbolzen wird mit dem Universalbohrfutter fest eingeschraubt.
- Bohrdorn von der Trochanterspitze aus neben dem Bolzen in die Markhöhle einschieben. Ist dies wegen zu enger Markhöhle nicht möglich, so wird der Bolzen herausgezogen, umgedreht, und sein kurzer Gewindeanteil in einer einzigen Kortikalis eingeschraubt.
- Das distale Fragment wird nun so rotiert, daß die Linea aspera beider Fragmente übereinstimmt.
- Bohren eines 4,5 mm-Loches durch die Kortikalis des distalen Fragmentes (ebenfalls 4–5 cm von der Fraktur) parallel zum zuerst eingesetzten Bolzen. Einschrauben des zweiten Bolzens.

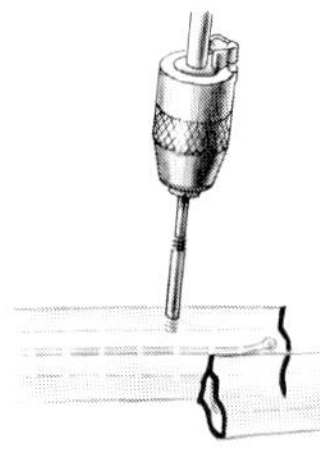

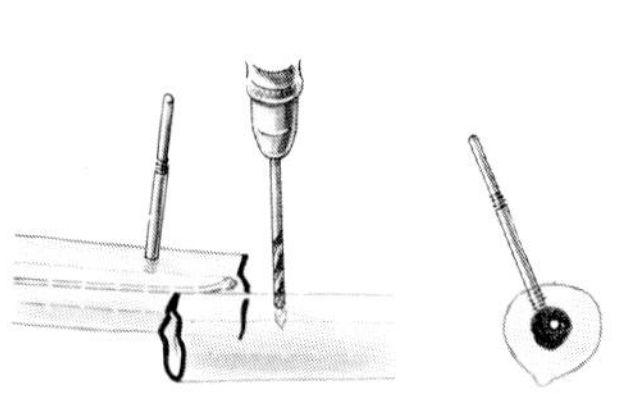

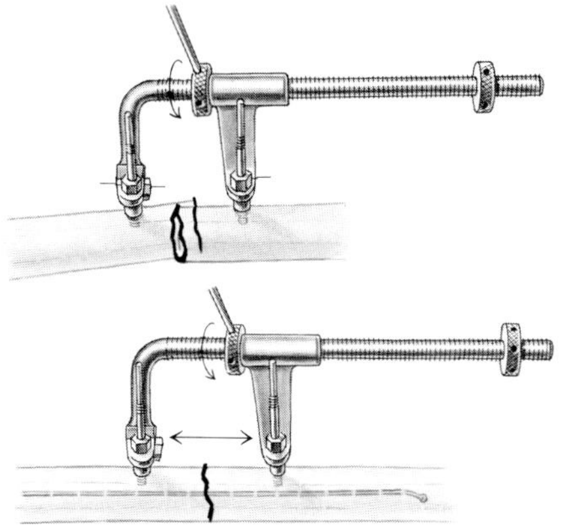

- Überschieben der Backen des Distraktors über die beiden parallel gestellten Bolzen bis auf den Knochen. Festziehen der Muttern. (Das Scharnier bleibt locker.)
- Aufdrehen der Distraktionsmutter auf der Gewindespindel (Kompressionsmutter vorher weggedreht). Festziehen des Scharniers, sobald die Rotation korrigiert ist.
- Nun kann die Fraktur mit Leichtigkeit exakt reponiert werden. Bohrdorn durch die Fraktur ins distale Fragment schieben. Entfernen des Femurdistraktors und der Verbindungsbolzen. Aufbohren der Markhöhle wie üblich.

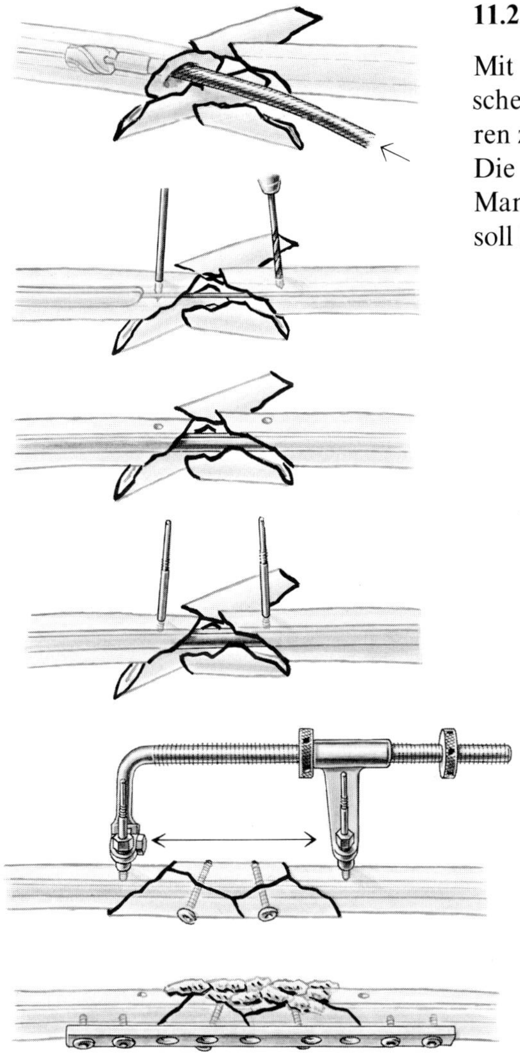

11.2.2 Anwendung bei Trümmerbrüchen des Femurschaftes

Mit dieser Methode gelingt die Reposition ohne die Zwischenfragmente von den Weichteilen zu lösen, so daß deren zusätzliche Devitalisierung gering bleibt.
Die Einzelheiten dieser schwierigen Technik sind im AO-Manual, S. 122 beschrieben. Auf die Detailbeschreibung soll hier verzichtet werden.

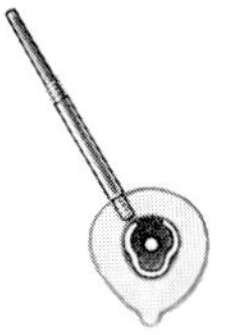

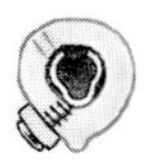

11.3 Der Instrumentensatz mit auswechselbaren Spongiosastößeln und Meißeln

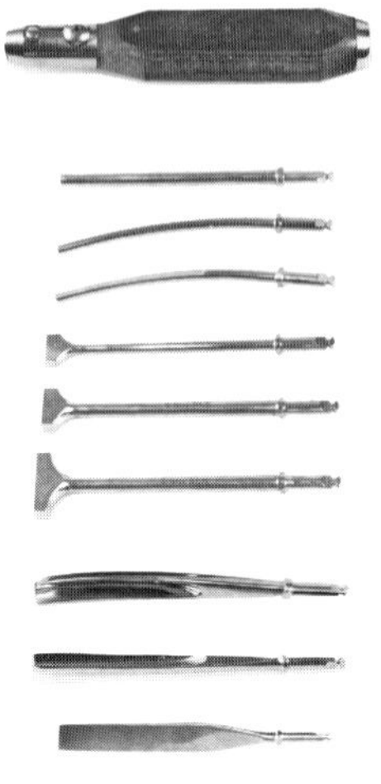

In einer blauen Kassette mit weißem Deckel ist ab 1980 ein Instrumentarium mit Meißel-Einsätzen und Spongiosastößel-Einsätzen erhältlich, welche in einen Griff mit Schnellverschluß passen.
Der *einfache Satz* enthält die meistgebrauchten Instrumente:

- Griff mit Schnellverschluß
- 6 Stößel Spongiosastößel-Einsätze
- 2 Hohl- und 1 Flachmeißel.

Er kann nach Belieben erweitert werden um:

- 8 Hohl-, Flach- und Lexermeißel
- 2 Raspeln.

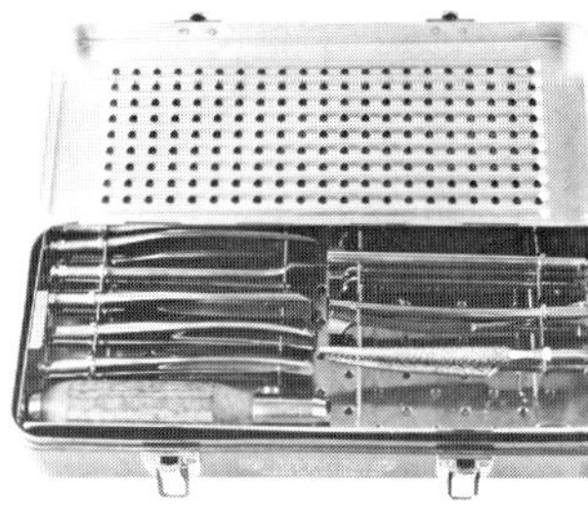

Der *komplette Satz* umfaßt alle Hohl- und Flachmeißel, die bei Knochenoperationen benötigt werden.
Auf die Einzeldarstellung der Teile wird hier verzichtet (s. SYNTHES-*Katalog*).

11.3.1 Die Spongiosa-Anlagerung (Spongiosa-Plastik)

Sie nimmt in der Osteosynthese-Technik einen breiten Raum ein.
Ist die Spongiosa bei einer epiphysären oder metaphysären Fraktur eingestaucht worden, so wird ihr Ersatz durch autologe Kortiko-Spongiosaspäne notwendig.

Das Schicksal der häufig verwendeten Plattenosteosynthesen liegt zu einem guten Teil in der Gegenkortikalis. Eine Spongiosa-Anlagerung auf die Gegenseite des Plattenlagers ist deshalb obligatorisch bei verbleibendem Knochendefekt (fehlende Abstützung) und empfiehlt sich immer, wenn die Gegenkortikalis weitgehend denudiert ist. Sie ist ebenfalls obligatorisch bei der Plattenfixation des Femurschaftes.

11.3.2 Wo und wie Spongiosa entnehmen?

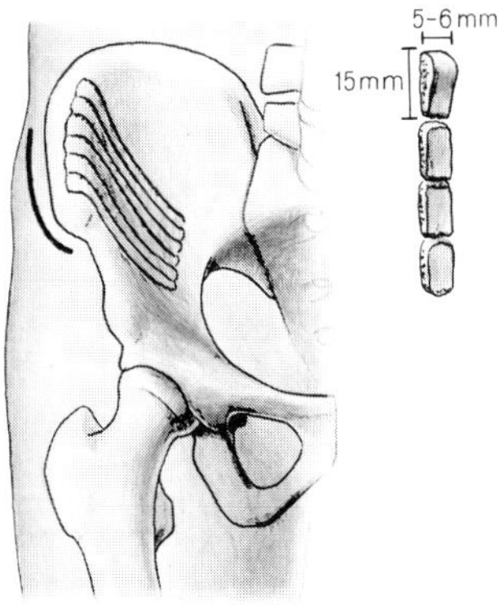

Kortiko-spongiöse Späne
nimmt man am besten vom Becken.

- Aus der *Fossa iliaca*: Hautschnitt 2 cm lateral oder medial der Crista. Die langen, parallelen Späne werden mit dem Hohlmeißel entnommen und meistens in kleinere Späne von ca. 15×5 mm zerlegt. Gelatine-Präparate werden zur Blutstillung zwischen M. iliacus und Knochen gelegt.

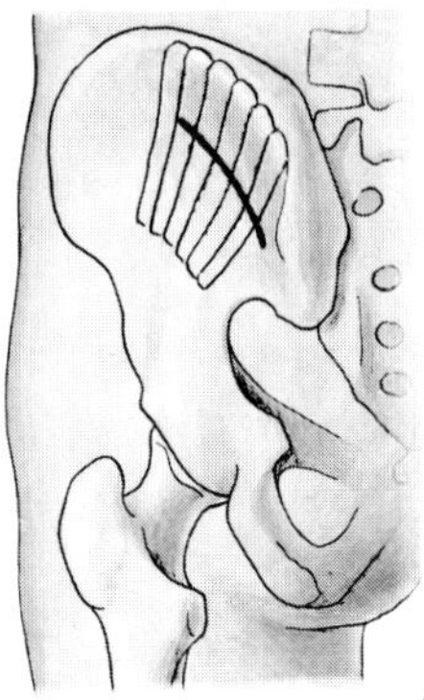

- Aus dem *dorsalen Anteil des Os ilium* werden die Späne in Bauchlage gewonnen. Der Schnitt erfolgt leicht lateral von der Spina iliaca dorsalis. Nach Eröffnung der Faszie und Zurückschieben der Muskulatur werden die Späne mit dem Hohlmeißel entnommen.
  Je nach Zugang zum Knochen hat sich ein gerader oder gebogener 1 cm breiter Hohlmeißel bewährt (5 mm-Meißel für kleine Späne. 15 mm-Meißel selten).

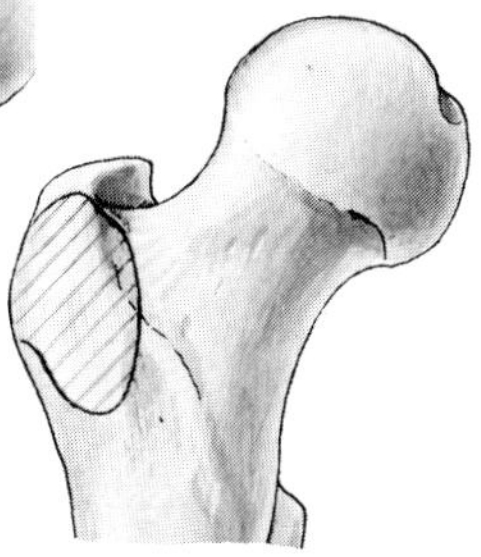

Reine Spongiosa
steht ziemlich reichlich im Trochantermassiv und auch im Tibiakopf zur Verfügung. In seltenen Fällen läßt sich auch Spongiosa aus irgendeiner Metaphyse gewinnen.

- Aus dem *Trochanter major* lassen sich nach dem Erstellen eines lateralen Fensters mit dem Meißel reine Spongiosaspäne mit dem scharfen Löffel entnehmen.
- Aus dem *Tibiakopf*. Hautschnitt ca. 3 cm unter dem Tibiaplateau. Längsspalten und Abschieben des Periostes. Ausmeißeln eines ovalen Kortikalisfensters. Entnahme der Spongiosa mit dem großen, scharfen Löffel.
  Speziell bei jüngeren Patienten steht reichlich qualitativ gute Spongiosa zur Verfügung.

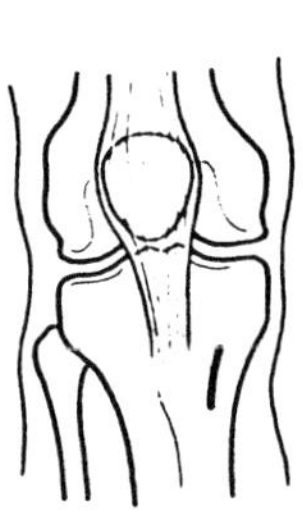

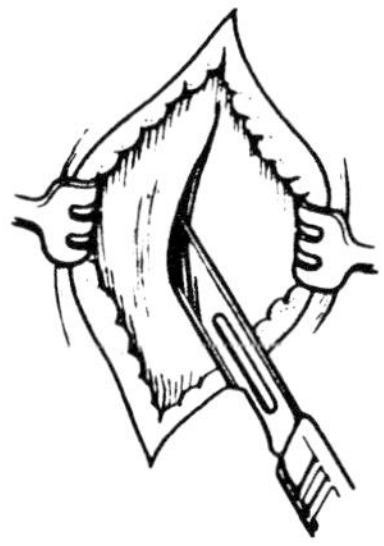

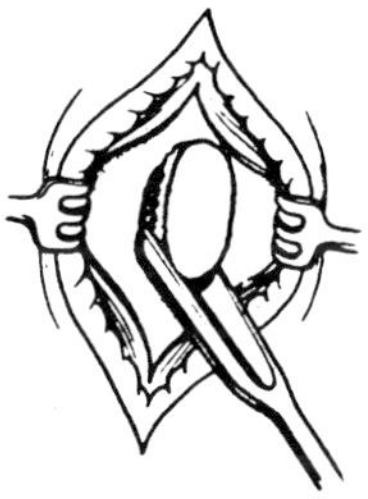

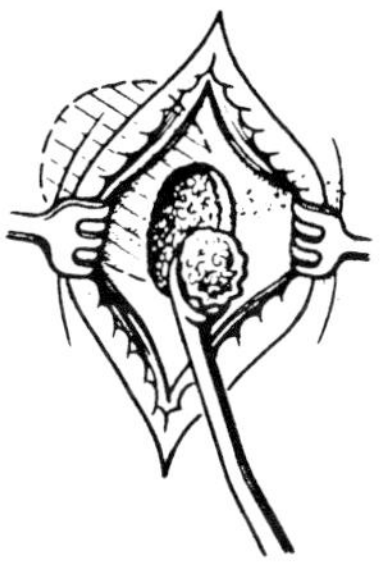

11.3.3 Wie wird die Spongiosa eingebaut?

Bei der Unterfütterung von metaphysären Einstauchungen, wie auch bei diaphysären Defekten, wird die Spongiosa vorzugsweise unter Druck eingebracht. *Einstampfen mit den Spongiosa-Stößeln* hat sich bewährt. Unter Umständen können größere Blöcke Spongiosa vorkomprimiert werden. Je kompakter die Spongiosa eingebracht wird und je reiner die Spongiosa ist, um so rascher wird sie eingebaut.
Als Anlageplastik auf der Gegenkortikalis eignen sich sowohl reine Spongiosa (z. B. aus dem Trochanter), als auch kleine kortiko-spongiöse Späne (aus der Innenseite der Beckenschaufel).
Bei einem Infekt sind reine Spongiosaspäne zu verwenden.

B Preßluft und Preßluft-Maschinen

1 Preßluft als Antriebsmedium

Die AO hat aus folgenden Gründen *Preßluft* als Antriebsmedium für ihre Maschinen gewählt:

1. Preßluft ist leicht zu beschaffen.
2. Sie erlaubt die Konstruktion von Maschinen, die leicht zu sterilisieren sind.
3. Preßluft-Maschinen lassen sich dank der kleinen rotierenden Massen bei Bedarf sofort anhalten. Auch die Geschwindigkeitsregulierung ist leicht zu verwirklichen.
4. Luftgetriebene Maschinen haben ein relativ kleines Gewicht.

Seit 20 Jahren hat sich diese Antriebsart auch im OP weltweit bewährt.

1.1 Keimfreiheit der Luft

Vielerorts sind Bedenken wegen der Keimfreiheit der Preßluft vorhanden. Sowohl Luft aus Flaschen als auch aus einer tadellosen Zentralversorgung ist nahezu keimfrei. Mit einem mechanischen Sterilfilter können evtl. noch vorhandene Keime zurückgehalten werden.

1.2 Luftwirbelung (Turbulenz)

Ein kleiner Nachteil der Preßluft-Maschinen war früher der nach hinten austretende starke Luftstrom. Er hatte zu erhöhter Turbulenz (mit Staubaufwirbelung) in der Nähe des Operationsfeldes geführt.
Mit der Entwicklung und Einführung des Doppelschlauch-Systems (s. S. 199.) sind beide Probleme gelöst worden.

2 Die Luftversorgung

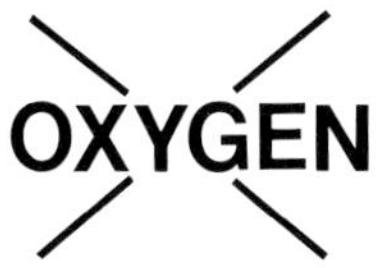

Als Antriebsmedium für die AO-Preßluft-Maschinen darf nur Druckluft verwendet werden. NIE AN SAUERSTOFF ANSCHLIESSEN. BRAND- UND EXPLOSIONSGEFAHR!

Behelfsweise kann Stickstoff (Nitrogen) verwendet werden.

Die Preßluft wird entweder direkt im OP aus Flaschen entnommen oder durch Zuluftleitungen aus einer zentralen Versorgung in den OP geleitet.

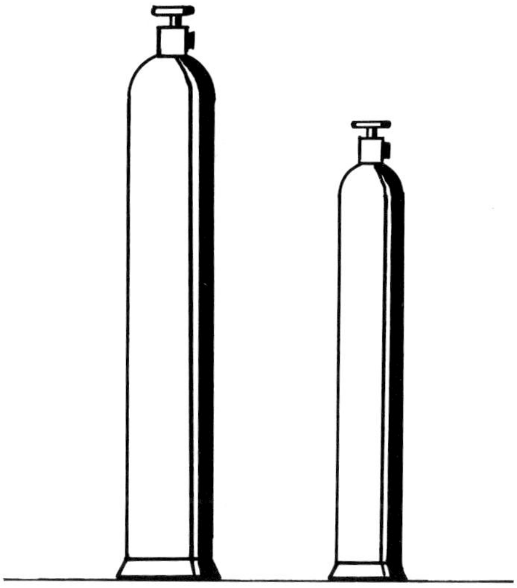

2.1 Preßluft aus Flaschen im OP

Vorteil: Luftversorgung aus Flaschen ist im älteren OP ohne aufwendige Installation zu verwirklichen.
Der *Nachteil* dieser Versorgung ist der Umtrieb, welcher beim Auswechseln der Flaschen entsteht.

Es sind *verschiedene Größen* von Preßluft-Flaschen erhältlich, deren Füll-Druck 150–200 atü (bar) beträgt. Die meistverwendete Größe enthält ca. 6 m^3 (6000 l) Luft. Der noch vorhandene Gehalt kann mit Hilfe des Manometers abgeschätzt werden, welches den Druck in der Flasche angibt (bei 200 atü ist die Flasche voll, bei 100 atü nur halbvoll).
Der *Inhalt* (Manometer A) muß vor jeder Inbetriebnahme kontrolliert werden, damit die Luft für die ganze Operation ausreicht. Man benötigt ungefähr: für eine Verschraubung/Verplattung 3 m^3, für eine Marknagelung 5–6 m^3. Im Zweifelsfall eine zweite volle Flasche, möglichst mit betriebsbereitem Reduzier-Ventil, bereithalten.
Der Arbeitsdruck für die Maschinen wird an einem Reduzierventil eingestellt. Er soll normalerweise *6 atü* (bar) betragen (B), s. S. 194.
Die Luft aus Flaschen ist normalerweise so rein, daß die Betriebssicherheit der Maschinen (wegen verschmutzter Luft) nicht beeinträchtigt wird.
Mit einem nach dem Reduzierventil eingebauten mechanischen Sterilfilter (s. S. 196) können evtl. noch vorhandene Keime zurückgehalten werden.

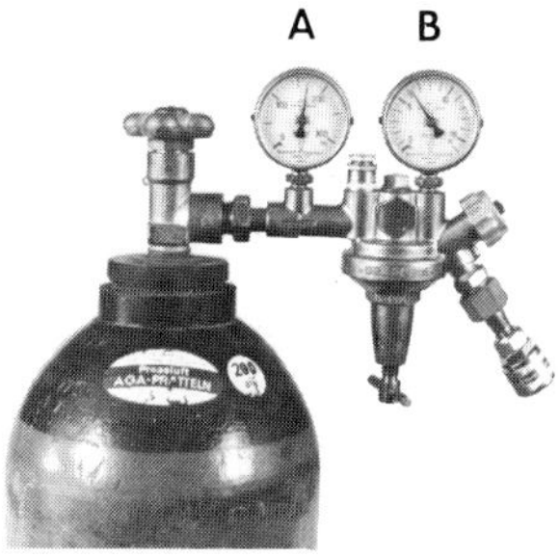

2.2 Preßluft-Zentralversorgung

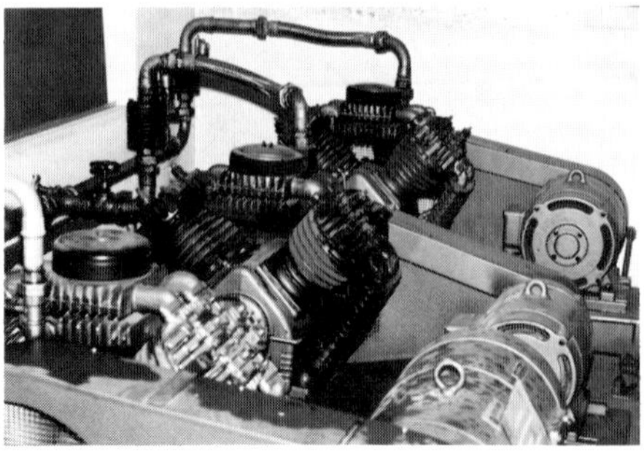

In größeren Krankenhäusern findet man – meistens im Keller – entweder eine *Kompressor-Anlage*, oder eine *Flaschenbatterie* zur zentralen Versorgung mit Preßluft.
Durch Zuleitungsrohre wird sie in den Operationstrakt geleitet und dort – (auf den benötigten Arbeitsdruck reduziert) – an den Anschlußstellen (Wandkupplungen) für den Antrieb der Maschinen entnommen.

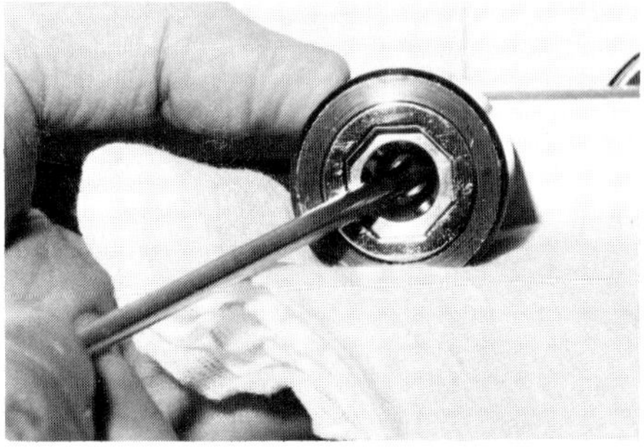

Im Operationstrakt ist zu beachten
Die Luft aus einer zentralen Versorgung kann mit Kondenswasser, Schmutz und Rost vermischt sein, was zu Betriebsstörungen der Preßluft-Maschinen führen könnte. Die Reinheit kann auf einfache Weise kontrolliert werden:

- Mit einem Stab (z. B. hinteres Ende eines Steinmann-Nagels Φ 5 mm) wird das Ventil der Kupplung etwas eingedrückt und die austretende Luft mit einem Lappen aufgefangen. Ist sie mit Rost, Wasser und Öl gemischt, so muß unbedingt *ein Grobfilter* eingebaut werden.

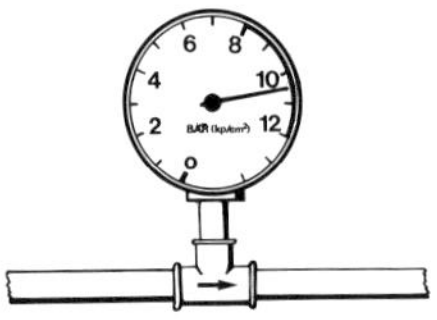

Der *Druck des Versorgungsnetzes* (soll 10–12 atü sein) kann meistens an einem Netzmanometer kontrolliert werden (Druckabfall oder totaler Ausfall der Luft).

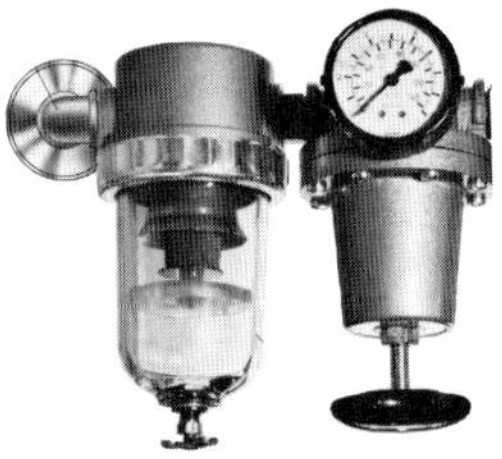

Der *Arbeitsdruck* (6 atü) soll bei laufender Maschine am Reduzierventil eingestellt werden um den Druckabfall in den Zuleitungen möglichst auszugleichen.
Für eine Verschraubung können ausnahmsweise 4 atü reichen, während für eine Markraum-Bohrung 6 atü unbedingt notwendig sind. Bei zu hohem Betriebsdruck nimmt der Luftverbrauch rasch zu.

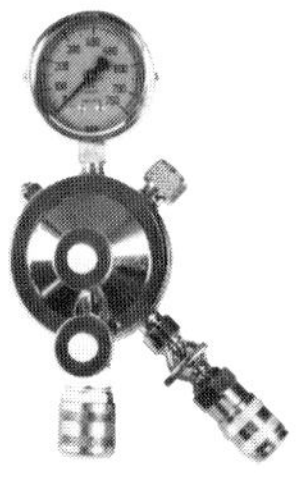

Achtung: Preßluftanschlüsse für Blutsperre etc. weisen einen tieferen Druck auf und sind daher über ein Feindruck-Reduzierventil anzuschließen.

Preßluft aus einer tadellosen Zentralversorgung ist meist *nahezu keimfrei.*
Ausgedehnte Untersuchungen an einer gut gewarteten Zentral-Luftversorgung im Kantonsspital Liestal (Prof. Dr. Willenegger) haben dies gezeigt.

Sie *kann* aber auch stark *verseucht* sein.
Es ist ein Fall bekannt, bei welchem die Ansaugstelle des Kompressors direkt neben dem Austritt der allgemeinen Ventilation angebracht war, wodurch die gesammelten Keime der ganzen Klinik komprimiert in den OP zurückgeführt wurden!

Eine *völlig keimfreie Preßluft* erreicht man mit einem mechanischen Sterilfilter (siehe Seite 196).

Bei *wiederholten Schwierigkeiten* mit den Preßluft-Maschinen soll die gesamte Anlage durch den *Technischen Dienst* der Klinik überprüft werden.
Einige Grundanforderungen müssen erfüllt sein, damit die Anlage genügend leistungsfähig und sicher ist.

Ein *Öl- und Wasserabscheider* beim Kompressor ist unbedingt notwendig, ebenso das Gefälle der Leitungen in Richtung Kompressor. Den Kondenswassersammlern und deren periodischer Entleerung ist Beachtung zu schenken.

Der Netzdruck wird üblicherweise auf ca. 10–12 atü eingestellt. Der Wiedereinschalt-Druck für den Kompressor sollte nicht unter 8 atü liegen. Niedrigerer Druck führt meist zu Schwierigkeiten. Das Vorhandensein eines genügend großen Windkessels beim Kompressor wird vorausgesetzt.

Die Zuleitungsrohre sollen im Interesse eines möglichst geringen Druckabfalles bis in die Nähe des OP möglichst *groß dimensioniert* sein. Bei Leistungslängen unter 10 m mindestens ½ Zoll (Gasrohr). Bei Leitungslängen von 10–20 m mindestens ¾–1 Zoll. Die Verteilerleitungen zu den Anschlüssen im OP werden aus einem ½ Zoll Gasrohr oder sehr oft aus Kupferrohren mit mindestens 10 mm, besser 12 mm Innendurchmesser ausgeführt.

Die Luftmenge
Es ist mit einer Luftmenge von 250–350 Litern pro Minute und pro Maschine zu rechnen.
Der Elektromotor des Kompressors muß je nach Zuleitungslänge zum OP pro gleichzeitig arbeitende Bohrmaschine 1,8–2,5 PS leisten. Wenn also in ein bis drei Sälen gleichzeitig Knochenoperationen durchgeführt werden, soll des Kompressors mindestens 5–7,5 PS betragen.

2.3 Die Filter im OP

Da die von der SYNTHES empfohlenen Filter nicht Eigenfabrikate sind, können die in den verschiedenen Ländern angebotenen Typen und ihr Unterhalt etwas verschieden sein. Die Funktionsprinzipien bleiben aber immer dieselben.

2.3.1 Grobfilter (Öl- und Wasserabscheider)

Bei Luftversorgung *direkt aus Flaschen* ist ein Grobfilter unnötig, da diese Luft genügend rein ist.
In den Leitungen von *Zentralversorgungen* (Kompressor-Anlage oder Flaschenbatterie im Keller), bildet sich immer Kondenswasser und oft auch Rost.
Die Verwendung eines Grobfilters vor dem Druckreduzierventil der Schlauchanschluß-Stellen im OP wird daher zum Schutze der Maschinen dringend empfohlen. Er hält die Verunreinigung zurück, bevor sie in das Druckreduzier-Ventil oder in die Maschinen gelangen und diese blokkieren können.

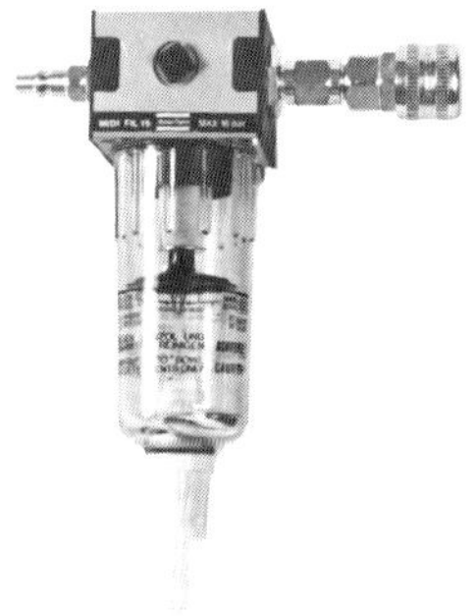

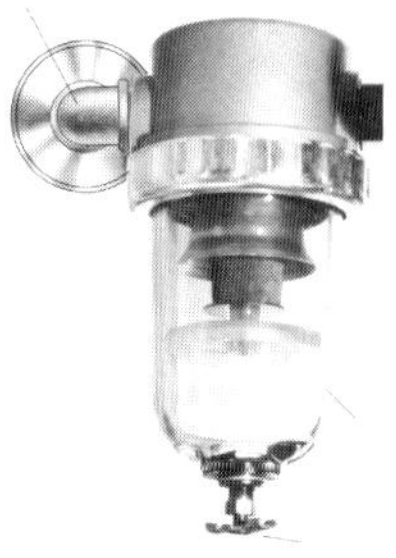

Unterhalt der Grobfilter

Angesammelter Schmutz soll periodisch aus dem Schauglas entfernt werden (mehr als 1 cm). Flüssigkeit kann durch Drücken des Ablaßventils (oder Öffnen der Ablaßschraube) entleert werden. Zum Reinigen des Glases (Entfernen von Rost) ist dieses abzunehmen (Gewinde oder Bajonett-Verschluß, je nach Fabrikat).

Achtung: Vor dem Entfernen des Glases die Luft abstellen und den Druck ablassen!

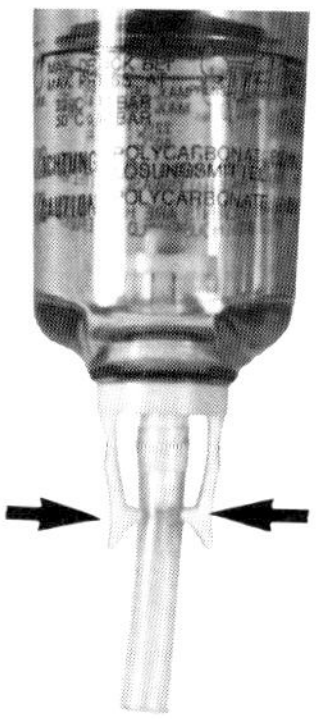

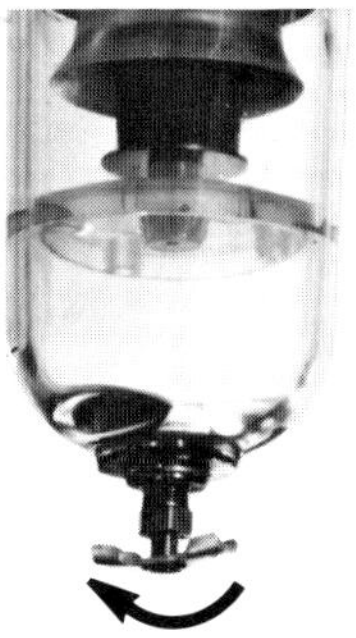

2.3.2 Mechanischer Sterilfilter (Feinfilter)

Er hält in seinem Filtereinsatz auch kleinste Partikel mit evtl. anhaftenden Keimen zurück und garantiert über lange Zeit einen Sterilitätsfaktor der Luft von 99,99%.
Da auch die Schläuche und die Maschinen steril verwendet werden, ist auch die austretende Abluft steril.
Der Filter wird *nach* dem Reduzierventil (im 6 atü-Bereich) eingebaut.

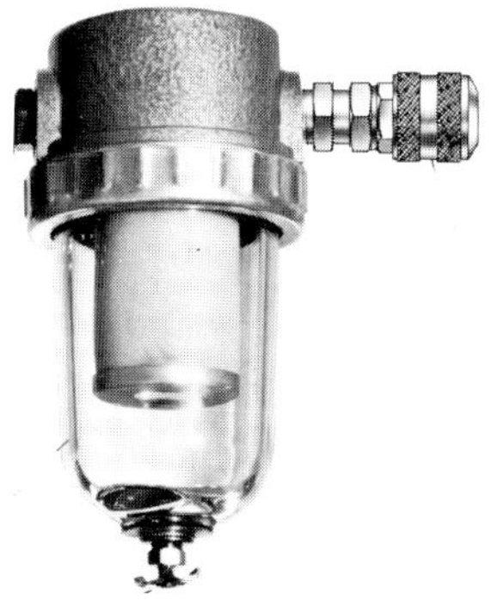

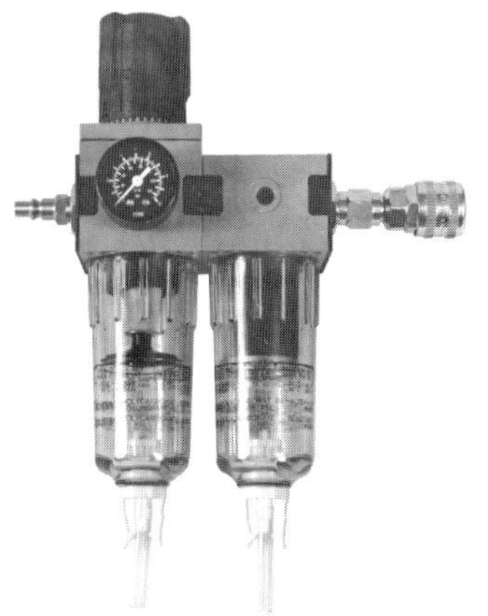

Bei Zentralversorgung (Kompressor oder Flaschenbatterie) *muß* dem Sterilfilter ein Grobfilter und ein Druckreduzierventil vorgeschaltet werden.
Links: Reduzierventil und Großfilter in einem Gehäuse.
Rechts: Feinfilter.

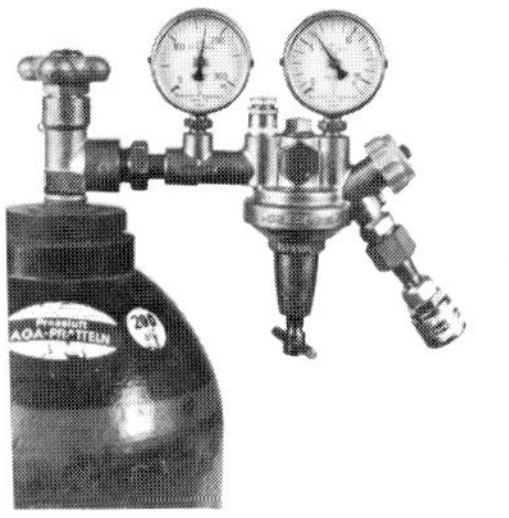

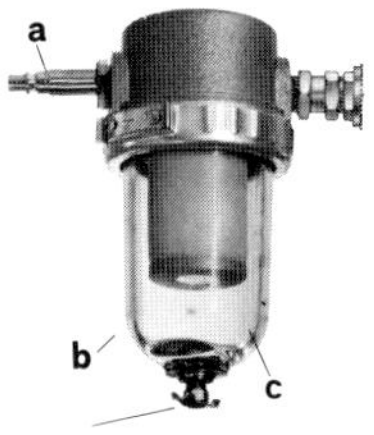

Bei Flaschen-Luftversorgung genügt ein Druckreduzierventil vor dem Feinfilter (kein Grobfilter nötig). Der Anschluß wird meistens mit einem einfachen Schlauch hergestellt.

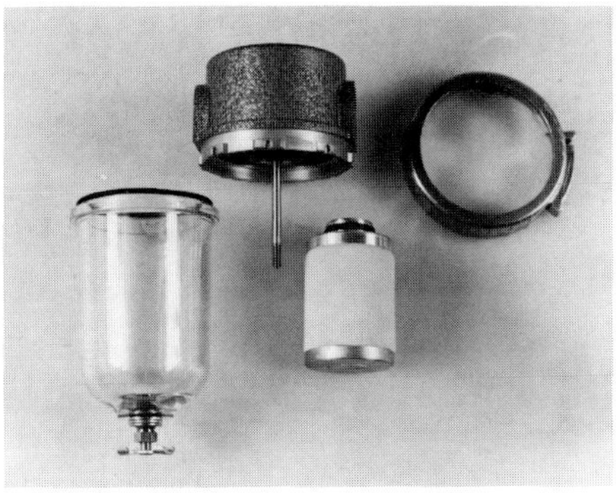

Unterhalt der mechanischen Sterilfilter

Die Funktion des Filters ist bei richtigem Einbau (nach dem Reduzierventil, unverletzbarer Filtereinsatz) für einige Monate sichergestellt. *Der Filtereinsatz* muß nur dann ausgewechselt werden, wenn ein merklicher Drehzahlabfall der Maschinen festgestellt wird (teilweise Verstopfung der Filterporen): Luft abstellen, Druck ablassen, Glas entfernen und Filter wechseln!

2.4 Die Druckreduzierventile

Auch von den Reduzierventilen gibt es eine Menge verschiedener Bauarten, die mit den hier abgebildeten nicht identisch sind. Manchmal sind sie auch mit einem Grobfilter zusammengebaut.
Ein Druckreduzierventil ist immer notwendig, um den hohen Druck in den Preßluftflaschen (–200 atü) oder im Leitungssystem der Zentralversorgung (10–12 atü) auf den benötigten Arbeitsdruck für die Maschinen (6 atü) zu reduzieren.

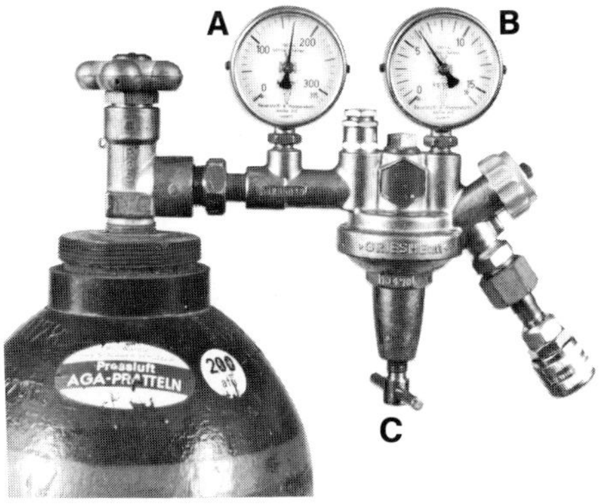

Das Reduzierventil für Preßluftflaschen weist *2 Manometer* auf. Der eine Zeiger (A) gibt den Druck in der Flasche (= Luftvorrat) an. Mittels des Reguliergriffes (C) kann am anderen Manometer (B) der Arbeitsdruck eingestellt werden.

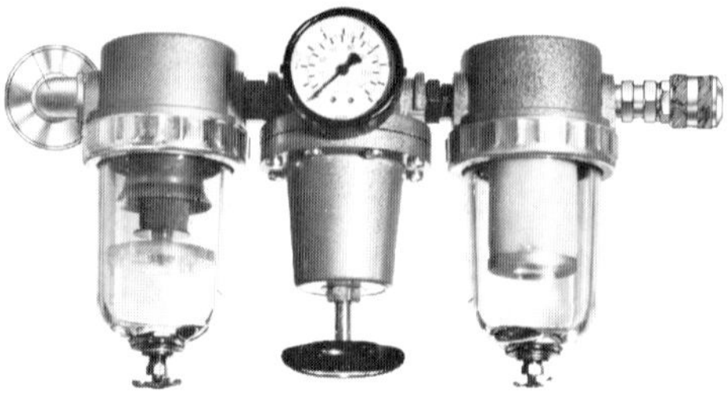

Bei Zentralversorgung genügt vor den Anschlußstellen ein *Druckreduzierventil* (mit nur einem Manometer) zum Einstellen des Arbeitsdruckes (dazu die Filter).

Das Einstellen des Arbeitsdruckes (6 atü) soll immer bei *laufender Maschine* vorgenommen werden, um einen evtl. Druckabfall (Widerstand) in der Zuleitung möglichst auszugleichen.

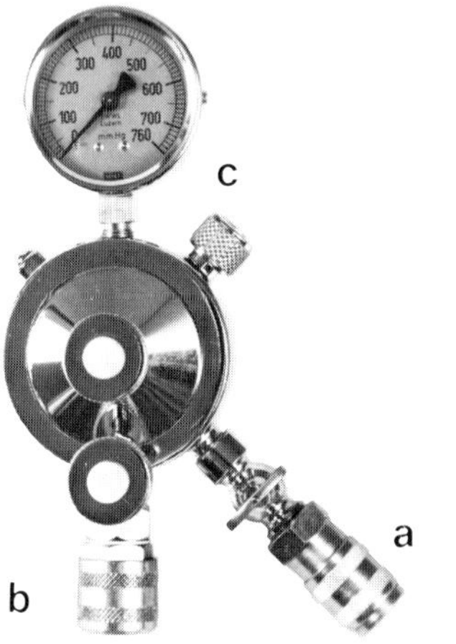

Der Feindruckregler
dient zur weiteren Reduktion des Arbeitsdruckes auf Niederdruck, zwecks Anwendung diverser Niederdruckgeräte (z. B. Manschetten für die Blutsperre) (a).
Er wird nach dem normalen Reduzierventil (und evtl. Feinfilter) eingebaut. Die Luftentnahme für die Maschine (b) befindet sich *vor* diesem Regler.
Am Manometer dieses Ventils wird der stark reduzierte Druck für die Niederdruckgeräte eingestellt (C).
Z. B. Druck für Manschetten: am Arm 170–210 mm Hg, am Bein 450–500 mm Hg für 1½ Stunden.

Eine *Universal-Filterkombination* ist zur Zeit in Vorbereitung. Sie wird Grobfilter, Reduzierventil, Sterilfilter, Feindruckregler und Kupplungen für Einfach- und Doppelschläuche sowie für Niederdruckgeräte umfassen.

2.5 Zuleitung der Luft zu den Maschinen

Die Preßluft wird durch Schläuche vom Reduzierventil zu den Maschinen geleitet.

2.5.1 Das einfache Schlauch-System

Während mehr als 15 Jahren haben sich die einfachen Schläuche bewährt.

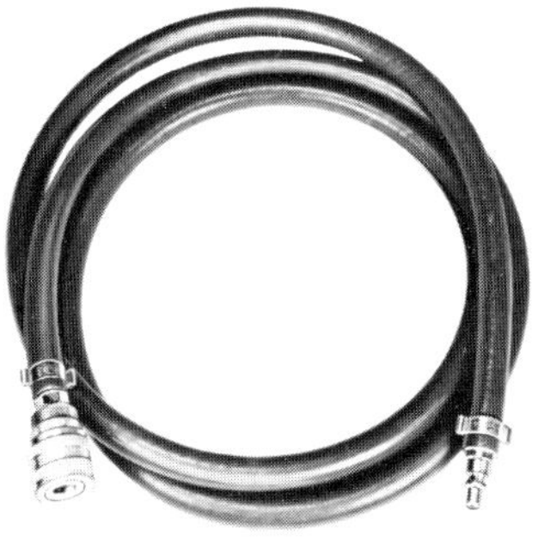

Vorteile
- einfache Installation im OP
- geringes Gewicht.

Nachteil
- Die Luft kann damit nur zugeführt werden und muß daher in der Nähe des Operationsgebietes aus den Maschinen entlassen werden.

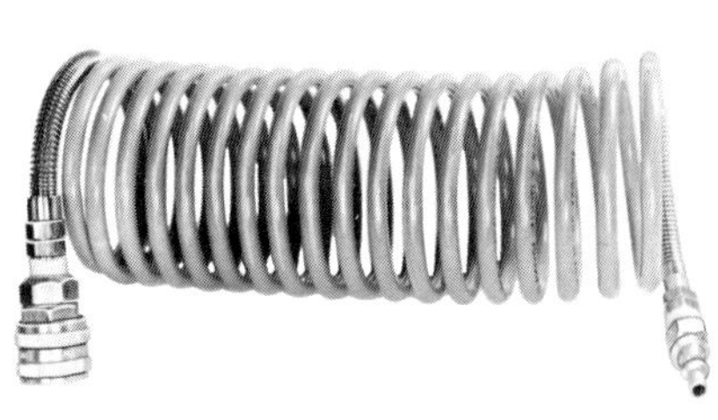

Der *gewöhnliche, einfache Schlauch* (2–3 oder 5 m lang) dient je nach örtlichen Verhältnissen meistens nur als Zuleitung bis in die Nähe des OP-Tisches (evtl. Instrumententisch) und bleibt oft unsteril.
Der daran angesetzte *Spiralschlauch* (steril) oder ein kurzer einfacher Schlauch führt die Luft zur Maschine.

2.5.2 Das Doppelschlauch-System

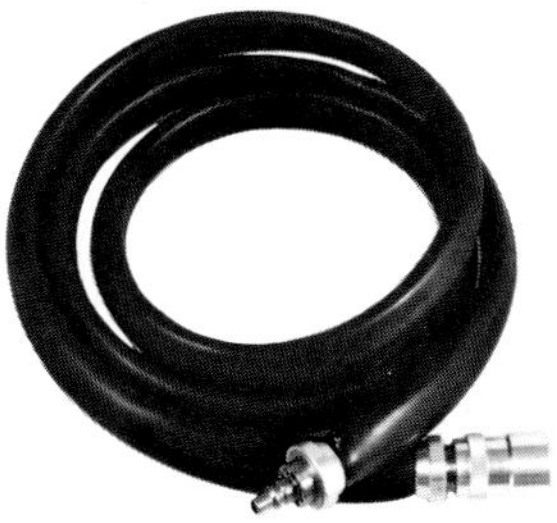

Bedenken gegen die turbulente Entlassung der Abluft im Operationsgebiet führte zu Versuchen, die Luft wegzuführen. Separate Abluftschläuche waren unhandlich, kurze Schläuche ergaben zudem vermehrte Staubaufwirbelung in Bodennähe.
Die Lösung brachte der *Doppelschlauch*: Im inneren Schlauch wird die Preßluft der Maschine zugeleitet, im äußeren Schlauch wird die Abluft weggeführt. Keine Turbulenz in der Nähe des Operationsgebietes.

Varianten der Zu- und Abluft-Installationen

Im älteren OP: (Behelfsinstallation)
- Mit einem *Abluft-Diffusor* kann die Luft wirbelfrei *in den OP* entlassen werden.
- Besser ist die Verwendung eines *Trennstückes* und die Ableitung der Luft mittels eines großdimensionierten Rohres oder festen Schlauches ins Freie oder in einen Nebenraum.

Aus *sterilen Operationsboxen* (Greenhouses)
- soll die Luft mindestens bis in den Umgebungsraum geleitet werden.

Bei Neubauten: (Neu-Installationen im OP)
- wird die Abluft ins Freie oder in ein leistungsfähiges Abluftsystem (Vakuum-Anlage) geführt (Doppelsteckdosen).

Konstruktion der Kupplungen

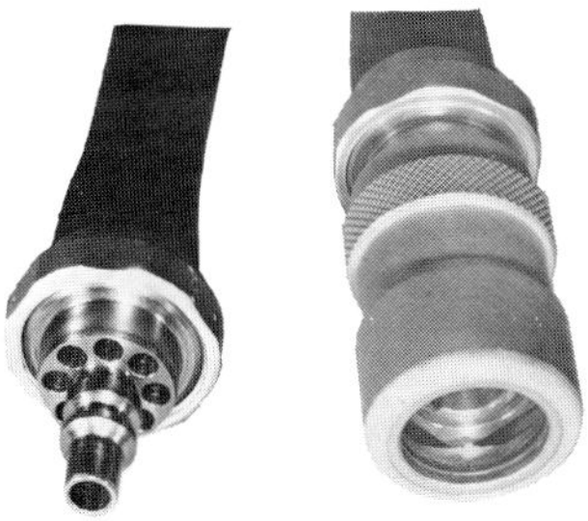

Die Doppelschlauch-Kupplungen sind nur unwesentlich größer und schwerer als die einfachen Kupplungen.
Doppelschlauch-Kupplungen (und Nippel) und einfache Kupplungen sind – im Notfall – beliebig miteinander verwendbar. Dabei geht allerdings die Abluftfunktion verloren. Mit Doppelschlauch-Maschinen entsteht dabei vermehrtes Geräusch, da diese keinen Schalldämpfer enthalten.

Maschinenumbau
Vorhandene Maschinen können auf einfache Weise auf Doppelschlauch-Anschluß umgebaut werden. Beratung durch die SYNTHES-Verkaufsstellen.

2.5.2.1 Die Doppelschläuche

Um einen starken Leistungsabfall durch das Ausstoßen der Abluft zu vermeiden, soll die *totale Schlauchlänge nicht über 8 m* betragen. Zur Reduktion des Platzbedarfes beim Sterilisieren ist es zweckmäßig, lange Zuleitungsschläuche in zwei kürzere Einheiten zu unterteilen, und evtl. nur einen Schlauch zu sterilisieren.

Ein Doppel-Spiralschlauch ist zur Zeit in Vorbereitung.

2.5.2.2 Der Abluft-Diffusor

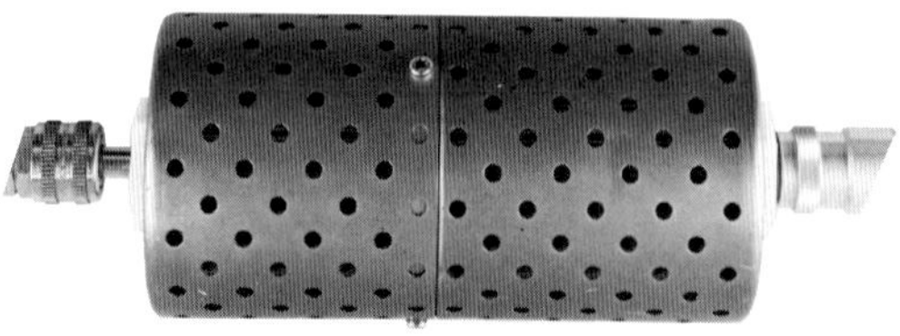

Mit dem Diffusor können die Vorteile des Doppelschlauch-Systems auch in älteren OP's ausgenützt werden. Seine große Oberfläche läßt die Luft mit kleiner Geschwindigkeit austreten, so daß starke Luftwirbel vermieden werden.

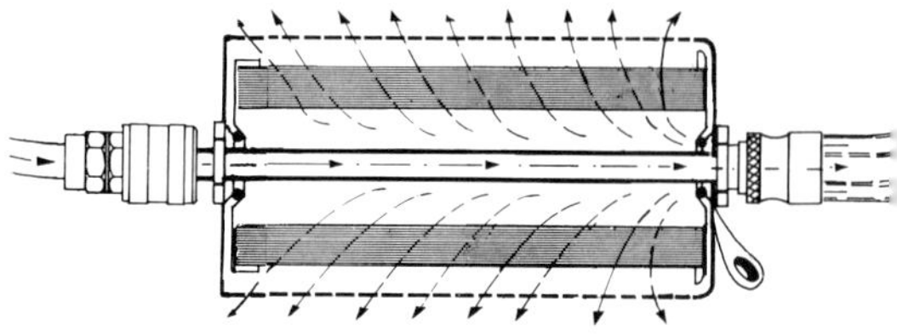

Anbringen des Diffusors
Er wird vorzugsweise in der Nähe der Luftversorgung, jedoch in einiger Distanz vom Operationstisch aufgehängt. Mit einem einfachen Schlauch wird die Luft von der Zapfstelle (Reduzierventil) zugeführt. Zwischen Diffusor und Bohrmaschine wird ein Doppelschlauch verwendet.
Der auswechselbare *Mikrofilter-Einsatz* entläßt die Luft keimfrei. Er ist nicht sterilisierbar.

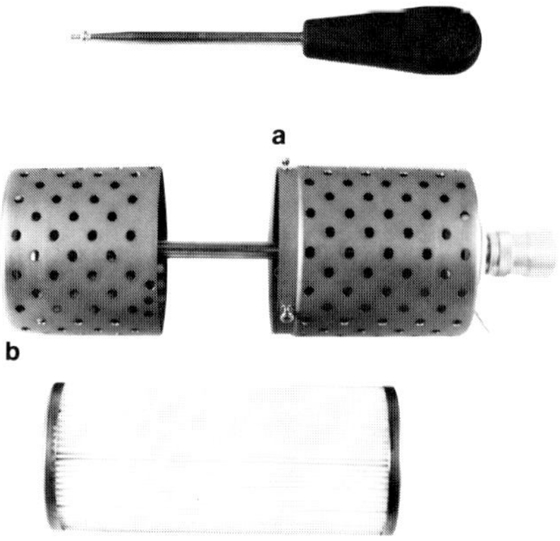

Auswechseln des Mikrofilters
Die Lebensdauer eines Mikrofilters beträgt normalerweise viele Monate. Er muß nur ausgewechselt werden, wenn er beschädigt (perforiert) ist oder bei Verstopfung der Filterporen (Druckabfall der Maschine).
Zum Auswechseln werden die drei Innensechskantschrauben (a) entfernt und das Gehäuse auseinandergezogen. Ersetzen der Filterpatrone und Zusammensetzen des Diffusors in umgekehrter Reihenfolge. Wegen der Dichtungen des Filters sind die Gehäuseteile zum Einsetzen der Schraube axial zu komprimieren.

Bei älteren Typen muß noch die eine der großen Muttern entfernt werden (b).

2.5.2.3 Abzweigstück (Trennstück)

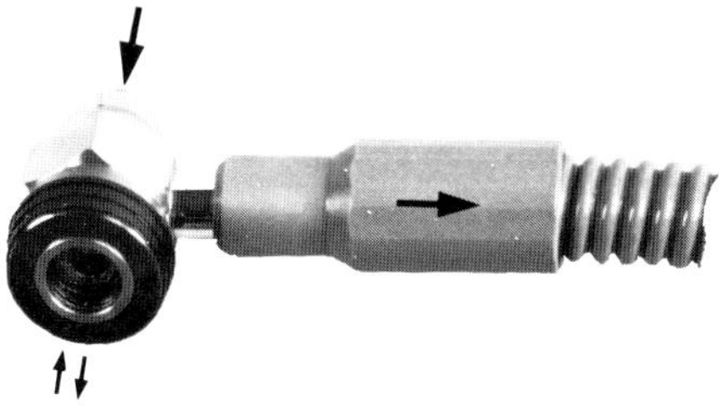

Mit diesem Trennstück läßt sich die Abluft von der Zuluft trennen und dann durch ein großes Rohr (fester Schlauch, z. B. Vacuflex) aus dem OP wegführen.
Das *steckbare Abzweigstück* hat hinten einen einfachen Nippel zum Einstecken in eine einfache Kupplung (Wandanschluß oder Schlauch), vorne eine Kupplung zum Einstecken des Doppelschlauches für die Maschine und seitlich den Abluft-Austritt durch einen dicken Schlauch.

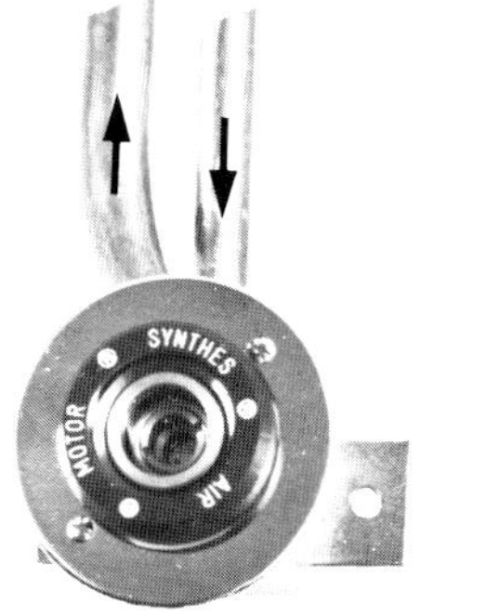

Die *abgebildete Wand-Steckdose* ist nur *ein* Beispiel für die diversen Aufputz- oder Unterputz-Installationen, die insbesondere für Neubauten zur Verfügung stehen.
Die SYNTHES-Verkaufsstellen beraten Architekten und technische Dienste gerne, wenn Umbau-Probleme anstehen. (Vergl. auch Bulletin Nr. 28).

3 Die Preßluft-Maschinen

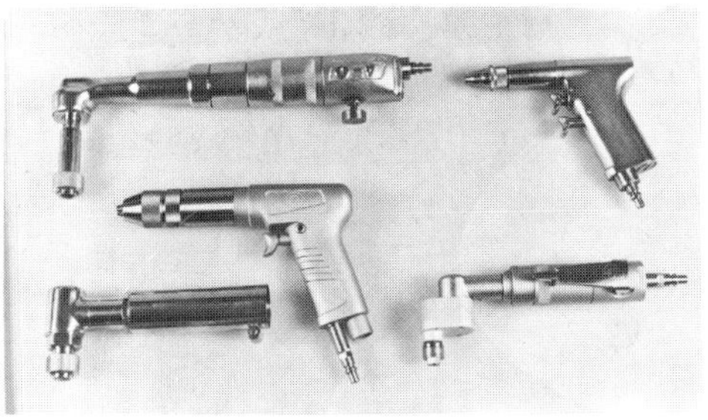

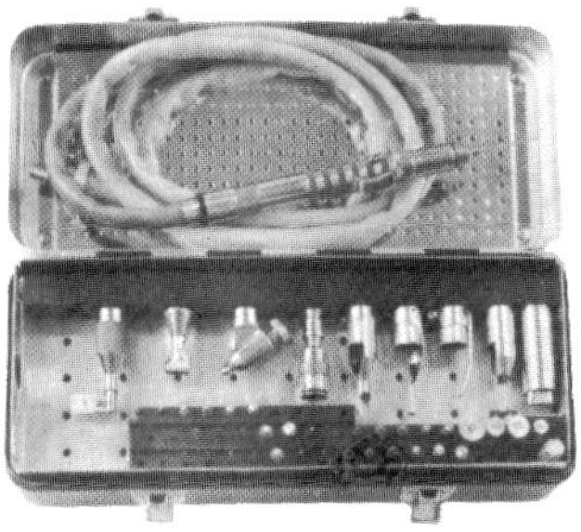

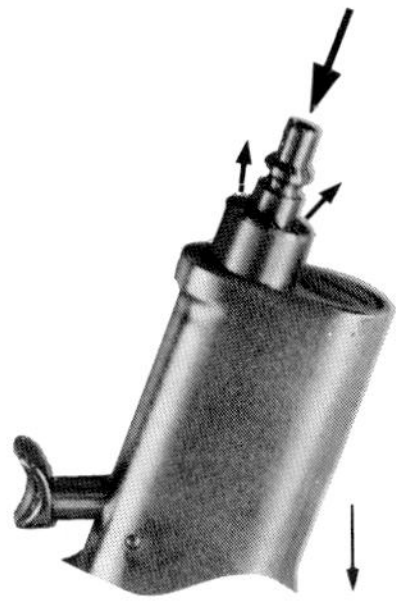

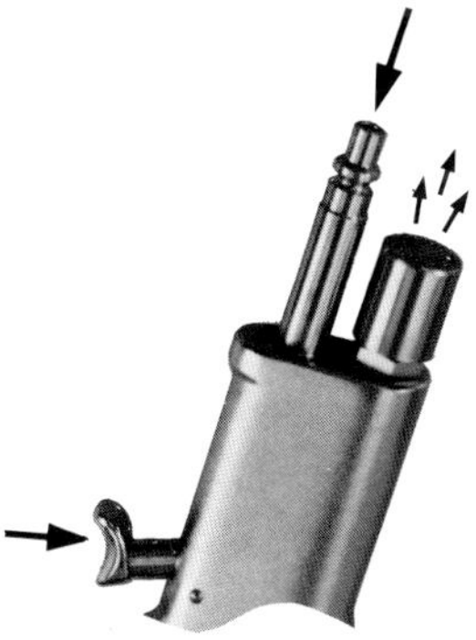

Im AO-Instrumentarium sind folgende Maschinen vorhanden:

- *Die kleine Preßluft-Bohrmaschine* mit Schnellkupplung, Vor- und Rückwärtslauf.
  Heute Standard-Maschine, jedoch für Markraumbohrung ungeeignet.
- *Die Markraum-Bohrmaschine* mit Schnellkupplung für die flexiblen Wellen zum Aufbohren der Markhöhle bei Marknagelungen.
- *Die oszillierende Säge* für Osteotomien
- *Die Universal-Bohrmaschine* mit Dreibacken-Futter und dazu passendem *Winkelgetriebe* kann zum Vorbohren der Schraubenlöcher wie auch zum Ausfräsen der Markhöhle verwendet werden.
- *Die Mini-Bohrmaschine* mit Dental-Kupplung, speziell konzipiert für Hand- und Kieferchirurgie.

Alle diese Maschinen werden mit *Preßluft* angetrieben.
Die Schlauchkupplung direkt an der Maschine vereinfacht den Wechsel der Maschinen (z. B. Wechsel der langsamlaufenden Bohrmaschine gegen die schnellaufende Säge).
Bei allen Maschinen erfolgt die Luftzufuhr durch den zentralen Nippel. Die Abluft der Doppelschlauch-Maschinen tritt durch die Löcher rund um den Nippel aus und wird von der Schlauchkupplung gefaßt. Bei „einfachen" Maschinen befindet sich ein Schalldämpfer für den Luftaustritt neben dem Zuluft-Nippel.
Alle Maschinen sind mit dem einfachen Schlauchanschluß oder mit Doppelschlauch-Anschluß lieferbar. Maschinen alten Typs können auf Doppelschlauch-System *umgebaut* werden.
Das einfache Regulieren der *Geschwindigkeit* aller Maschinen hilft dem Operateur Präzisionsarbeit zu leisten. Je stärker der Drücker betätigt wird, um so rascher läuft die Maschine, Loslassen des Drückers läßt sie sofort anhalten.

3.1 Die kleine Preßluft-Bohrmaschine

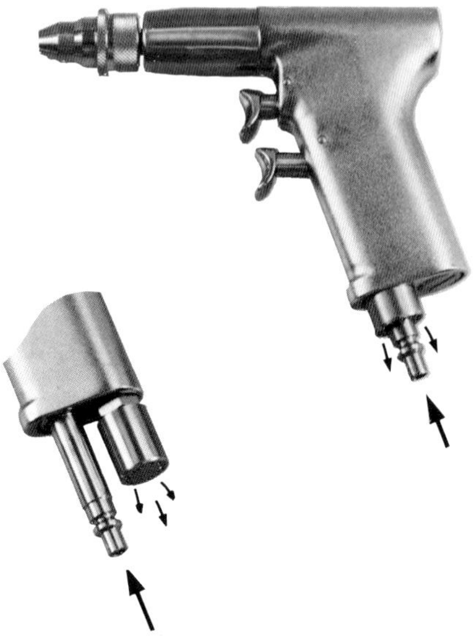

Diese Standardmaschine dient zum Bohren von Löchern bis 5 mm Durchmesser, zum Gewindeschneiden, sowie zum Eindrehen und Entfernen von Schrauben. *Für Markraumbohrung nicht geeignet.*

Technische Daten:

- Es sind zwei Varianten erhältlich: für Doppelschlauch und für Einfachschlauch.
- Vor- und rückwärtslaufend
- Stufenlos regulierbare Drehzahl bis ca. 600 U/min.
- Schnellkupplung für Instrumente mit speziellem Ende.
- Benötigter Luftdruck 6 atü
- Luftverbrauch ca. 250 l/min
- Gewicht ca. 600 g
- Sterilisierbar im Autoklaven bis 140° C.

Funktionen
Mit dem unteren Drücker (Mittelfinger) wird die Geschwindigkeit reguliert. Durch zusätzliches Betätigen des oberen Drückers (Zeigefinger) wird die Maschine während der Arbeit sofort auf Linkslauf (Rückwärtslauf) umgeschaltet.

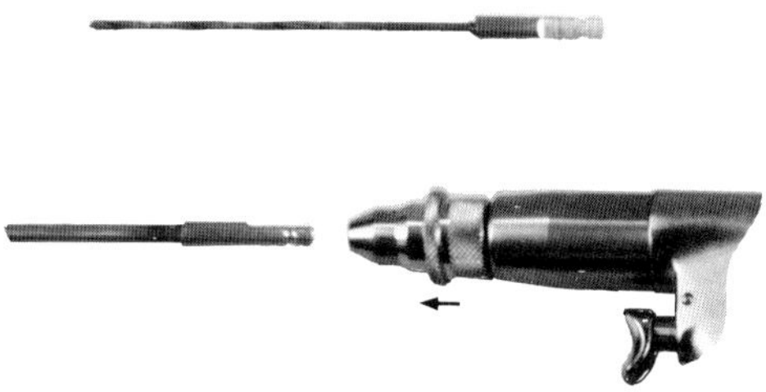

Schnellkupplung und Instrumente
Instrumente mit einem entsprechenden Ansatz (Ende) lassen sich schnell und einfach in der Schnellkupplung der Maschine einsetzen.
Einsetzen der Instrumente: Kupplungshülse nach vorne schieben, Instrument in die Kupplung einstecken und drehen bis die Fläche einrastet, danach ganz hineindrücken und Kupplungshülse loslassen.
Instrumente lösen: Kupplungshülle nach vorne schieben und zugleich Instrument herausziehen.

Anwendung der Maschine
Bohren: Normale Verwendung im Rechtslauf, in Ausnahmefällen, evtl. zum Rückzug des Bohrers – Linkslauf einschalten.

Gewindeschneiden: Das Gewinde wird nur *ausnahmsweise* mit der Maschine geschnitten! Verwendet wird der Gewindeschneider mit langem Gewinde.
Sobald der Gewindeschneider aus der gegenüberliegenden Kortikalis austritt, auf Linkslauf umschalten und zurückfahren. *Nicht drücken* beim Gewindeschneiden! Die Maschine dem Gewindeschneider „folgen" lassen.

Schrauben setzen: Beim Einsetzen von Schrauben mit der Maschine darauf achten, daß die Schraube richtig im Gewinde des Knochens einläuft und nicht verklemmt.
Festziehen der Schrauben erfolgt *immer von Hand* mit dem Schraubenzieher.

Schrauben entfernen: Schrauben mit gewöhnlichem Schraubenzieher zuerst von Hand lösen, dann mit der Maschine im Linkslauf ausdrehen.

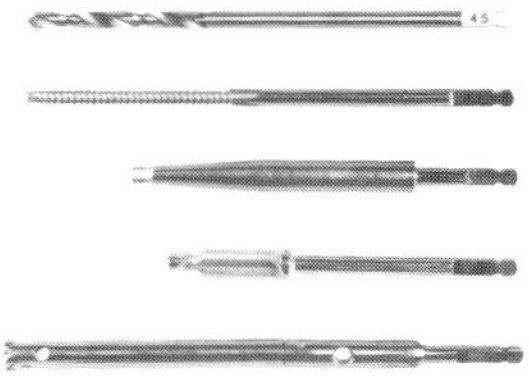

Instrumente mit Schnellkupplungsende, welche in die kleine Maschine passen.

- Spiralbohrer ⌀ 1,1 – 4,5 mm
- Gewindeschneider ⌀ 2,7 – 4,5 mm
- Sechskant-Schraubenzieher-Einsätze SW 2,5 + 3,5 mm
- Zapfenfräser (Winkelplatten).

Obige Instrumente sind seit 1977 in den Standard-Kassetten enthalten.

- Hohlfräser (für abgebrochene Schrauben)
- Schlüssel-Bohrfutter
- Bohrfutter mit Dentalkupplung (für Mini-Instr.)
- *Zum Aufstecken*: Teleskop-Spickdraht-Führung.

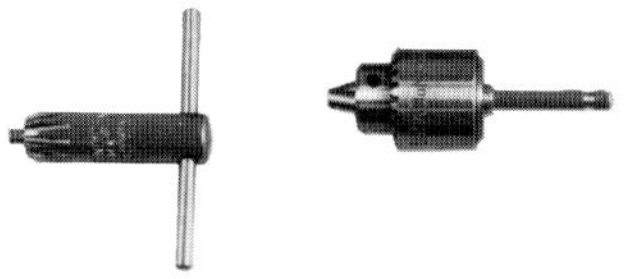

Benötigtes Zubehör:
Reduzierventile, Filter, Schläuche, Tropföler und evtl. Zwischenstück zum Ölen werden je nach Maschinentyp und je nach Installation der Preßluft-Zufuhr zusätzlich benötigt.

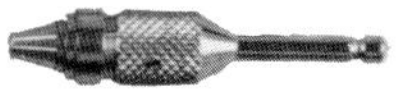

Bemerkungen

- Die für diese Maschine notwendige Installation ist am besten an Ort und Stelle zu bestimmen.
- Es wird dringend empfohlen, die Maschinen nur mit einem vorgeschalteten Filter zu benützen.
- Preßluft-Bohrmaschinen *nie mit Sauerstoff* betreiben! Brand- und Explosionsgefahr!

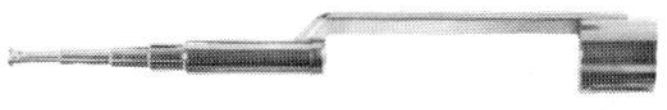

Patente und Musterschutz sind erteilt.
Z. B. CH-Pat. Nr. 477870,
BRD-Musterschutz, Nr. 6903568.

3.2 Die Markraum-Bohrmaschine

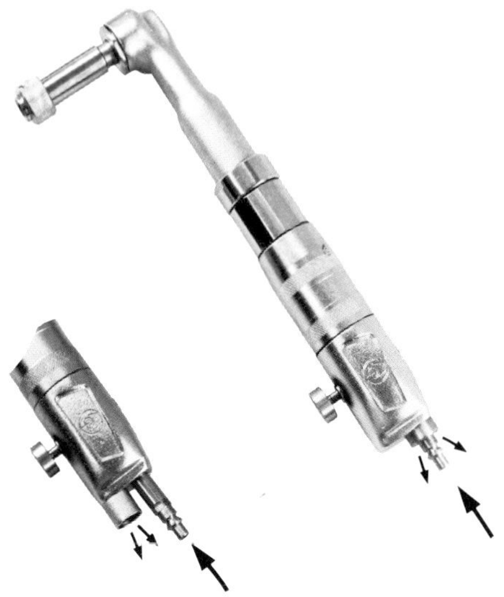

Diese kräftige Maschine ist speziell für das Aufbohren des Markraumes bestimmt. Sie kann auch mit den Fräsern für Total-Prothesen (Protek) verwendet werden. Bohren von Schraubenlöchern ist nicht möglich.

Technische Daten

Mit Anschluß für Doppelschlauch oder Einfachschlauch erhältlich.

- Stufenlos regulierbar bis ca. 400 U/min.
- Angebautes, durchbohrtes Winkelgetriebe mit Schnellkupplung für flexible Wellen.
- Benötigter Luftdruck: 6 atü
- Luftverbrauch, ca. 350 l/min.
- Gewicht ca. 1700 g
- Sterilisierbar im Autoklaven bis 140° C.

Funktionen

- Mit dem pilzförmigen Drücker wird die Geschwindigkeit reguliert.
- Das eingebaute Getriebe setzt die Drehzahl auf den für die Markraum-Bohrung optimalen Wert herunter.
- Die durchgehende Bohrung gestattet dem Bohrdorn den Durchtritt.
- Durch Einstecken der Wellen in die Schnellkupplung werden sie darin festgehalten. Zurückziehen des Ringes der Kupplung gibt die Instrumente frei. Eine Sicherung verhindert das selbständige Ausklinken der Bohrwellen, wenn die Kupplung evtl. das Gewebeschutzblech streift.

Instrumente, die in die Schnellkupplung der Markraum-Bohrmaschine passen

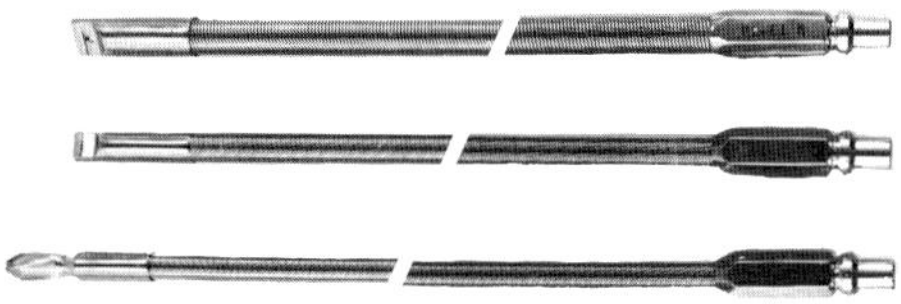

- Flexible Wellen für Markraum-Bohrung
- Fräser und Reibahlen aus dem Prothesen-Instrumentarium der Firma Protek.

Benötigtes Zubehör: Reduzierventile, Filter, Schläuche, Tropföler und evtl. Zwischenstück zum Ölen werden je nach Maschinentyp und je nach Installation der Preßluft-Zufuhr zusätzlich benötigt.

Bemerkungen

- Die für diese Maschine nötige Installation ist am besten an Ort und Stelle zu bestimmen.
- Es wird dringend empfohlen, die Maschinen nur mit einem vorgeschalteten Filter zu benützen.
- Preßluft-Bohrmaschinen *nie mit Sauerstoff* betreiben! Brand- und Explosionsgefahr!

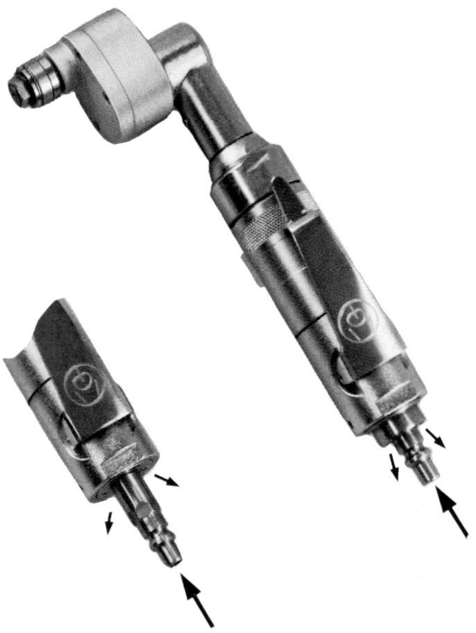

3.3 Die oszillierende Knochensäge

Sie ist speziell geeignet für Osteotomien. Das festgeschraubte Sägeblatt steht wie bei einem Meißel parallel zur Maschinenachse.

Technische Daten

- Zum Anschluß am Doppelschlauch oder am Einfachschlauch erhältlich.
- Stufenlos regulierbare Drehzahl bis ca. 14 000 U/min.
- Sägeblattaufnahme 9,5 mm
- benötigter Luftdruck 6 atü
- Luftverbrauch ca. 300 l/min
- Gewicht ca. 700 g
- Sterilisierbar im Autoklaven bis 140° C.

Funktionen

- Am seitlich angebrachten Hebel läßt sich die Drehzahl stufenlos regulieren.
- Das über dem Bedienungshebel angebrachte Schutzblech verhindert ungewolltes Anlaufen der Maschine beim Ablegen.
- *Zu beachten*: Die Maschine soll beim Aufsetzen auf den Knochen bereits laufen. Starkes Drücken hindert die Säge am Schneiden, die Sägezähne im Knochen sind blockiert, das ganze Griffstück oszilliert.
- Die *beste Sägeleistung* wird erzielt, wenn die Maschine in der Ebene des Sägeblattes leicht hin und her bewegt und so dem Blatt erlaubt, etwas über den Knochen hinauszuschneiden. Der Säge Zeit lassen zum Arbeiten! Direktes Einstechen in den Knochen (wie mit einem Meißel) ist unzweckmäßig, da das Blatt mit den Ecken anstößt.
  Bei ruhiger Führung der Säge lassen sich, dank dem festmontierten Blatt, sehr präzise Schnitte erzielen. Krumm verlaufende Schnitte lassen auf abgenützte Blätter, zuviel Druck oder auf Verkanten der Maschine schließen.

Benötigtes Zubehör: Reduzierventile, Filter, Schläuche, Tropföler und evtl. Zwischenstück zum Ölen werden je nach Maschinentyp und je nach Installation der Preßluft-Zufuhr zusätzlich benötigt.

Bemerkungen

- Die für diese Maschine nötige Installation ist am besten an Ort und Stelle zu bestimmen.
- Es wird dringend empfohlen, die Maschinen nur mit einem vorgeschalteten Filter zu benützen.
- Preßluft-Bohrmaschinen *nie mit Sauerstoff* betreiben! Brand- und Explosionsgefahr!

Die Sägeblätter
Die Sägeblätter von nur 0,4 mm Dicke sind aus Spezial-Federstahl hergestellt, dessen hohe Härte und Verschleißfestigkeit ein langes Leben erwarten lassen.
Es stehen verschiedene, auswechselbare Blätter zur Verfügung. Sie können in Richtung der Maschinenachse oder auch um 45°, resp. 90° versetzt montiert werden. Je länger das Blatt, umso größer der Ausschlag, da der Oszillationswinkel nicht verstellbar ist.

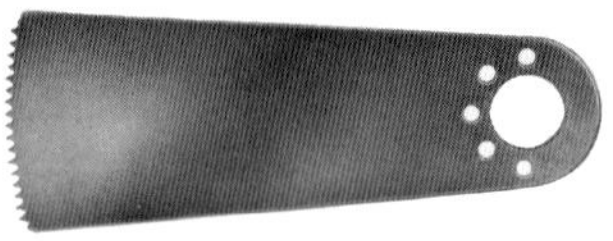

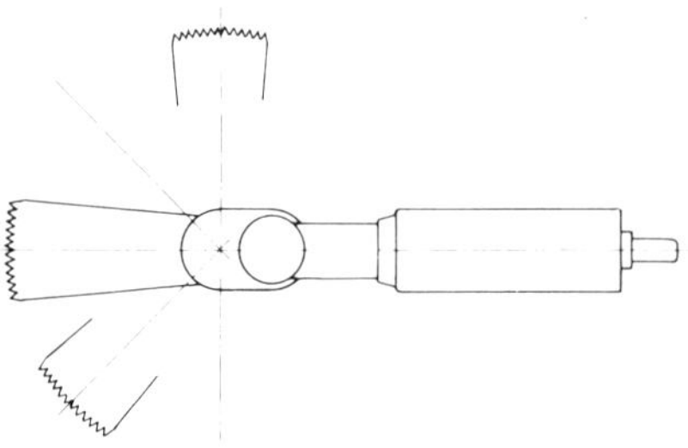

Vorsicht: Nicht in Instrumente (Knochenhebel) oder Implantate sägen. Evtl. muß durch Röntgenkontrolle die Abwesenheit von abgebrochenen Schrauben oder von Nägeln (Drähten) im Knochen festgestellt werden.
Abgenützte Sägeblätter fangen an zu klemmen. *Nachschleifen* ist *nicht möglich*, da das gehärtete Material ein neuerliches Schränken der Zähne verhindert, so daß sie nicht mehr frei schneiden können.

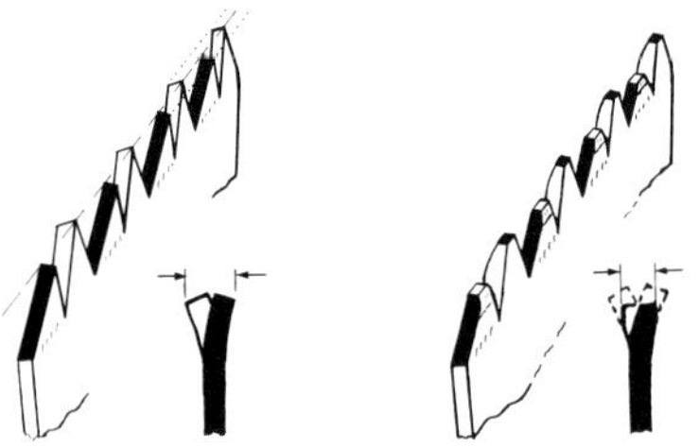

Zum Auswechseln der Sägeblätter wird die Mutter mit einem 11 mm-Ringschlüssel entfernt, worauf das Blatt leicht abgehoben werden kann. Beim Aufsetzen der Mutter ist darauf zu achten, daß der Mitnehmerstift im Loch der Unterlagsscheibe einrastet. Mutter mit dem Ringschlüssel fest anziehen, bis die Feder-Unterlagsscheibe flach zusammengedrückt ist.

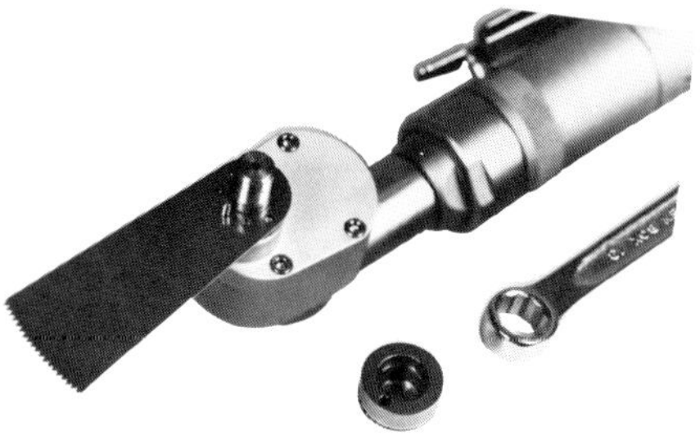

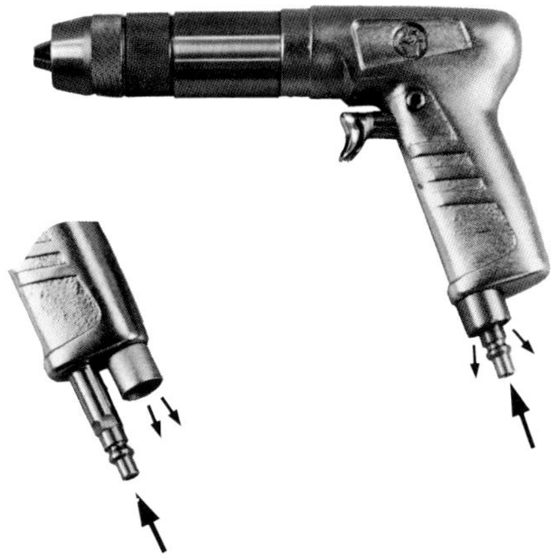

3.4 Die Universal-Bohrmaschine

Die Universal-Bohrmaschine kann sowohl zum Bohren von Schraubenlöchern als auch zur Markraumbohrung verwendet werden. Mit einem Schnellkupplungs-Zwischenstück eignet sie sich auch zum Antrieb der Protek-Totalprothesen-Instrumente.

Technische Daten

- 2 Varianten: Anschluß für Doppel-, resp. Einfachschlauch.
- Stufenlos regulierbare Drehzahl bis 550 U/min
- Schlüsselloses Bohrfutter bis ϕ 6 mm
- Benötigter Luftdruck 6 atü
- Luftverbrauch ca. 300 l/min
- Gewicht ca. 1200 g
- Sterilisierbar im Autoklaven bis 140° C.

Für Markraum-Bohrungen wird das Winkelgetriebe benötigt.

Funktionen

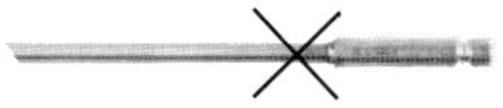

- Geschwindigkeitsregulierung am Drücker.
- Im Dreibackenfutter können nur Instrumente mit rundem oder dreikantigem Ende eingespannt werden. Rechtsdrehen des vorderen geriffelten Teiles bewirkt Öffnen der Kupplung, Linksdrehung Schließen. Die Standardbohrer mit Schnellkupplungsende eignen sich nicht für diese Maschine!
- Diese Maschine läuft *nur vorwärts*, ist also zum Gewindeschneiden nicht geeignet.
- Kirschner-Drähte können im Dreibackenfutter direkt eingespannt werden.

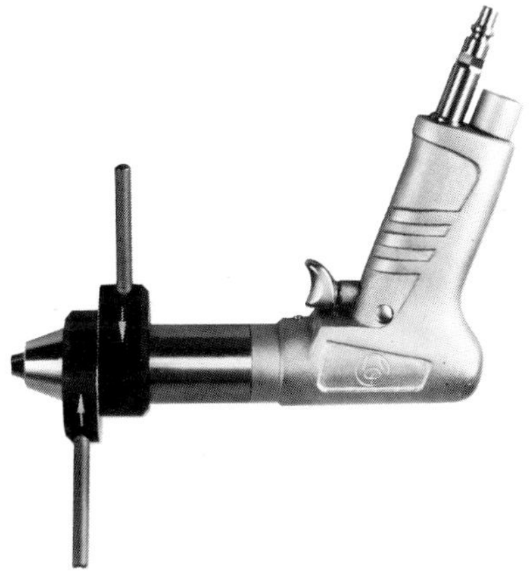

Hat sich das Dreibackenfutter während der Arbeit, z. B. mit dem Winkelgetriebe so stark zugedreht, daß es sich nicht mehr von Hand öffnen läßt, so helfen zwei Tonnenzangen oder die speziellen *Bohrfutterschlüssel* (ab 1980) beim Öffnen.

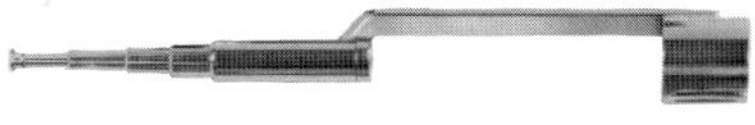

Eine aufsteckbare *Teleskop-Spickdrahtführung* ist erhältlich.

Das Winkelgetriebe
wird zum Antrieb der flexiblen Bohrwellen benötigt. Ein Getriebe reduziert die Geschwindigkeit der Maschine auf die zum Markraumbohren optimale Drehzahl. Die ganze Schnellkupplung ist durchbohrt zum Durchtritt des Bohrdornes. Auch die Schnellkupplung des Winkelgetriebes hat eine eingebaute Ausklinksicherung.

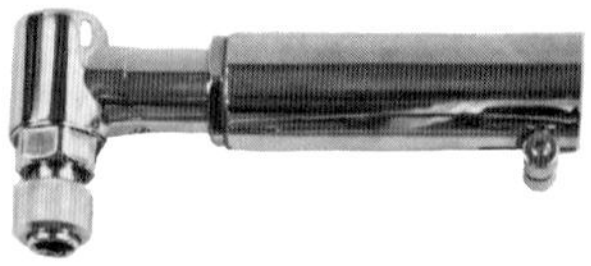

Aufsetzen des Winkelgetriebes

- Schließen des Bohrfutters (Einspannen eines kurzen Stückes 2 mm-Kirschner-Draht, ca. 15 mm lang, erleichtert das Öffnen des Bohrfutters nach der Markraumbohrung, während welcher es sich oft sehr fest zudreht).
- Aufschieben des Winkelgetriebes auf den zylindrischen Teil der Maschine bis das Bohrfutter ganz im Innern des Antriebskopfes einrastet (evtl. Bewegen der Schnellkupplung). Leichtes Anziehen der Klemmschraube am Winkelgetriebe mittels des Sechskant-Schraubenziehers (am Festhalter für den Bohrdorn).
- Der Winkelkopf wird vorzugsweise um 90° zum Griff – je nach Arbeitsrichtung nach links oder rechts gedreht, so daß beim Arbeiten mit horizontaler Welle der Griff senkrecht nach unten steht.
- Entfernen des Winkelgetriebes in umgekehrter Reihenfolge.

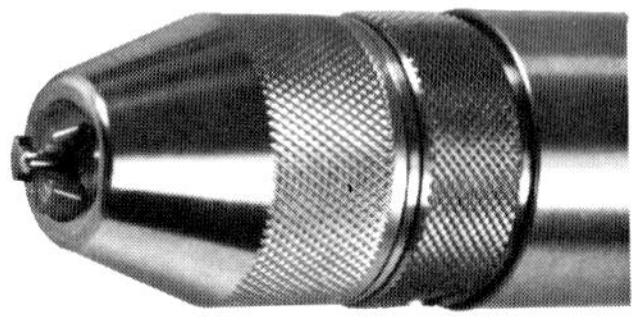

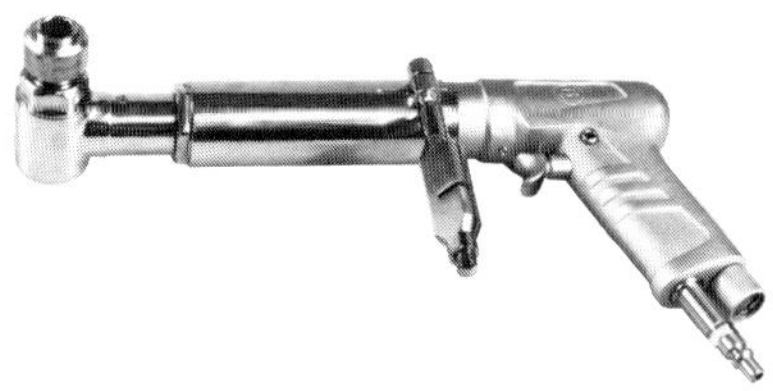

Das Zwischenstück mit Schnellkupplung
erleichtert den raschen Wechsel der Instrumente bei Totalprothesen (Protek-Instrumente). Es wird direkt im Dreibackenfutter eingespannt.

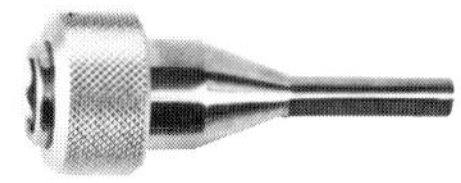

Benötigtes Zubehör: Reduzierventile, Filter, Schläuche, Tropföler und evtl. Zwischenstück zum Ölen werden je nach Maschinentyp und je nach Installation der Preßluft-Zufuhr zusätzlich benötigt.

Bemerkungen

- Die für diese Maschine nötige Installation ist am besten an Ort und Stelle zu bestimmen.
- Es wird dringend empfohlen, die Maschinen nur mit einem vorgeschalteten Filter zu benützen.
- Preßluft-Bohrmaschinen *nie mit Sauerstoff* betreiben! Brand- und Explosionsgefahr!

3.5 Die Mini-Preßluft-Bohrmaschine und ihre Zusatzgeräte

Sie wurde für die Hand- und Kieferchirurgie entwickelt, hat sich aber inzwischen auch bei Neurochirurgen bewährt.

Die speziell hochtourige Maschine ermöglicht den Einsatz von kleinen Bohrern und Fräsern. Spezielle Zusatzgeräte zum Sägen und Meißeln sind erhältlich.

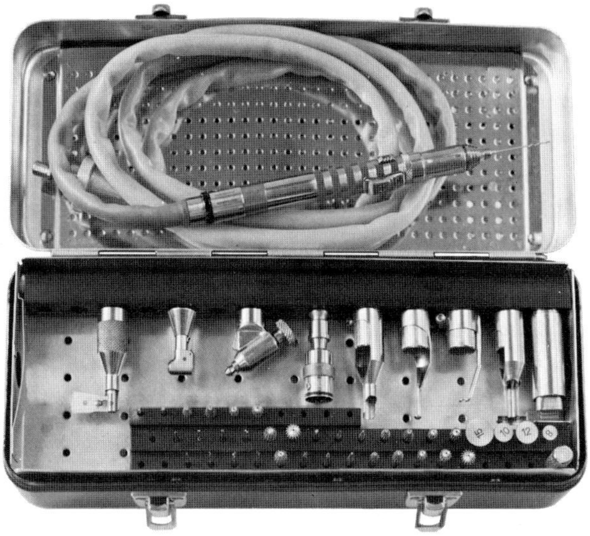

Technische Daten

- Nur für Doppelschlauch-Anschluß erhältlich.
- Drehzahl stufenlos regulierbar bis 7000 U/min.
- Dentalkupplung für entsprechende Instrumente
- Benötigter Luftdruck 6 atü
- Luftverbrauch ca. 150 l/min
- Gewicht ca. 130 g
- Sterilisierbar im Autoklaven bis 140° C.

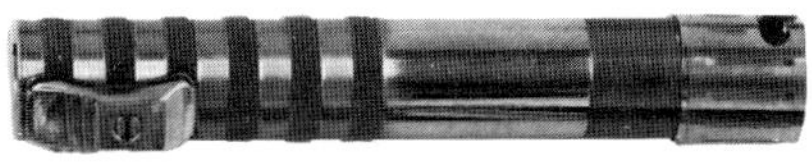

a

Der Preßluft-Motor
ist nur für Rechtsdrehung eingerichtet. Die Drehzahl kann durch axiales Bewegen des größeren Schiebers (a) von 0–7 000 U/min. stufenlos reguliert werden.

Zur Erhöhung der Betriebssicherheit soll die Preßluft *immer mit einem Feinfilter* gereinigt werden.

Die Doppelschlauch-Kupplung
ist leicht am Motor drehbar, was die Handlichkeit der leichten Maschine wesentlich erhöht (c). Die Abluft wird durch den Außenschlauch vom Operationsfeld weggeführt.
Zum *Anschließen ist der Schlauch* an der Kupplung zu fassen (beide Enden) und *nicht zu knicken*, damit er nicht bricht.
Der Doppelschlauch-Nippel paßt in alle Standard AO-Doppelschlauch-Luftversorgungen.

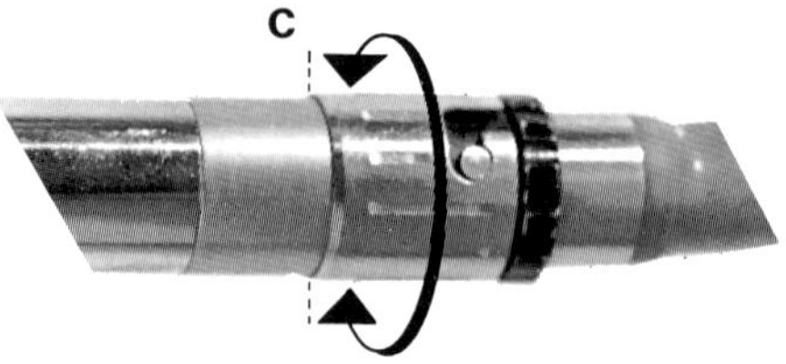

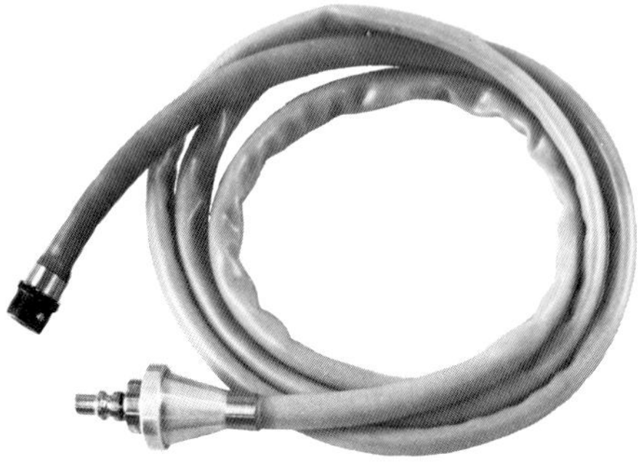

Die Zusatzgeräte (Bohrköpfe und Schutzhülsen)
Durch einen Schnellverschluß können die verschiedenen *Zusatzgeräte* (Bohrköpfe etc.) mit dem Motor verbunden werden: kleiner Schieber (d) nach vorne drücken.

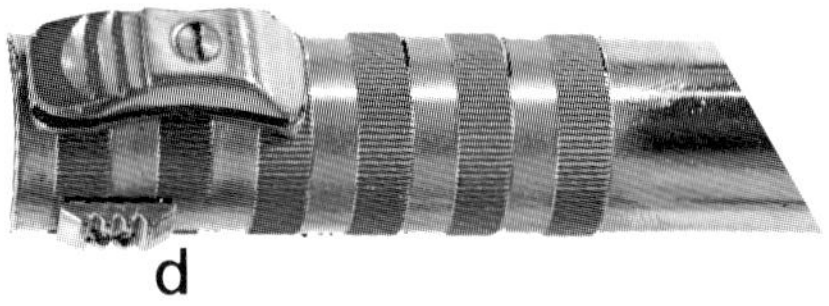

In den geraden Bohrkopf mit Schnellkupplung passen Bohrer und Fräser mit Schaftende für Standard-Dentalverschluß.
Einsetzen der Instrumente: Zurückziehen des Stufenkonus, Einschieben des Instrumentenschaftes und Drehen bis die Mitnehmerfläche einrastet. Konus loslassen.
Im Standardsatz sind nur Spiralbohrer bis Φ 2,7 mm enthalten. Evtl. größere Bohrungen werden mit den Kugel- oder Trennfräsern ausgeführt.
Auf den zylindrischen Teil dieses Bohrkopfes können die verschiedenen *Schutzhülsen* aufgeschoben und mit dem kleinen Schraubenzieher fixiert werden.

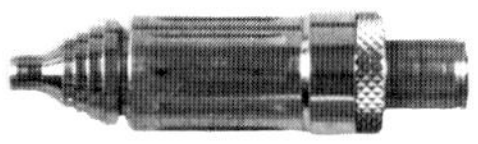

- Gewebeschutz für Scheibenfräser bis Φ 15 mm
- Gewebeschutz für Fräser bis Φ 6 mm
- Führungsaufsatz für Schädelrepanation
- Tiefenanschlag für Bohrer.

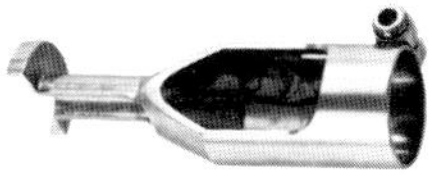

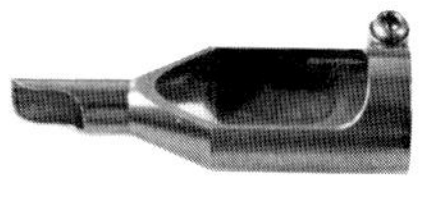

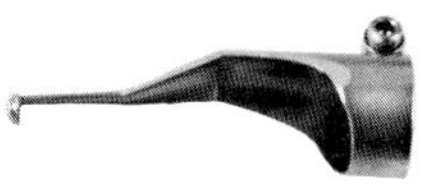

Vorhandene Bohrer und Fräser, die in diesen Bohrkopf passen, siehe im SYNTHES-Katalog.

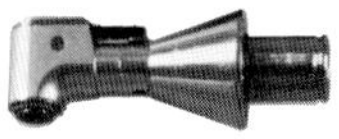

In den *90° Winkelbohrkopf* – passen alle Bohrer mit Schaftende für Dentalverschluß.
Einsetzen der Instrumente: Kleinen Hebel nach rechts drehen, Instrument einschieben und drehen bis die Mitnehmerfläche einrastet, Zurückdrehen des kleinen Hebels zum Sichern des Instrumentes.

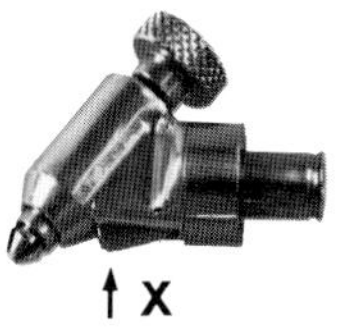

Der 45° Winkelbohrkopf – hat eine durchbohrte Spannzange für Spickdrähte Φ 0,6–2,0 mm (ältere: Durchmesser 0,8–1,7 mm). Durch Drücken auf den kleinen Hebel (x) – er muß mit einem „Klick" einrasten – wird das Getriebe während dem Einspannen von Kirschner-Drähten blokkiert.
Die eingebaute Untersetzung reduziert die Drehzahl auf max. 4500 U/min.

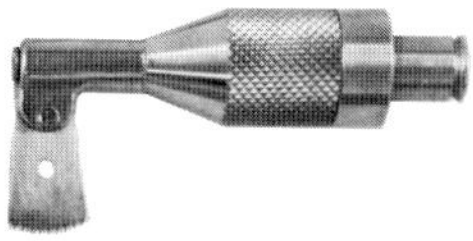

Die Oszillations-Säge dient für feine Sägearbeiten.
Einsetzen der Sägeblätter: Sägeblatt parallel (Bild) zur Maschinenachse an der pilzförmigen Führung einhängen, dann in die Arbeitsstellung drehen (es muß in den Schlitz des Oszillationsstößels gleiten) und durch Druck am Mitnehmerbolzen einrasten.
Entfernen des Sägeblattes in umgekehrter Reihenfolge.
Die Zähne der Sägeblätter sind geschränkt und können deshalb nicht nachgeschliffen werden.

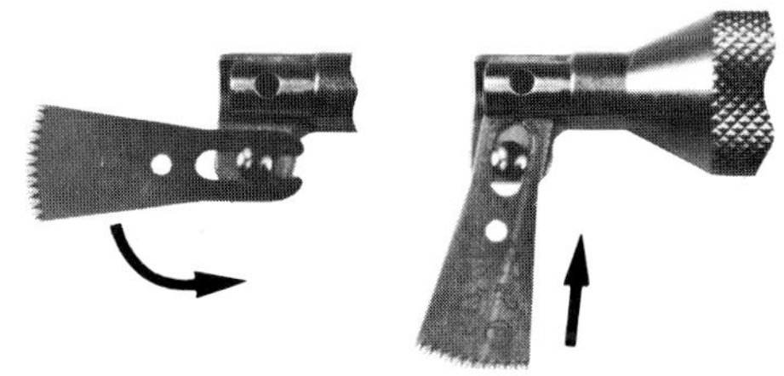

Ergänzungs-Instrumente

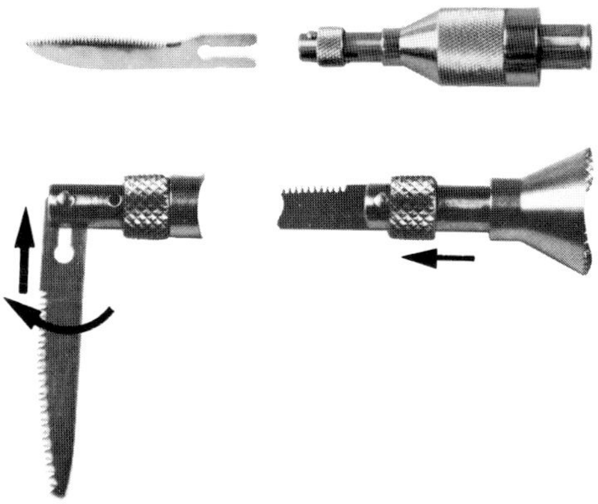

Die Stichsäge
Einsetzen des Sägeblattes: Das Blatt wird rechtwinklig zur Maschinenachse in den Schlitz geschoben. Nach dem Drehen des Blattes um den Mitnehmerbolzen kann es mit dem Sicherungsring festgehalten werden.
Entfernen umgekehrt.

Ein Vibrationsmeißel mit 6 mm breiten Klingen (flach und hohl) befindet sich in Vorbereitung. Auswechseln der Meißelklingen erfolgt ähnlich wie das Auswechseln der Sägeblätter an der Stichsäge.

4 Reinigung und Schmierung der Maschinen

Die Preßluft-Maschinen gehören verständlicherweise zu den empfindlicheren Einheiten des Instrumentariums. Dennoch ist ihre Pflege nicht so kompliziert, daß sie nur durch den Mechaniker ausgeführt werden könnte. Werden Reinigung, Schmierung und Sterilisation richtig vorgenommen, so leisten auch die Maschinen für lange Zeit anstandslos ihren Dienst.
Es wurde bereits erwähnt:

Rost, Wasser und Kompressoren-Öl sind der größte Feind der Maschinen. Hohe Temperaturen ruinieren die Dichtungen.

Wenn wiederholt Schwierigkeiten mit den Maschinen auftreten, so ist zuerst die Preßluft-Anlage (Filter) und nachher Reinigung und Schmierung der Maschinen zu überprüfen.

4.1 Unterhalt der großen Maschinen

4.1.1 Reinigung
Nach jedem Gebrauch werden die Maschinen *äußerlich* gereinigt, *ohne* sie ins Wasser zu legen. Nachher läßt man evtl. eingedrungenes Wasser durch den Lufteinlaßnippel (Schlauchanschluß) nach unten ausfließen.
Fällt eine Maschine durch Mißgeschick ganz ins Wasser, so läßt man dieses ausfließen. Maschine anschließend ausblasen und *sofort* ölen.
Nicht fest montierte Teile werden zur Reinigung weggenommen (Mutter für Sägeblatt, Schlüsselbohrfutter).
Schnellkupplungen, Bohrfutter, etc. werden zuerst mit einer geeigneten Bürste auch innen gereinigt (Bewegen, resp. Öffnen und Schließen), dann ausgeblasen (Blasdrüse) und geölt.
Werden die Maschinen nicht unmittelbar nach der Reinigung sterilisiert, so sind sie zu trocknen!

Maschinen nie naß liegen lassen.

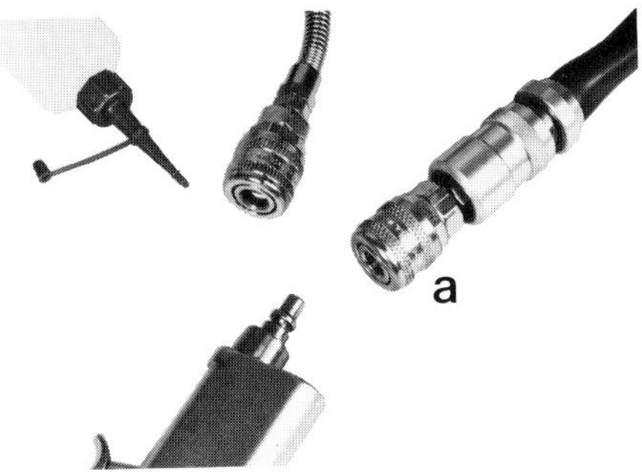

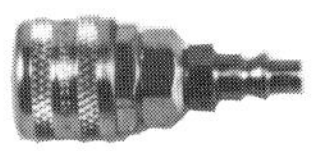

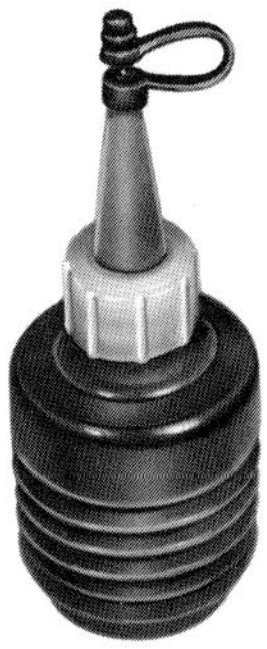

4.1.2 Ölen der Maschinen

Unmittelbar *nach der Reinigung* werden die Maschinen so gedreht, daß der Lufteinlaß nach oben steht. Mittels des Tropfölers werden *einige Tropfen Spezialöl* in den Luftnippel getropft.

Hierauf sind die Maschinen an den Einfach-Schlauch anzuschließen und mit Preßluft kurz laufen zu lassen. Dadurch werden alle inneren Teile der Luftturbinen geölt. Luftauslaß mit einem Lappen einwickeln um überschüssiges Öl aufzufangen.

Auch Doppelschlauch-Maschinen sind hierbei nur am einfachen Schlauch anzuschließen oder es ist das spezielle *Zwischenstück zum Ölen* (a) zu verwenden. Dadurch wird vermieden, daß überschüssiges Öl in den Doppelschlauch gelangt.

Reichlich Öl verwenden, es schadet nie.

Die Spannfutter (Dreibackenfutter, Schnellkupplung) und die *Drücker* sind ebenfalls gelegentlich mit einigen Tropfen zu ven.

Das Spezialöl erträgt die Sterilisations-Temperaturen ohne zu verhärten. Der Versuch, sterilisiertes Öl zu verwenden ist sinnlos, da die ganze Maschine anschließend sterilisiert wird.

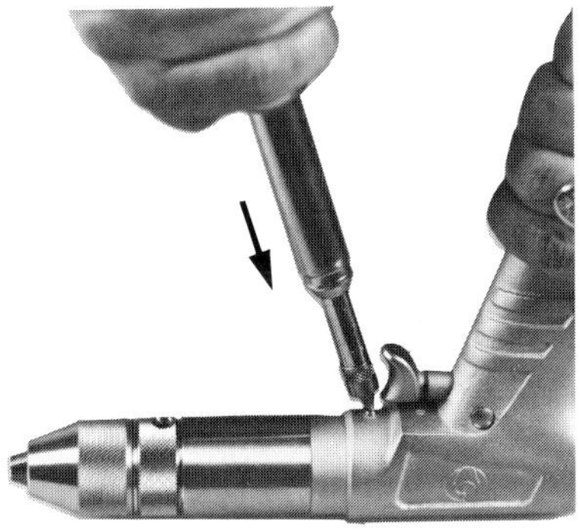

4.1.3 Schmierung (Fetten)

Die Getriebe der großen Maschinen (Säge, Markraum- und Universal-Bohrmaschine) sind gefettet und abgedichtet. Fetten der Maschinen in der Klinik kann unterbleiben, wenn die Maschinen jährlich in die Revision gesandt werden. Mehrmals täglich benützte Maschinen können alle 6 Monate einmal sparsam gefettet werden (2 – max. 3 Stöße mit der Fettpresse in die Fettnippel der Getriebe).

Wenig Fett verwenden. Es kann nicht austreten, aber bei häufiger Sterilisation verhärten.

Eine Jahreskontrolle empfiehlt sich für alle Maschinen. Die Angabe in einem Begleitbrief, ob es sich um eine Kontrolle oder um eine Reparatur handelt (resp. was beanstandet wird und repariert werden soll), erleichtert dem SYNTHES-Reparaturservice die Arbeit.

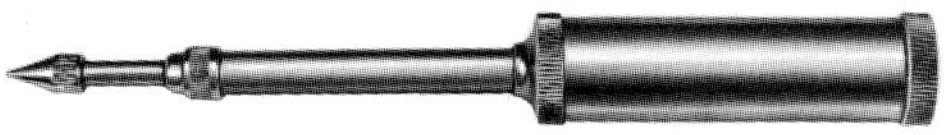

4.2 Unterhalt der Mini-Bohrmaschine

Grundsätzlich gilt alles bisher Gesagte auch für diese Maschine. Fehler und Unterlassungen führen hier begreiflicherweise noch rascher zum Versagen und zu Blockierungen als bei den großen Maschinen.

Reinigung der Maschine
Die äußerliche Reinigung erfolgt wie bei den großen Maschinen (s. S. 212).
Maschinen nicht ins Wasser legen!
Durch Mißgeschick durchnäßte Maschinen sind sofort auszublasen, *reichlich* zu ölen (s. unten) und anschließend zu trocknen.

Ölen der Mini Bohrmaschine
Auch nach *jeder* Reinigung ist die Maschine reichlich zu ölen! Man läßt evtl. eingedrungenes Wasser ausfließen und setzt das *Zwischenstück* (g) auf. Nun wird mit einigen Tropfen Spezialöl dessen Lufteinlaß gefüllt. Nach Anschluß der Maschine an einen *Standard*-Luftschlauch (einfach oder doppelt) läßt man sie 10–20 Sekunden laufen. Dadurch wird das Innere der Luftturbine geölt. Überschüssiges Öl entweicht beim Zwischenstück (h) ohne in den Luftschlauch zu gelangen.
In die *Antriebsseite des Motors* (*m*) *und der Zusatzgeräte* (l) werden gelegentlich 1–2 Tropfen Spezialöl eingegeben und dann mit der Blaspistole im Innern verteilt. Im gleichen Sinne werden die beweglichen Teile der Zusatzgeräte (k) geölt.

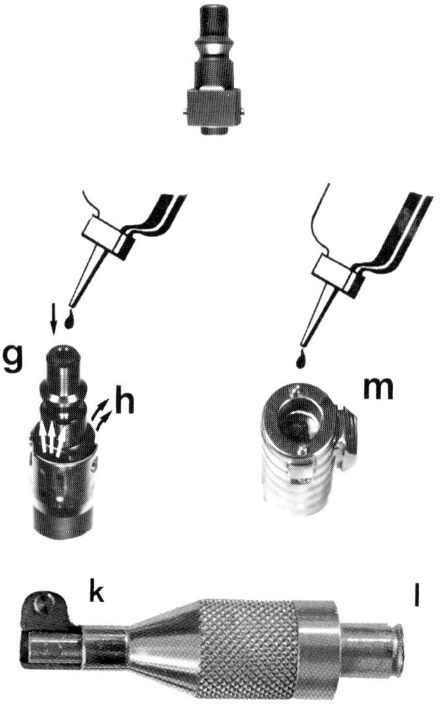

Sterilisation
Maschine und Schlauch werden üblicherweise mit gespanntem Dampf *bis 140° C* sterilisiert. Heißluftsterilisation soll nur ausnahmsweise angewendet werden.
Die Zusatzgeräte und Instrumente sind beliebig sterilisierbar.

Vorbereitung der Maschine für die Operation.
Es ist vor der Operation eine Funktionskontrolle mit Preßluft durchzuführen. Sollte die Maschine nicht von selbst anlaufen, muß der gerade Bohrkopf aufgesetzt und an einem eingesetzten Fräser von Hand einige Umgänge durchgedreht werden.

5 Sterilisation

5.1 Sterilisation der Preßluft-Maschinen

Nach Reinigung und Schmierung können die Maschinen sterilisiert werden. Am vorteilhaftesten ist das Sterilisieren im *Autoklaven bis 140° C*, weil bei dieser Temperatur und Feuchtigkeit die Dichtungen in den Maschinen am wenigsten leiden.
Von der *Heißluft-Sterilisation* (bei 180°) wird abgeraten. Sie kann ausnahmsweise angewendet werden, doch verhärten die Dichtungen rasch und werden undicht!
Temperaturen *über 180°* sind *unbedingt* zu vermeiden (z. B. schlecht eingestellte Heißluftsterilisatoren).
Zur Sterilisation werden die Maschinen genau gleich verpackt wie andere Instrumente (Siebe, Trommeln, Einzelverpackungen, etc.)

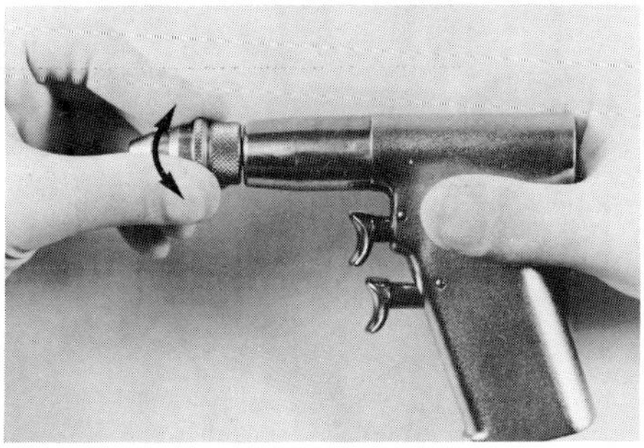

Vor Beginn der Operation ist immer durch die „sterile" Schwester eine *Funktionskontrolle* der Maschinen mit Luft durchzuführen.
Sollte durch die Sterilisation einer Preßluft-Maschine der Rotor verklebt sein, so läßt er sich durch Drehen am Bohrfutter wieder lösen.

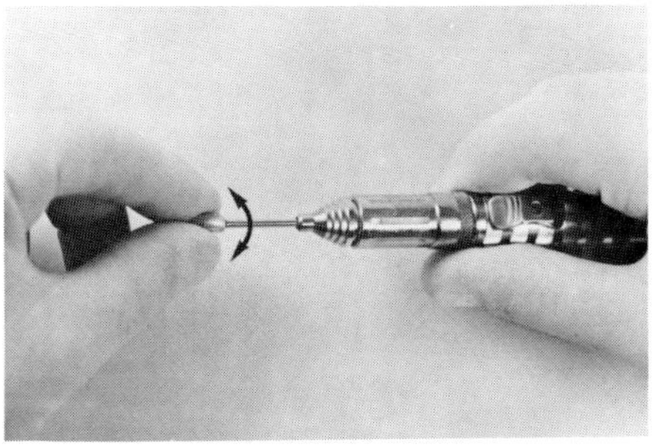

Bei der Mini-Bohrmaschine ist zu diesem Zweck der gerade Bohrkopf und ein beliebiger Fräser aufzusetzen.

5.2 Pflege und Sterilisation der Schläuche

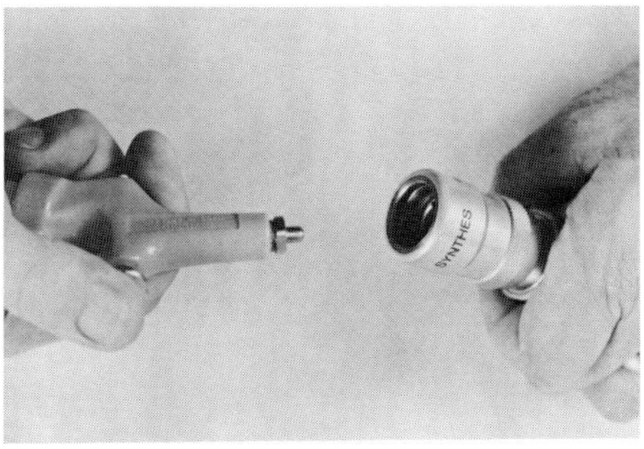

Reinigung
Schläuche werden äußerlich mit mildem Seifenwasser gewaschen (keine scharfen Mittel verwenden). Vorsicht daß kein Wasser eindringt (zum Ring schließen).
Aus den Kupplungen wird das Wasser ausgeblasen (Blasdüse). Anschließend sind die *beweglichen Teile zu ölen* (2–3 Tropen Spezialöl), zu bewegen und das Öl mit der Blasdüse zu verteilen.

Sterilisation

Sämtliche Schlauchtypen des AO-Instrumentariums sind im *Autoklaven* sterilisierbar (bis 140° C). Dabei keine anderen Instrumente auf die Schläuche legen (auch nicht ihre Kupplungen).

Die Schläuche zum Sterilisieren nie zu einem Ring zusammenschließen, damit auch die Kupplungen steril werden!

Spiralschläuche werden zur besseren Formbeständigkeit zusammengebunden. Sie dürfen keinesfalls zu einem Ring geschlossen werden, da der Überdruck sie in heißem, weichem Zustand kollabieren läßt (Resultat: Bügelfalten).

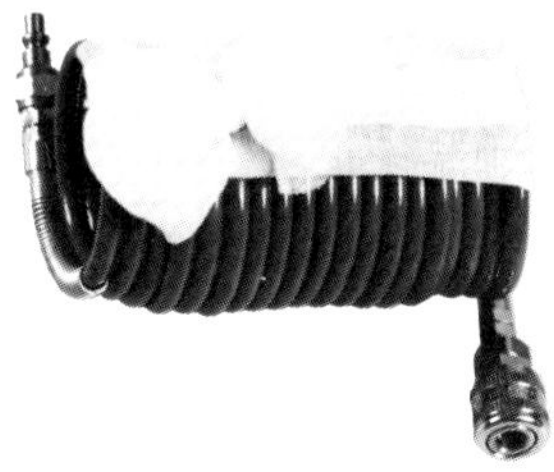

Schläuche nie heiß unter Druck setzen!

Je nach örtlichen Verhältnissen kann ein langer (Zuleitungs-)Schlauch auch unsteril bleiben und nur ein kurzer (Arbeits-)Schlauch sterilisiert werden (Spiralschlauch).

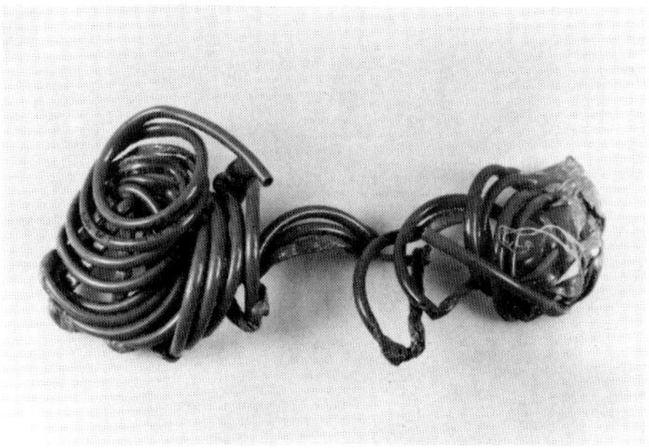

Heißluft-Sterilisation ist zu unterlassen, da diese die Schläuche und die Dichtungen der Kupplungen innerhalb kurzer Zeit zerstört.

Als Notbehelf können Schläuche jeder Art auch ausgekocht werden. Sie sind dann zu einem Ring zusammenzuschließen, um das Eindringen von Wasser zu verhindern. Die Nippel und die Innenseite der Kupplung sind dann aber als unsteril zu betrachten.

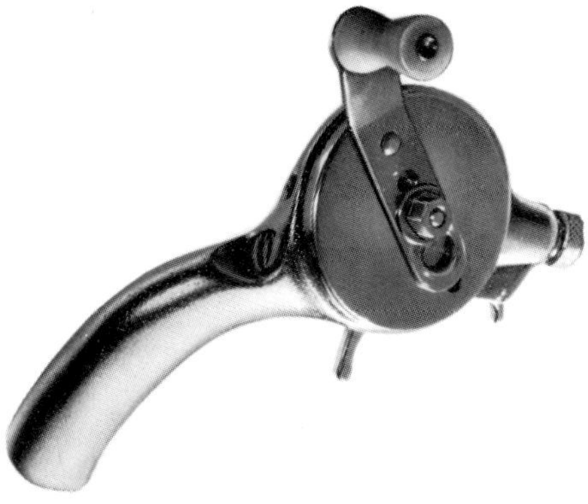

6 Die Hand-Bohrmaschine

Sie ist als Reserve, insbesondere für Notsituationen vorgesehen (Ausfall der Preßluft-Versorgung oder der Preßluft-Maschine während der Operation).
In der *Katastrophen- und Kriegschirurgie*, sowie auch in *Entwicklungsländern* hat sie ihre besondere Aufgabe.

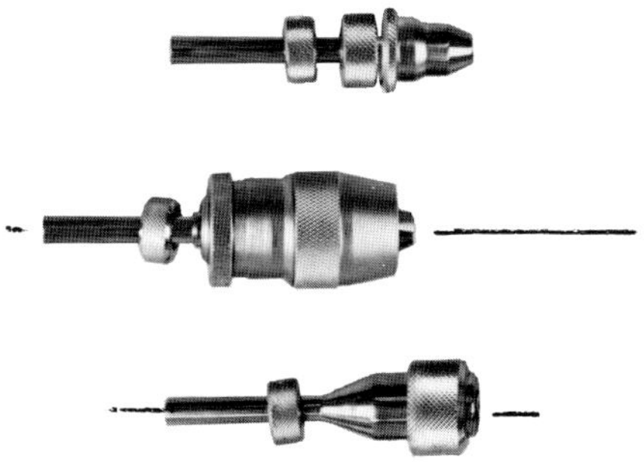

Anwendung
Sie ist sehr universell anwendbar und kann mit Ausnahme der Säge alle Maschinen mehr oder weniger ersetzen.

- Bohren, Gewinde schneiden, Schrauben ein- und ausdrehen, sind mit den in der *Schnellkupplung* eingesetzten Standard-Instrumenten problemlos möglich.
- Das durchbohrte *Universal-Bohrfutter* wird zum Einbohren von Kirschner-Drähten oder zum Antrieb von Instrumenten mit rundem oder Dreikant-Ende verwendet.
- Das *Anschlußstück* mit Schnellkupplung *für die flexiblen Wellen* ist zum Durchtritt des Bohrdornes ebenfalls durchbohrt.
  Aufbohren der Markhöhle ist im spongiösen Bereich realisierbar. Erweitern der Markhöhle in der Diaphyse ist nur beschränkt möglich, so daß meistens nur ein relativ dünner Marknagel eingesetzt werden kann.

Die beschriebenen Ansatzstücke sind alle separat zu beschaffen.

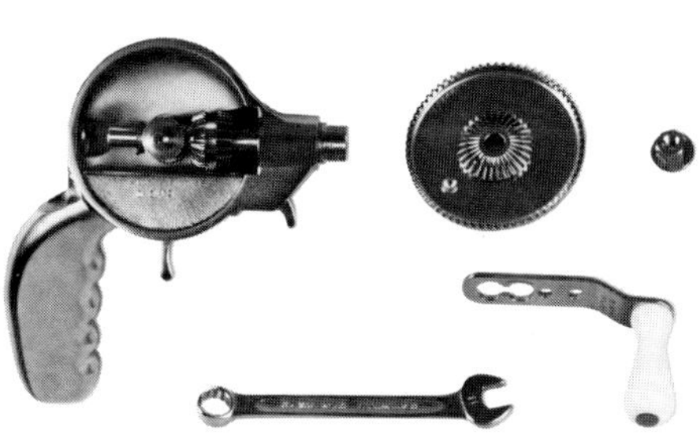

Funktionen
Durch Abschrauben der Mutter läßt sich die Maschine sehr einfach in vier Teile zerlegen (zur Reinigung).
An der zerlegten Maschine sieht man, daß sich die *Antriebskurbel in zwei Stellungen* (verschieden lang) montieren läßt. Ein langer Hebelarm wird für größere Kraftanwendung, der kurze für große Geschwindigkeit benützt.

Das *Getriebe hat zwei Geschwindigkeitsstufen.*
Durch Zurückziehen des größeren Hebels gegen den Handgriff wird die kleine Geschwindigkeit (a), durch Vorschieben die große Übersetzung eingeschaltet (b). Der vordere Hebel dient zum Blockieren der kleinen Übersetzung (c).

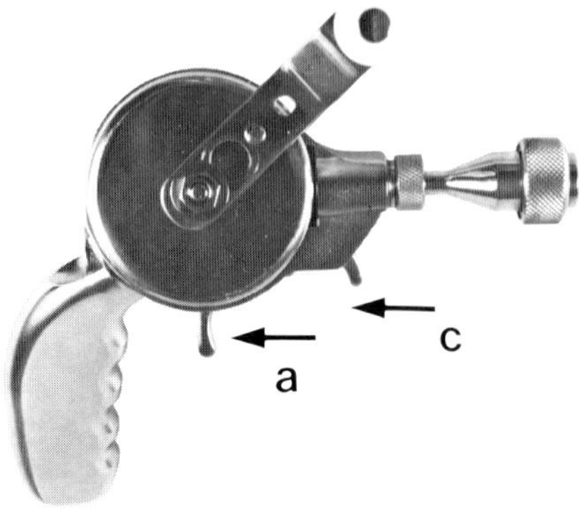

Die *kleine* Drehzahl wird zum Gewindeschneiden, Schrauben ein- oder ausdrehen, sowie notfalls auch für die Markraum-Bohrung verwendet.

Die *große* Geschwindigkeit dient für Bohrarbeiten.

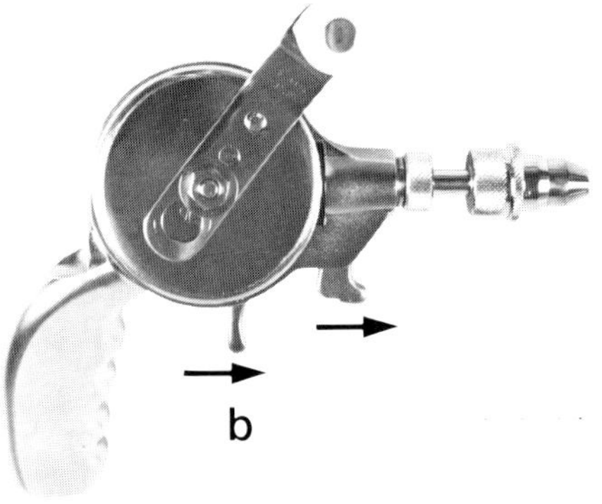

Pflege, Schmierung und Sterilisation erfolgen wie bei den allgemeinen Instrumenten.

C Aufbereitung, Unterhalt und Bereitstellung der Instrumente und Implantate

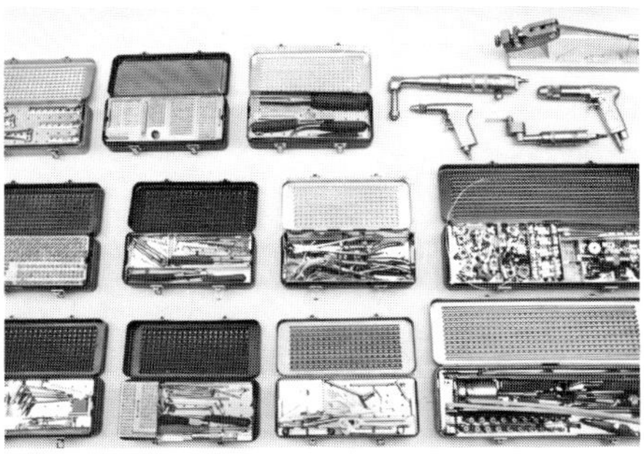

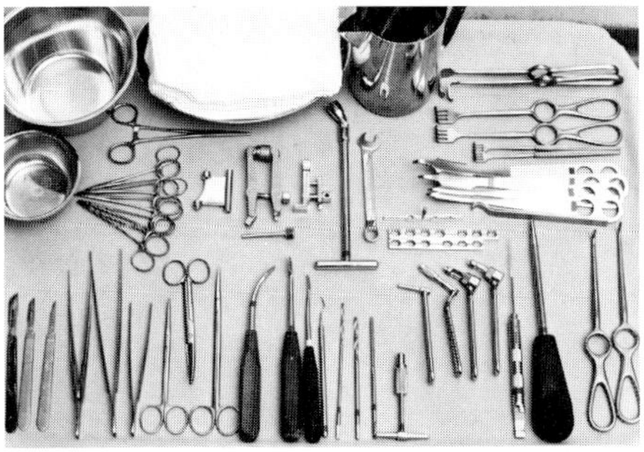

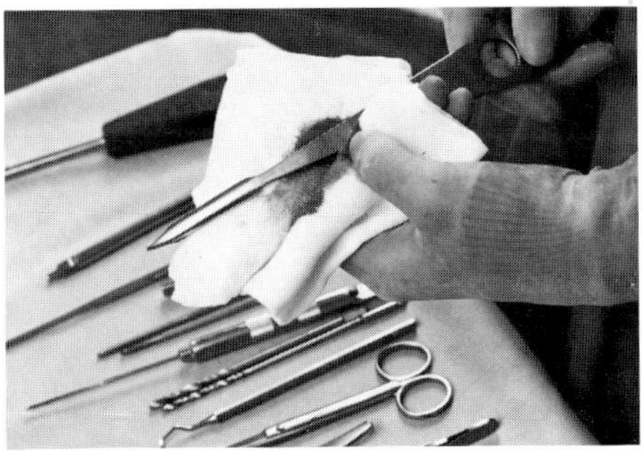

Sowohl die AO-Instrumente wie auch die AO-Implantate sind aus speziellen, hochwertigen, rostfreien Stählen hergestellt und zeigen keine Korrosion, wenn sie einer sorgfältigen Behandlung unterzogen sind. Gut gepflegte Instrumente haben fast unbeschränkte Lebensdauer.

1 Allgemein zu beachten während des Operierens

- Ordnung auf dem Instrumententisch. Jedes Instrument soll nach Gebrauch wieder an seinen bestimmten Platz gelegt werden.
- Jedes Instrument ist nur für seinen bestimmten Zweck zu verwenden.
- Nach jedem Gebrauch soll das Blut vom Instrument sofort abgewischt werden. Zum Spülen oder Reinigen der Instrumente während der Operation soll Ringer-Lösung verwendet werden. Kochsalz ist sehr aggressiv und kann manchmal die Ursache einer Korrosion sein.

2 Aufbereitung der Instrumente nach einer Operation

Die Aufbereitung wird entweder direkt im OP-Trakt oder in der Zentralsterilisation vorgenommen. Sie besteht, wenn optimal durchgeführt, aus folgenden Arbeitsgängen:

1. Desinfizieren
2. Reinigen
3. Spülen
4. Trocknen
5. Ölen.

Bemerkung

Neue Instrumente sollen ebenfalls vor Gebrauch gereinigt, gespült, getrocknet und geölt werden.

2.1 Desinfektion

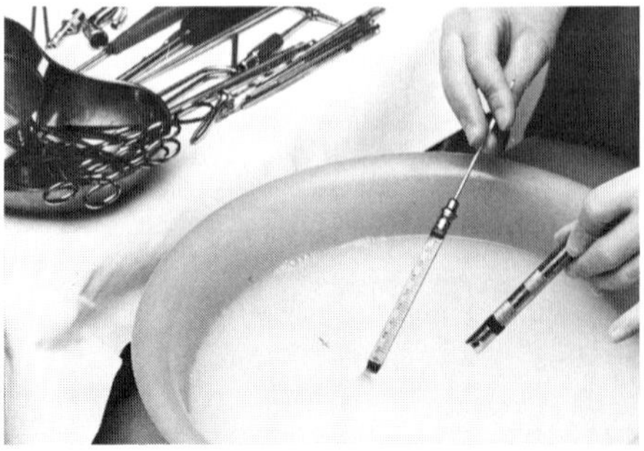

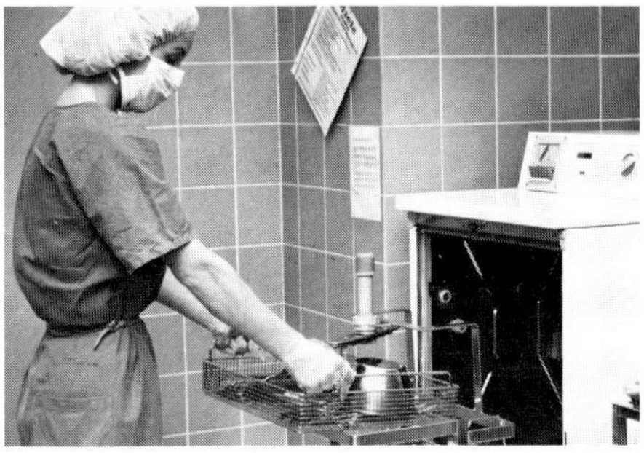

Nach einer septischen Operation ist das Einlegen aller Instrumente in Desinfektionslösung selbstverständlich. Auch nach aseptischen Eingriffen müssen die Instrumente als potentiell mit pathogenen Mikroorganismen kontaminiert angesehen werden und sollten deshalb vor der Reinigung desinfiziert werden.

- Dies kann direkt nach abgeschlossener Operation durch vollständiges Einlegen der (in ihre einzelnen Teile) zerlegten Gegenstände in ein geeignetes, anerkanntes Desinfektionsmittel erfolgen.
  Auf Konzentration und Einwirkungszeit achten.
  Gewisse Desinfektionsmittel besitzen einen Reinigungseffekt, der ein weiteres Reinigungsverfahren überflüssig macht.
- Die Desinfektion kann auch in speziellen Waschapparaten mit geschlossenem System auf thermischem Weg erfolgen (Wassertemperatur mindestens 85°). Ein kombiniertes Desinfektions- und Reinigungsverfahren ist mit gewissen Apparaten möglich.
  (Achtung: Reinigungsschwierigkeit durch Eiweißkoagulation.)

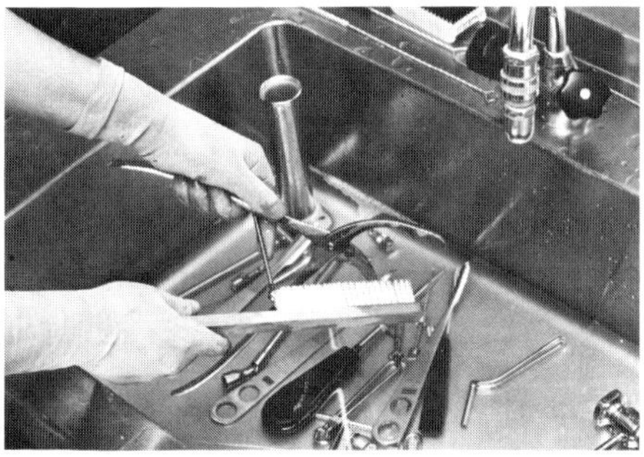

2.2 Reinigung

2.2.1 Mechanische Reinigung von Hand

Die Reinigung kann mechanisch von Hand erfolgen, wodurch jedes einzelne Instrument mit einer geeigneten Bürste in Wasser mit Zusatz von blut- und eiweißlösenden Detergentien gewaschen wird.

- Nylonbürsten und verschieden große Rundbürsten sind empfehlenswerte Hilfsmittel. Stahlwatte oder Stahlbürsten dürfen nie zur Reinigung verwendet werden. Die Oberfläche wird dadurch beschädigt, was die Rostbildung fördert.

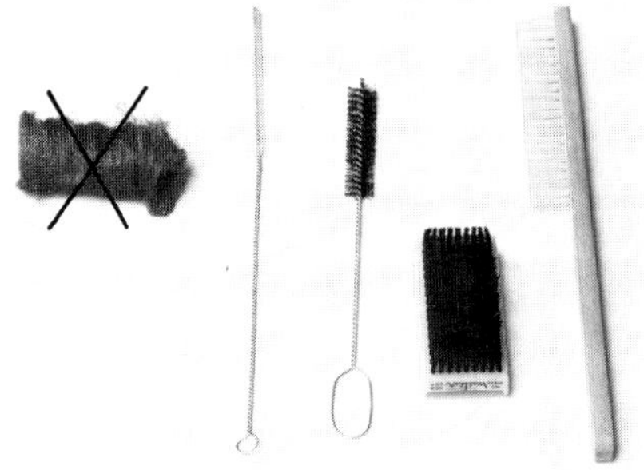

- Auch die Blasdüse, mit dem Spiralschlauch an Preßluft angeschlossen, erleichtert sowohl die Reinigung wie das Trocknen von Instrumenten mit Rohrteilen und Gelenken.

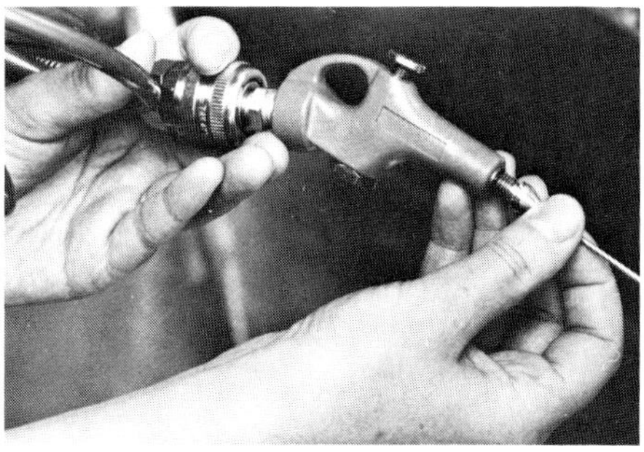

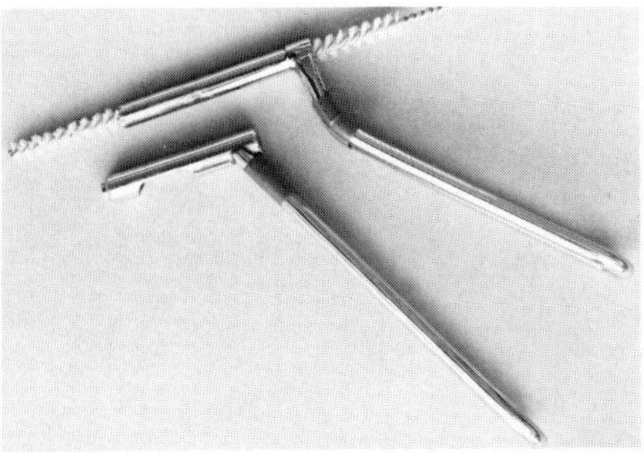

– Instrumente mit Rohrteilen (z. B. Bohrbüchsen) mit Rundbürste auswaschen oder mit Wasser durchspülen (Wasserstrahl).

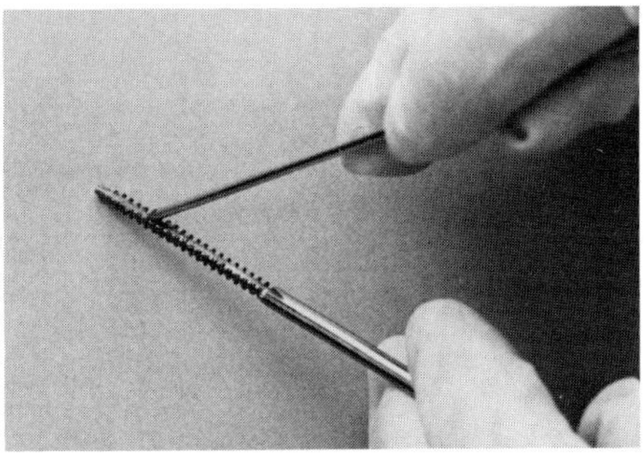

– Bohrer und Gewindeschneider können mit Hilfe eines Spickdrahtes oder einer Messerklinge vom eingepreßten Gewebe oder von Knochenspänen befreit werden.

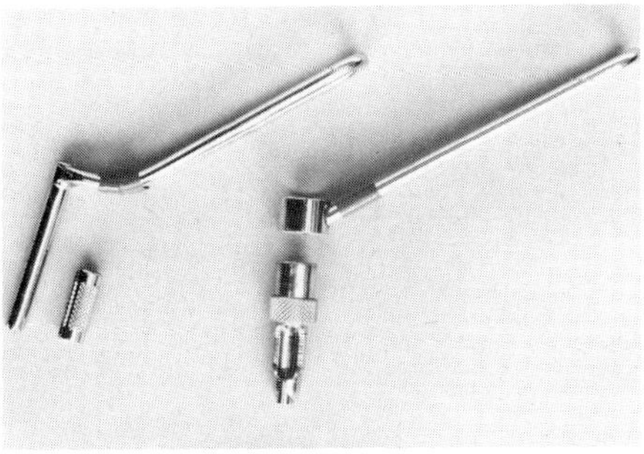

– Instrumente, die aus mehreren Teilen bestehen, wie DCP-Bohrbüchsen, Schraubenmeßgerät, Ein- und Ausschlaginstrument etc., zum Reinigen immer auseinandernehmen.

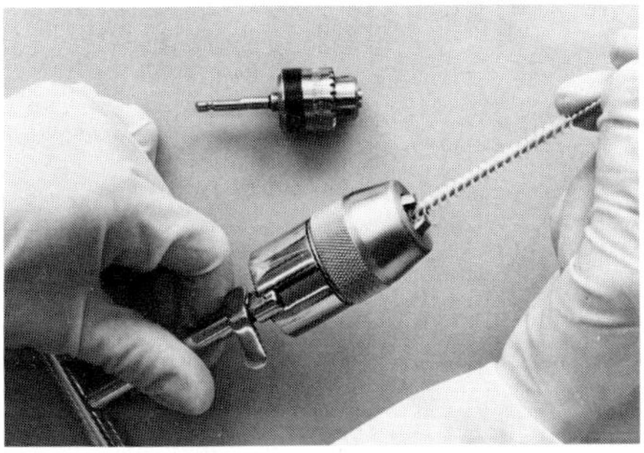

– Schnellkupplungen, Bohrfuttern und Gewindeteilen muß, was die Reinigung betrifft, spezielle Aufmerksamkeit geschenkt werden. Es dürfen keine Blutreste zurückgelassen werden, da diese durch Eintrocknen bei der Sterilisation das Instrument blockieren könnten.

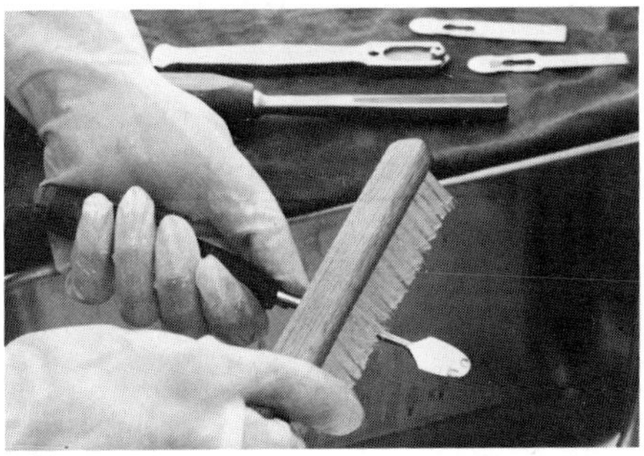

– Beim Reinigen von scharfen Instrumenten (Bohrer, Gewindeschneider, Meißel etc.) muß auf deren scharfe Kanten besonders geachtet werden. Deshalb getrennt einlegen und separat reinigen.

- Die flexible Welle ist, wegen ihrem speziellen Aufbau aus drei Spiralen, etwas schwierig zu reinigen.
  Während des Operierens soll die Welle immer mit Ringer-Lösung durchspült werden, damit kein Blut eintrocknen kann.
  Nach abgeschlossener Operation sofortiges Einlegen in blut- und eiweißlösendes Mittel. Das an den Preßluftschlauch angeschlossene Blasrohr in den Hohlraum einführen. Das andere Ende mit dem Finger zuhalten. Unter Wasser mittels Druckluft reinigen, währenddem die Welle in allen Richtungen gebogen und das Blasrohr mehrmals von oben nach unten geführt wird.

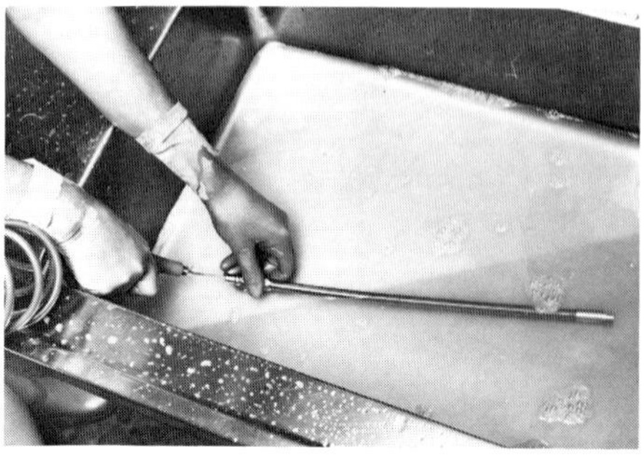

- Die äußeren Spanner (Gewindestangen) werden nach der Verwendung auseinandergeschraubt und in eine Desinfektionslösung eingelegt. Die Reinigung der Gewindestangen erfolgt mit einer harten Nylonbürste.

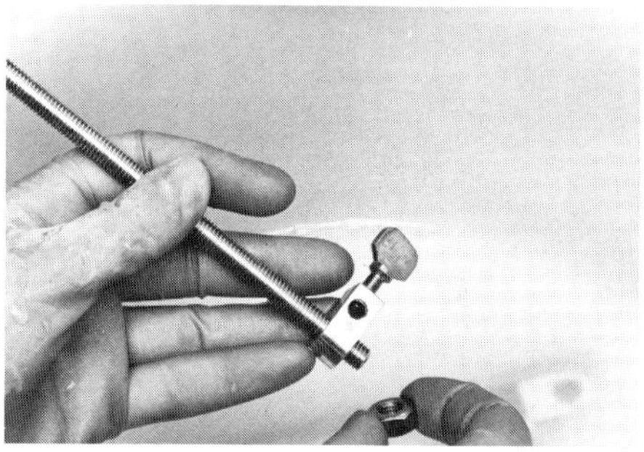

- Mit dem speziellen Gewindering lassen sich Gipsrückstände entfernen. Er kann auch zum Nachschneiden des Gewindes verwendet werden.

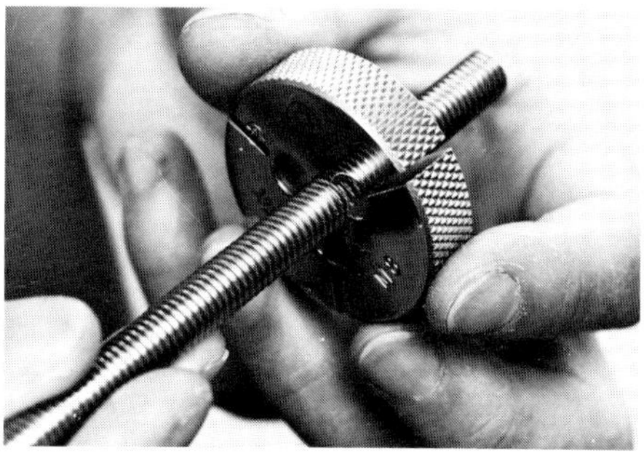

- Der Verlängerungsapparat muß zur Desinfektion und Reinigung auch völlig auseinandergenommen werden (s. S. 180). Er darf unter keinen Umständen in Desinfektions- oder Reinigungsmittel, die Schwermetallsalze (Quecksilber, Silber, Zinn) enthalten, eingelegt werden. Diese Mittel greifen Aluminium an.

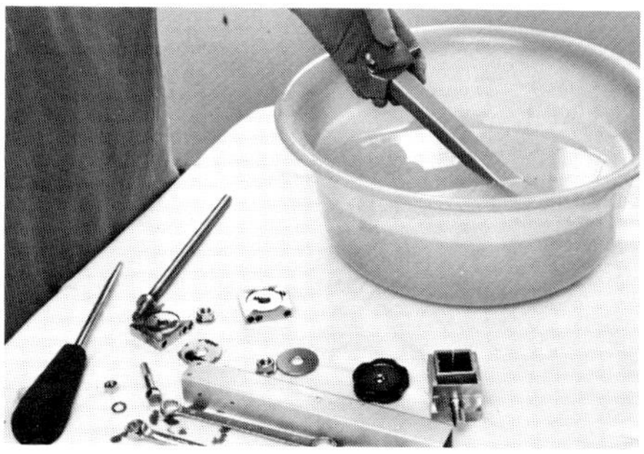

- Auch die Kassetten und ihre Einsätze sollen, wenn sie beschmutzt sind, nach einer Operation desinfiziert und gereinigt werden.

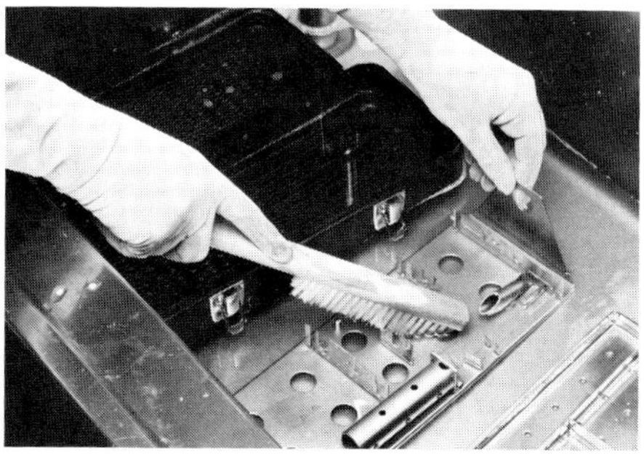

Achtung
Die Kassetten sind aus Aluminium hergestellt und ertragen deshalb den Kontakt mit Desinfektionsmitteln mit Schwermetallsalz nicht.

2.2.2 Maschinelle Reinigung

Die Reinigung der Instrumente erfolgt vielerorts auch maschinell (Ultraschall, Waschmaschine) im OP oder in einer zentralen Aufbereitung.

- Wenn mit Ultraschall gereinigt wird, muß darauf geachtet werden, daß die schmutzige Lösung nicht auf der Oberfläche der Instrumente zurückbleibt, sonst ist eine Spülung notwendig.
  Gummi- und Plastikgegenstände sollten nicht im Ultraschall gereinigt werden, da diese Materialien – wie auch Gewebereste auf den Instrumenten – den Ultraschall absorbieren.
  Eine Kontrolle von Gelenken, Rohrteilen, Gewinden und Bohrfutter muß nach der maschinellen Reinigung durchgeführt werden um eventuelle Rückstände auszuschließen.
- Einige Waschmaschinen erlauben ein kombiniertes Desinfektions- und Reinigungsverfahren. Wichtig ist die Wahl des Desinfektions- und Reinigungsmittels, dessen Effektivität vom Enthärtungsgrad des Wassers und dem Schaumbildungsgrad des Mittels abhängig ist.

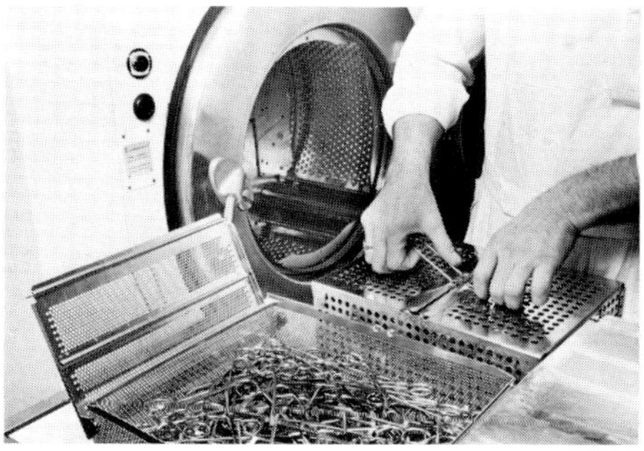

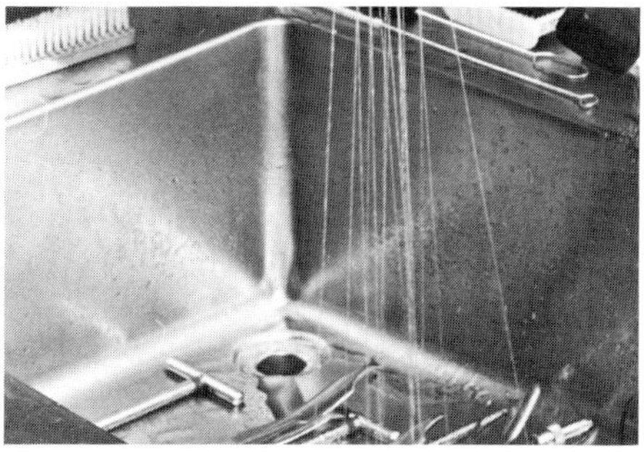

2.3 Spülen der gereinigten Instrumente

Viele der heutzutage gebräuchlichen Desinfektions- und Reinigungsmittel sind sehr aggressiv und verursachen durch eingetrocknete Rückstände auf der Oberfläche der Instrumente häufig Korrosion. Zur optimalen Instrumentenpflege gehört deshalb auch gründliches Spülen mit Wasser. Um Kalkflecken wegen schlecht enthärtetem Wasser zu vermeiden, müßte mit destilliertem Wasser gespült werden.

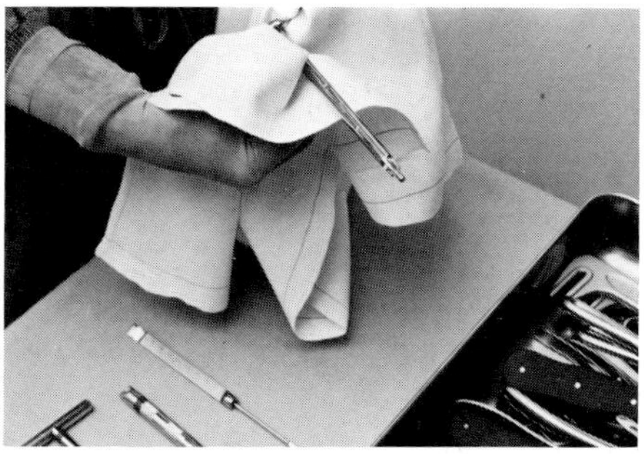

2.4 Trocknen der Instrumente

Instrumente nicht unnötig lange naß liegen lassen, da dies eine erhöhte Korrosionsgefahr bedeutet. Nur wenn sie unmittelbar wieder sterilisiert werden, kann man auf das Trocknen verzichten.

- Durch Abreiben mit weichem Lappen lassen sich Instrumente trocknen.

– Oder durch Erwärmen im Autoklaven oder mit Heißluft.

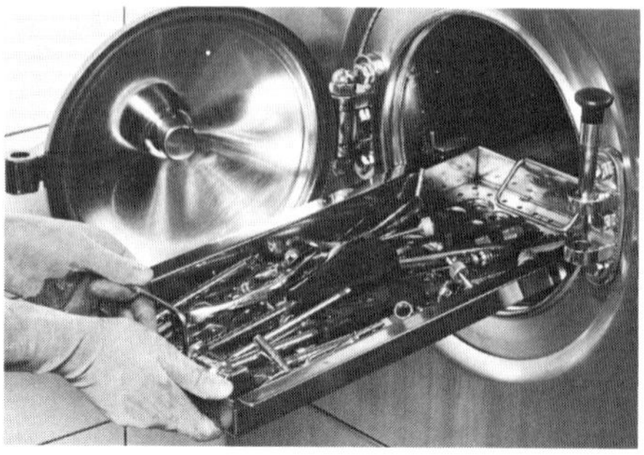

– Mit Preßluft (Blasdüse am Preßluftschlauch angeschlossen) kann das Innere von Bohrfutter, Getrieben und Kupplungen sowie Instrumente mit Rohrteilen durchgeblasen werden.

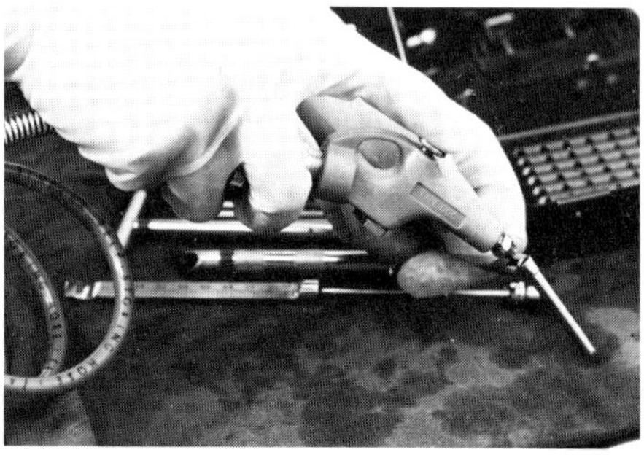

– Der flexiblen Welle muß auch beim Trocknen spezielle Aufmerksamkeit geschenkt werden. Mit Blasdüse und Blasrohr an Preßluft angeschlossen, wird durchgeblasen, wobei gleichzeitig die Sauberkeit an der Farbe des austretenden Wassers kontrolliert werden kann.

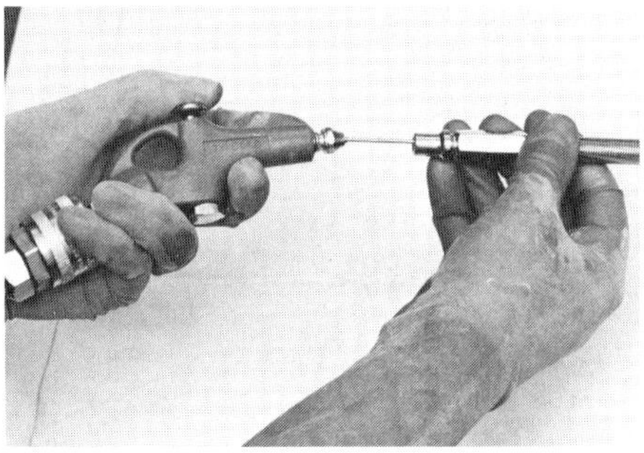

2.5 Ölen der Instrumente

Um eine *optimale* Instrumentenpflege zu gewährleisten, sollten alle Instrumente nach jeder Reinigung geölt oder in Schutzmilch eingelegt werden.

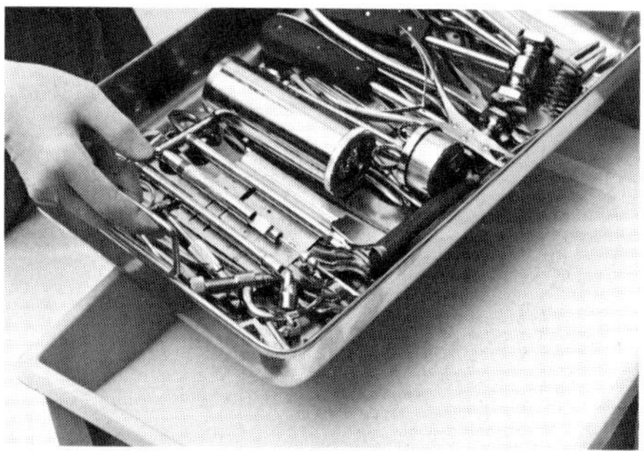

– Mit dem AO-Tropföler werden Instrumente mit gleitenden Teilen, Gelenke und Gewinde (Bohrfutter, Schnellkupplungen) geölt.
  Es kann auch Silikon-Spray Verwendung finden.

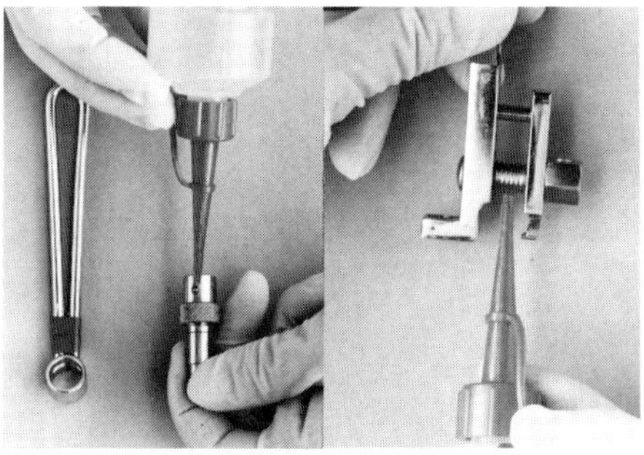

3 Aufbereitung und Pflege der Implantate

Implantate, die während einer Operation verunreinigt aber nicht verwendet werden, können wieder aufbereitet und sterilisiert werden. Dagegen sollen die Implantate, die während der Operation beansprucht wurden (Fixationsschraube des Plattenspanners, mehrmals gebogene Platte etc.) nicht wieder verwendet werden.

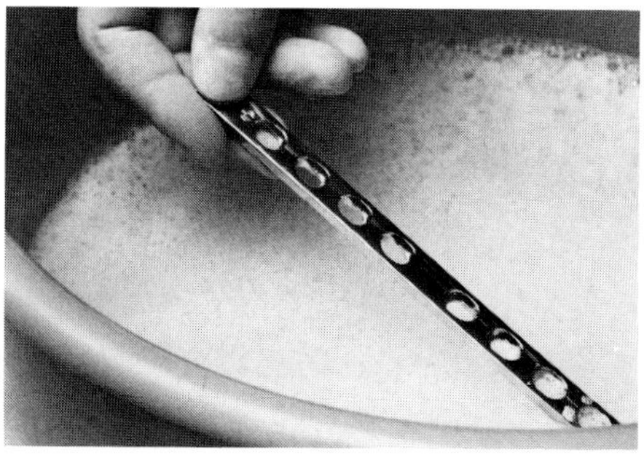

3.1 Desinfektion der Implantate

Die Desinfektion von beschmutzten Implantaten erfolgt getrennt von den Instrumenten durch Einlegen in Desinfektionslösung direkt nach der Operation.

3.2 Reinigung

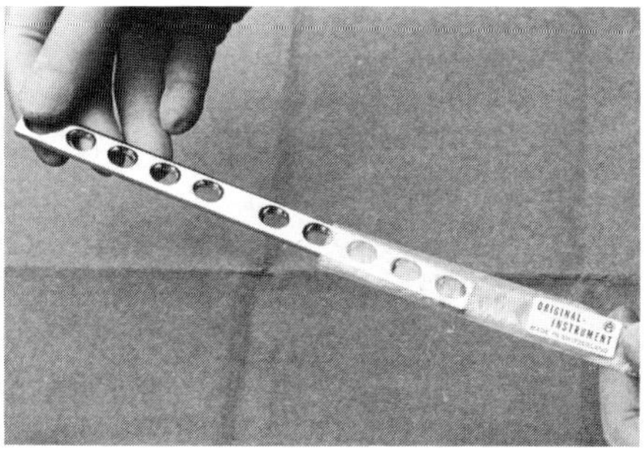

Separate Reinigung von Hand mit einer weichen Bürste ist empfehlenswert.

- Nach der Reinigung wird eine eventuelle Fettschicht mit Äther vom Implantat entfernt, anschließend gespült und mit weichem Lappen getrocknet. Ohne das Implantat mit bloßer Hand anzufassen, wird es wieder in die Schutzhülle oder die Kassette gelegt.

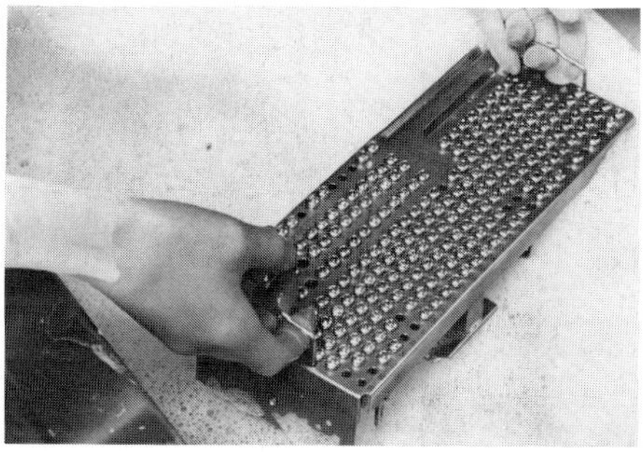

- Eine verunreinigte Schraubenkassette stellt ein Reinigungsproblem dar; die Verunreinigung sollte deshalb vermieden werden.
  Die Schraubenkassette gehört während der Operation auf den Tisch mit Reserveinstrumenten und soll zugedeckt sein. Weder Schrauben noch Einsatz sollen mit blutigen Handschuhen berührt werden.
  Wenn beschmutzt, muß eine Desinfektion und Reinigung erfolgen:

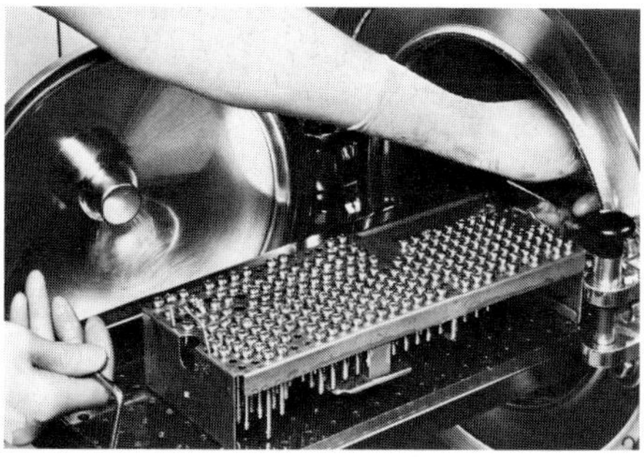

- Einlegen oder mit Lappen abreiben, und danach sehr gründlich mit destilliertem Wasser spülen. Das Trocknen geschieht am Einfachsten durch Erwärmen im Autoklaven.

Bemerkung:
Neue Implantate müssen vor Gebrauch nicht gereinigt werden, sollten aber bis zur Sterilisation in ihren Schutzhüllen aufbewahrt werden. Diese sollen vor der Sterilisation an beiden Enden offen sein.
Implantate nur mit Handschuhen anfassen.

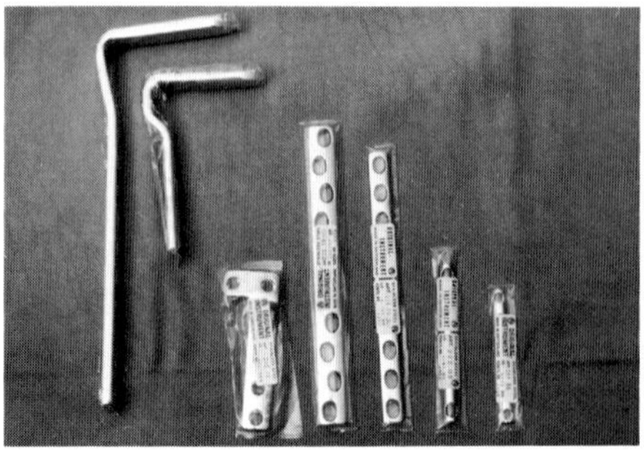

4 Verpackungsmethode zur Sterilisation

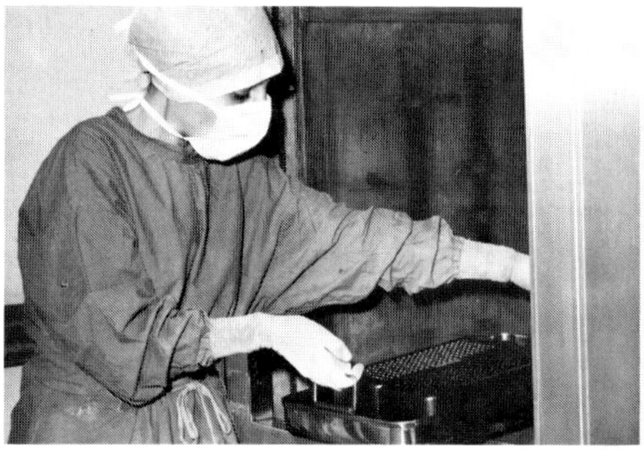

Das AO-Instrumentarium läßt sich auf folgende Arten bereitstellen:

a) In geeigneten Verpackungsmaterialien sterilisieren und steril aufbewahren bis zum Gebrauch.
b) Direkt vor der Operation uneingepackt in den Kassetten sterilisieren und von einer „sterilen“ Person zur Operation bereitstellen lassen.

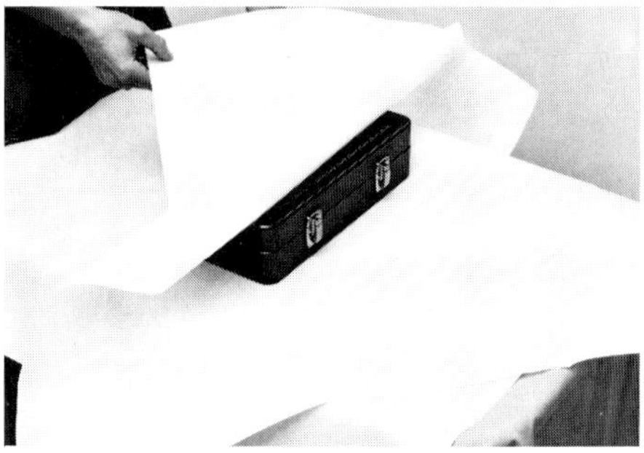

4.1 Verpackungsmaterial

Für Kassetten, Antriebsmaschinen, Preßluftschläuche, Biegepresse sind folgende Verpackungsmaterialien empfehlenswert:

- zwei Lagen für Sterilisation geeignetes Papier
- zwei Lagen dicht gewobene Baumwoll-Stofftücher, eventuell auch mit Papier kombinieren.
  Es muß sinnvoll und überlegt eingepackt werden: Beim Öffnen darf nichts unsteril werden. Zur Sterilitätskontrolle Steril-Indikatoren einlegen. Zur Sicherheit mit einem Papier- oder Stoffband zubinden.
- Trommel mit Bakterienfilter oder Druckventil. Steril-Indikator einlegen.
- *Für einzelne Instrumente*, die als Reserve steril bereitzuhalten sind, dient die Schlauchfolie (spezielles Papier kombiniert mit durchsichtiger Kunststoff-Folie) als Verpackung. Die Folie wird mit einem Spezialgerät zugeschweißt oder mit Sterilisations-Klebebändern zugeklebt. Steril-Indikator beifügen. Vor dem Zuschweißen muß die Luft der Verpackung entfernt werden.
  Spitze und scharfe Instrumente müssen mit einer „Schutzkappe“ (z. B. ein Stück Silikon-Schlauch oder Schaumstoff, Alufolie o. ä.) versehen werden, damit sie die Verpackung nicht perforieren können.

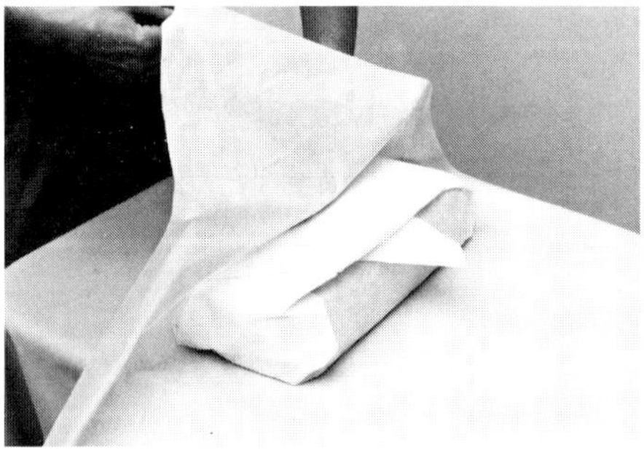

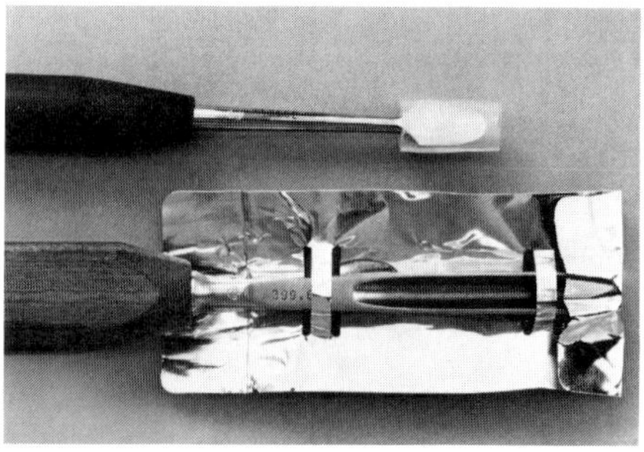

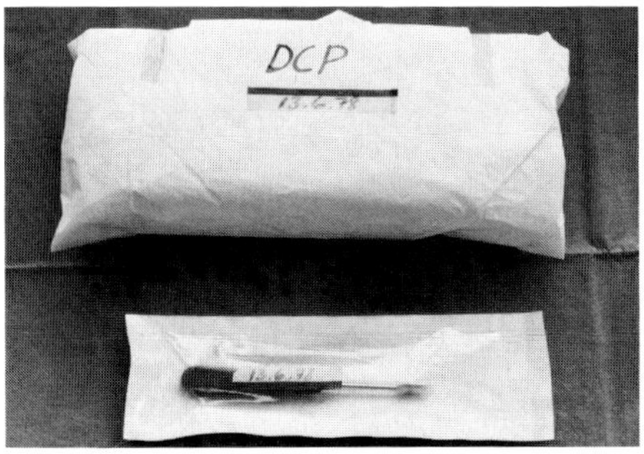

Vor dem Sterilisieren muß jede Verpackung folgenden Maßnahmen unterzogen werden:

- Indikatorstreifen aufkleben um nachzuweisen, ob das Sterilgut im Autoklaven war (dunkle Streifen).
- Sterilisationsdatum oder Verfallsdatum anschreiben, damit die erlaubte Lagerungszeit nicht überschritten wird.
- Inhalt angeben.

Achtung
Wenn Sterilgut vor oder nach der Sterilisation durch Korridor und Lift transportiert werden muß, soll das Gut im abgeschlossenen Container oder in einer weiteren Verpakkung geschützt werden.

5 Sterilisations-Methoden

Die Sterilisation bezweckt die völlige Keimfreiheit durch Vernichtung aller lebenden Mikroorganismen, einschließlich ihrer Dauerformen (Sporen) und Viren.
Verschiedene Methoden stehen zur Verfügung, wobei sich das AO-Instrumentarium am besten durch gesättigten Wasserdampf (Autoklav) sterilisieren läßt.
In Heißluftsterilisatoren kann der größte Teil des Instrumentariums sterilisiert werden. Flüssige Chemikalien oder Gas sind u. U. zu verwenden. Kochen darf nur als Notlösung in Betracht kommen.

5.1 Autoklav-Sterilisation

Prinzip
Die Sterilisation erfolgt durch gesättigten Wasserdampf bei einer Temperatur von 120°–143° C und Überdruck von 1–3 bar (oder atü).
Moderne Apparate arbeiten mit sog. progressiv pulsierendem Vakuum. Hierbei wird die im Autoklavraum befindliche Luft durch Unterdruck abgesaugt, bevor die eigentliche Sterilisation beginnt.
In Autoklaven ohne *Vorvakuum* dürfen keine eingepackten Güter sterilisiert werden.

- *Anwendungsbereich*
  Alle AO-Instrumente, Implantate und Antriebmaschinen und ihre Schläuche (Enden offen). Ausgenommen ist die Blasdrüse, welche nur unsteril gebraucht wird.

– *Sterilitätstest*
  Kontrollgeräte für Druck (Manometer), Temperatur und Wasserstand inkl. Diagramme beachten. Indikatorstreifen kontrollieren. Empfehlenswert alle 4 Wochen die Anlage durch Sporentests oder 3M-Attest-Ampullen überprüfen.

Sterilisationszeit

Artikel	Gummi, Kunststoff	Instrumente offen	Instrumente verpackt
Druck (bar, atü)	1	2,3–3	2,3–3
Temperatur (Grad)	ca. 120°	134°–143°	134°–143°
Reine Sterilisationszeit	20 min Dazurechnen: Anheiz-, Ausgleichs- und Abkühlzeit	3 min	4–5 min
Dauer des Prozesses (je nach Apparatetyp)	bis 45 min	bis 20 min	bis 40 min

5.2 Heißluft-Sterilisation

Prinzip
Trockene, heiße Luft von 180–200° C wird in einem geschlossenen Apparat umgewälzt.
Das Sterilgut wird trocken in Metallkassetten oder speziell für Heißluft-Sterilisation vorgesehenen Papiertüten (nicht in Textilien eingepackt) in den Apparat gebracht.

– *Anwendungsbereich*
  Alle AO-Implantate aus Metall.
  Alle Instrumente, ausgenommen solche mit gelöteten Teilen (flexible Welle) oder Teile, welche mit Schutzfolie versehen sind. Antriebsmaschinen und Preßluftschläuche dürfen nicht in Heißluft sterilisiert werden. Instrumente mit Kunststoffgriffen wenn möglich nicht in Heißluft sterilisieren.
– *Sterilisationszeit*
  30 Minuten – 180° C.
  Die Anheizzeit dazurechnen. Der ganze Sterilisationsvorgang dauert deshalb 2–3 Stunden, je nach Apparatetyp.
– *Sterilitätstest*
  Die Temperatur mit Thermometer kontrollieren. Indikatorstreifen (speziell für Heißluft) kontrollieren.
  Sporentests alle 4–6 Wochen.

6 Aufbewahren von Sterilgut

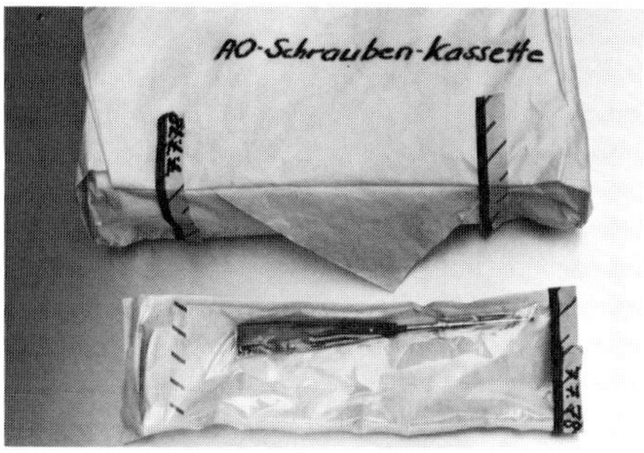

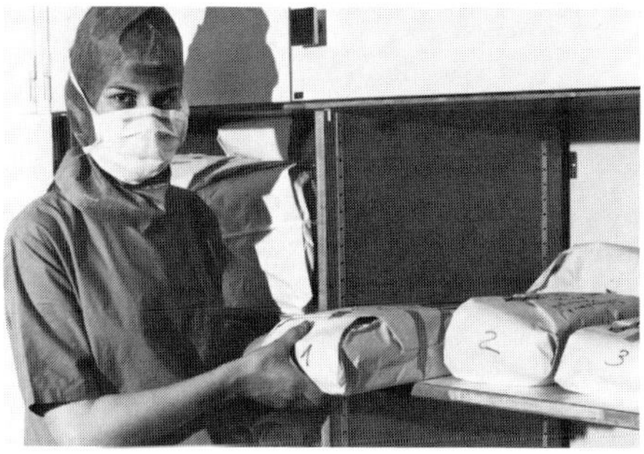

Korrekt verpacktes und einer einwandfreien Sterilisation unterzogenes Sterilgut läßt sich zur raschen Bereitschaft eine gewisse Zeit aufbewahren.
Auf folgendes muß speziell geachtet werden:

- einwandfreie und trockene Verpackung
- in trockenen, staubfreien und geschlossenen Schränken aufbewahren
- Das Sterilgut muß mit Indikatorstreifen und Sterilisationsdatum oder Verfalldatum versehen sein.
- Steriles Gut *nie* mit unsterilem vermischen.
- Lagerungszeit einhalten (s. unten).

Lagerungszeit
Bestehen lokale Verordnungen, sind diese einzuhalten. Sind oben angegebene Punkte eingehalten worden, können die unten aufgeführten Zeiten als sicher gelten. Bakteriologische Tests empfehlenswert.

- Sterilgut in doppeltem Papier eingepackt – 1 Monat
- Sterilgut in doppelten Stofftüchern – 14 Tage
- Sterilgut in Schlauchfolie – 6 Monate
- Sterilgut in dicht verschließender Trommel mit Bakterienfilter oder Druckventilen – 1 Monat

7 Auspacken von Sterilgut

Bevor eine sterile Verpackung geöffnet wird, muß sie einer Kontrolle unterzogen werden:

- Die Verpackung muß einwandfrei sein
- zulässige Lagerungszeit sei nicht überschritten.
- Bei Verpackungen, die zugeschweißt worden sind, muß unbedingt auf die verklebten Ränder geachtet werden.

Auspacken von Sterilgut in doppeltem Papier oder Stofftüchern:

- Zudienende unsterile Person entfernt Indikatorstreifen und eventuell Verpackungsband.

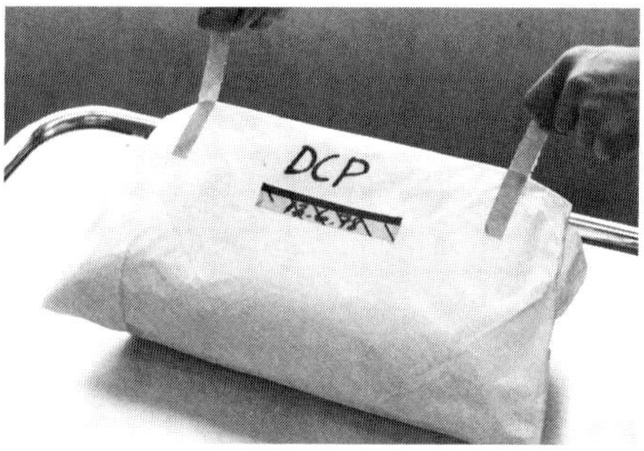

- Die Außenverpackung wird von unsteriler Person auseinandergefaltet, ohne daß die Verpackung zurückschlägt oder daß die angefaßten Zipfel in Berührung mit der sterilen Innenverpackung kommen.

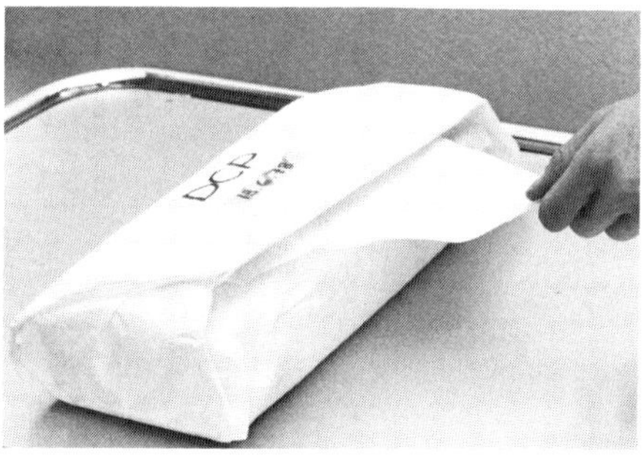

- Die innere Verpackung wird von einer „sterilen" Person auseinandergefaltet und das Gut sorgfältig entnommen.

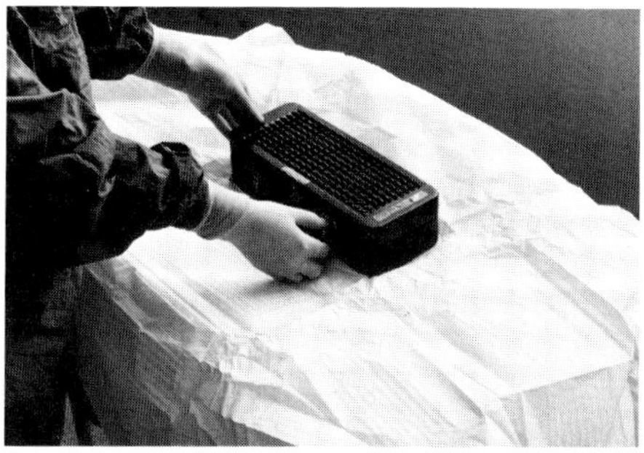

Auspacken von Instrumenten in Einzelverpackung:

- Die unsterile Person faßt die beiden freien Ränder der Verpackung an und zieht diese langsam auseinander, damit sich die verklebten Ränder voneinander lösen. Die Verpackung darf nicht einreißen.

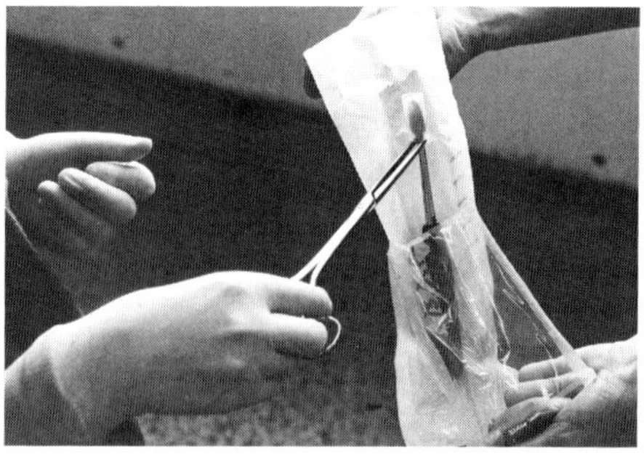

8 Reparatur- und Schleifservice

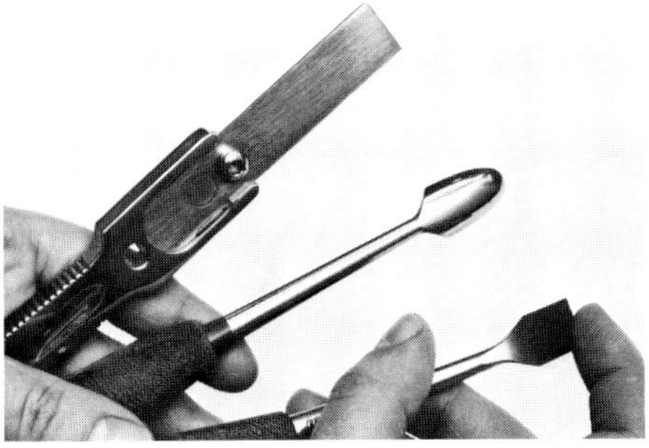

Neben der *Pflege* der Instrumente gehört auch die *Kontrolle* der Vollständigkeit und der Funktionstüchtigkeit zur *täglichen Routine.*
Schneidende Instrumente müssen fortlaufend auf ihre Schärfe kontrolliert werden. Wenn Mängel auftreten, soll das Instrument unverzüglich ausgewechselt und zum Schleifen gegeben werden.

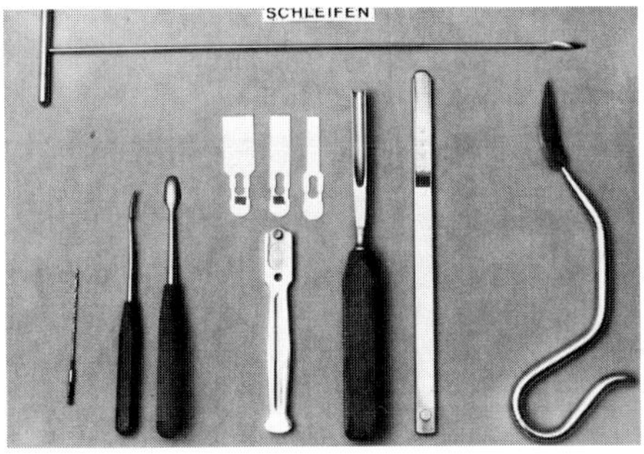

Folgende Instrumente können *nachgeschliffen* werden:
- Bohrer, Raspatorien, Meißel, Plattensitzinstrument, Pfriem, Handmarkraumbohrer, Bohrköpfe.

Zu beachten beim Schleifen:
- Der Spiralbohrer muß häufig nachgeschliffen werden, was einem Spezialisten überlassen werden soll.
  Bester Anschliff: 80–90°.
- Das Plattensitz-Instrument muß einen speziellen Anschliff haben.

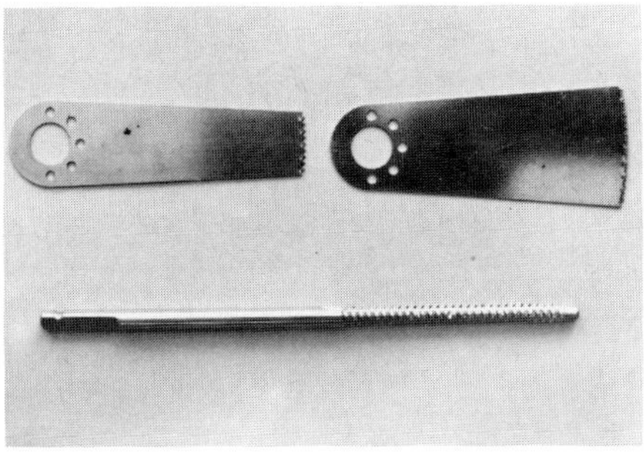

Folgende Instrumente müssen, wenn sie defekt oder stumpf sind, *ersetzt* werden:
- Sägeblätter
- Gewindeschneider.

Reparatur und Schleifen
Defekte Instrumente werden mit genauer Angabe des Defektes an die SYNTHES-Verkaufsstelle zur Reparatur oder zum Schleifen gesandt.

9 Lagerhaltung

Instrumente

- Das Durchführen einer Osteosynthese erfordert ein komplettes und einwandfreies Instrumentarium.
  Es empfiehlt sich deshalb, ein Reservelager, von stark beanspruchten Instrumenten anzulegen. Damit läßt sich ein Instrument sofort ersetzen, wenn Mängel auftreten.
- Es betrifft dies vor allem die schneidenden Instrumente, wie Bohrer, Gewindeschneider, Sägeblätter, Meißel und Plattensitzinstrument sowie Schraubenzieher.
- In Kliniken, wo häufig Marknagelungen durchgeführt werden, darf auch ein Satz Extra-Markraum-Bohrköpfe samt flexiblen Wellen nicht fehlen. Eine Marknagelung läßt sich mit defekten Hilfsmitteln nicht durchführen.
- Empfehlenswert sind Preßluft-Bohrmaschinen sowie auch Schläuche dazu, damit ein Ersatz gewährleistet ist, wenn einer außer Funktion gerät.

Implantate

- Ein vollständiger Implantatensatz soll vor jeder Operation vorhanden sein. Grundsätzlich kann der Patient nicht an das einzelne vorhandene Implantat angepaßt werden. Nach Beendigung einer Operation sollen die verwendeten Schrauben und Platten sofort ersetzt werden.
- Ein *Reservelager* von den am meisten verwendeten Implantaten soll im OP-Trakt vorhanden sein. Die Größe dieses Lagers muß der Osteosynthese-Frequenz resp. dem Implantaten-Umsatz angepaßt sein. Der Bedarf für 1–2 Monate sollte aber gedeckt sein. Die Lieferzeit von bestelltem Material muß auf jeden Fall einkalkuliert werden.
- Wenn das Lager von Implantaten übersichtlich geordnet wird, bietet das Ersetzen von verwendeten Implantaten sofort nach jeder Operation keine Schwierigkeiten.
  Die Implantate werden in ihrer Verpackung, die auch als Schutzhülle dient, belassen und in Schubladen oder Schachteln mit Aufschrift aufbewahrt.

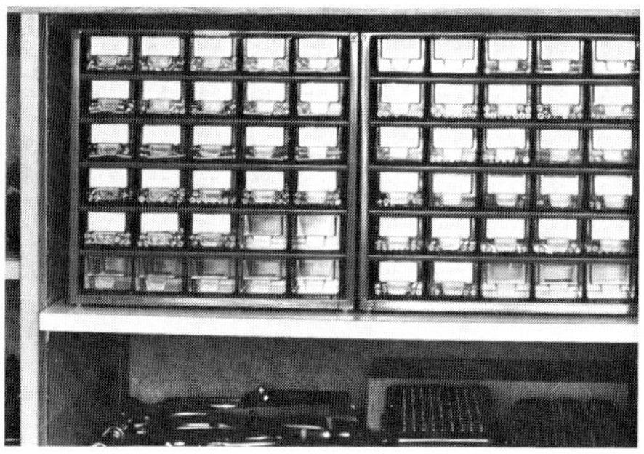

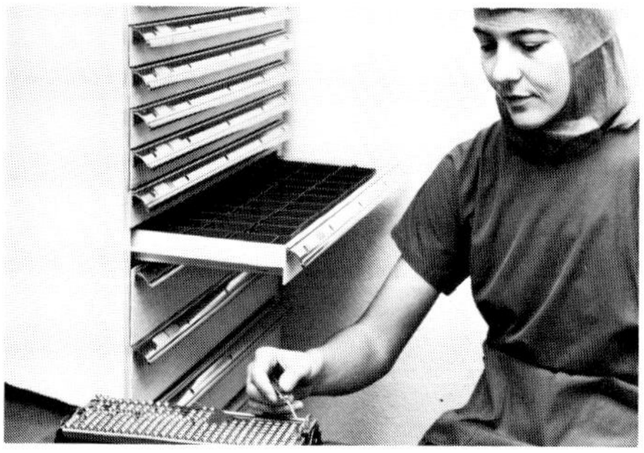

D Präoperative, operative und postoperative Hinweise

1 Präoperative Vorbereitung des Patienten auf der Abteilung

Ein Krankenhaus beherbergt eine große Anzahl von Krankheitserregern ungleicher Virulenz. Wenn ein Patient eintritt, wird er mehr oder weniger schnell und massiv mit potentiellen Erregern von Infektionen besiedelt. Der Besiedlungsgrad kann schon in der ersten Woche 30%–40% erreichen.

Um das Risiko einer Infektion zu verringern, das jeder Eingriff am menschlichen Körper mit sich bringt, sollte man, besonders was Osteosynthesen anbetrifft, auf folgendes achten:

- Wenn möglich räumliche Trennung von septischen und aseptischen Krankenstationen und Operationsbetrieben.
- Vor Wahleingriffen vorbestandene Infekte, wie z. B. Tonsillitis, Panaritien, Ulcus cruris, etc. sanieren.

1.1 Präoperative Hautvorbereitung auf der Abteilung

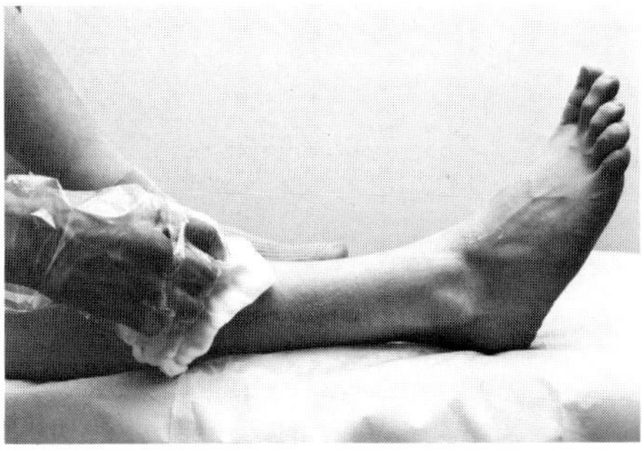

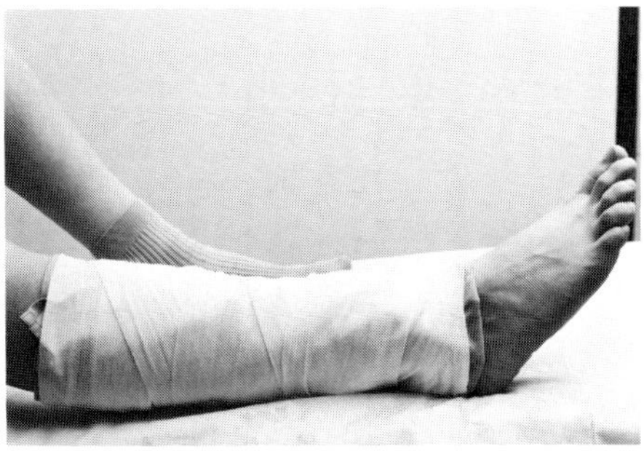

- Bei Wahleingriffen empfieht es sich, die Haut des Operationsfeldes mindestens 2 Stunden vor der Operation mit einem Desinfektionsmittel vorzubereiten, d. h. zu bestreichen und steril abzudecken.
  Es ist wichtig, daß die entsprechende Desinfektionslösung eine Tiefenwirkung besitzt, um vor allem die Haarbälge zu erfassen.
  Als Mittel eignen sich bezüglich Bakterezidie und Remanenz am besten:
  1. Alkoholische Lösungen von organischem Quecksilber (z. B. Mercurochrom)
  2. Jodophore (z. B. Betadin)
  3. Quarternäre Ammoniumbasen in 70%igem Alkohol (Desogen)
  4. Hexachlorophen-Präparate.
- Bei Notfällen die Hautreinigung mit einer desinfizierenden Seife vornehmen. Alsdann präoperative Hautdesinfektion im üblichen Rahmen (s. S. 237).

- Bei einem Eingriff an der Hand oder am Fuß die Nägel schneiden und mit Bürste reinigen. Die Hand oder der Fuß wird anschließend während 10 Minuten mit desinfizierender Seife gewaschen.
- Auf das Rasieren soll wegen eventueller Hautverletzungen verzichtet werden. Hingegen ist es möglich, die Enthaarung mittels eines Depilationsmittels vorzunehmen.

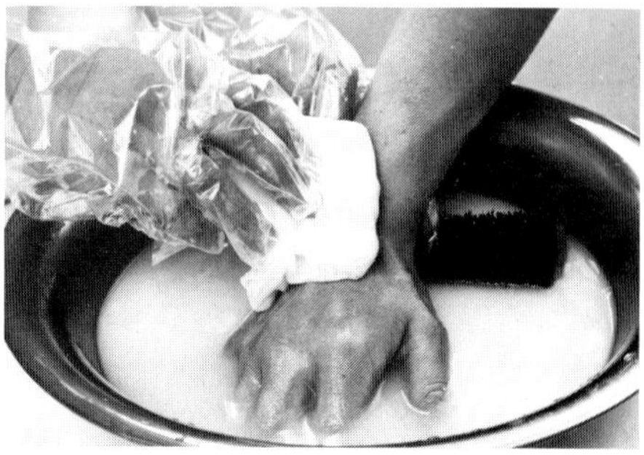

2 Vorbereitung des Patienten im Vorbereitungszimmer

2.1 Blutsperre-Manschette

Operationen an den Extremitäten werden, wenn immer möglich, in Blutsperre ausgeführt. Dazu wird eine pneumatische Manschette verwendet, welche mit kontrollierbarem Druck versehen ist. Vor dem Anlegen der Manschette soll diese mit einem alkoholischen Rapidspray keimfrei gemacht werden.
Manschetten, die sich sterilisieren lassen, sind besonders zu empfehlen.
Um das Eindringen von Desinfektionsmittel zwischen Haut und Manschette zu verhindern (was zu Verbrennungen führen könnte), soll eine Gaze eingeschoben werden, um die Lösung aufzufangen. Diese wird nach beendeter Desinfektion entfernt.
Die Manschette läßt sich auch mit einer Klebefolie oder einem wasserundurchlässigen Papiertuch mit Kleberand decken.
Das Einlassen der Druckluft in die Manschette erfolgt erst kurz vor der Operation.

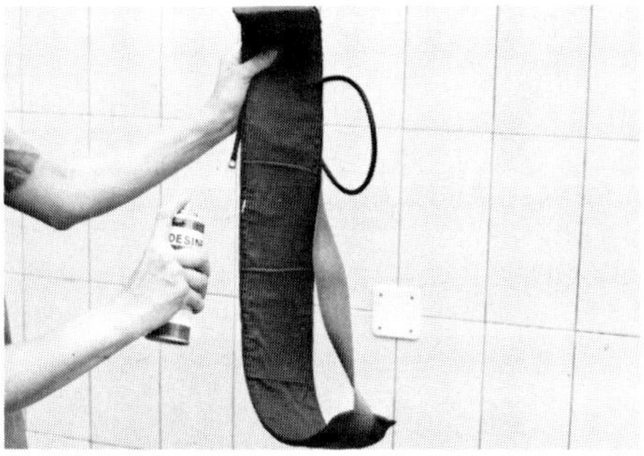

2.2 Lagerung

Die Lagerung des Patienten auf dem Operationstisch soll vom Operateur geleitet oder kontrolliert werden. Mögliche Druckstellen müssen gut gepolstert werden.

- Die Lagerung bei einer Knieoperation.

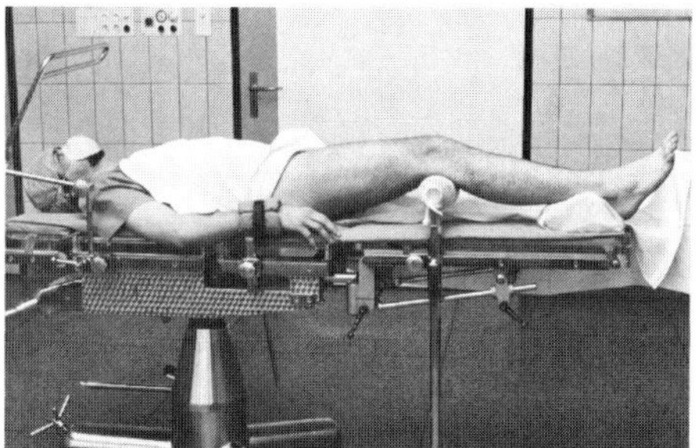

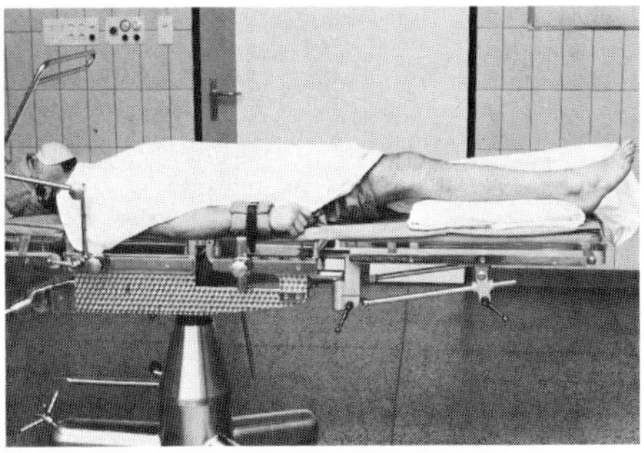

– Die Lagerung bei einer Fuß- oder Unterschenkeloperation.

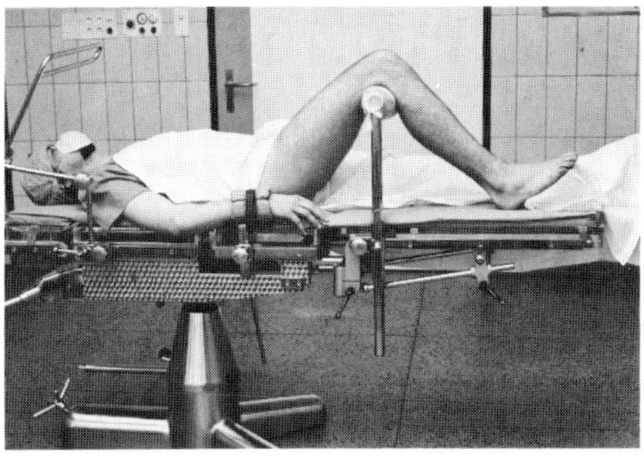

– Die Lagerung bei einer offenen Marknagelung an der Tibia.

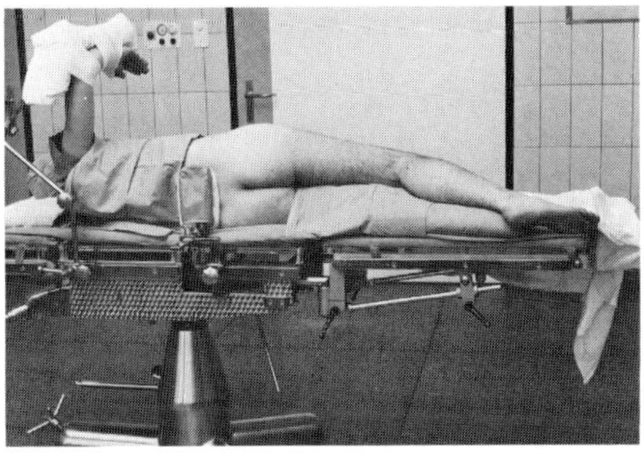

– Die Lagerung bei einer offenen Marknagelung am Oberschenkel.

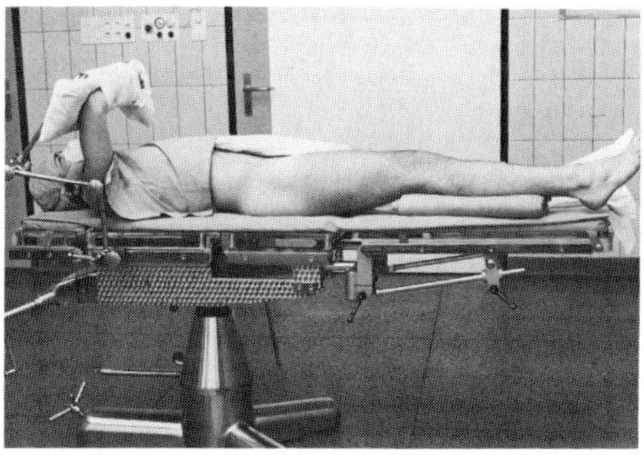

– Die Lagerung bei einer Oberschenkel- oder Hüftoperation.

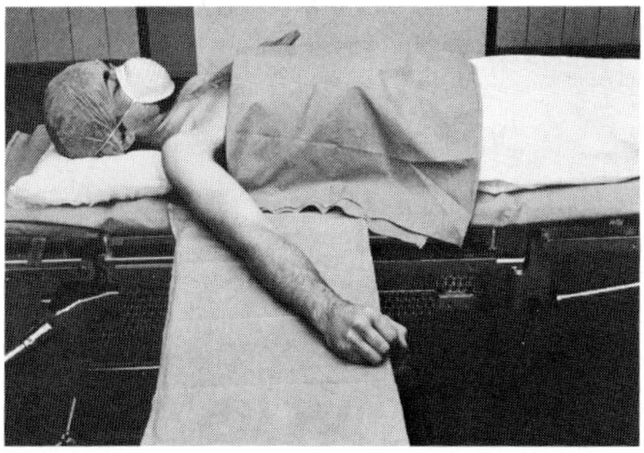

– Die Lagerung bei einer Hand-, Unterarm- oder Oberarmoperation.

- Die Lagerung bei einer Ellenbogen-Osteosynthese in Bauchlage.

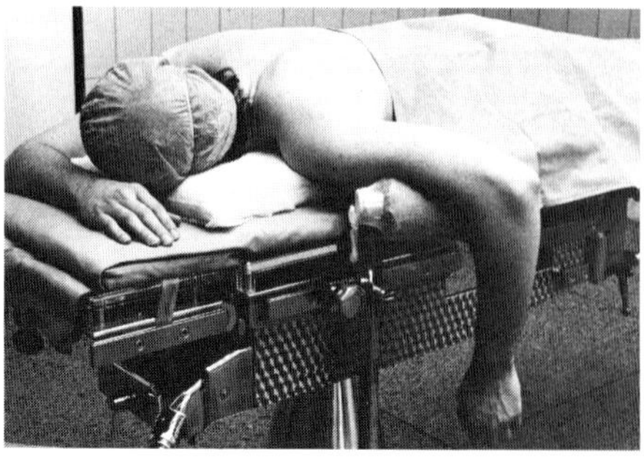

- Die Lagerung bei einer Ellbogen-Osteosynthese in Rükkenlage.

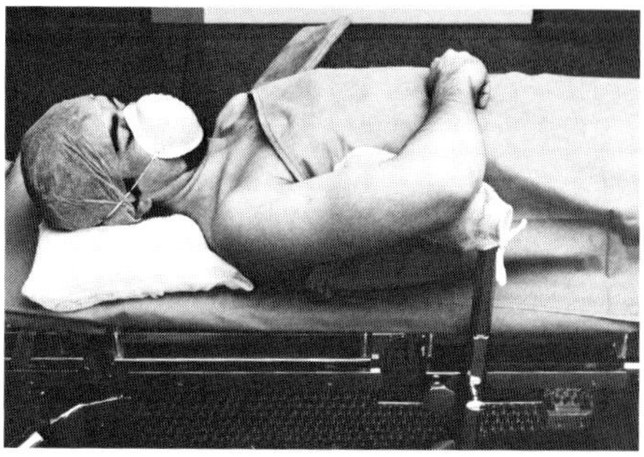

- Die Lagerung bei einer Schulter-Osteosynthese.

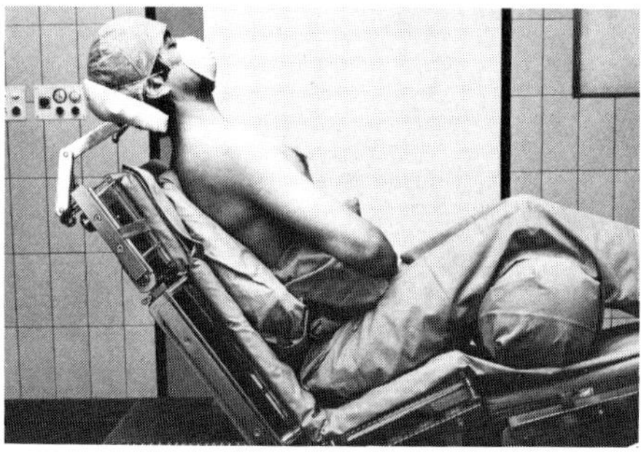

2.3 Rasieren

Erst kurz vor dem Eingriff soll das Rasieren erfolgen. Die Gegend der geplanten Inzisionsstelle wird mit Desinfektionsmittel oder sterilem Rasierschaum eingestrichen und die Behaarung mit einem sterilen Rasiermesser oder steriler Rasierklinge entfernt. Depilationsmittel können auch verwendet werden.

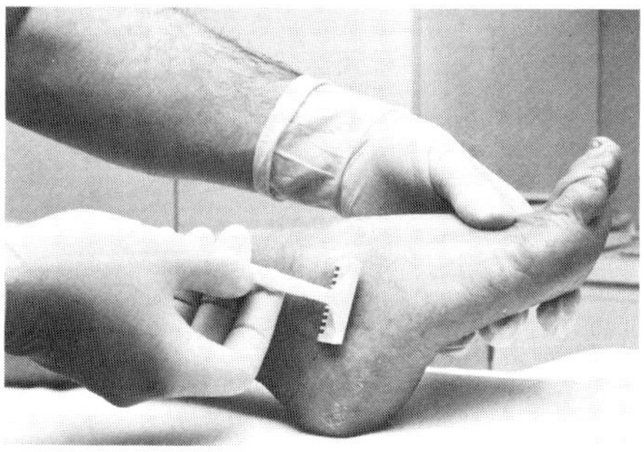

2.4 Entfettung

der Haut mittels Äther.

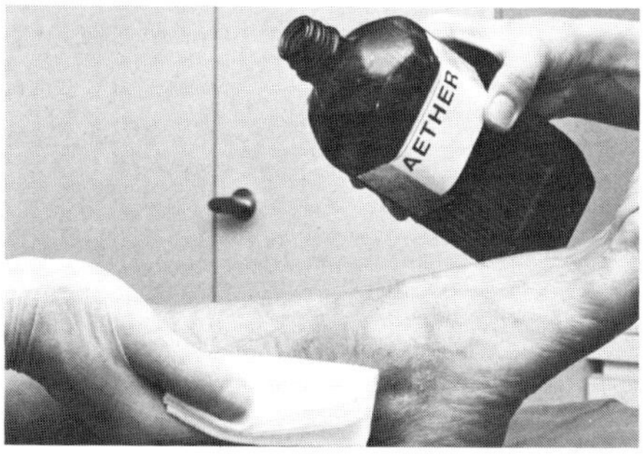

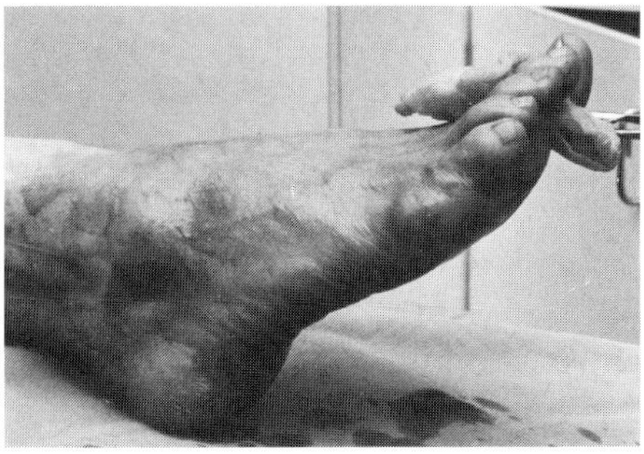

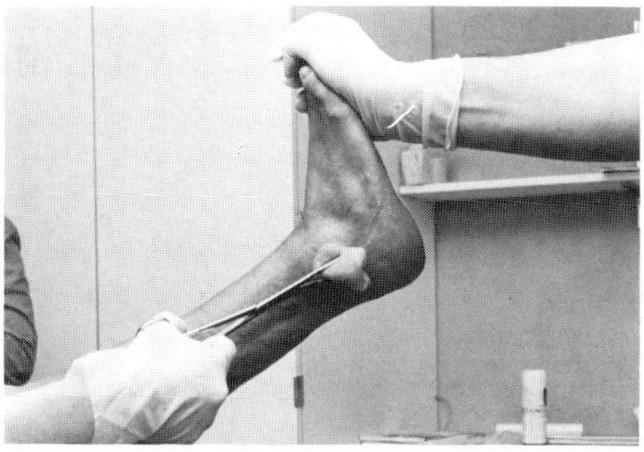

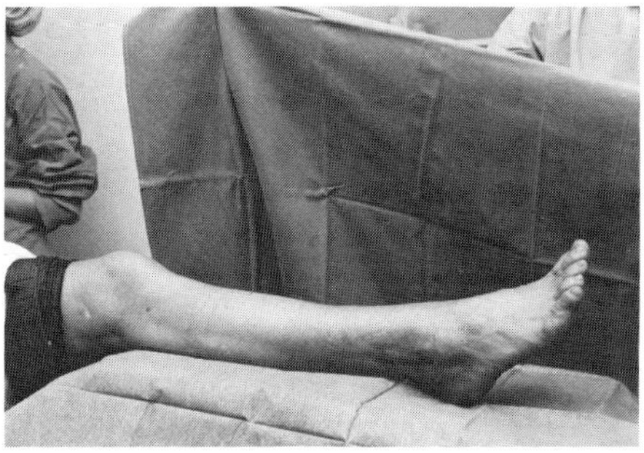

2.5 Vorwaschen des Operationsfeldes

Das Vorwaschen erfolgt unter sterilen Bedingungen und wird großzügig ausgeführt.
Mit sterilen Tüchern abgedeckt, wird der Patient in den OP-Saal eingefahren.
Geeignete Mittel sind vor allem:
- 70%ige alkoholische Kombinationslösung, besonders solche mit Isopropylalkohol.
- Seifenhaltige Jodophore.

2.6 Präoperative Hautvorbereitung bei offenen Frakturen

Bei *offenen Frakturen* werden die Hautvorbereitungen unter Narkose und unter strengster Asepsis im Narkose-Vorbereitungszimmer oder OP-Saal vorgenommen. Jede anwesende Person trägt Kopf- und Mundbedeckung.
- Ein schon vor der Einlieferung angelegter Verband wird erst unter sterilen Bedingungen entfernt.
- Bei Verschmutzung die Wunde und die Haut mit einem Detergens und einem hautfreundlichen Desinfektionsmittel reinigen.
- Vorwaschen mittels einer der auf Seite 233 erwähnten Desinfektionslösungen.

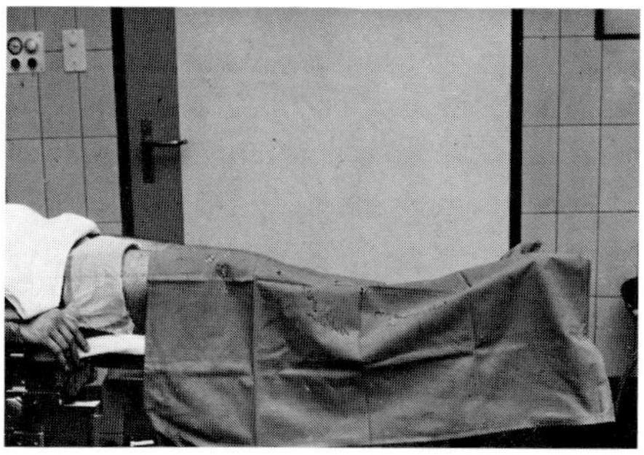

Achtung:

Alkoholhaltige Lösungen dürfen nicht mit Gelenkknorpel in Berührung kommen. Durch Wasserentzug entsteht eine starke Schädigung des Knorpels.
- Rasieren mit einem sterilen Rasiermesser oder Rasierklinge.
- Steriles Zudecken.
- Für Operation vorbereiten.

3 Allgemeine Hinweise zur Operation

3.1 Planung der Operation

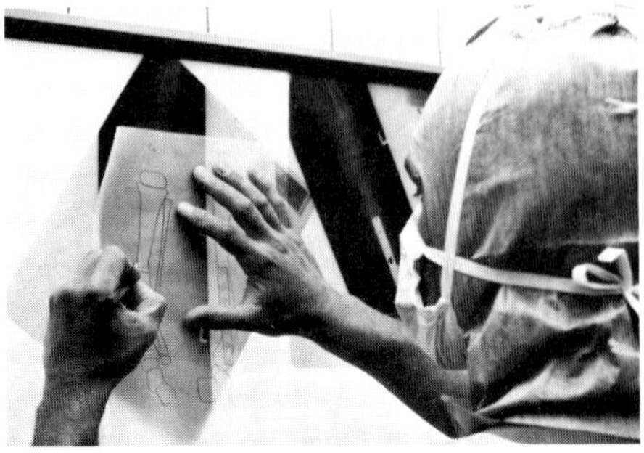

Es ist zweckmäßig, wenn der Operateur anhand eines Knochenmodelles oder einer Zeichnung die Fraktursituation analysiert und einen entsprechenden Plan ausarbeitet. Damit kann eine genaue Anweisung zur Vorbereitung der Instrumente und Implantate erteilt werden, was die Arbeit für das Personal erleichtert und unnötige Hektik während der Operation erspart.

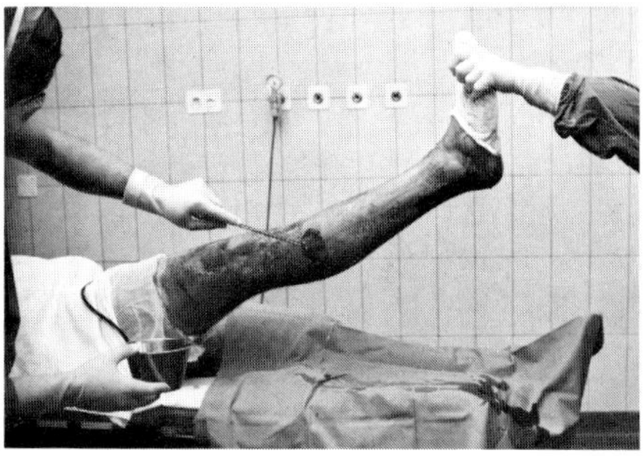

3.2 Definitive Desinfektion des Operationsfeldes

Geeignete Mittel

70%ige Alkoholpräparate (Isopropyl-Alkohol, Jodophore). Die Desinfektion verlangt präzises Vorgehen und wird von einer „sterilen“ Person gemacht. Der erste Anstrich ist großflächig und grenzt den zu desinfizierenden Hautbezirk ab. Von der Mitte ausgehend erfolgen die zwei nächsten Anstriche innerhalb des vorangehenden und sollen dessen Grenzen nicht überschreiten.

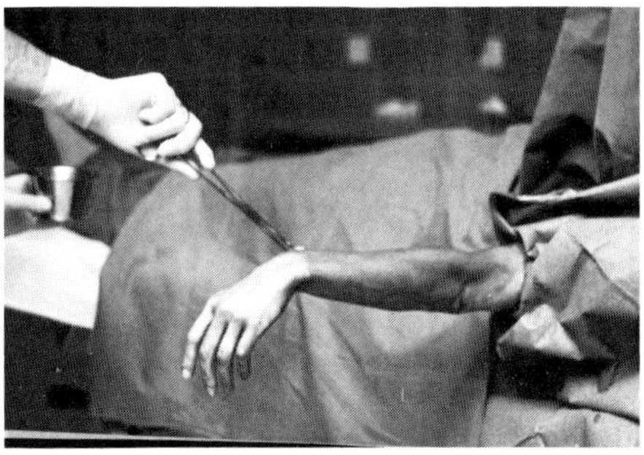

- Hand- und Fußdesinfektion sowie Unterarm- und Unterschenkeldesinfektion umfaßt sowohl Finger- wie Zehenspitzen und führt proximalwärts bis über Ellenbogen bzw. Knie.
- Die Desinfektion im Hüftbereich stellt besondere Anforderungen.
- Die Fixpunkte, die für den Operateur zur Beurteilung der Achsen und der Beweglichkeit notwendig sind, müssen miteinbezogen werden. Die Desinfektion fängt über dem Operationsfeld an und der erste Anstrich wird am Fuß beendet. Dieser wird zunächst steril abgedeckt und die Desinfektion am Bein fortgesetzt bis unter das Gesäß. Eine sterile, wasserundurchlässige Unterlage wird unter das Gesäß gelegt, bevor die Desinfektion großzügig bis zur Brust weitergeführt wird.

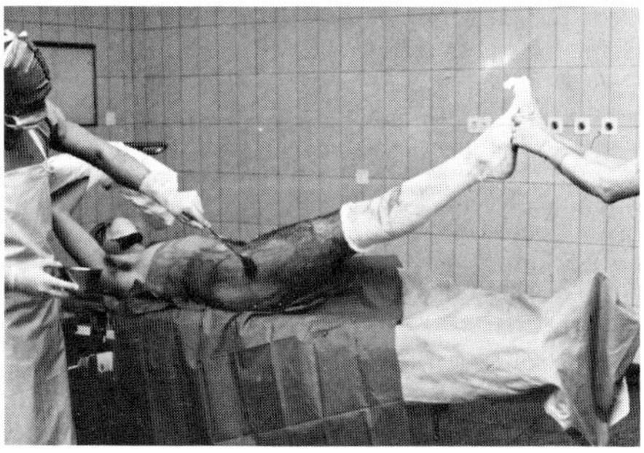

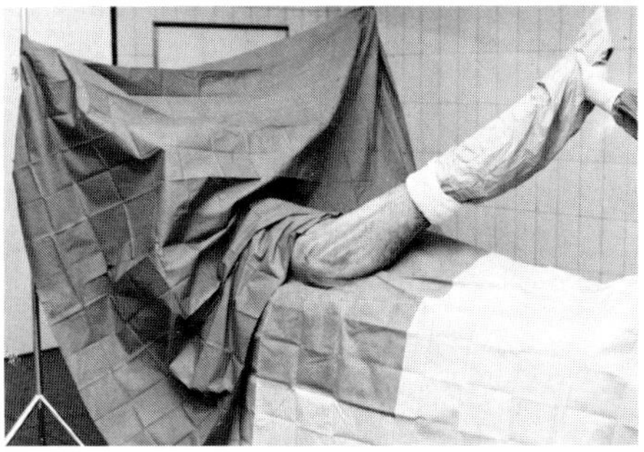

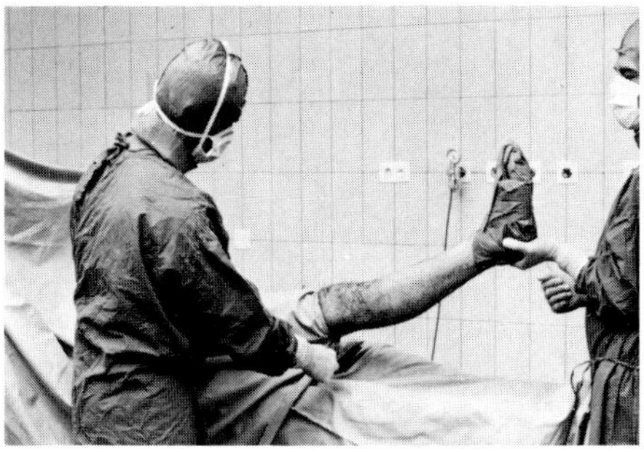

3.3 Das Abdecken

Durch zwei steril gekleidete Personen läßt sich das Abdekken am besten durchführen.

- Abdecktücher für einmaligen Gebrauch können verwendet werden, wobei die Abdeckung gemäß Anleitung auf der Verpackung zu erfolgen hat.
- Für Hüftoperationen gibt es speziell angefertigte, selbstklebende Schlitztücher (U-Tücher), die ein zuverlässiges Abdecken erlauben.
- Abdecktücher aus Stoff lassen sich zweischichtig verwenden, wenn sie mit sterilen, wasserundurchlässigen Tüchern kombiniert werden.

  Die Stofftücher können mit sterilen Klebstreifen oder Tuchklammern fixiert werden.

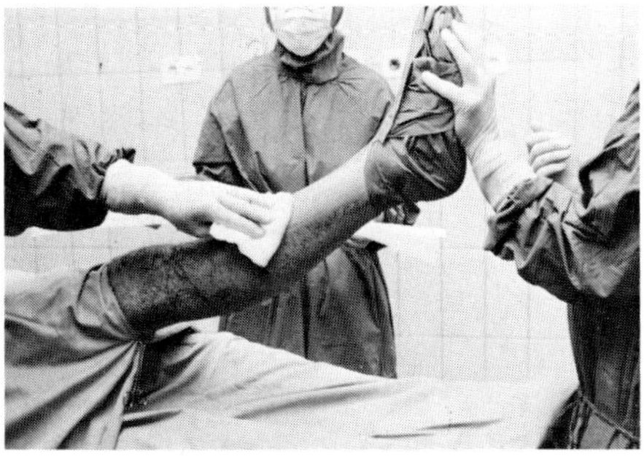

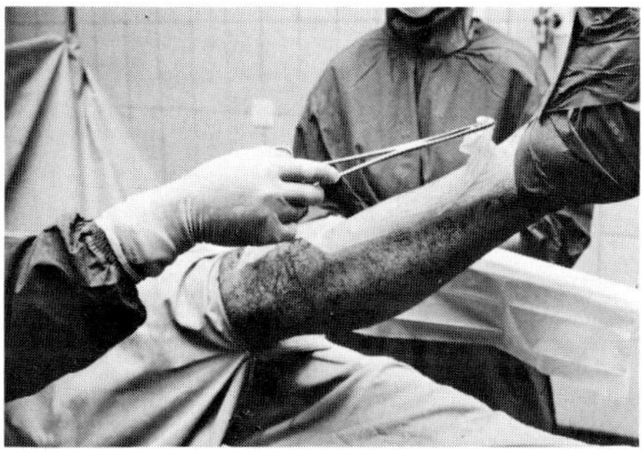

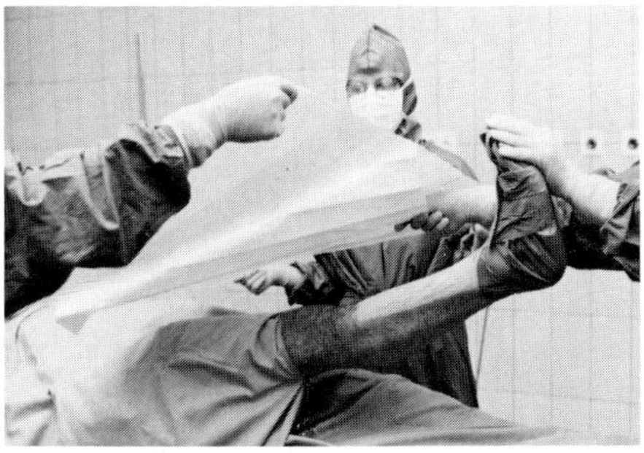

3.4 Inzisionsfolie aus Plastik

Viele Ärzte befürworten die Folie. Nach Vorschrift angebracht, wird von ihr ein Schutz gegen das Eindringen von Hautkeimen in die Wunde erwartet. Dieser Schutz ist aber nur gewährleistet, wenn sich die Folie während der Operation nicht von der Haut ablöst und kein „Sumpf" zwischen Haut und Folie entsteht. In der Praxis hat sich folgendes Vorgehen für ein zuverlässiges Festhaften bewährt:

- Das Operationsfeld nach der endgültigen Desinfektion mit steriler Kompresse abtupfen.
- Auftragen eines sterilen, desinfizierenden Sprays oder
- Aufkleben eines Streifens der Folie über die Inzisionsstelle. Der Streifen wird entfernt und die Folie definitiv aufgeklebt.

3.5 Die Blutsperre-Manschette

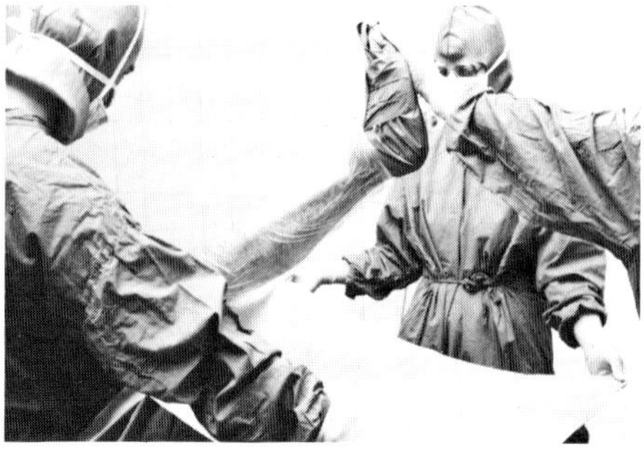

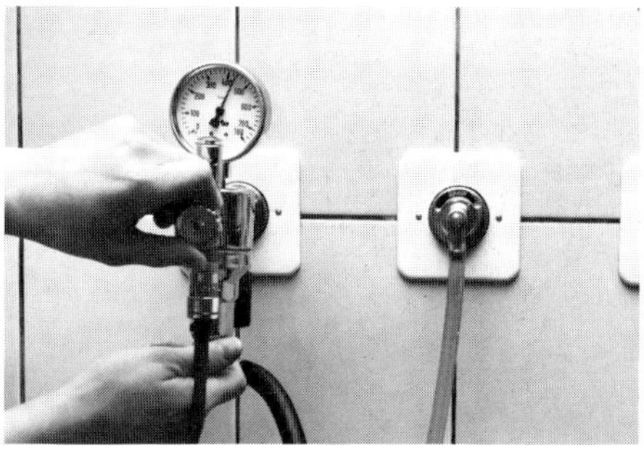

Unmittelbar vor Operationsbeginn wird die Extremität während einigen Minuten hochgehalten. Anschließend läßt man die Druckluft in die pneumatische Manschette. Mit Hilfe eines Reduzierventils wird der Druck in der Manschette am Arm auf 300, am Bein auf 600 mm Hg gehalten.
Am Arm sollte die Zirkulationsunterbrechung im allgemeinen nicht länger als 1 Stunde, am Bein nicht länger als 1½ Stunden dauern.

3.6 Faszientücher

Mit Ringer-Lösung angefeuchtete Kompressen oder Tücher werden von vielen Operateuren, besonders bei einem Eingriff an der Hüfte, mit der Faszie vernäht, so daß subkutanes Gewebe feucht gehalten wird und die Hautränder während der Operation bedeckt bleiben.

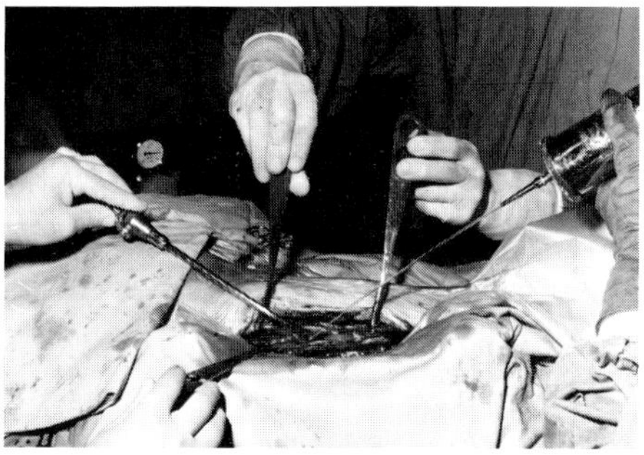

3.7 Spülung

Durch regelmäßiges Spülen wird das Gewebe vor dem Austrocknen geschützt. Ferner dient die Spülung zum Entfernen der aus der Luft kommenden Keime.
Knochenmehl wird während des Bohrens, Sägens und Gewindeschneidens durch Spülflüssigkeit entfernt.
Isotonische Ringer-Lösung ist das am besten geeignete Mittel. Physiologische Kochsalzlösung führt an Gewebekulturen zu einer Zellschädigung, was bei der Ringer-Lösung nicht der Fall ist. Der Zusatz von Antibiotika ist mehr und mehr umstritten.

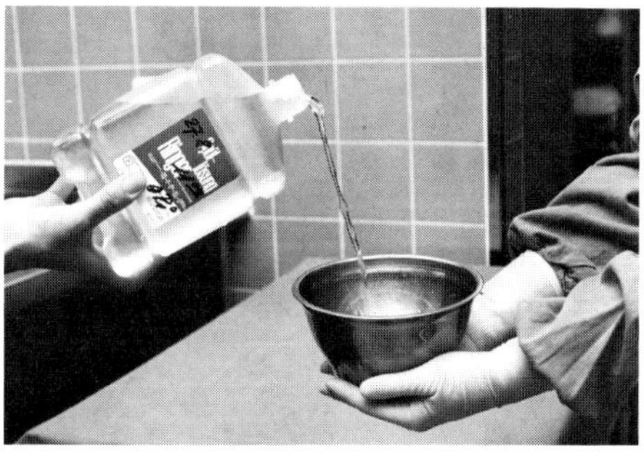

3.8 Saugvorrichtung mit Arretierung

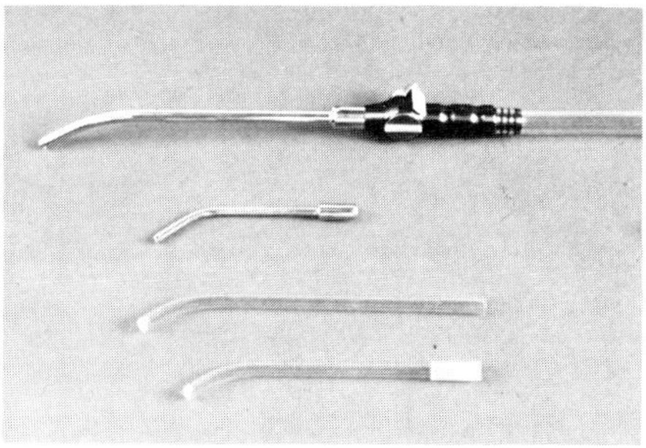

Die Entfernung von Blut und Spülflüssigkeit erfolgt mit dem Sauger und nicht mit Kompressen. Ein Sauger, der abgestellt werden kann, wenn er nicht mehr verwendet wird, verursacht keine unnötige Turbulenz. Außerdem ist das Ansammeln von Keimen an der Spitze des Saugrohres ausgeschlossen. Richtiger Unterdruck: 0,25 atü = 2,5 m Wassersäule.

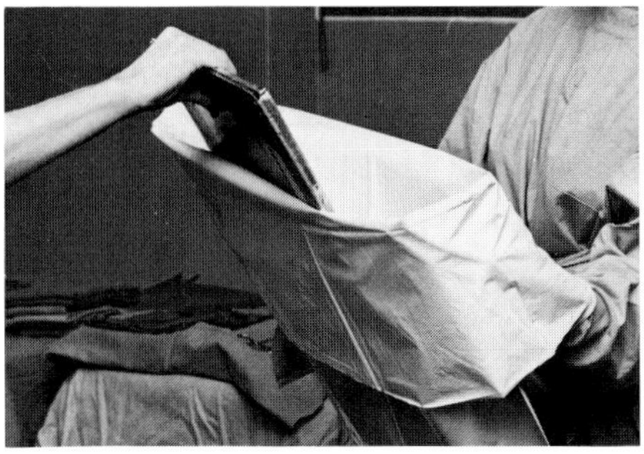

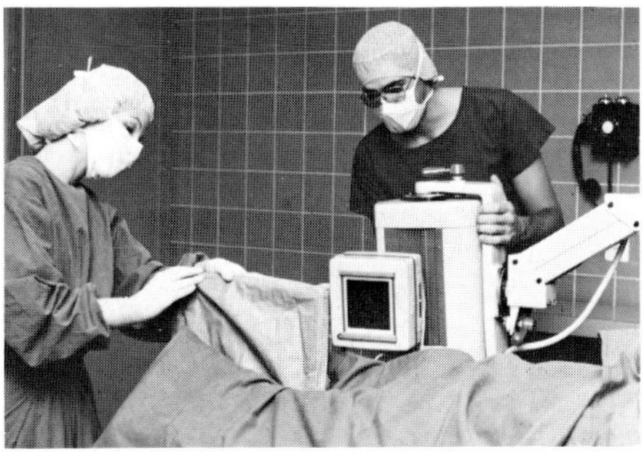

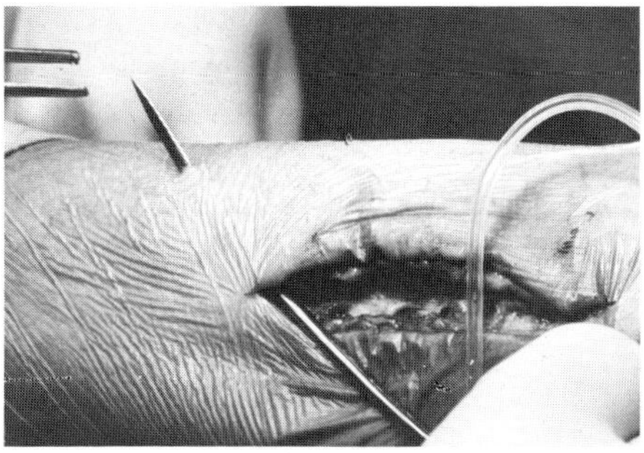

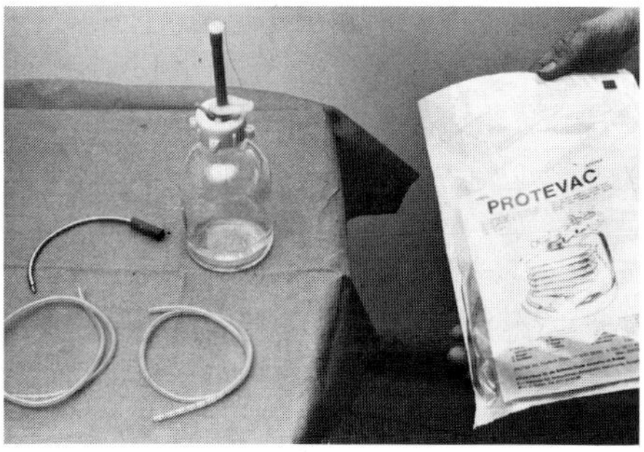

3.9 Röntgenaufnahmen während des Operierens

In gewissen Fällen ist eine Röntgenaufnahme während der Operation notwendig. Die Asepsis muß speziell beachtet werden, da eine Keimverschleppung sehr leicht entsteht.

- Das Röntgenpersonal soll vollständig umgezogen in OP-Kleidung den OP-Saal betreten und darf unter keinen Umständen den OP-Trakt in dieser Kleidung verlassen.
- Der Röntgenapparat muß mit Desinfektionslösung gereinigt sein, bevor er in den Saal gebracht wird.
- Das OP-Feld wird mit großen Tüchern gut zugedeckt.
- Die Röntgenkassetten sollen in wasserundurchlässige Tücher oder Säcke eingepackt werden. Sterile Bleiplatten oder steril abgedeckte Polsterkissen können als Halter der Kassetten dienen.

3.10 Saugdrainage

Um die Ansammlung von Seromen und Hämathomen zu verhindern und einen direkten Kontakt zwischen Weichteilmantel und Knochen zu gewährleisten, ist nach jeder Osteosynthese eine ausreichende Saugdrainage anzulegen. Mittels einer Nadel mit gleichem Durchmesser wie die des Drains, wird von innen nach außen das Saugdrain durch die Haut gezogen.
Der Durchmesser des Drains soll mindestens 3–4 mm betragen, um eine gute Saugkraft zu erreichen. Durch unterschiedlich große Löcher des Drains wird die Saugwirkung auch verbessert (Ulmer Drains).
Das Drains wird mit einem sterilen Verbindungsschlauch an eine sterile Glasflasche oder einen gebrauchsfertigen Behälter angeschlossen, wo bereits ein Unterdruck hergestellt ist.

- Die Redon-Flasche aus Glas hat den Vorteil, daß sie resterilisiert und deshalb mehrmals verwendet werden kann. Nach jedem Gebrauch soll die Flasche mit abgeschraubtem Gummi- oder Plastikzapfen desinfiziert und gereinigt werden. Die Flasche wird zur Sterilisation bereitgemacht, wobei sich unter Verwendung gewisser Verschlüsse ein Vakuum von 60 cmHg während des Sterilisierens herstellen läßt.
  In anderen Fällen kann das Vakuum mittels steriler Saugvorrichtung vor Gebrauch angelegt werden. Die am Drain angeschlossene Flasche wird nachher am Bett befestigt.

3.11 Wundverschluß

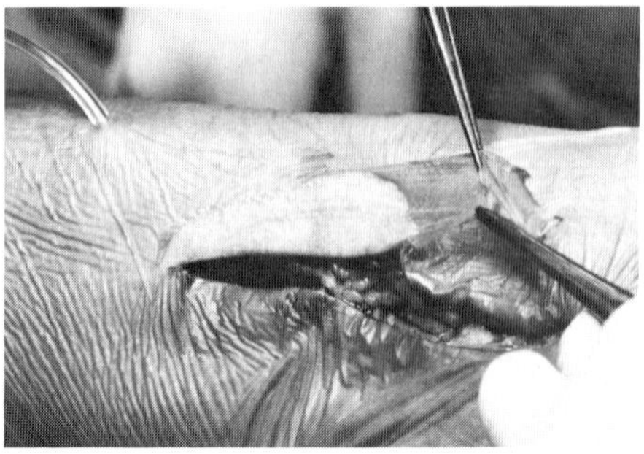

Wundverschluß und entsprechende Weichteilbehandlung entscheiden oft über den Erfolg der Osteosynthese. Die Faszie wird locker mit resorbierbarem Material (Dexon, Vicryl) geschlossen. Keine oder nur einzelne Subkutannähte.

Die Inzisionsfolie wird wundnah mit Pinzetten oder Zangen entfernt.

Die abgedeckte Haut wird desinfiziert, ohne daß die Flüssigkeit in die Wunde hineinkommt.

Die Haut wird am besten mit einem monophilen Faden von Stärke usp 3,0/4,0 durch Rückstichnähte adaptiert.

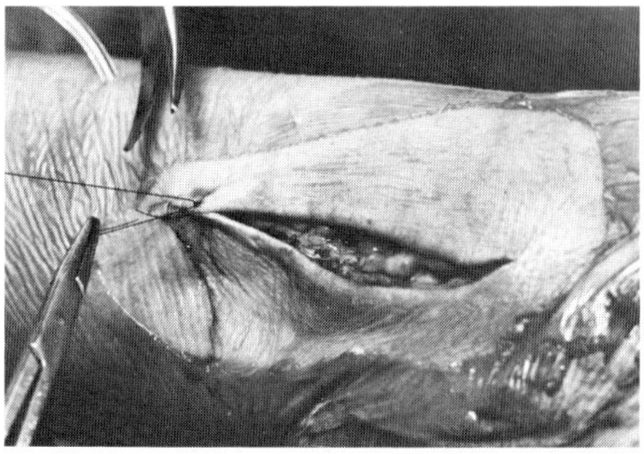

3.12 Verbandstechnik

Für die ersten 24 Stunden (oder bis die Saugdrainage entfernt wird), wird auf die Wunde ein saugkräftiger, luftdurchlässiger Verband gelegt (Gaze, fertiger Wundverband). Ein antibakterieller Wundspray oder mit einem Film versehene Verbände verhindern das Ankleben an der Wunde.

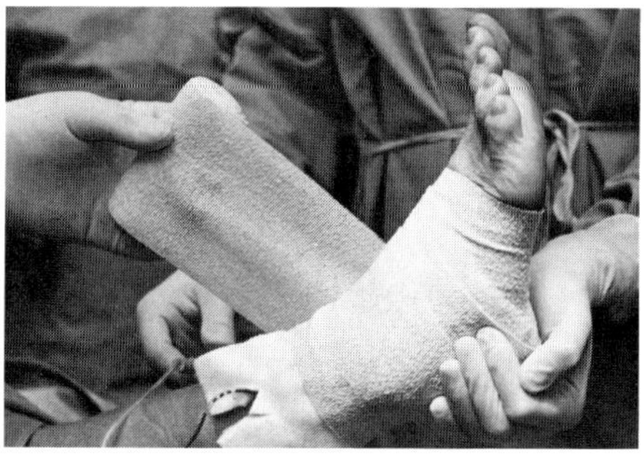

Eine sterile Schaumgummiplatte, mit einer elastischen Binde fixiert, kann zur Hämostase beitragen.

Nachdem die Saugdrainage entfernt ist, kann die Wunde mit einem einfachen Wundverband oder mit antibakteriellem Wundspray geschützt werden.

3.13 Aufheben der Blutsperre

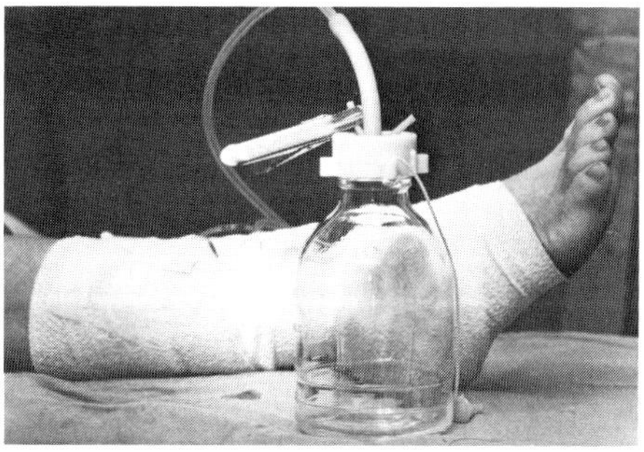

Sie erfolgt im allgemeinen erst nach Beendigung der Hautnaht und Verband bei geöffneten Saugdrainagen. Ist die Blutstillung infolge von ausgedehnten Weichteileingriffen unsicher, so empfiehlt es sich, die Blutsperre vor dem Wundverschluß zu lösen, um blutende Gefäßstümpfe versorgen zu können. Sichtbare Gefäße werden immer ligiert.

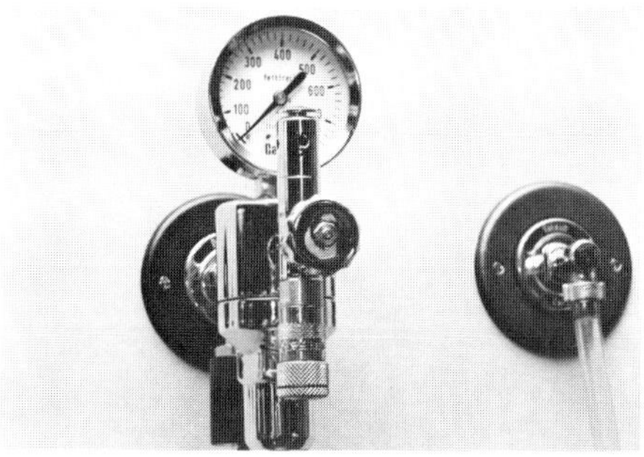

4 Postoperative Hinweise zur Lagerung

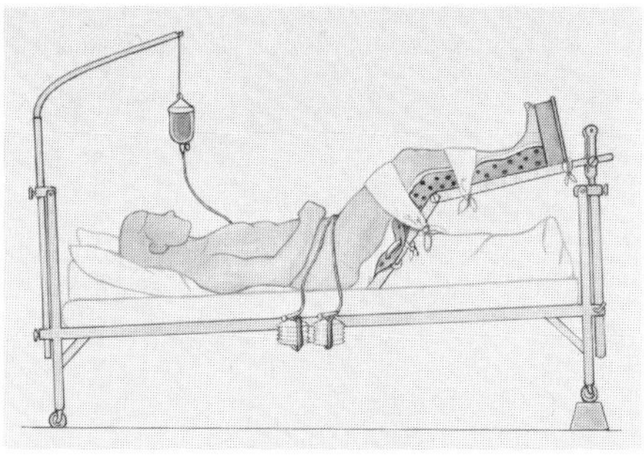

Die Standardlagerungen bei gipsfreier Nachbehandlung der Extremitäten:

– *Unterschenkelfraktur*
  Das Bein wird in einer Schaumgummi-Schiene auf einer Braunschen Schiene mit 135°-Winkel gelagert. Das Kniegelenk wird um 45° gebeugt. Der Fuß, in Rechtwinkelstellung, soll gegen feste Unterlage anliegen. Der Unterschenkel wird locker fixiert durch abnehmbare Binde.

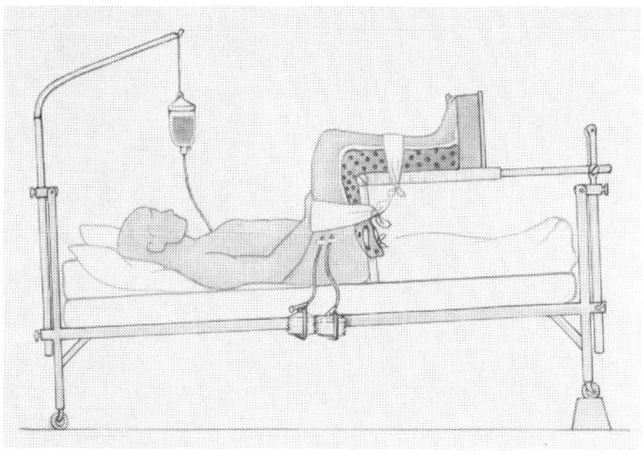

– *Operationen im mittleren und distalen Femurbereich*
  Für die ersten Tage wird das Bein in eine Schiene gelegt, auf welcher eine Schaumgummischiene fest montiert ist. Die Schiene muß einen spitzen Winkel aufweisen, damit das Knie genau in 90° zu liegen kommt.
  Der Fuß fest anliegend in Rechtwinkelstellung. Lockere, abnehmbare Fixation von Ober- und Unterschenkel.

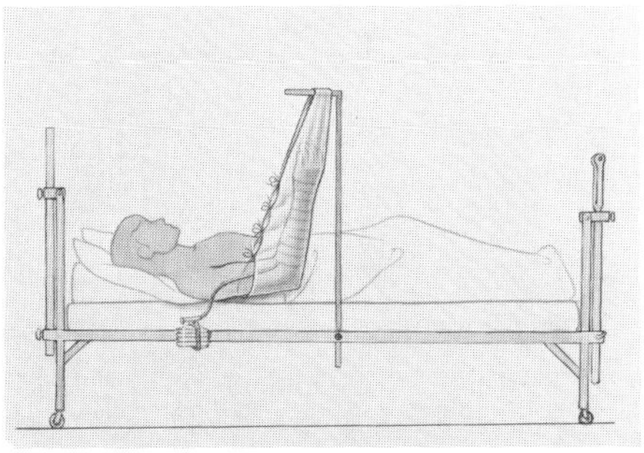

– *Unterarm- und Handoperationen*
  Der Ellbogen wird im 80–90°-Winkel gebeugt und der Arm in einen verschließbaren Stoffsack eingelegt, der an einer Stange aufgehängt ist. Handfläche gegen das Gesicht.

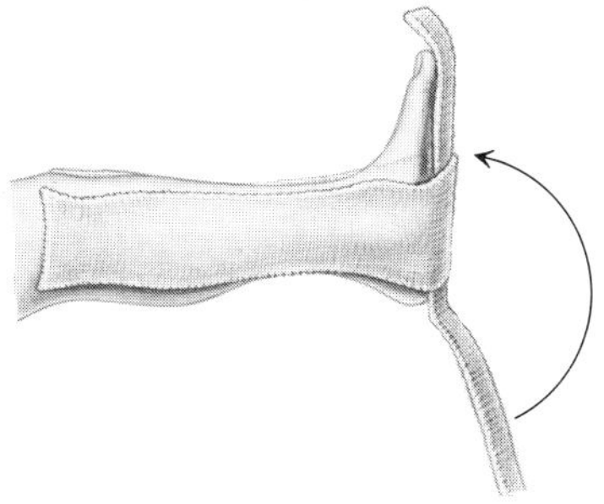

Eine Gipsfixation ist unter bestimmten Umständen notwendig

– Nach Osteosynthesen im Bereich des oberen Sprunggelenkes wird eine U-förmige Gipsschiene in Rechtwinkelstellung angelegt. Sie dient zur Prophylaxe eines Spitzfußes und zum Weichteilschutz.
– Anstatt eines Stoffsackes kann zum Aufhängen der oberen Extremitäten eine Gipsfixation benützt werden.– Zusätzlich ist eine Gipsfixation unter Umständen notwendig, wenn bei unruhigen und unvernünftigen Patienten eine an sich stabile Osteosynthese geschützt werden muß.

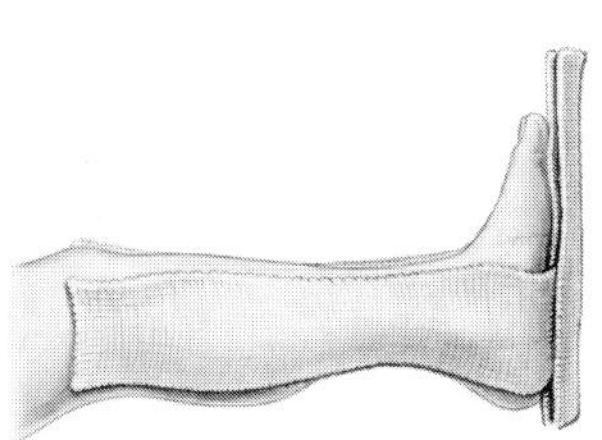

5 Metall-Entfernung

Da die Kombination von Knochen und Implantat infolge Elastizitäts-Unterschied der biomechanischen Normalisierung des Knochens im Wege steht, ist die Osteosynthese-Material-Entfernung an den unteren Extremitäten immer angezeigt.

Ausnahmen

- an nicht-belasteten, oberen Extremitäten (speziell Humerus)
- Implantate im Bereich des Hüftgelenkes bei älteren Personen
- einzelne Schrauben im metaphysären Bereich.

5.1 Zeitpunkt der Implantat-Entfernung

Prinzipiell werden Implantate bis zur weitgehenden Normalisierung der Knochenstruktur belassen.

- Einzelne Schrauben in spongiösem Bereich (ohne autologe Spongiosaplastik) können schon nach 3–6 Monaten entfernt werden.
- Platte und Schrauben an der Tibia nach ungefähr 1½ Jahren.
- Platte und Schrauben im Vorderarm und Humerus nach ungefähr 1½–2 Jahren.
- Platte und Schrauben am Femur nach 2 Jahren.
- Wenn ausnahmsweise zwei Platten in der Diaphyse verwendet worden sind, müssen die Platten einzeln entfernt werden, mit einem Intervall von 3–6 Monaten.
- Marknägel werden im allgemeinen nicht vor 2 Jahren entfernt.
- Bei Kindern werden die zur Adaptations-Osteosynthese verwendeten Kirschner-Drähte nach 2–3 Wochen weggenommen, sonstiges Material im allgemeinen nach 3 Monaten.
- Zusätzliche Drahtumschlingungen bei der Marknagelung und die bei einer Malleolarfraktur ausnahmsweise verwendete Fibula-Stellschraube sollten nach 6–8 Wochen entfernt werden, weil sie dann ihren Dienst geleistet haben und bei deren Belassen Komplikationen hervortreten können (Lockerung, Ermüdungsbrüche).

  Während ca. 3 Monaten nach der Metallentfernung soll der Patient keine größeren sportlichen Tätigkeiten unternehmen, da die Metallentfernung die biomechanische Konstellation des Knochens verändert und damit gewisse Umbau- und Anpassungsvorgänge auslöst. Er darf jedoch sofort voll belasten.

5.2 Operatives Vorgehen bei Implantat-Entfernung

Die Vorbereitungen sind wie vor einer Osteosynthese vorzunehmen:

- Präoperative Hautdesinfektion auf der Abteilung.
- OP-Feld entfetten, rasieren und desinfizieren (im Vorbereitungszimmer).
- Abdeckung je nach Ausdehnung der Operation. Um einzelne Schrauben mit Stichinzisionen zu entfernen, braucht die Abdeckung nicht umfangreich zu sein.
- Inzisionsfolie wird bei längerdauernden Eingriffen angebracht.

5.2.1 Plattenentfernung

- Die Narbe in ihrer ganzen Länge eröffnen.
- Freilegen der Platte mit Messer und Raspatorium (älteres).
- Vor dem Einsetzen des Schraubenziehers Schraubenköpfe von eingewachsenem Gewebe mit scharfem Haken befreien.
- Wenn die Platte mit Kortikalis stark überwachsen ist, werden die Knochenüberzüge vorher abgemeißelt.
- Platte mit Elevatorium ohne Einzinkhakcn lösen und extrahieren.
- Die knöchernen Randleisten werden in ihrer ganzen Ausdehnung gelassen, weil sie den Knochen verstärken.
- Ausspülen mit Ringer-Lösung. Über einen eventuellen Antibiotika-Zusatz gehen die Meinungen auseinander.
- Saugdrainage einlegen.
- Wundverschluß wie bei der Osteosynthese: Sparsame Nähte in der Tiefe (in der Subkutis eventuell überhaupt keine) mit resorbierbarem Nahtmaterial (Dexon, Vikryl). AutramatischeHautnaht mit monophilem Faden.

5.2.2 Winkelplatten-Entfernung

- Vorbereitung, Abdeckung und operativer Zugang wie beim Einsetzen der Winkelplatte.
- Freilegen der Platte und der Schrauben wie oben beschrieben.
- Die Platte läßt sich nach Entfernung der Schrauben meistens leicht mit einem Elevatorium oder einem Einzinkhaken lösen. Die Extraktion geschieht darauf von Hand oder mit einer Parallel-Flachzange.
  Wenn die Plattenklinge sehr fest sitzt, muß das Ein- und Ausschlaginstrument (wie beim Einsetzen der Platte, s. S. 82) aufgeschraubt werden. Das Ausschlagen wird mit dem Schlitzhammer durchgeführt.
  Einlegen von Saugdrainagen in der Tiefe und in das subkutane Gewebe.
- Wundverschluß wie oben erwähnt.

5.2.3 Entfernung von Drahtumschlingungen

- Vorbereitung gleich wie bei Osteosynthese.
- Freilegen des Drahtes mit Messer oder altem Raspatorium. Bei Kortikalisüberwachsungen muß der Draht manchmal mit Meißel und Hammer gelöst werden.

5.2.4 Marknagel-Entfernung

- Vorbereitung gleich wie bei Osteosynthese.
- Vorgehen: s. unter Kapitel Marknagelung, S. 154.

5.2.5 Entfernung abgebrochener Schrauben

- Dieses Vorgehen wurde eingehend auf S. 131 beschrieben.

6 Postoperative Komplikationen

6.1 Hämatome und Behandlung

Trotz der postoperativen Saugdrainage kann sich manchmal ein Hämatom im OP-Bereich bilden. Die Erfahrungen haben gezeigt, daß mindestens ein Viertel solcher Hämatome kontaminiert sind. Sie müssen deshalb so rasch wie möglich entfernt werden, um eine Infektion zu vermeiden. Jede Hämatom-Entfernung erfolgt unter völlig aseptischen Kautelen.

Kleine Hämatome lassen sich durch Punktion entfernen:

- Hautvorbereitung durch Entfettung und dreimalige Desinfektion des Operationsfeldes.
- Steriles Abdecken.
- Intrakutane Lokalanästhesie (Quaddel) mit feiner Kanüle.
- Stichinzision durch die Quaddel.
- Einführung einer dicken Kanüle durch die Stichinzision zum Absaugen.
- Die Stichinzision erfordert meistens keine Naht. Kleiner Verband oder Spray-Verband.

Größere Hämatome müssen operativ entfernt werden:

- Hautvorbereitung und Abdecken wie vor der Osteosynthese.
- Die Eröffnung kann auf zwei Arten erfolgen:
  a) durch gesonderte Inzision
  b) durch partielle Eröffnung der Operationswunde.

- Bakteriologischer Abstrich.
- Gründliches Ausspülen mit Ringer-Lösung und Absaugen.
- Alle Koagula müssen entfernt werden.
- Einlegen von einer oder mehreren Saugdrainagen.
- Erneuter Hautverschluß.

Beachte

Die Nadel mit dem Drain muß von innen nach außen durch die Haut gezogen werden. Dadurch werden keine Hautkeime in die Wunde verschleppt.
Nach jeder Hämatom-Ausräumung wird die Extremität wiederum hochgelagert.

6.2 Infektionen

Trotz optimalen technischen Einrichtungen, guter Schulung und Einhalten einer strengen Disziplin, lassen sich postoperative Wundinfektionen nicht mit hundertprozentiger Sicherheit vermeiden. Mit frühzeitiger Diagnose und sofortiger chirurgischer Behandlung lassen sich jedoch in den meisten Fällen schwerwiegende Folgen vermeiden und ein gutes Resultat erzielen.
Die besondere Bedeutung einer postoperativen Infektion bei einer Osteosynthese liegt darin, daß es sich meistens nicht nur um eine Weichteilinfektion handelt, sondern daß die Gefahr einer Knochenbeteiligung besteht.
Wenn frisch auftretende Infektionen nach einer Operation sofort behandelt werden, besteht ziemlich große Aussicht, daß der infizierte Knochen spontan regeneriert.
Bei verschleppten und chronischen Zuständen dagegen besteht diese Möglichkeit nicht mehr. Der infizierte Knochenherd muß radikal entfernt und der verbleibende Defekt am besten mit autologer Spongiosa ausgefüllt werden.
Ein Eingriff bei Infektion wird immer unter den geltenden Vorschriften für septische Operationen vorgenommen.

6.2.1 Vorgehen bei frisch erkannten postoperativen Infektionen

- Entfettung und 3malige Desinfektion des Operationsfeldes.
- Wunderöffnung.
- Bakteriologischer Abstrich.
- Debridement.
- Ausgiebige Wundspülung.
- Belassen der stabilen Implantate.
- Spüldrainage – in der Regel offene oder halboffene – einrichten.

- Systemische Antibiotika.
- Horizontallagerung oder leichte Hochlagerung, je nach Abflußverhältnissen.
- *Spüldrainage*
  Die Spüldrainage mit mehreren Redondrains von ϕ 3–4 mm ist so anzulegen, daß die Perfusion von einer oder mehreren zentralen Stellen aus nach außen erfolgt. Jede Retention ist strikte zu verhindern. Deshalb müssen in der Praxis meist offene oder halboffene Spüldrainagen angelegt werden. Die Perfusionslösung wird teilweise durch Drains abgesaugt, teilweise fließt sie frei in ein Auffangbecken ab.
  Die Bilanz von Zu- und Abfluß ist genau zu überwachen. Mangelnder Abfluß macht eine Spüldrainage sehr gefährlich, da sie die Vitalität der Gewebe gefährdet.
- *Spüllösung*
  Ringer-Lösung eignet sich am besten als Spüllösung, unter Umständen mit Antibiotika-Zusatz.

6.2.2 Vorgehen bei verschleppten und chronischen Infektionsfällen

- Hautvorbereitung:
  Entfettung und 3malige Desinfektion.
- Weichteilinzision.
- Debridement der Weichteile und der Knochen (Entfernung von nekrotischen und schlecht ernährt aussehenden Gewebepartien, samt Entfernung sämtlicher Sequester an den Weichteilen und am Knochen).
- Besteht Instabilität, muß der Knochen chirurgisch fixiert werden, da meist das Ansetzen eines Fixateur externe im Vordergrund steht.
- Ausfüllung des Knochendefektes mit autologer Spongiosa. Die Spongiosaplastik ist aber nur erfolgreich, wenn das „Wirtlager" (Knochenlager) an allen Stellen gut vaskularisiert ist und keine klinischen Infektionszeichen mehr aufweist. Aus diesem Grunde kann die Spongiosaplastik nicht immer gleichzeitig mit der Räumung vorgenommen werden, sondern muß einzeitig oder sogar mehrzeitig geschehen.
- Saugdrainage in die Tiefe anlegen, um einen direkten Kontakt zwischen Weichteilmantel und Spongiosaplombe zu gewährleisten.

6.3 Refrakturen

Eine Fraktur im alten Frakturgebiet entsteht meistens nach zu früher Entfernung des Implantates oder nach unsachgemäßer Plattenentfernung (Abmeißeln oder Unterbrechung der knöchernen Randleisten, die sich um die Platte gebildet haben).

- Besondere Gefahr einer Refraktur besteht nach Doppelplatten-Osteosynthesen im Schaftbereich. Derartige Osteosynthesen sollten, wenn möglich, vermieden werden.

  Ist sie einmal wegen Substanzverlust des Knochens oder wegen besonders starker Hebelkräfte (subtrochanteres Gebiet) unumgänglich, so sollte die Metallentfernung in zwei durch 6-monatigen Intervall getrennten Phasen erfolgen.
- Eine Refraktur kann auch am Übergang der relativ starren, verplatteten Diaphyse in die elastische, nicht-verplattete entstehen.

  Aus diesem Grund wird angestrebt, diesen Übergang möglichst allmählich zu gestalten, indem am Ende der Platte 1 (–2) kurze Schrauben angebracht werden.

6.4 Implantatbrüche

Bei den Implantatbrüchen handelt es sich meistens um Ermüdungsbrüche des Metalls. Bei einer Osteosynthese soll der Knochen bei Belastung die Kräfte möglichst über den gesamten Querschnitt mitaufnehmen.
Wenn dies aus irgendwelchen Gründen nicht der Fall ist (fehlende interfragmentäre Kompression, fehlende mediale Abstützung) und das Implantat für längere Zeit zum alleinigen Kraftträger unter Biegebeanspruchung wird, so kann ein Implantatbruch entstehen. Die Stabilität muß deshalb immer gewährleistet sein.

Behandlung: Re-Operation nach genauer Planung des operativen Vorganges, damit die Biegebeanspruchung der Platte ausgeschlossen werden kann.

6.5 Implantatlockerung

Statt des Ermüdungsbruches kann es bei Instabilität zu einer Lockerung des Implantates kommen.

Behandlung:
Wie bei Implantatbrüchen d. h. Re-Operation.

E Vorschläge zur Versorgung verschiedener Frakturen

Im folgenden Kapitel sind einige typische Osteosynthesen aus dem „Manual der Osteosynthese" zusammengestellt, welche das Operationspersonal über mögliche Osteosynthese-Verfahren informieren und damit das Bereitstellen der notwendigen Instrumente und Implantate erleichtern sollen.

1 Skapulafrakturen

Die Skapulafrakturen werden meist konservativ behandelt. Eine operative Versorgung kann bei Frakturen des Skapulahalses und der Gelenkpfanne mit erheblicher Dislokation der Fragmente angezeigt sein.

1. Trümmerfraktur der Schultergelenkpfanne
   Fixation: Drittelrohrplatte und interfragmentäre Zugschrauben
2. Tangentialer ventraler Gelenkbruch der Skapula
   Evtl. Osteotomie des Korakoids zuerst.
   Fixation: des Fragmentes – 4,0 mm-Spo.-Schraube, des Korakoids – Malleolar-Schraube.

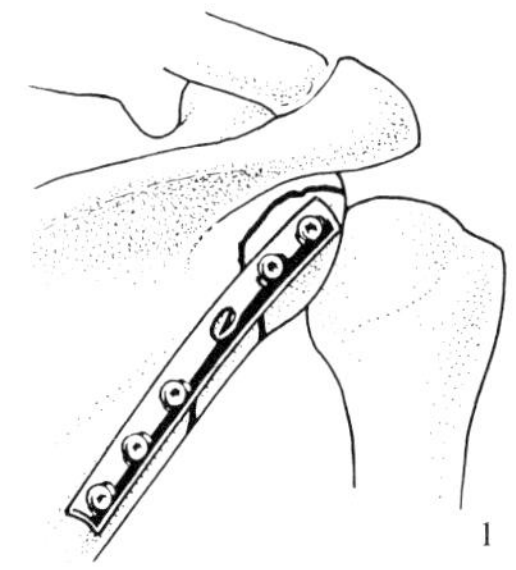

1

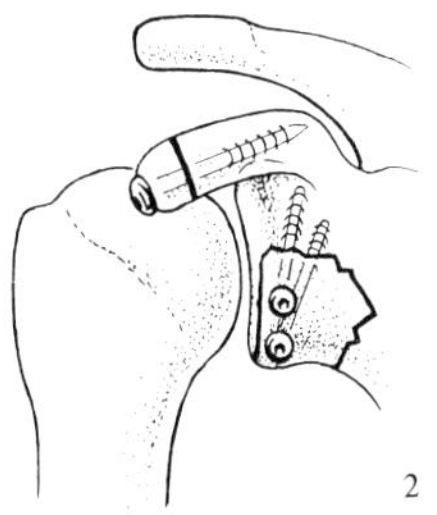

2

2 Klavikulafrakturen

Klavikulafrakturen werden meist konservativ behandelt. Eine Osteosynthese kommt bei erheblicher Stufenbildung oder Anspießung des Plexus brachialis durch ein Fragment in Frage. Auch bei Frakturen im Bereich des lateralen Endes der Klavikula ist eine operative Versorgung angezeigt.

3. Querfraktur des Klavikulaschaftes
   Fixation: Halbrohrplatte (ca. 6-Loch) oder 3,5-DC-Platte oder Drittelrohrplatte (bei grazilen Knochen)
4. Laterale intraartikuläre Klavikulafraktur
   Fixation: Kirschner-Drähte und Zuggurtung

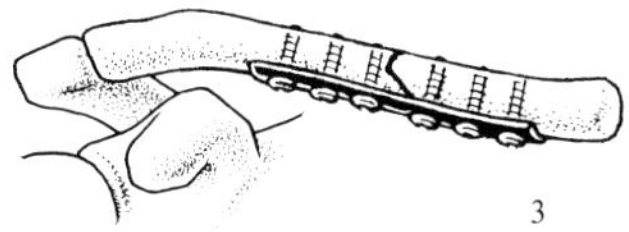

3

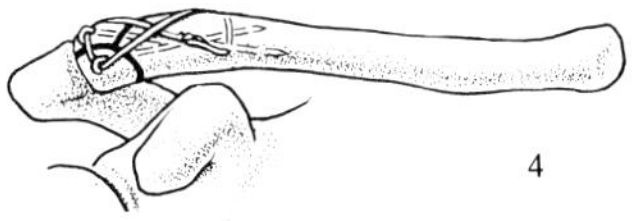

4

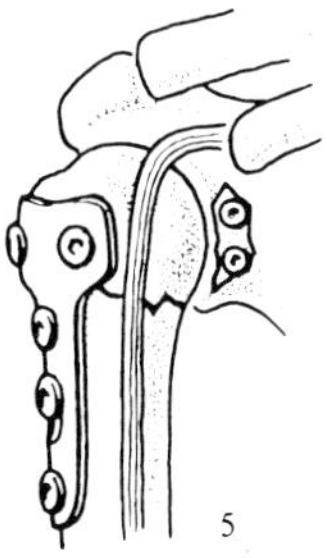

5

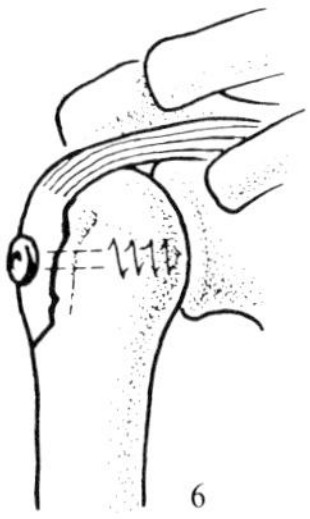

6

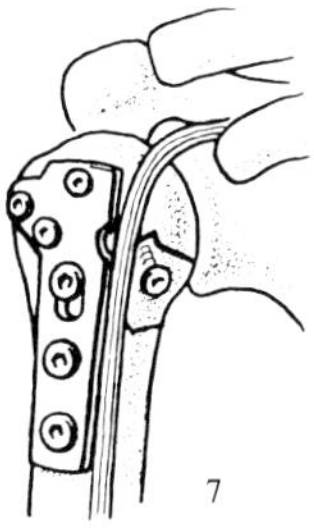

7

3 Humerusfrakturen

A. Frakturen im Bereich der proximalen zwei Drittel des Humerus werden grundsätzlich konservativ behandelt. Folgende OP-Indikationen bestehen:

5. Luxationsfraktur mit Dislokation des Humeruskopfes
   Fixation: T-Platte
6. Abrißfraktur des Tuberculum majus mit Dislokation subakromial
   Fixation: 6,5-Spo.-Schraube oder 4,0-Spo.-Schr. und evtl. Zuggurtungsdraht
7. Mehrfragmentbruch (Pat. jünger als 50)
   Fixation: Kleeblattplatte

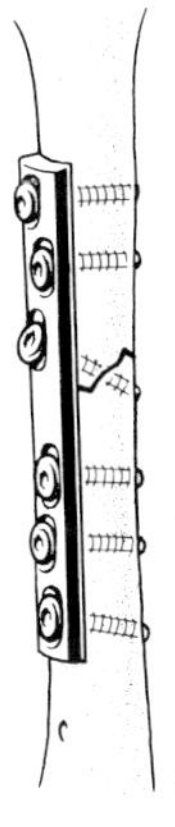

8

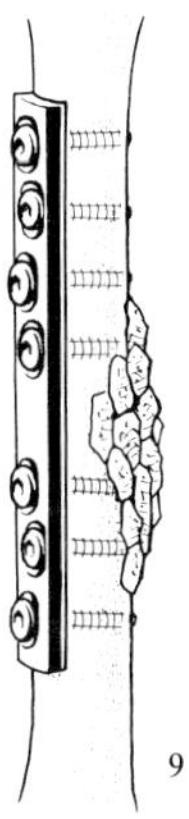

9

B. Humerusschaftfrakturen werden auch meist konservativ behandelt. Einige Operations-Indikationen bestehen:

8. Quer- und kurze Schrägfraktur
   Fixation: Breite DC-Platte (mit interfragmentärer Zugschraube)
9. Trümmerfraktur mit kleinen Splittern (mit oder ohne Radialislähmung).
   Fixation: Breite DC-Platte (6–8-Loch)
   Autologe Spongiosaplastik

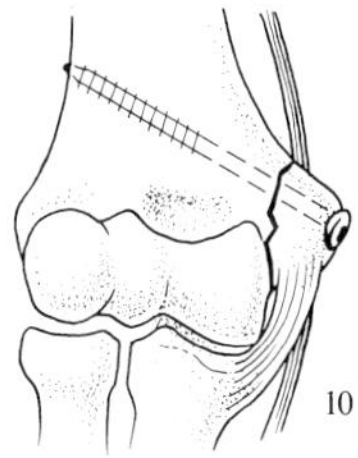

10

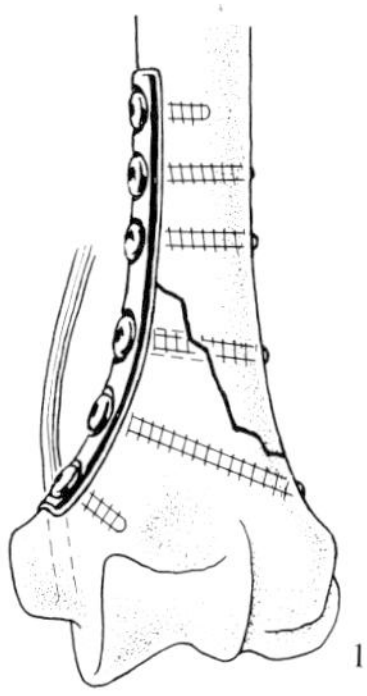

11

C. Distale extraartikuläre Humerusfrakturen

10. Ellbogenluxation mit Ausriß des Epicondylus ulnaris
    Fixation: 4,0-Spo.-Schraube oder
    Malleolar-Schraube
11. Distale kurze Schrägfraktur oder Mehrfragmentfraktur
    Fixation: Halbrohrplatte (mit interfragmentärer Zugschraube) oder
    Drittelrohrplatte (mit interfragmentärer Zugschraube) oder
    Schmale DC-Platte (mit interfragmentärer Zugschraube)

D. Distale intraartikuläre Humerusfrakturen

12. Fraktur des Condylus radialis
Fixation: 4,0-Spo.-Schraube

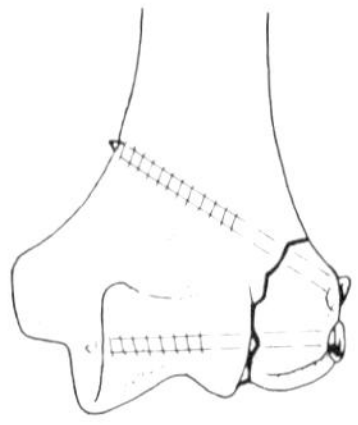
12

13. Y-Fraktur
Fixation: Zuerst Trochlea – 4,0-Spo.-Schraube
Dann Gelenkmassiv-Schaft-Drittelrohrplatte oder Malleolar-Schrauben

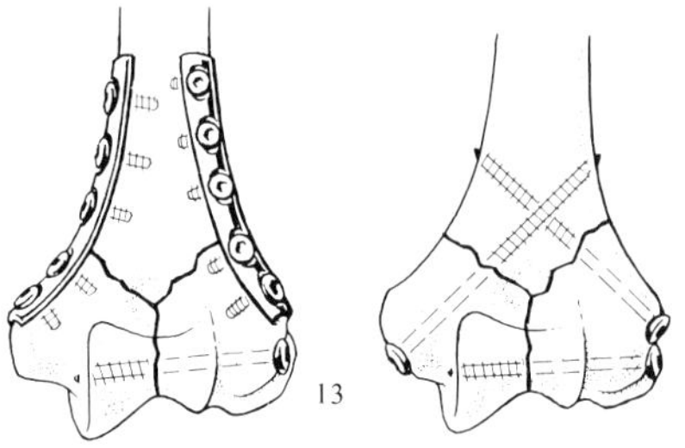
13

14. Intraartikuläre Trümmerfraktur
Fixation: Bei fehlendem Mittelfragment der Trochlea – 4,5 Kort.-Schraube als Stellschraube. Gelenkmassiv-Schaft – wie 13. oder Y-Platte. Evtl. autologe Spongiosaplastik

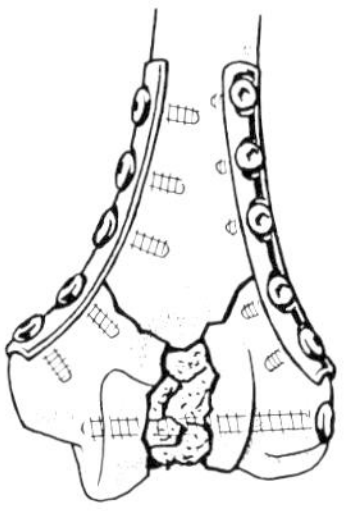
14

4 Vorderarmfrakturen

A. Olekranonfrakturen

15. Quer- und Abrißfraktur der Okekranon-Spitze
Fixation: Kirschner-Drähte und Zuggurtung
16. Mehrfragmentfraktur
Fixation: Drittelrohrplatte und einzelne 3,5-Kort.-Schrauben (Zug-Schrauben in kleinen Fragmenten)
17. Schrägbruch des Olekranons, Trümmerfraktur proximal der Ulna
Fixation: Halbrohrplatte
Evtl. einzelne 3,5- oder 4,5-Kort.-Schrauben (Zugschrauben) im Fragment. Evtl. autologe Spongiosaplastik

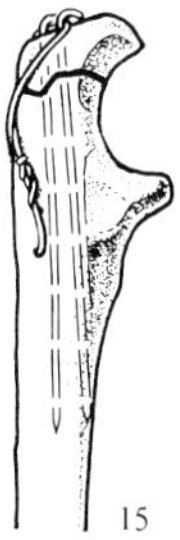
15

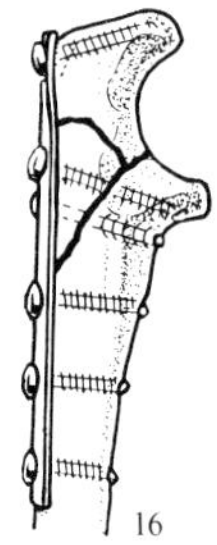
16

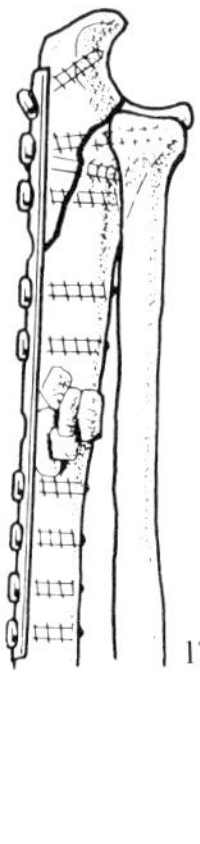
17

B. Spaltbruch des Radiusköpfchens

18. Spaltbruch bzw. Meißelfraktur des Radiusköpfchens
Fixation: 2,7-Kort.-Schraube (Zugschraube)

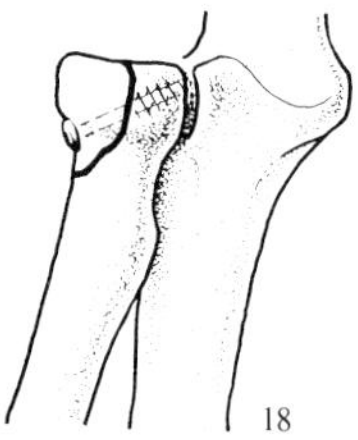
18

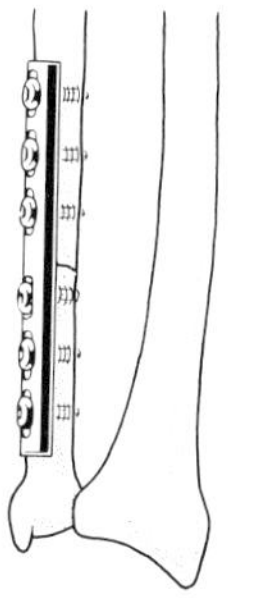
19

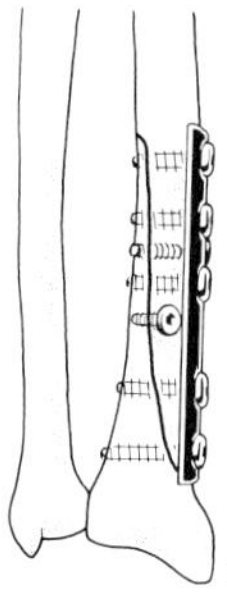
20

C. Vorderarmschaftfrakturen

19. Einfache quere Ulnaschaftfraktur
Fixation: 3,5-DC-Platte (6-Loch). Schmale DC-Platte

20. Torsionsfraktur Radius
Fixation: Halbrohrplatte und evtl. einzelne 3,5-Kort.-Schraube (Zugschraube) oder Schmale DC-Platte (+Zugschraube)

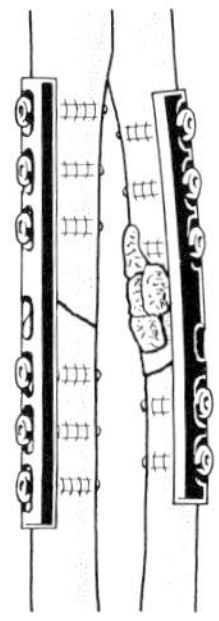
21

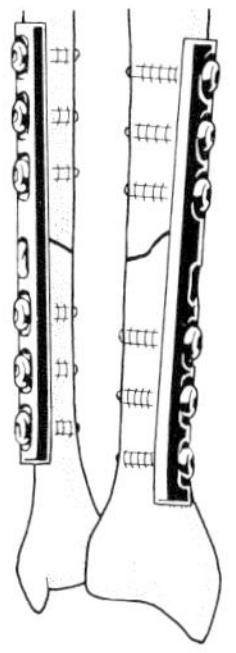
22

21. Trümmerfraktur beider Knochen
Fixation: Ulna 3,5-DC-Platte oder Schmale DC-Platte. Radius – schmale DC-Platte oder Halbrohrplatte. Evtl. autologe Spongiosaplastik

22. Querfraktur beider Knochen
Fixation: 3,5-DC-Platten

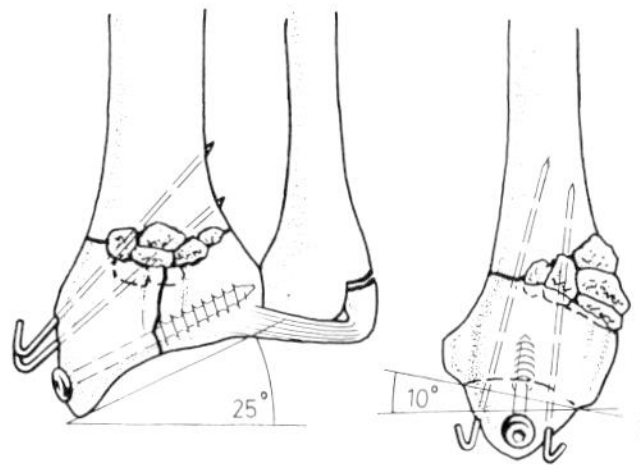

23

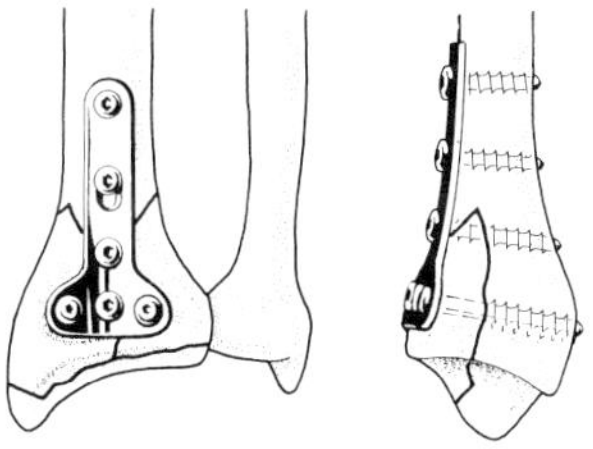
24

D. Frakturen im distalen Gelenkbereich
werden wenn möglich konservativ behandelt. Operationsindikationen sind z. B.:

23. Stauchungsfraktur mit irreponibler Gelenkstufe (jugendliche Pat.)
Fixation: 4,0-Spo.-Schraube und Kirschner-Drähte. Evtl. autologe Spongiosaplastik oder kleine T-Platte

24. Fraktur nach Smith-Goyrand
Fixation: Kleine T-Platte.

5 Handfrakturen

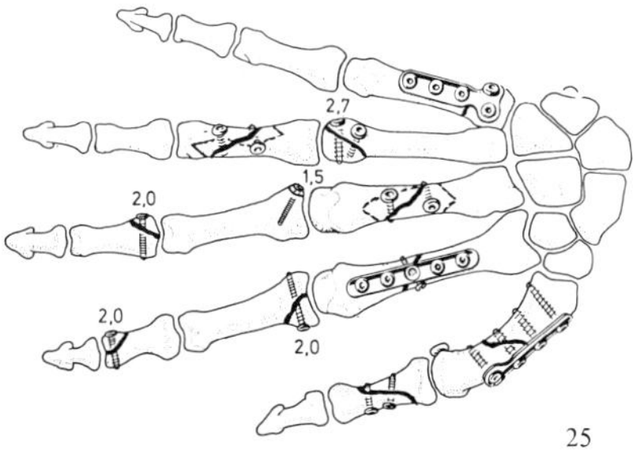

25

25. Typische Frakturen an Metakarpalia und Phalangen.
Fixation: Schaftbrüchen M I, II, V – mit Viertelrohrplättchen. Gelenkhals – T-Plättchen. Abrisse – 2,7- oder 3,5-Kort.-Schraube. Kleine Abrisse – 1,5-Kort.-Schraube.

6 Femurfrakturen

A. Subkapitale Schenkelhalsfraktur

26. Subkapitale Schenkelhalsfraktur
Fixation: 130°-Winkelplatte (1- oder 4-Loch). Evtl. 6,5-Spo.-Schraube mit Unterlagsscheibe

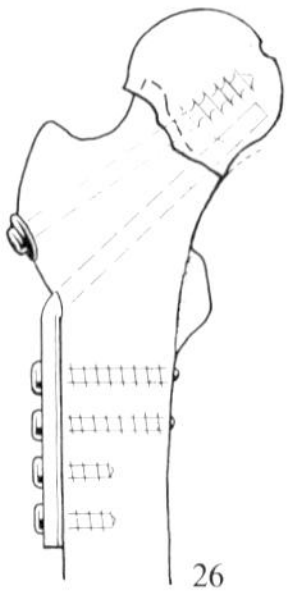
26

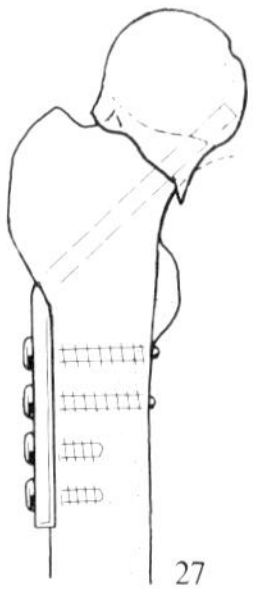
27

B. Mediale Schenkelhalsfraktur

27. Mediale Schenkelhalsfraktur
Fixation: 130°-Winkelplatte (1- oder 4-Loch)

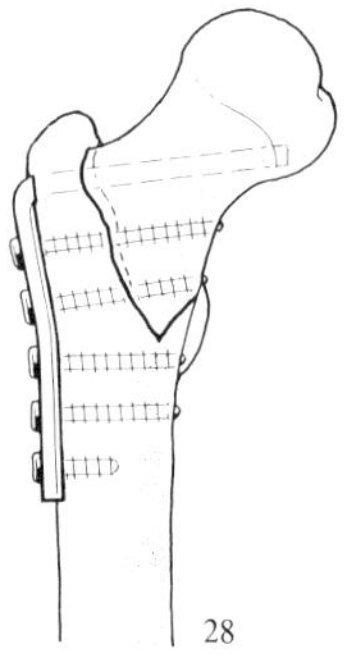
28

C. Pertrochantere Femurfrakturen

28. Einfache pertrochantere Femurfraktur
Fixation: 130°-Winkelplatte (4-Loch) oder Kondylenplatte 95° (5-Loch) und 4,5-Kortikalis-Zugschraube in Kalkar

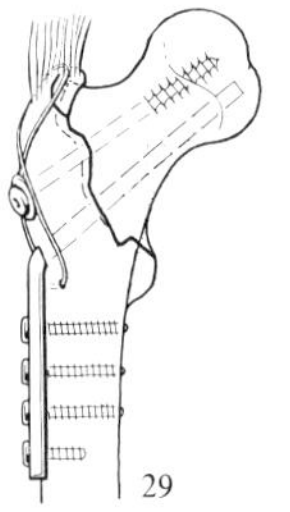
29

29. Pertrochantere Femurfraktur mit Ausbruch-Fragment des Trochanter major
Fixation: 130°-Winkelplatte (4-Loch) und 6,5-Spo.-Schraube mit Unterlagsscheibe Trochanter major mit Drahtzuggurtung

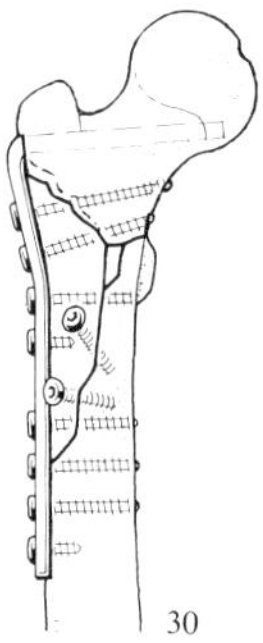
30

30. Pertrochantere Femurfraktur (reversed fracture)
Fixation: Kondylenplatte 95° (9–12 Loch). Evtl. einzelne 4,5-Kort.-Schrauben (Zugschrauben)

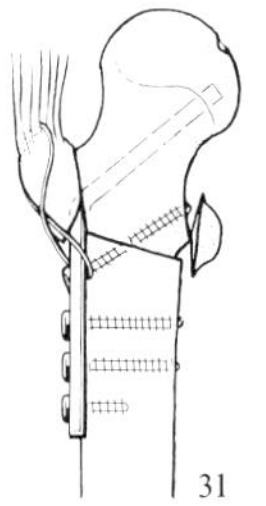
31

31. Pertrochantere Trümmerfraktur
Fixation: 130°-Winkelplatte bei Umlagerungsosteotomie (Zugschraube durch Platte)

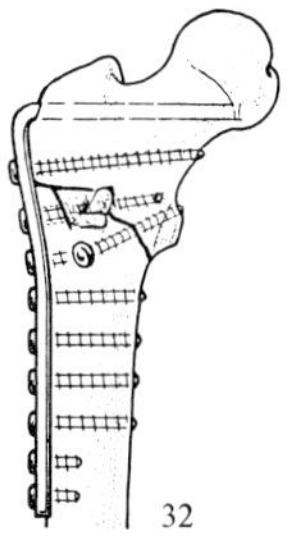

32

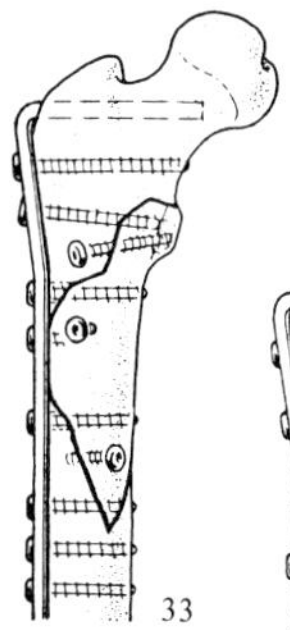

33

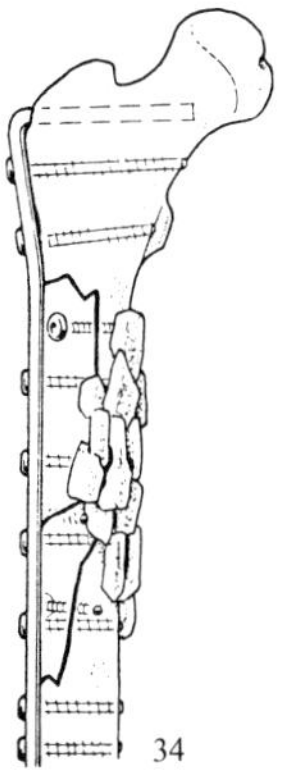

34

D. Femurschaftfrakturen proximal

32. Einfache subtrochantere Fraktur
Fixation: Kondylenplatte 95° (9–12 Loch) (Zugschrauben durch Platte). Einzelne 4,5-Kort.-Schrauben (Zug-Schrauben im Fragment)

33. Subtrochanterer Ausbruchkeil
Fixation: Keil – 4,5-Kort.-Schraube (Zug-Schr.) Kondylenplatte 95° (9–12-Loch)

34. Subtrochantere Splitterfraktur mit ungenügendem medialen Halt
Fixation: Kondylenplatte 95° (12-Loch). Einzelne 4,5-Kort.-Schrauben (Zug-Schrauben) Autologe Spongiosaplastik

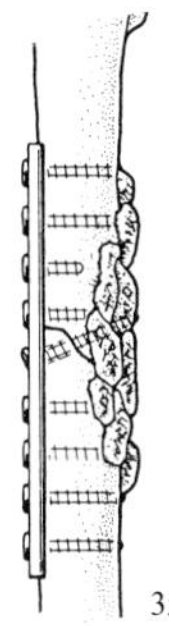

35

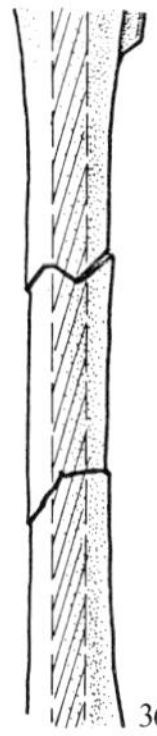

36

E. Femurschaftfrakturen mittleres Drittel

35. Schrägfraktur
Fixation: Breite DC-Platte. Autologe Spongiosaplastik oder Marknagelung

36. Quer- und Stückfraktur
Fixation: Marknagelung (12–13 mm Nagel)

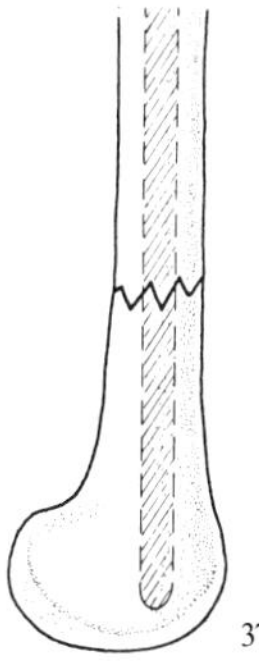

37

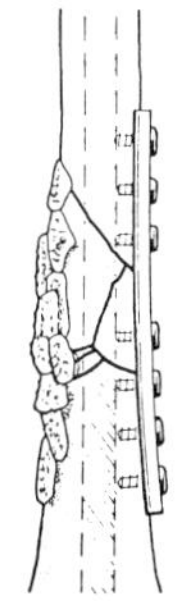

38

F. Femurschaftfrakturen distal

37. Distale quere Femurfraktur
Fixation: Marknagelung (14 mm Nagel)

38. Mehrfragmentenbruch
Fixation: Marknagel und schmale Platte. Autologe Spongiosaplastik

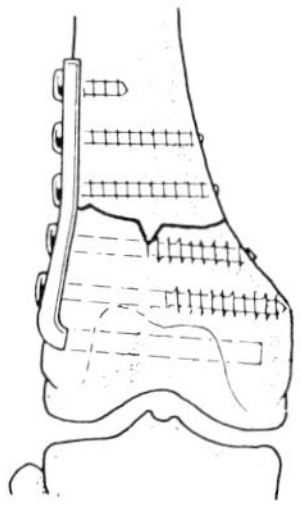

39

G. Distale Femurfrakturen

39. Einfache suprakondyläre Fraktur
Fixation: Prov. mit Kirschner-Drähten. Kondylenplatte 95° (5-Loch). Klinge 50–60 mm. 6,5-Spo.-Schraube im distalen Fragment

40. Unikondyläre Fraktur
Fixation: Prov. mit Kirschner-Drähten, T-Platte (Abstützfunktion) mit zwei 6,5-Spo.-Schrauben oder nur 6,5-Spo.-Schraube und Unterlagsscheibe

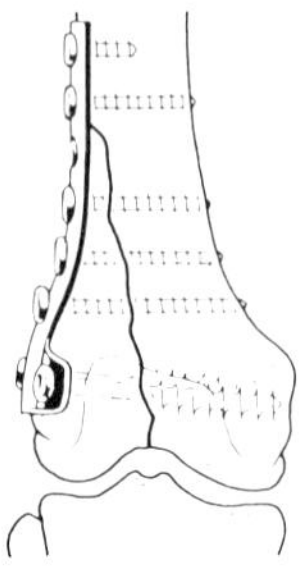

40

41. Bikodyläre und distale Femurtrümmerfraktur
Fixation: Kondylen mit 5,6-Spo.-Schraube, Kondylenplatte 95° (9–12-Loch). Autologe Spongiosaplastik (+ evtl. T-Platte zur Überbrückung)

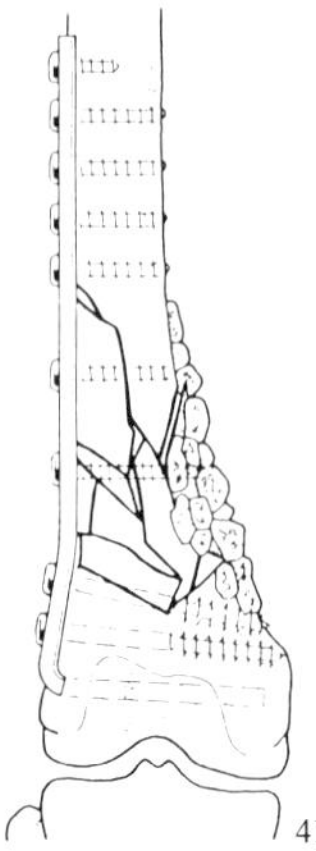

41

42. Bikondyläre und distale Femur-Trümmer-Fraktur mit tangentialer ventraler Fraktur einer oder beider Kondylen
Fixation: Kondylenabstützplatte, T-Platte, Autologe Spongiosaplastik (6,5-Spo.-Schraube in den Kondylen)

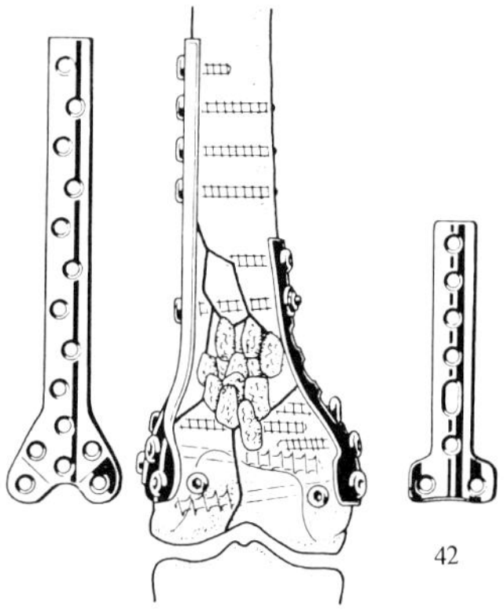

42

7 Patellafrakturen

43. Patellafraktur
Fixation: Bohrloch 2,0–1,6-Kirschner-Drähte, Cerclagedraht (mit Öse)

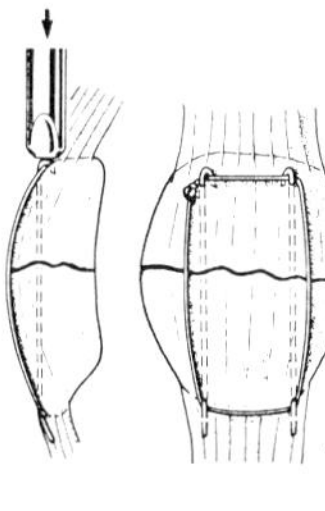

43

44. Ligament-Abriß
Fixation: 3,5-Kort.-Schraube quer durch Tub. Tibiae, Cerclagedraht, Sehnennaht

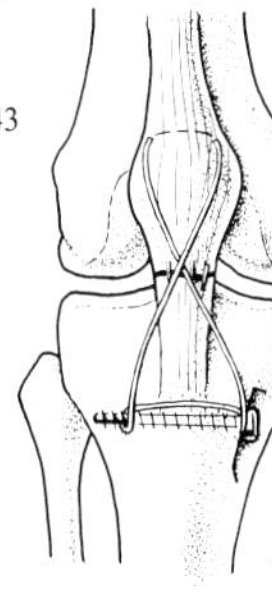

44

45. Mehrfragmentenbruch
Fixation: Zuerst mit Säge zurechtschneiden. 4,0-Spo.-Schraube, Cerclagedraht

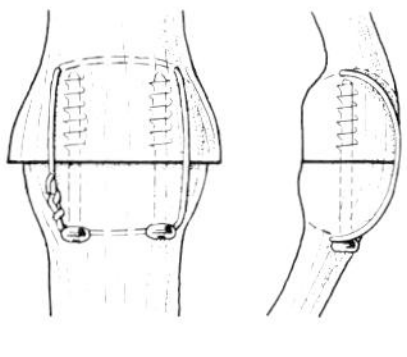

45

8 Tibiafrakturen

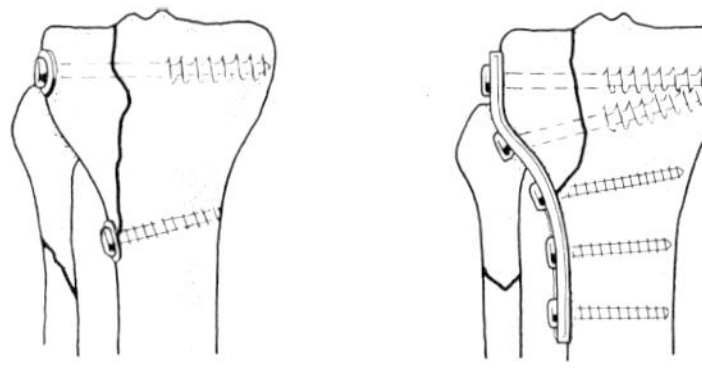

46

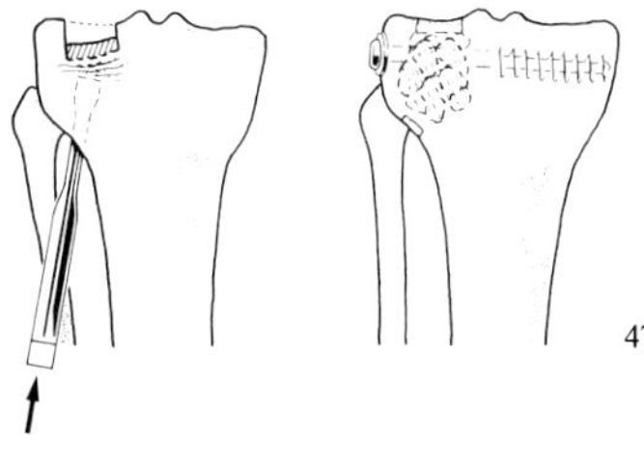

47

A. Tibiakopffrakturen

46. Tibiakopf-Spaltbruch
    Fixation: a) 6,5-Spo.-Schraube (Zugschraube), 4,5-Kort.-Schraube (Abstützung) mit Unterlagsscheibe
    b) Schmale DC-Platte oder T- oder L-Platte (Abstützfunktion)
47. Impressionsbruch (meist lateral)
    Fixation: Zuerst Kortikalisfenster und Reposition mit Elevatorium. Dann autologe Spongiosaplastik und 6,5-Spo.-Schraube

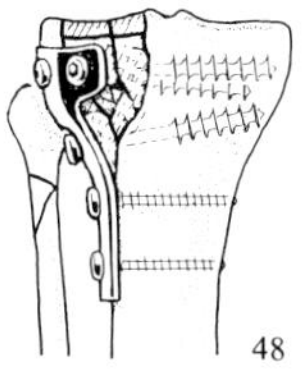

48

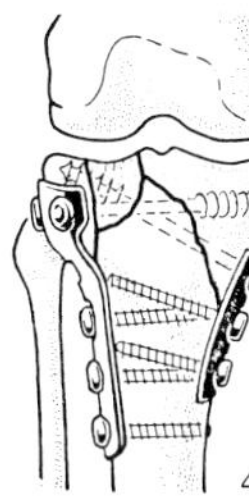

49

48. Spaltfraktur und Impressionsbruch
    Fixation: Prov. Reposition mit Kirschner-Drähten. Autologe Spongiosaplastik. Schmale DC-Platte oder T- oder L-Platte (Abstützfunktion)
49. Y- und T-Brüche, Trümmerbrüche
    Fixation: Rekonstruktion des Plateaus, prov. Fixation mit Kirschner-Drähten. T- oder L-Platten und evtl. Halbrohrplatte (Abstützfunktion). Autologe Spongiosaplastik

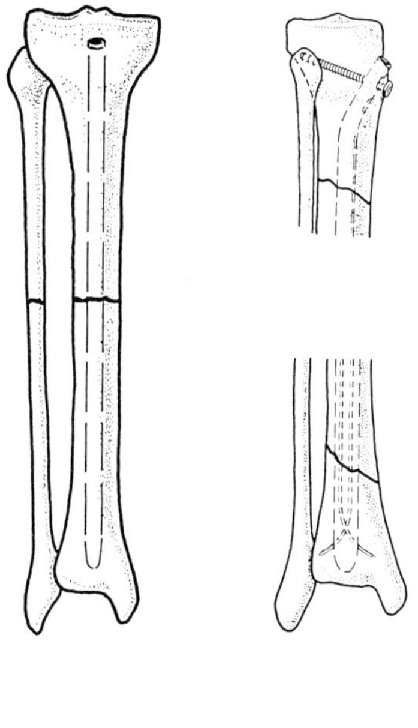

50

B. Tibiaschaftfrakturen

50. Quere und kurze Schrägbrüche mittlerer Diaphyse
    Fixation: Marknagelung (bei hohen und tiefen Brüchen 4,5-Kortikalis-Schraube resp. Ausklinkdrähte)

51. Drehkeilfraktur
Fixation: 4,5-Kort.-Schraube (Zugschraube in Keil- und Hauptfragmenten). Schmale (DC)-Platte (Neutralisation)

52. Kurze Torsionsfraktur im distalen Tibiabereich
Fixation: 4,5-Kort.-Schraube (Zugschraube) zwischen den Fragmenten. Schmale (DCP) Platte (Neutralisation)

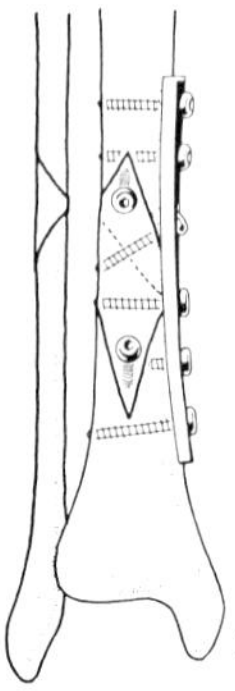
51

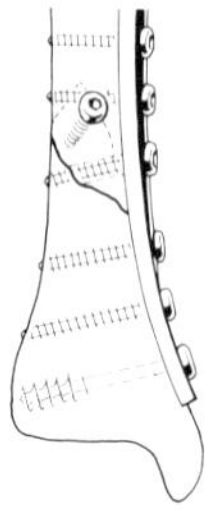
52

C. Distale Tibiafrakturen (Pilonfrakturen)

53. Pilonfraktur I
Fixation: Rekonstruktion der Fibula: Drittelrohrplatte, Gelenkflächenrekonstruktion – prov. Fixation mit Kirschner-Drähten. Autologe Spongiosaplastik, T-Platte (zur Abstützung)

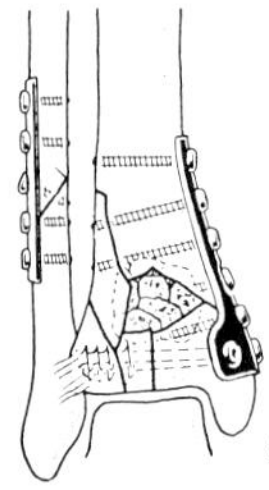
53

54. Pilonfraktur II
Fixation: Rekonstruktion der Fibula: Drittelrohrplatte. Gelenkflächenrekonstruktion: Drittelrohrplatte. Prov. Fixation mit Kirschner-Drähten. Autologe Spongiosaplastik, Löffelplatte ventral (Abstützfunktion) bei großem dorsalem Fragment

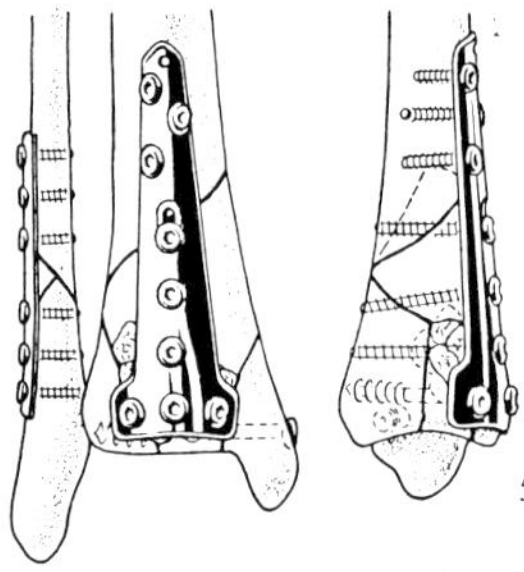
54

D. Malleolarfrakturen

55. Fibula-Abrißfraktur und med. Mall.-Abriß
Fixation: a) Malleolar-Schraube, b) Fibula-Kirschner-Drähte 1,25 + Zuggurtungsdraht. Med. Mall. – 4,0-Spo.-Schraube und Malleolar-Schraube. c) Med. Malleolus – Malleolar-Schraube und Kirschner-Draht

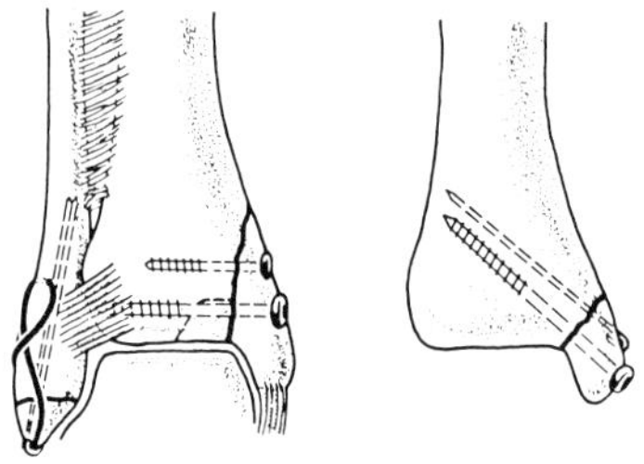
55

56. Kurze Spiralfraktur der Fibula
Fixation: 2,7- oder 3,5-Kort.-Schraube (Zugschraube). Drittelrohrplatte (Neutralisation) 6,5-Spo.-Schraube oder Mall.-Schraube (bei dorso-lat. Kantendreieck)

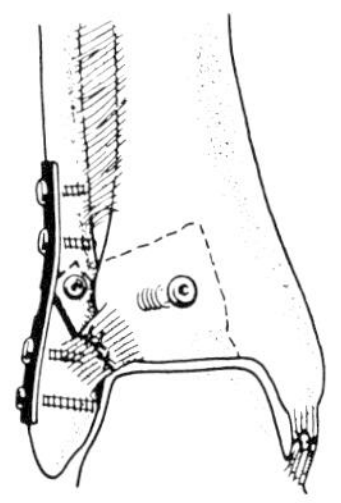
56

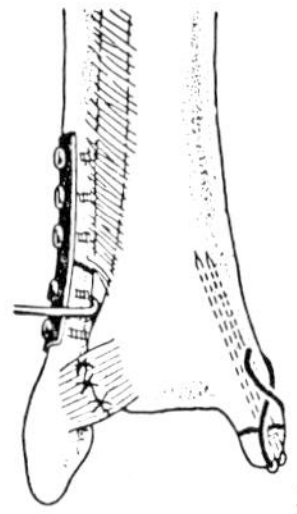

57

57. Fibulaschaftfraktur und Abrißfragment Mall. med.
Fixation: Fibula – Drittelrohrplatte, Med. Mall. – Kirschner-Drähte und Zuggurtung

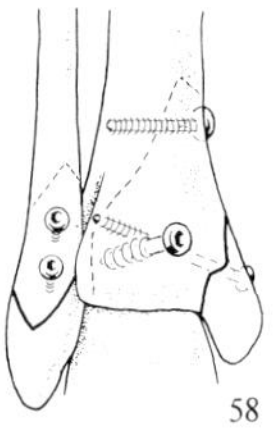

58

58. Luxationsfraktur am oberen Sprunggelenk
Fixation: Fibula – 3,5-Kort.-Schraube (Zugschraube). Med. Mall. – Malleolar-Schraube und 3,5-Kort.-Schraube. Dorso lat. Fragment – 6,5-Spo.-Schraube

9 Fußfrakturen

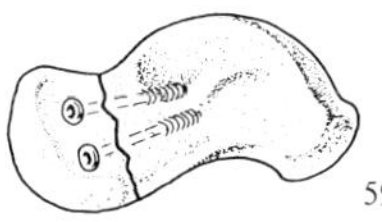

59

59. Irreponible Talusfraktur
Fixation: 4,0-Spo.-Schraube von ventral oder 6,5-Spo.-Schraube von dorsal her

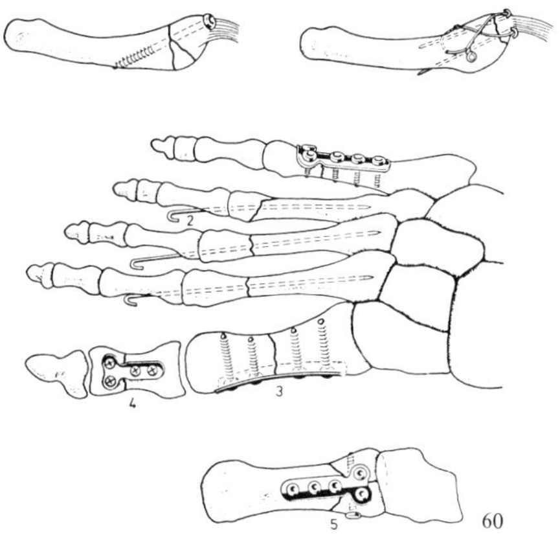

60

60. Vorderfußfrakturen
Fixation: 4,0-Spo.-Schraube oder Kirschner-Drähte und Zuggurtung
Fixation: T-Plättchen, Kirschner-Drähte, Drittelrohrplatte
Fixation: T-Plättchen, 3,5 Kort.-Schraube (Zugschraube)

10 Kinderfrakturen

A. Humerusfrakturen

61. Fraktur Capitulum humeri
Fixation: Kirschner-Drähte

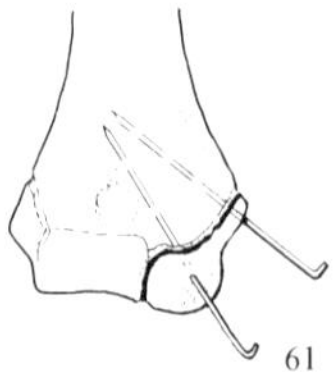
61

62. Suprakondyläre Fraktur
Fixation: Kirschner-Drähte

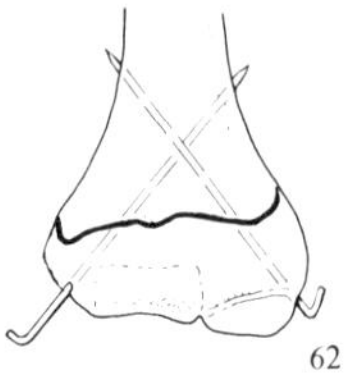
62

63. Extension bei Humerusfraktur mit Hilfe einer Kortikalisschraube
Vorderarm in Pronation
Vertikalzugmethode nach BAUMANN: Wichtig ist, daß die Schnurzüge *lang* gehalten werden: Geringe Winkelabweichung bei Verschiebung des Patienten, freies Spiel von Zug und Gegenzug. (Aus BAUMANN, E.: Ellbogen in spezielle Frakturen- und Luxationslehre, II/1, hrsg. von H. NIGST. Stuttgart: Thieme 1965).

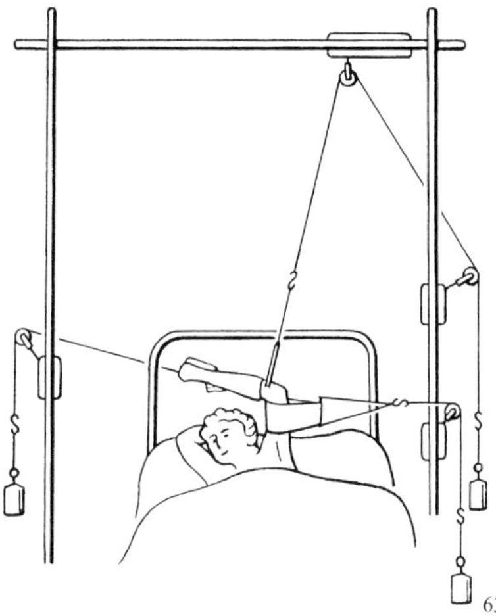
63

B. Vorderarmfrakturen

64. Fraktur der proximalen Ulna
Fixation: Kirschner-Drähte
65. Instabile Lösung der distalen Radius-Epiphyse vor Wachstums-Abschluß
Fixation: Kirschner-Drähte

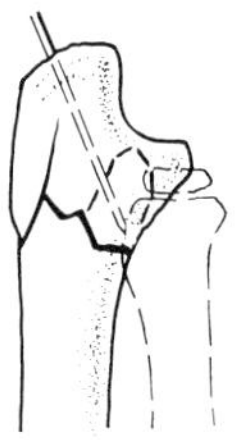
64

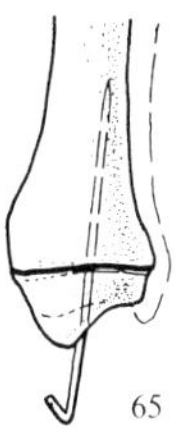
65

C. Oberschenkelfraktur

66. Laterale Schenkelhalsfraktur: notfallmäßige Versorgung wichtig
Fixation: 6,5-Spo.-Schraube mit Unterlagsscheibe oder T-Platte als Unterlagsscheibe

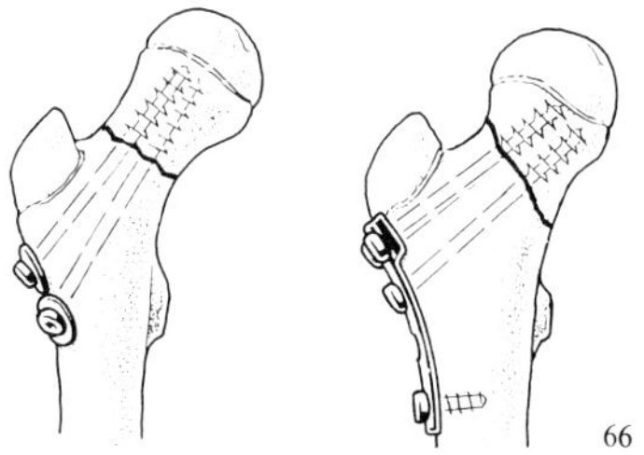
66

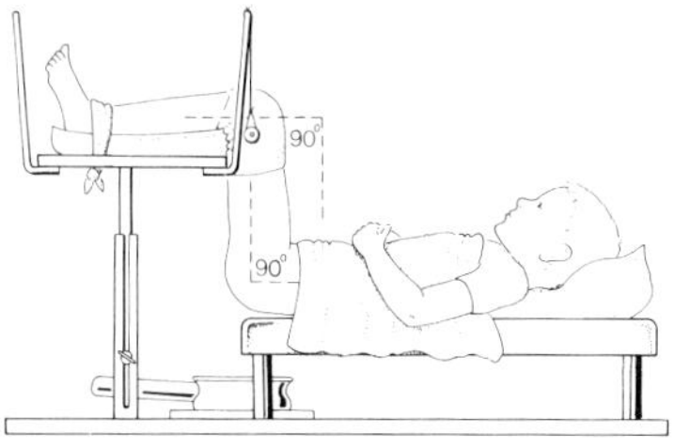

67

67. Extension einer Oberschenkelfraktur beim Kind („Weber-Bock“)

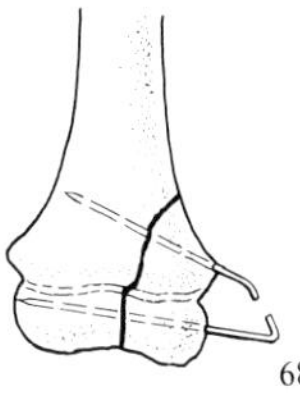
68

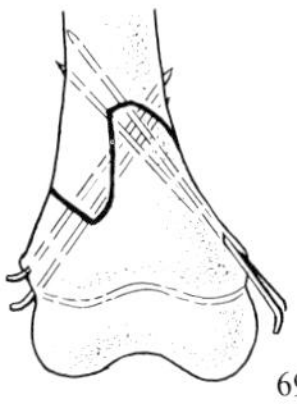
69

68. Irreponible suprakondyläre Femurfraktur
Fixation: Kirschner-Drähte 4,0 oder Spo.-Schraube

69. Distale epiphysäre – metaphysäre Femur-Fraktur
Fixation: Kirschner-Drähte

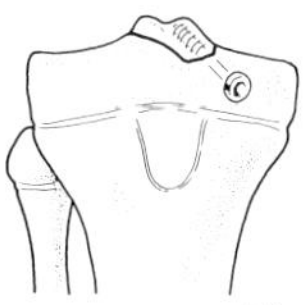
70

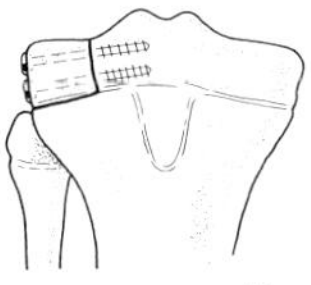
71

D. Tibiafrakturen

70. Abriß Eminentia intercondylica
Fixation: 4,0-Spo.-Schraube ohne Epiphysenlinie zu kreuzen

71. Epiphysäre Fraktur des Tibiakopfes
Fixation: 4,0-Spo.-Schraube

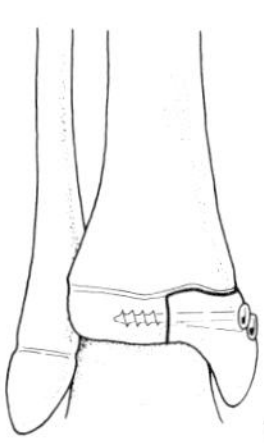
72

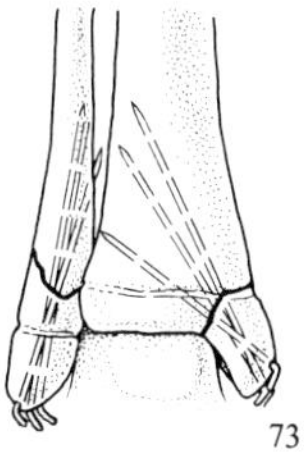
73

E. Malleolarfrakturen

72. Epiphysenfraktur
Fixation: 4,0-Spo.-Schraube

73. Luxationsfraktur beider Malleolen
Fixation: Kirschner-Drähte

F Bereitstellen der Instrumente

Die in diesem Kapitel aufgeführten Vorschläge zum Auftischen bei häufig vorkommenden Osteosynthesen, sollen lediglich als Richtlinien gelten.

Beispiele für folgende Operationen:

Die Vorschläge für *Knochen-Grundsiebe A + B* sind nur im Text des Buches abgedruckt (18 + 19). Bei den losen „Arbeitsblättern“ sind sie nicht wiederholt.

1 Proximale Humerusfrakturen

Beispiele

Luxationsfraktur mit Dislokation des Humeruskopfes

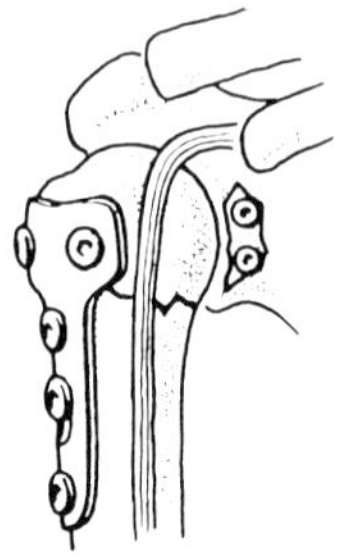

Mehrfragmenten-Bruch

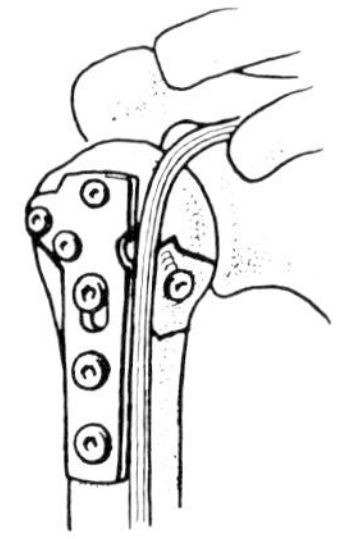

Vorbereiten der Instrumente

1. Allgemeine chirurgische Instrumente
2. Knochen-chirurgische Instrumente A und Cerclage-Instrumente (s. S. 298)
3. Grundinstrumentarium
4. Schraubenkassette
5. Plattenkassette
6. Reduziertes Kleinfragment-Instrumentarium
7. Kleine Bohrmaschine und Preßluftschlauch
8. Evtl. Instrumentensatz mit Spongiosastößel und -meißel
9. Extra: Saugvorrichtung, Redon, Kauter

Instrumente für OP mit Kleeblatt- oder T-Platte

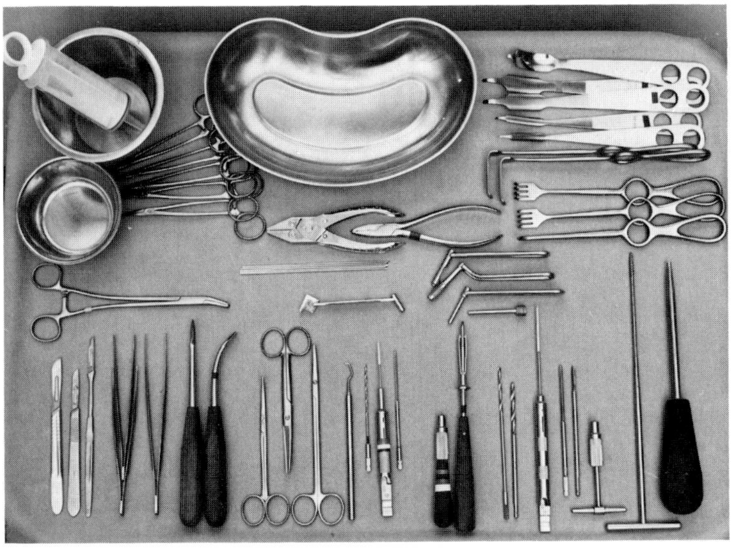

- Messer, Pinzetten, Scheren
- Raspatorien (versch. Größen), scharfer Haken
- Bohrer 2,0, 3,2 und 4,5
- Gewindeschneider 3,5 und 4,5 (kurz und lang)
- Griffstück und Handstück
- Gewindeschneider 6,5
- Gewebeschutzhülsen 3,5 und 4,5
- Steckbohrbüchse 3,2/4,5
- Plattenbohrbüchse 2,0 und 3,2
- Schraubenmeßgerät groß und klein
- Schraubenzieher groß und klein
- Kirschner-Drähte, Flachzange, Drahtbiegezange
- 5 bis 10 Gefäßklemmen
- Einzinkhaken, Knochenfaßzange
- Scharfe Haken, Knochenhebel, versch. Größen
- Humeruskopf-Hebel
- 2 runde Schalen, Nierenschale
- Gefäß und Spritze für Spühllösung

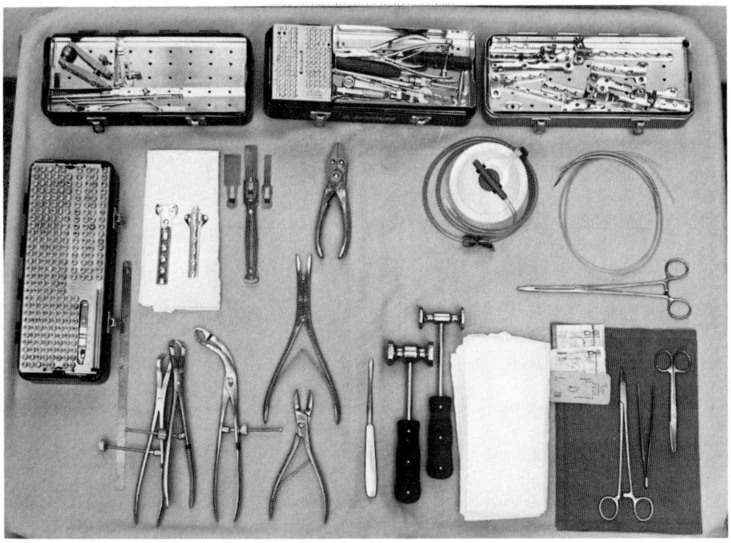

- Reduziertes Kleinfragment-Instr.
- Grundinstrumentarium
- Schraubenkassette, Plattenkassette
- Hohlmeißelzange (mittel)
- Knochensplitterzange (mittel)
- Meißelgriff und Klingen, Hammer
- Elevatorium
- Metallmaßstab
- Repositionszangen (versch. Größen)
- Nahtmaterial, Nadelhalter, Pinzette, Schere
- Redonnadel, Drains, Redonflasche

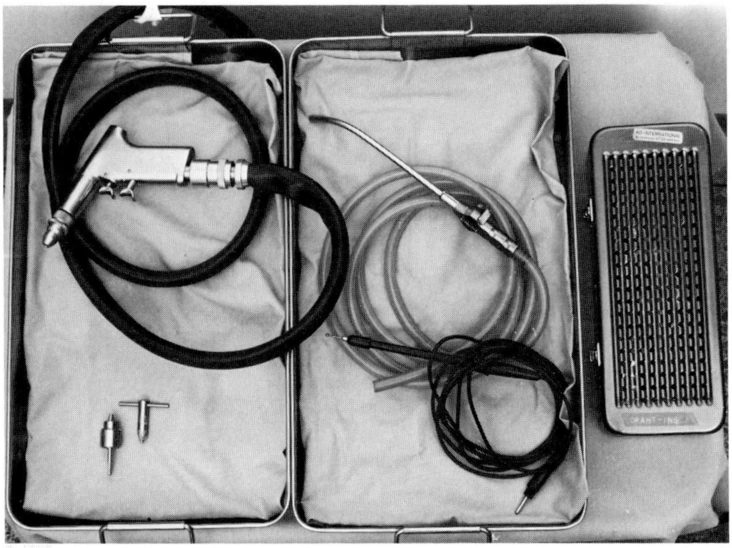

- Instrumentensiebe (allgemeine und Knochen-Cerclage)
- Bohrmaschine und Preßluftschlauch
- Bohrfutter und Schlüssel

2 Humerusschaftfrakturen

Beispiele

Quere kurze Schrägfraktur

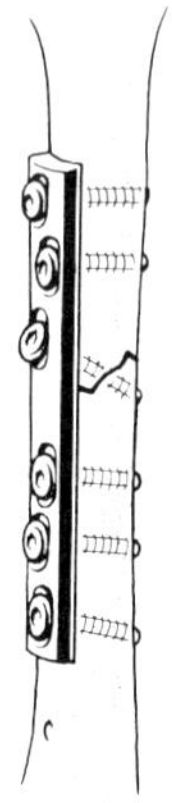

Trümmerfraktur mit kleinen Splittern

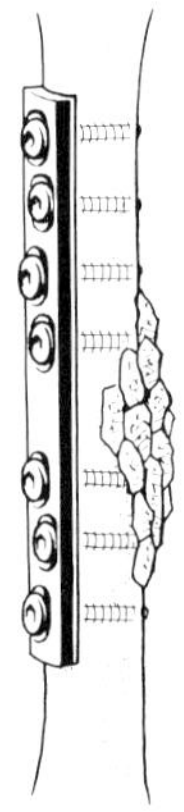

Vorbereiten der Instrumente

1. Allgemeine chirurgische Instrumente
2. Knochen-chirurgische Instrumente A und Cerclage-Instrumente (s. S. 298)
3. Grundinstrumente
4. Schraubenkassette
5. Plattenkassette
6. Biegepresse und Schränkeisen
7. Kleine Bohrmaschine und Preßluftschlauch
8. Instrumentensatz mit Spongiosastößel und -meißel
9. Extra: Saugvorrichtung, Redon, Kauter

Instrumente für OP mit breiter DC-Platte

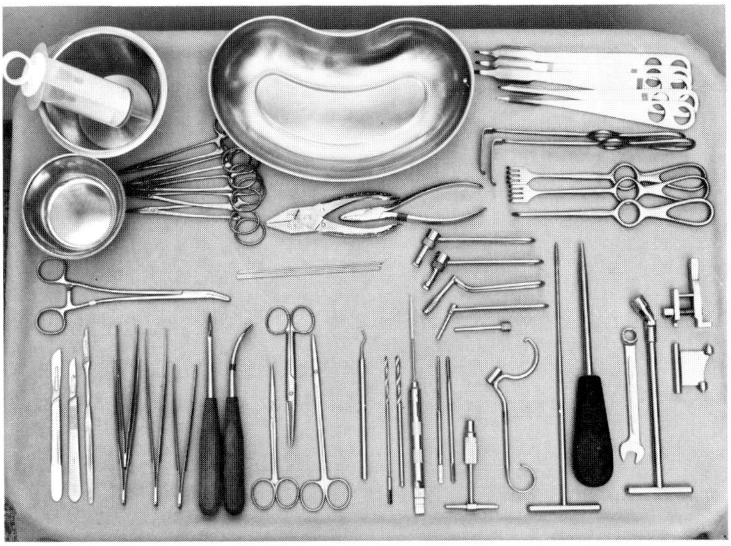

- Messer, Pinzetten, Scheren
- Raspatorien (mittlere und breite), scharfer Haken
- Bohrer 3,2 und 4,5
- Gewebeschutzhülsen 3,5 und 4,5
- Gewindeschneider 4,5 und Griffstück
- Steckbohrbüchse 3,2/4,5
- Zielgerät mit Spritze
- Schraubenmeßgerät
- Schraubenzieher
- DCP-Bohrbüchsen (neutr. + exz.)
- Plattenspanner (groß od. mit Gelenken)
- Bohrlehre für Plattenspanner
- Kardanschlüssel und Gabelschlüssel
- 5 bis 10 Gefäßklemmen
- Kirschner-Drähte, Flachzange, Drahtbiegezange
- Einzinkhaken, Knochenfaßzange
- Scharfe Haken, Knochenhebel verschiedene Größen
- 2 runde Schalen, Nierenschale
- Gefäß und Spritze für Spüllösung

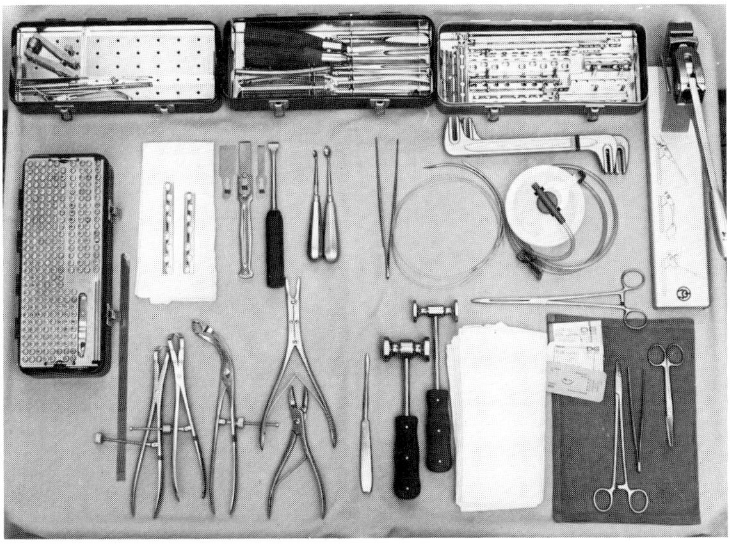

- Grundinstrumentarium
- Schraubenkassette, Plattenkassette
- Instrumentensatz mit Spongiosastößel und Meißel
- Hohlmeißelzange (mittel), scharfe Löffel
- Knochensplitterzange (mittel)
- Meißelgriff und Klingen, Hammer
- Elevatorium
- Metallmaßstab
- Repositionszangen (versch. Größen)
- Biegepresse und Schränkeisen
- Nahtmaterial, Nadelhalter, Pinzette, Schere
- Redonnadel, Drains, Redonflasche

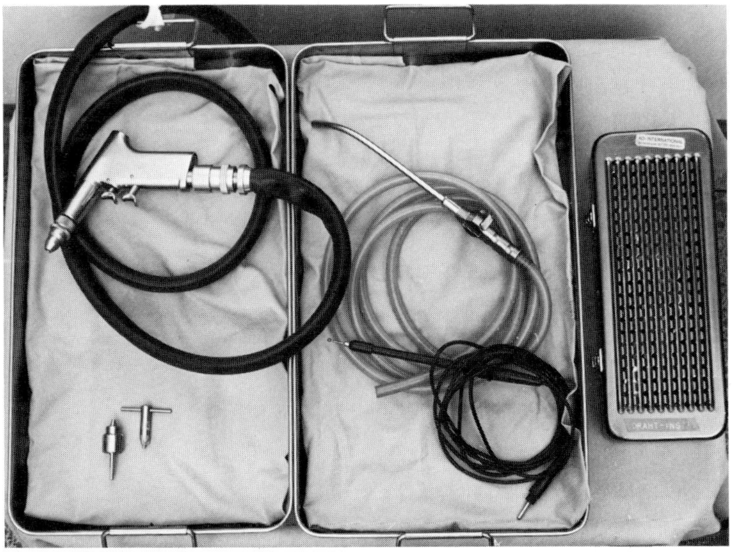

- Instrumentensiebe (allgemeine und Knochen-)
- Bohrmaschine und Preßluftschlauch
- Bohrfutter und Schlüssel

3 Distale Humerusfrakturen (intraartikulär)

Beispiele
Distale kurze Schrägfraktur

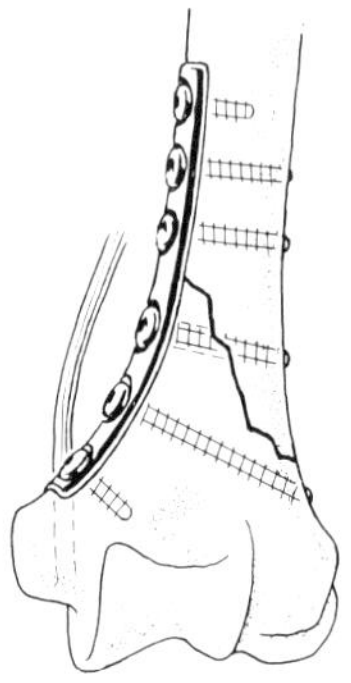

Intraartikuläre Trümmerfraktur

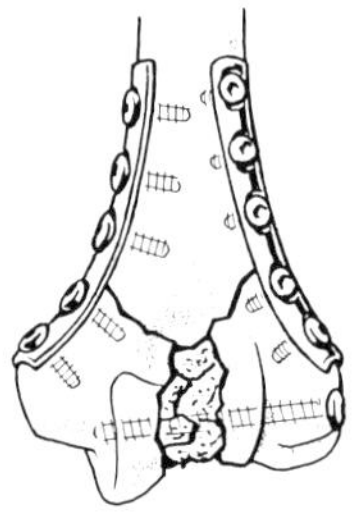

Vorbereiten der Instrumente

1. Allgemeine chirurgische Instrumente
2. Knochen-chirurgische Instrumente A und Cerclage-Instrumente (s. S. 298)
3. Grundinstrumentarium
4. Schraubenkassette
5. Reduziertes Kleinfragment-Instrumentarium
6. Kleine Bohrmaschine und Preßluftschlauch
7. Instrumentensatz mit Spongiosastößel und -meißel
8. Extra: Saugvorrichtung, Redon, Kauter

Instrumente für OP mit Drittelrohrplatte, 3,5-DCP, Halbrohrplatte oder schmaler DC-Platte

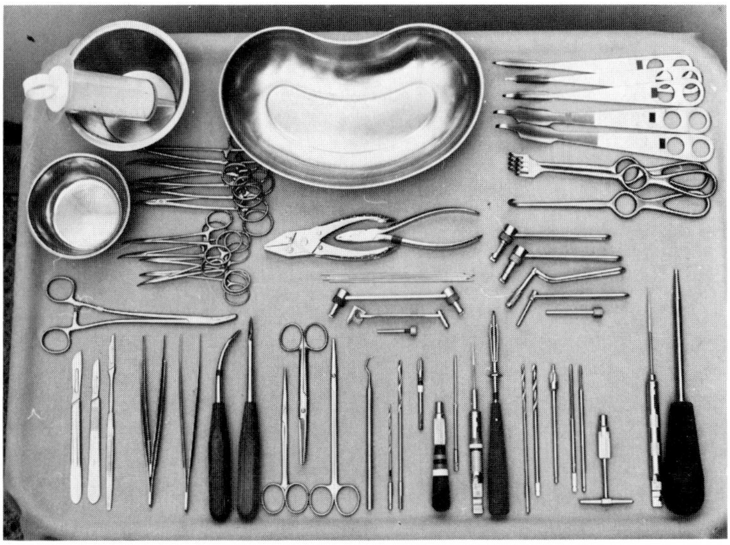

- Messer, Pinzetten, Schere
- Raspatorien (versch. Größen), scharfe Haken
- Bohrer 2,0- 3,2- 3,5 und 4,5
- Gewindeschneider 3,5 und 4,5 (kurz und lang)
- Griffstück oder Handstück
- Gewebeschutzhülsen 3,5 und 4,5
- Bohrbüchsen 2,0 und DCP-3,5 und DCP-4,5 (exz. + neutr.)
- Steckbohrbüchse 3,5/2,0 und 3,2/4,5
- Kopfraumfräser klein, Kopfraumfräser-Einsatz (für Malleolarschrauben)
- Schraubenmeßgerät groß und klein
- Schraubenzieher groß und klein
- 5 bis 10 Gefäßklemmen
- Kirschner-Drähte, Flachzange, Drahtbiegezange
- Einzinkhaken, Knochenhaltezange
- Scharfe Wundhaken, Knochenhebel, versch. Größen
- 2 runde Schalen, Nierenschale
- Gefäß und Spritze für Spüllösung

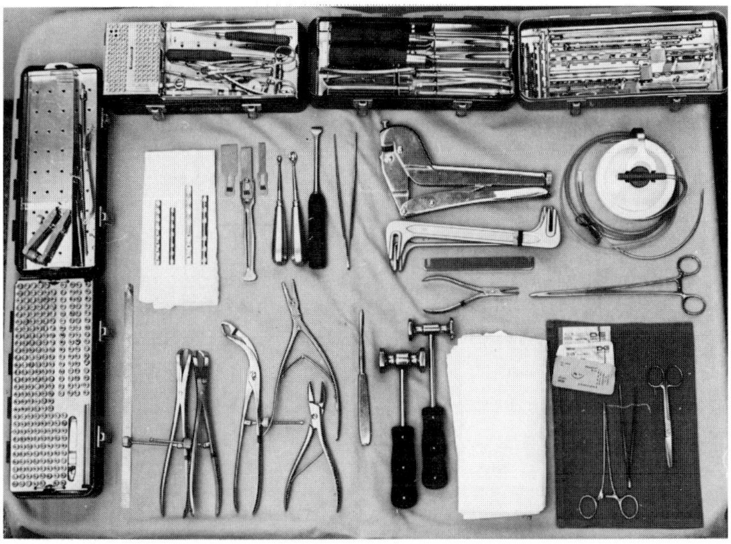

- Grundinstrumentarium
- Schraubenkassette, Plattenkassette
- Reduziertes Kleinfragmentinstrumentarium
- Instrumentensatz mit Spongiosastößeln und Meißel
- Hohlmeißelzange (klein), scharfe Löffel
- Knochensplitterzange (mittel)
- Meißelgriff und Klingen, Hammer
- Elevatorium
- Metallmaßstab
- Repositionszangen (versch. Größen)
- Biegezange und Schränkeisen
- Biegezange und Schränkeisen für kleine Plättchen
- Nahtmaterial, Nadelhalter, Pinzette, Schere
- Redonnadel, Drains, Redonflasche

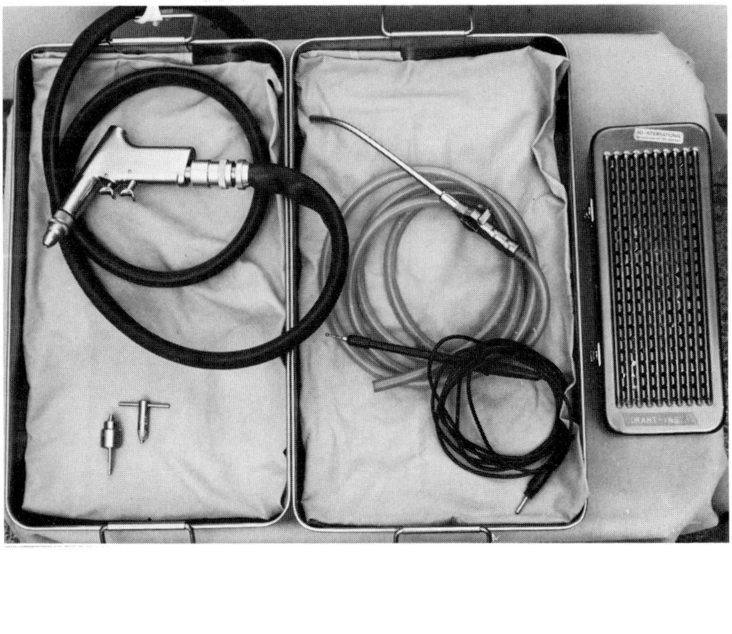

- Instrumentensiebe (allgemeine und Knochen-Cerclage-), Cerclage-Instrumente
- Bohrmaschine und Preßluftschlauch
- Bohrfutter und Schlüssel

4 Vorderarmschaftfrakturen und Olekranonfrakturen

Querfraktur eines oder beider Knochen

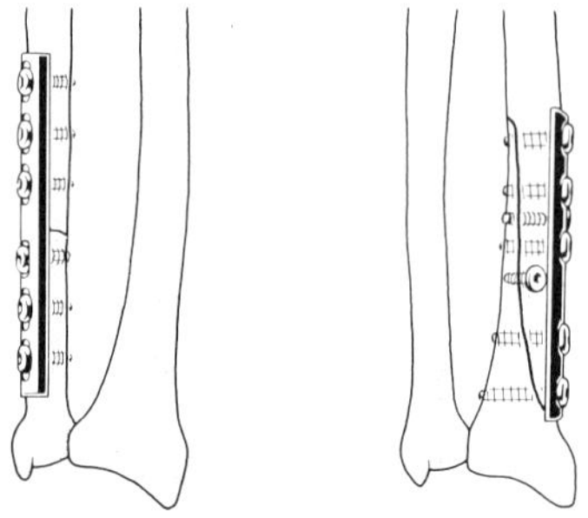

Trümmerfraktur beider Knochen

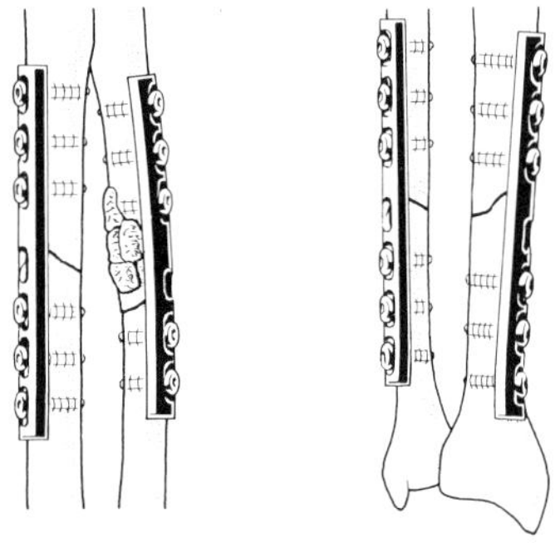

Querbruch des Olekranons.

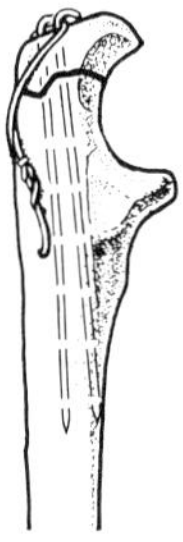

Schrägbruch des Olekranons.

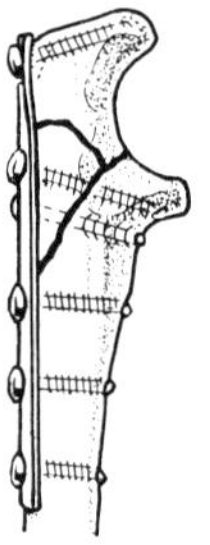

Trümmerfraktur proximal der Ulna

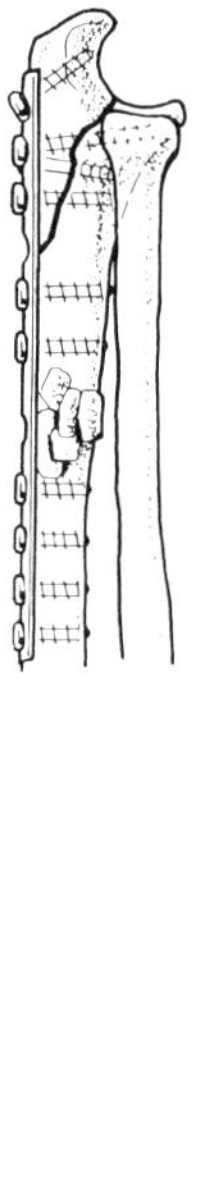

Vorbereiten der Instrumente

1. Allgemeine chirurgische Instrumente
2. Knochen-Instrumente B und Cerclage-Instrumente (s. S. 300)
3. Grundinstrumentarium
4. Schraubenkassette
5. Plattenkassette
6. Reduziertes Kleinfragment-Instrumentarium
7. Kleine Bohrmaschine und Preßluftschlauch
8. Eventuell Instrumentensatz mit Spongiosastößel und -meißel
9. Extra: Saugvorrichtung, Redon, Kauter

Instrumente für OP mit Drittelrohr-, 3,5-DC-, Halbrohr- oder schmaler DC-Platte

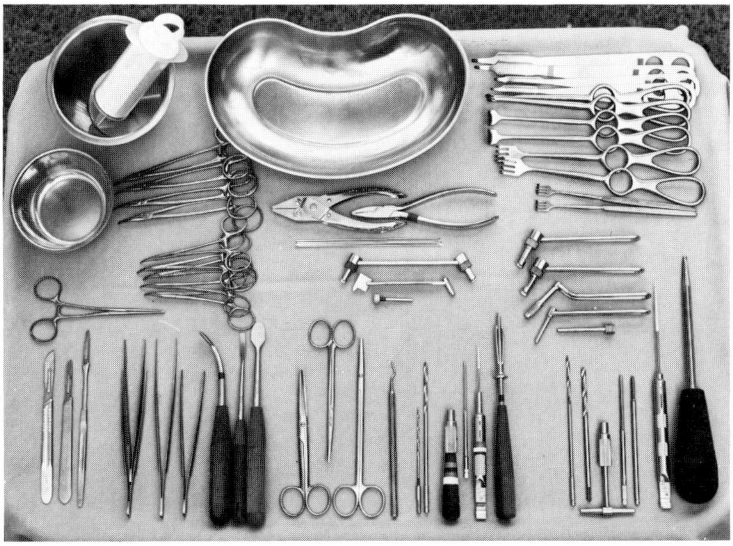

- Messer, Scheren, Pinzetten
- Raspatorien (versch. Größen), scharfer Haken
- Bohrer 2,0- 3,2- 3,5 und 4,5
- Gewebeschutzhülsen 3,5 und 4,5
- Gewindeschneider 3,5 und 4,5 (kurz und lang)
- Griffstück und Handstück
- Steckbohrbüchsen 3,5/2,0 und 3,2/4,5
- Ziel- und Plattenbohrbüchse 2,0
- DCP-Bohrbüchse 3,5 und 4,5 (neutr. + exz.)
- Schraubenmeßgerät, groß und klein
- Schraubenzieher groß und klein
- 5 Mosquito-Klemmen
- 5 Gefäßklemmen
- Kirschner-Drähte, Flachzange, Drahtbiegezange
- Einzinkhaken, Knochenhaltezange
- Scharfe Haken, Langenbeck-Haken, Knochenhebel, versch. Größen
- 2 runde Schalen, Nierenschale
- Gefäß und Spritze für Spüllösung

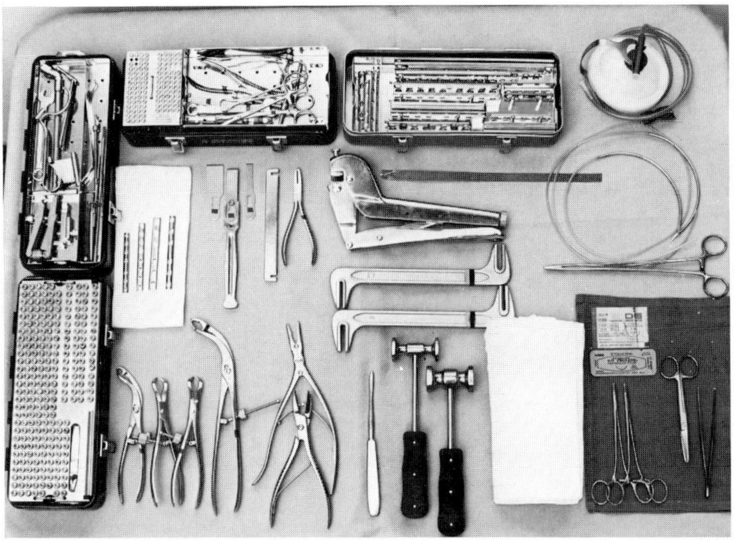

- Grundinstrumentarium
- Schraubenkassette, Plattenkassette
- Reduziertes Kleinfragment-Instrumentarium
- Hohlmeißelzange (klein)
- Knochensplitterzange (mittel)
- Meißelgriff und Klingen, Hammer
- Elevatorium
- Metallmaßstab
- Repositionszangen (versch. Größen)
- Biegezange und Schränkeisen
- Biegezangen und Schränkeisen für kleine Plättchen
- Nahtmaterial, Nadelhalter, Pinzette, Schere
- Redonnadel, Drains, Redonflasche

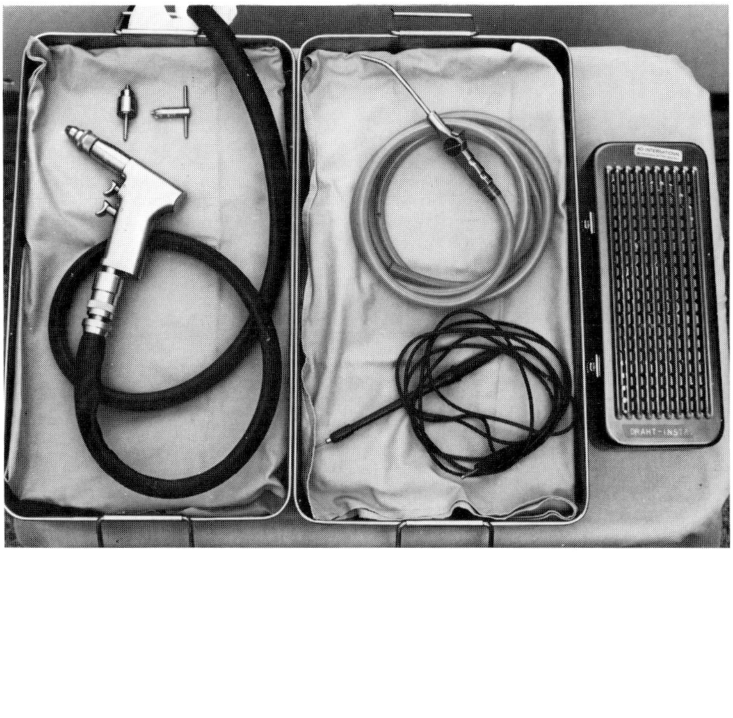

- Instrumentensiebe (allgemeine und Knochen-)
- Bohrmaschine und Preßluftschlauch
- Bohrfutter und Schlüssel

5 Distale Vorderarmfrakturen

Beispiel
Fraktur nach Smith Goyrand

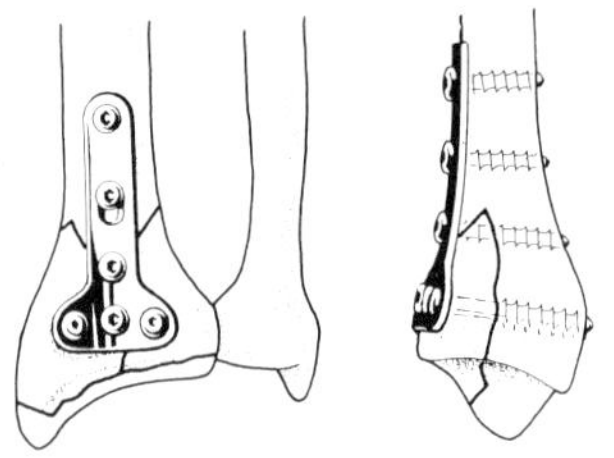

Vorbereiten der Instrumente

1. Allgemeine chirurgische Instrumente
2. Knochen-chirurgische Instrumente B (s. S. 300)
3. Reduziertes Kleinfragment-Instrumentarium
4. Kleine Bohrmaschine und Preßluftschlauch
5. Extra: Saugvorrichtung, Redon, Kauter

Instrumente für OP mit kleiner T-Platte

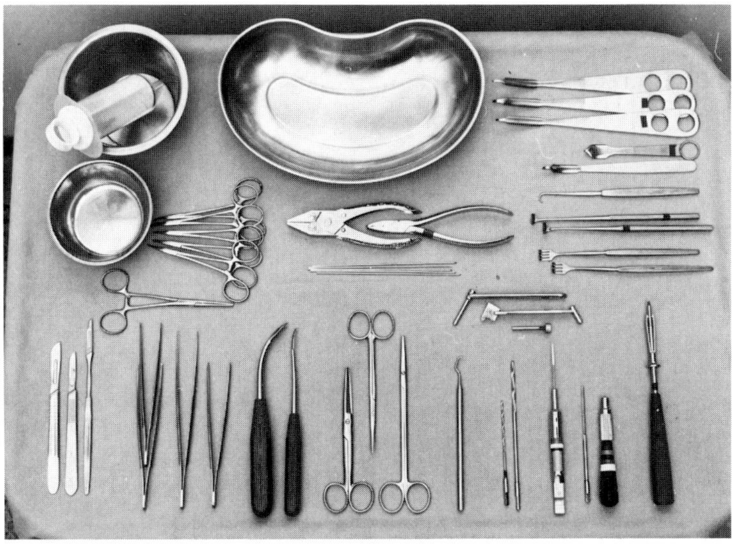

- Messer, Scheren, Pinzetten
- Raspatorien (klein und mittel), scharfer Haken
- Bohrer 2,0 und 3,5
- Ziel- und Plattenbohrbüchse 2,0
- Gewindeschneider 3,5
- Griffstück
- Gewebeschutzhülse 3,5
- Steckbohrbüchse 3,5/2,0
- Schraubenmeßgerät klein
- Schraubenzieher klein
- 5 Gefäßklemmen
- Kleiner Einzinkhaken, Knochenhaltezange klein
- Kirschner-Drähte, Flachzange, Drahtbiegezange
- Scharfe Wundhaken, Langenbeck-Haken, Knochenhebel, versch. Größen
- 2 runde Schalen, Nierenschale
- Gefäß und Spritze für Spüllösung

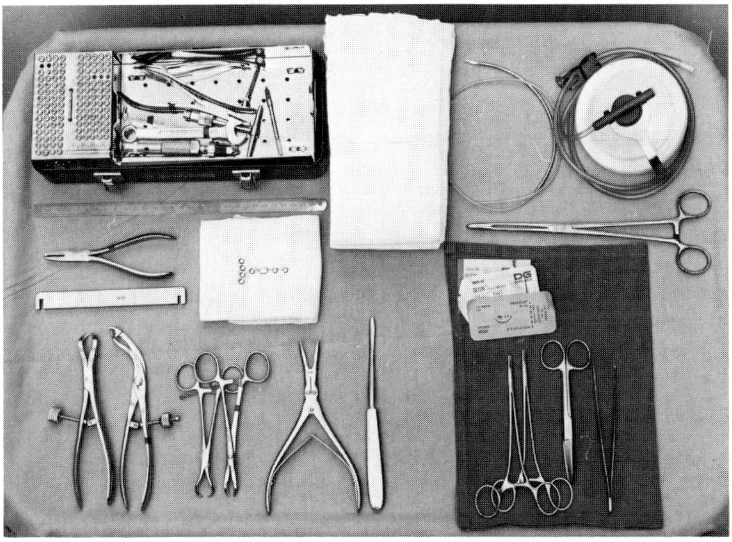

- Reduziertes Kleinfragment-Instr.
- Kleine Hohlmeißelzange
- Elevatorium
- Metallmaßstab
- Verschiedene Repositionszangen
- Kleine Plattenbiegezange
- Kleines Schränkeisen
- Nahtmaterial, Nadelhalter, Schere, Pinzette
- Redonnadel, Drain, Redonflasche

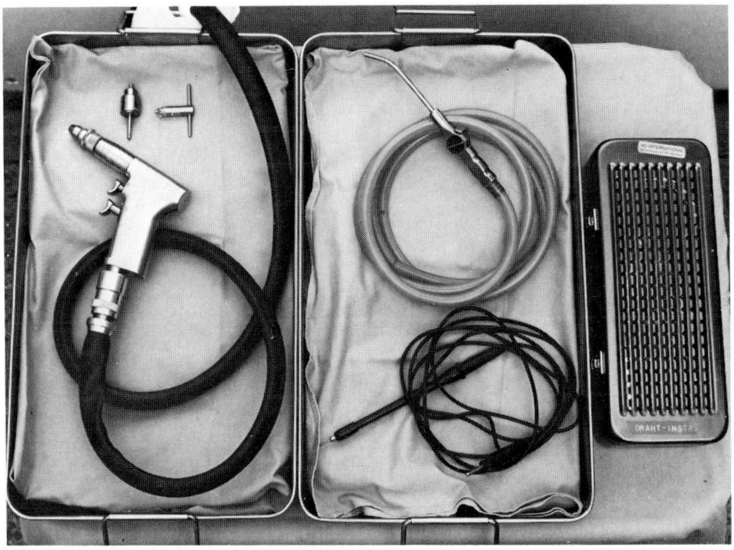

- Instrumentensiebe (allgemeine, Knochen- und Cerclage-)
- Kleine Bohrmaschine und Doppelschlauch
- Bohrfutter und Schlüssel

6 Handfrakturen

Beispiel
Fraktur der Metakarpal-Knochen und der Phalangen

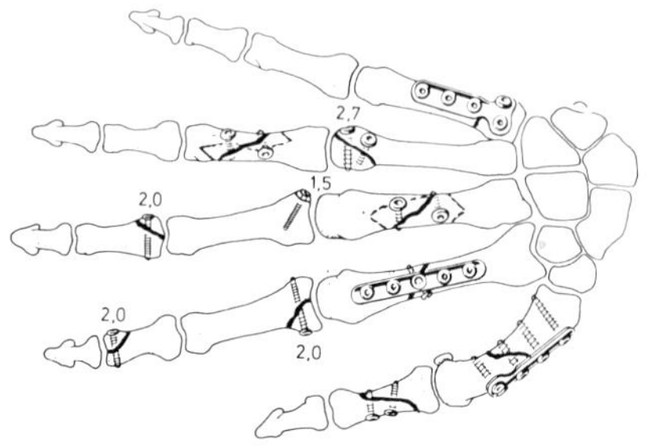

Vorbereiten der Instrumente

1. Allgemeine chirurgische Instrumente
2. Knochen-Instrumente B und Cerclage-Instrumente (s. S. 300)
3. Mini- und Kleinfragment-Instrumentarium
4. Mini- und Kleinfragment-Implantate
5. Kleine Bohrmaschine und Preßluftschlauch oder evtl. Minibohrmaschine
6. Extra: Saugvorrichtung, Redon, Kauter, „Bleihand“

Instrumente für OP an der Mittelhand und den Phalangen

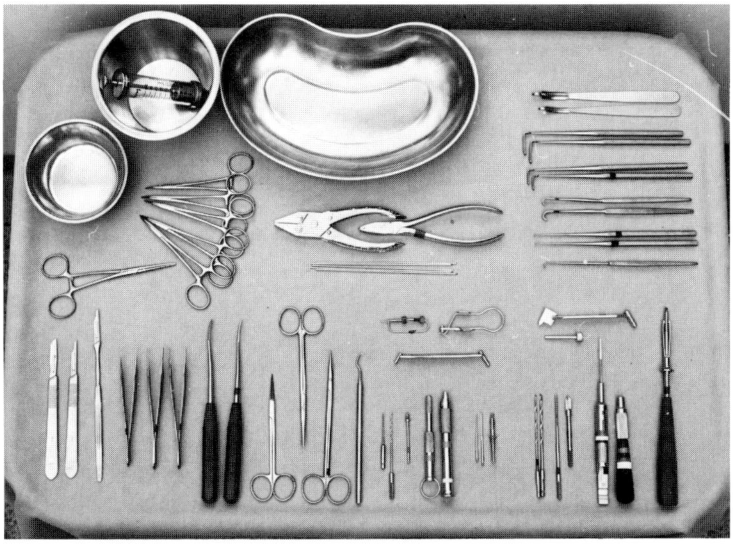

- Feine Messer, Pinzetten und Scheren
- Raspatorium (kleine), scharfer Haken
- Bohrer 1,1- 1,5 und 2,0 (Phalangen), 2,7 (Metacarpus)
- Gewindeschneider 1,5 (Phalangen), 2,0; 2,7 (Metacarpus)
- Mini-Bohrbüchse 1,1–1,5 (Phalangen), Ziel- und Plattenbohrbüchse 2,0 (Metacarpus)
- Steckbohrbüchse 3,5/2,7
- Handstück mit Schnellkupplung
- Handstück mit Dentalverschluß (Mini)
- Kopfraumfräser klein und mini
- Schraubenmeßgerät klein und mini
- Schraubenzieher klein und Schraubenzieher-Einsatz mini
- Haltezielgerät für Mini-Plättchen und Einsatzhülsen
- 5 kleine Gefäßklemmen (Mosquito)
- Kirschner-Drähte, Flachzange, Drahtbiegezange
- Kleiner Einzinkhaken, Knochenhaltezange (kleiner Kocher)
- Kleine scharfe Wundhaken, Gillies-Haken, kleine Langenbeck-Haken, Nervhäkchen (versch. kleine), Knochenhebel
- 2 runde Schalen, Nierenschale
- Spritze und Gefäß für Spüllösung

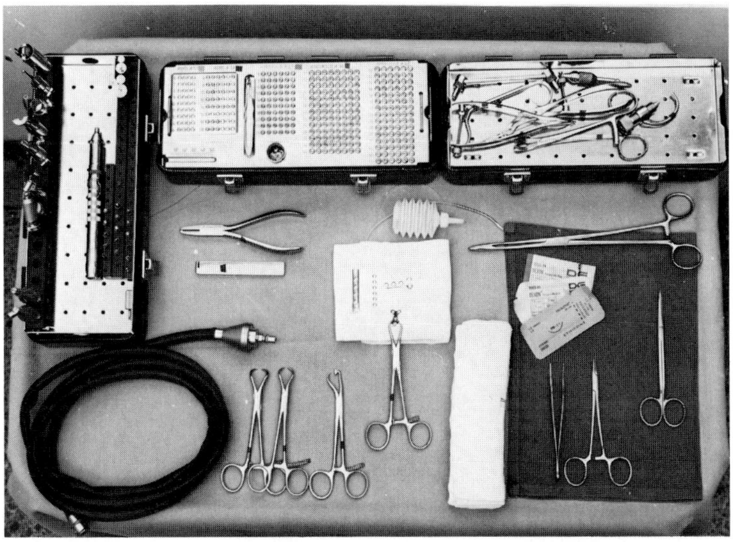

- Mini- und Kleinfragment-Instr.
- Mini- und Kleinfragment-Impl.
- Eventuell Mini-Bohrmaschine
- Repositionszange (kleine)
- Kleine Plattenbiegezange
- Kleines Schränkeisen
- Nahtmaterial, Nadelhalter, Pinzette, Schere
- Redonnadel, Drain, Redonflasche

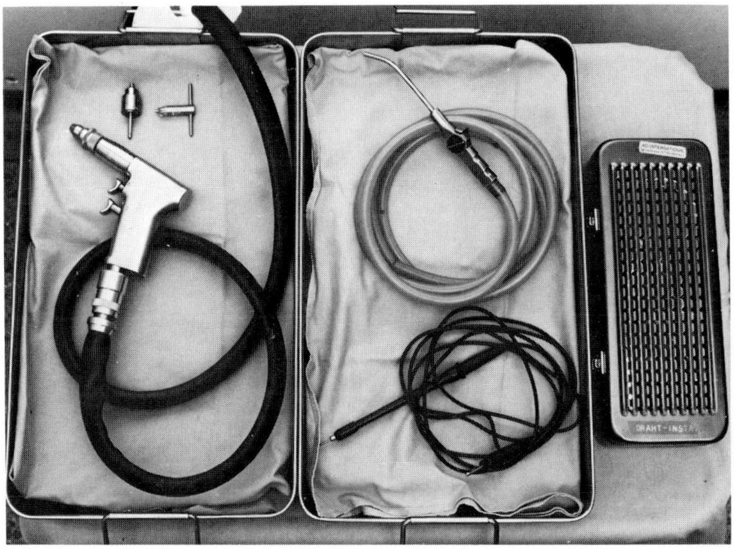

- Instrumentensiebe (allgemeine, Knochen- und Cerclage-)
- Eventuell kleine Bohrmaschine und Preßluftschlauch

7 Proximale Femurfrakturen und intertrochantere Osteotomien

Beispiele
Subkapitale Schenkelhalsfraktur

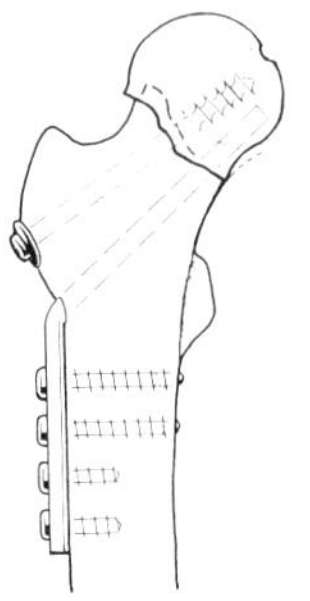

Pertrochantere Femurfrakturen

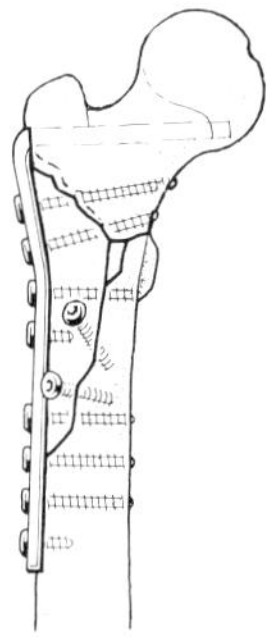

Proximale Femurschaftfrakturen

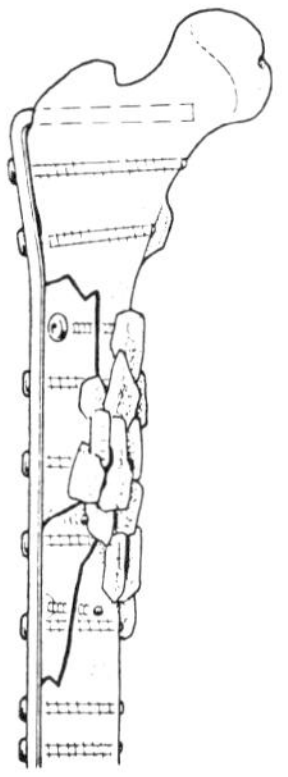

Vorbereiten der Instrumente

1. Allgemeine chirurgische Instrumente
2. Knochen-chirurgische Instrumente A und Cerclage-Instrumente (s. S. 298)
3. Grundinstrumentarium
4. Schraubenkassette
5. Winkelplattenkassette
6. Winkelplatten
7. Bohrmaschine, Säge und Preßluftschlauch
8. Extra: Saugvorrichtung, Redon, Kauter

Instrumente für OP mit Winkelplatten

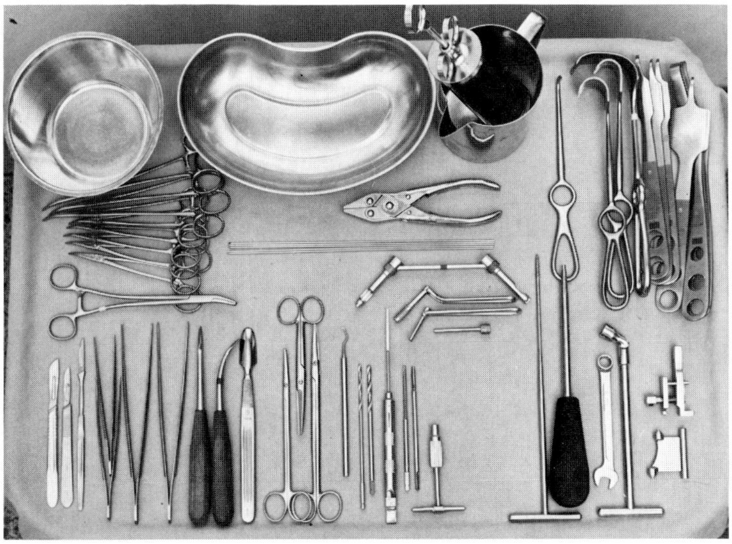

- Messer, Pinzetten, Scheren
- Raspatorien (mittlere und breite), scharfer Haken
- Bohrer 3,2 und 4,5
- Gewebeschutzhülsen 3,5 und 4,5
- Gewindeschneider 4,5 (kurz u. lang) und Griffstück
- 6,5 Gewindeschneider
- Steckbohrbüchse 3,2/4,5
- DCP-Bohrbüchse lang
- Schraubenmeßgerät groß
- Schraubenzieher (+ Einsatz)
- Plattenspanner lang (oder mit Gelenken)
- Bohrbüchse für Plattenspanner
- Kardanschlüssel und Gabelschlüssel
- 5 bis 10 Gefäßklemmen (kurz und lang)
- Kirschner-Drähte (lange) Flachzange
- Einzinkhaken, Knochenfaßzange
- Scharfe, breite Wundhaken, große Langenbeck-Haken, Knochenhebel (versch. Größen)
- 2 runde Schalen, Nierenschale
- Gefäß und Spritze für Spüllösung

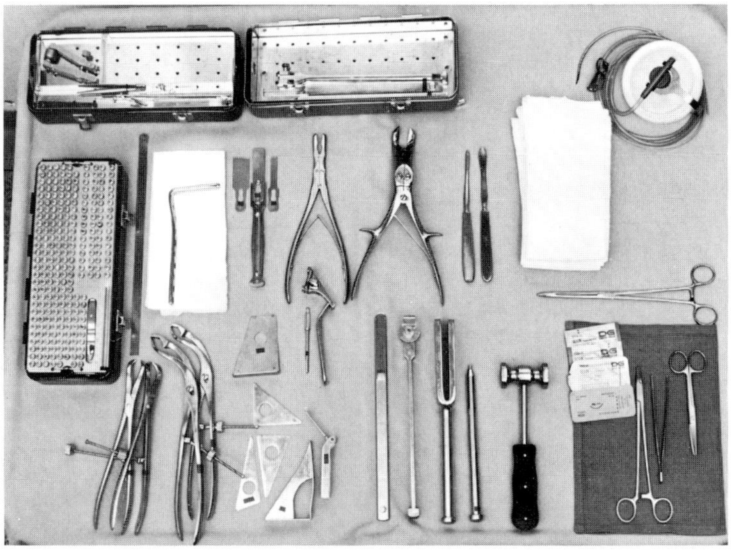

- Grundinstrumentarium
- Schraubenkassette
- Winkelplatten-Instrumentarium
- Ausgewählte Winkelplatten
- Repositionszangen (versch. Größen)
- Hohlmeißelzange (groß)
- Knochensplitterzange
- Elevatorium
- Meißelgriff mit Klingen, Hammer
- Dreieckzielgerät, Kondylen-Zielgerät, Zielgerät für Varisationsosteotomie
- Zielgerät mit Aufsatz, Zapfenfräser
- Platteninstrument, Führungsplatte
- Ein- und Ausschlag-Instrument
- Schlitzhammer, Nachschlagbolzen
- Metallmaßstab
- Nahtmaterial, Nadelhalter, Pinzette, Schere
- Redonnadel, Drains, Redonflasche

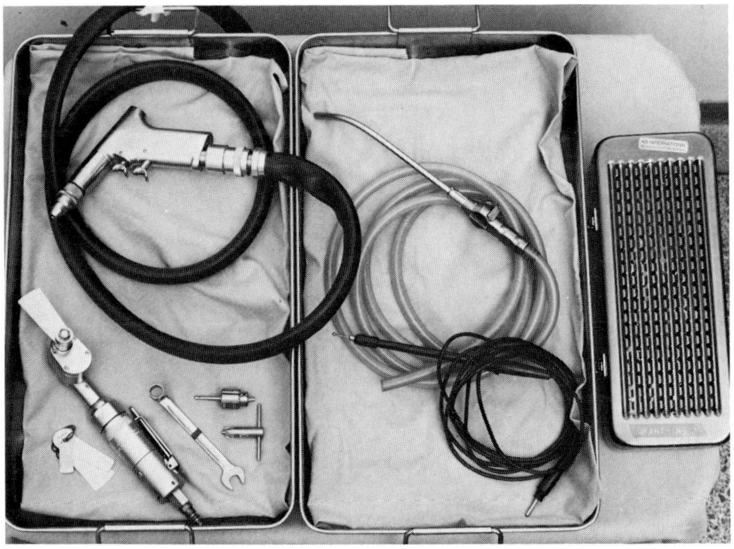

- Instrumentensiebe (allgemeine, Knochen- und Cerclage-)
- Bohrmaschine und Preßluftschlauch, Säge, Sägeblätter
- Gabelschlüssel
- Bohrfutter und Schlüssel

8 Femurschaftfrakturen

Beispiele
Schrägfraktur

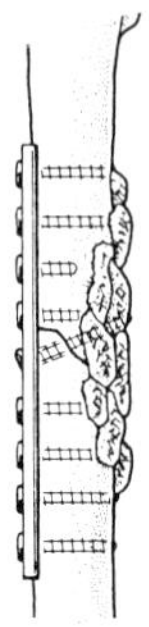

Vorbereiten der Instrumente

1. Allgemeine chirurgische Instrumente
2. Knochen-chirurgische Instrumente A und Cerclage-Instrumente (s. S. 298)
3. Grundinstrumentarium
4. Schraubenkassette
5. Plattenkassette
6. Biegepresse und Schränkeisen
7. Distraktor
8. Kleine Bohrmaschine und Preßluftschlauch
9. Instrumentensatz mit Spongiosastößel und -meißel
10. Extra: Saugvorrichtung, Redon, Kauter

Femur-Marknagelung s. Nr. 16.

Instrumente für OP mit breiter DC-Platte

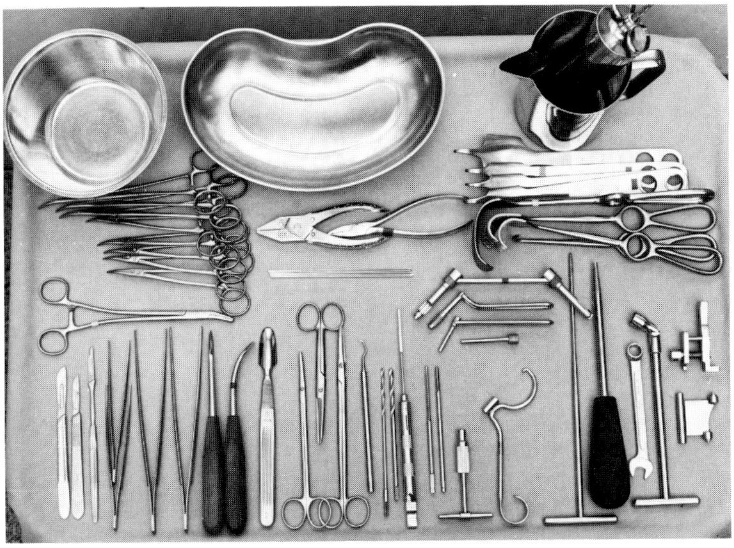

- Messer, Pinzetten, Scheren
- Raspatorien (mittlere und breite), scharfer Haken
- Bohrer 3,2 und 4,5
- Gewebeschutzhülsen 3,5 und 4,5
- Zielgerät mit Spitze
- Gewindeschneider 4,5 (kurz und lang) und Griffstück
- DCP-Bohrbüchse, lang (neutr. + exz.)
- Steckbohrbüchse 3,2/4,5
- Schraubenmeßgerät groß
- Schraubenzieher
- Plattenspanner (groß oder mit Gelenken)
- Bohrlehre für Plattenspanner
- Kardanschlüssel oder Gabelschlüssel
- 5 bis 10 Gefäßklemmen (kurze und lange)
- Knochenhaltezange
- Kirschner-Drähte, Flachzange, Drahtbiegezange
- Scharfe, breite Wundhaken, große Langenbeck-Haken, Knochenhebel, versch. Größen
- 2 runde Schalen, Nierenschale
- Gefäß und Spritze für Spüllösung

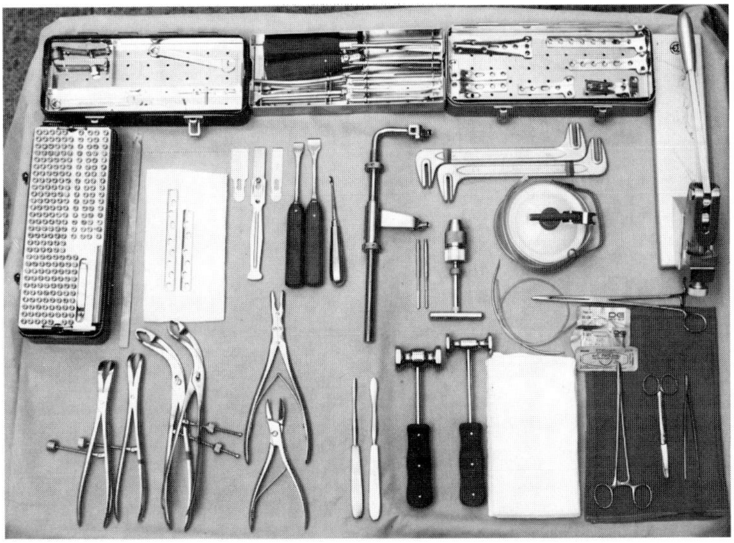

- Grundinstrumentarium
- Schraubenkassette, Plattenkassette
- Instrumentensatz mit Spongiosastößel und -meißel
- Repositionszangen
- Hohlmeißelzange groß, scharfe Löffel (große)
- Knochensplitterzange groß
- Elevatorium
- Meißelgriff und Klingen, Hammer
- Schränkeisen, Biegepresse
- Distraktor, Bolzen, Schlüssel, Universalhandgriff
- Metallmaßstab
- Nahtmaterial, Nadelhalter, Pinzetten, Schere
- Redonnadel, Redon, Redonflasche

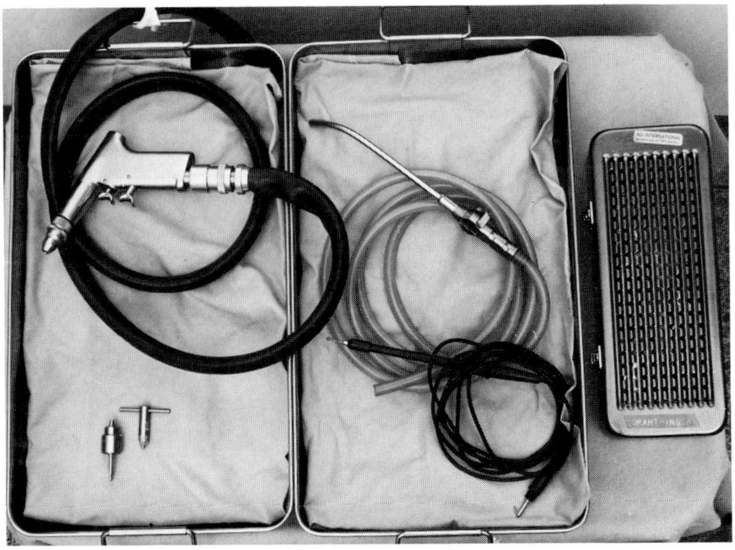

- Instrumentensiebe (allgemeine, Knochen- und Cerclage-)
- Bohrmaschine und Preßluftschlauch
- Bohrfutter und Schlüssel

9 Distale Femurfrakturen

Beispiele

Suprakondyläre Fraktur

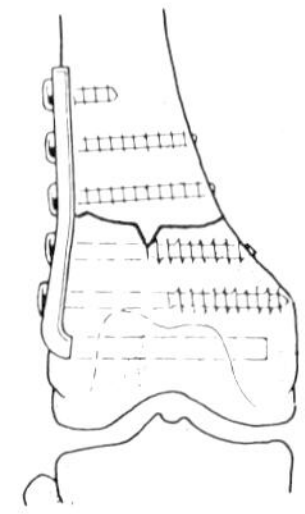

Bikondyläre und distale Trümmerfraktur

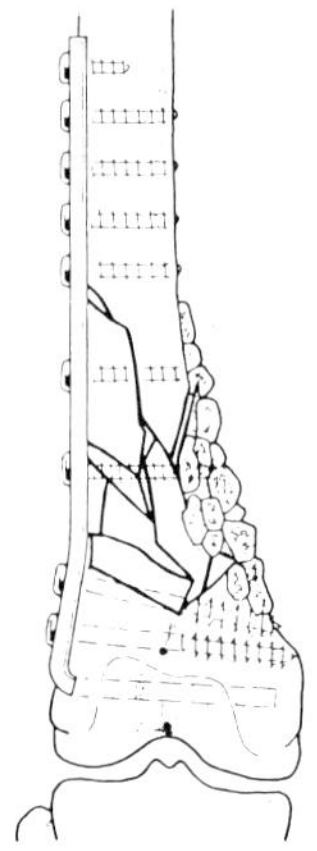

Vorbereiten der Instrumente

1. Allgemeine chirurgische Instrumente
2. Knochen-chirurgische Instrumente A und Cerclage-Instrumente (s. S. 298)
3. Grundinstrumentarium
4. Schraubenkassette
5. Winkelplatten-Instrumentarium
6. Eventuell Biegepresse
7. Eventuell Plattenkassette (wenn T-Platte)
8. Kleine Bohrmaschine, Preßluftschlauch
9. Eventuell Instrumentensatz mit Spongiosastößel und -meißel
10. Extra: Saugvorrichtung, Redon, Kauter

Instrumente für OP mit Kondylenplatte (DCP)

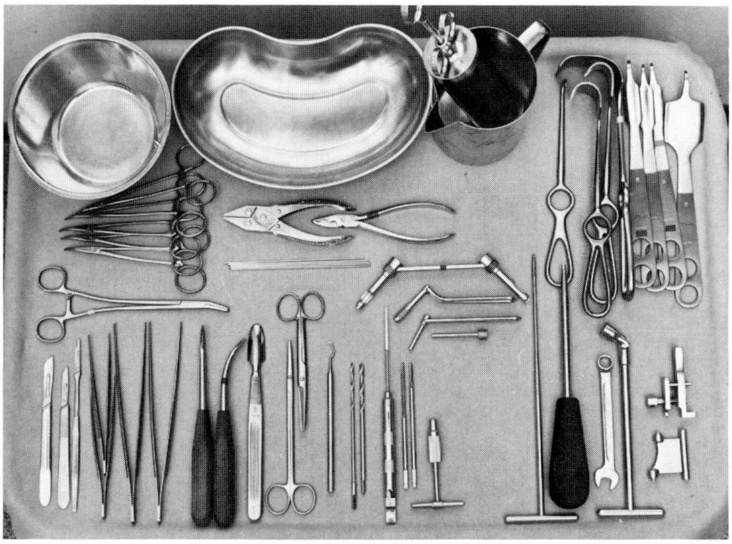

- Messer, Pinzetten, Scheren
- Raspatorien (mittlere und breite), scharfer Haken
- Bohrer 3,2 und 4,5
- Gewebeschutzhülse 3,2 und 4,5
- DCP-Bohrbüchse (neutral + exzentrisch)
- Gewindeschneider 4,5 (kurz und lang) und Griffstück
- Gewindeschneider 6,5
- Steckbohrbüchse 3,2/4,5
- Schraubenmeßgerät groß
- Schraubenzieher groß
- Plattenspanner groß (oder mit Gelenken)
- Bohrlehre für Plattenspanner
- Kardanschlüssel und Gabelschlüssel
- 5 bis 10 Gefäßklemmen
- Kirschner-Drähte, Flachzange, Drahtbiegezange
- Einzinkhaken, Knochenhaltezange
- Scharfe Wundhaken, Langenbeck-Haken, Knochenhebel, versch. Größen
- 2 runde Schalen, Nierenschale
- Gefäß und Spritze für Spüllösung

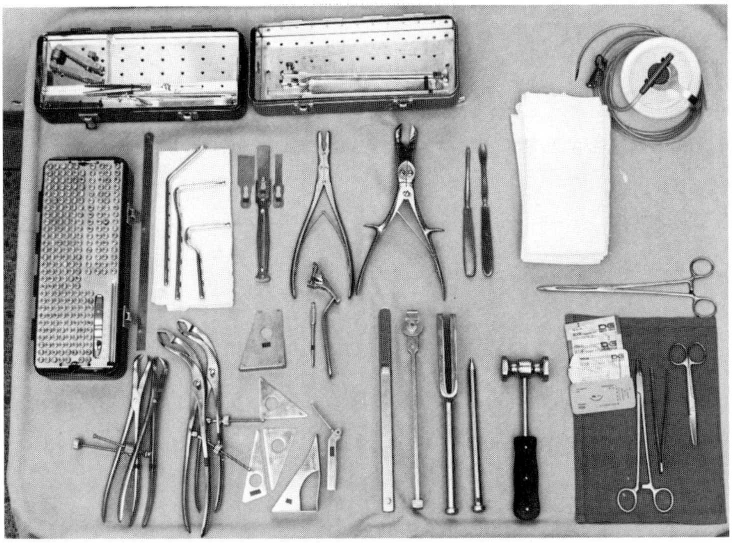

- Grundinstrumentarium
- Schraubenkassette
- Winkelplatten-Instrumentarium
- Ausgewählte Winkelplatten
- Repositionszangen (versch. Größen)
- Hohlmeißelzange (groß)
- Knochensplitterzange
- Elevatorium
- Meißelgriff mit Klingen, Hammer
- Dreieckzielgerät, Kondylen-Zielgerät, Zielgerät für Varisationsosteotomie
- Zielgerät mit Aufsatz, Zapfenfräser
- Platteninstrument, Führungsplatte
- Ein- und Ausschlag-Instrument
- Schlitzhammer
- Nachschlagbolzen
- Metallmaßstab
- Nahtmaterial, Nadelhalter, Pinzette, Schere
- Redonnadel, Drains, Redonflasche

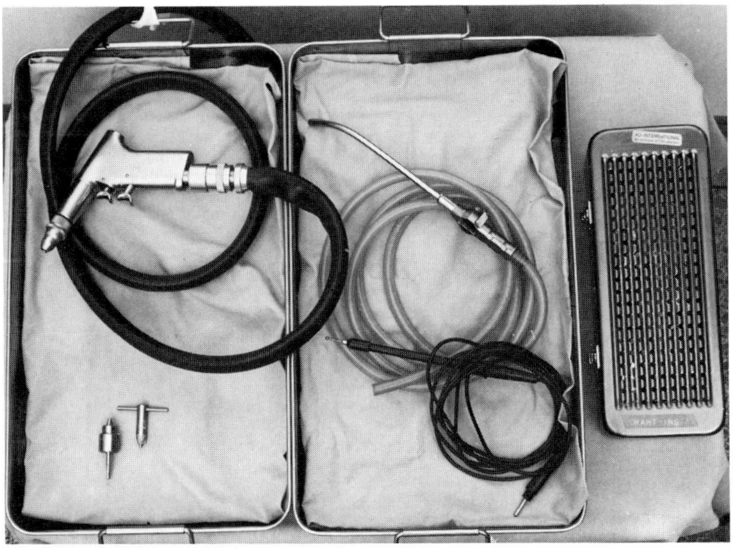

- Instrumentensiebe (allgemeine, Knochen- und Cerclage-)
- Bohrmaschine und Preßluftschlauch
- Bohrfutter und Schlüssel

10 Patellafrakturen

Beispiele

Querbruch-Patella

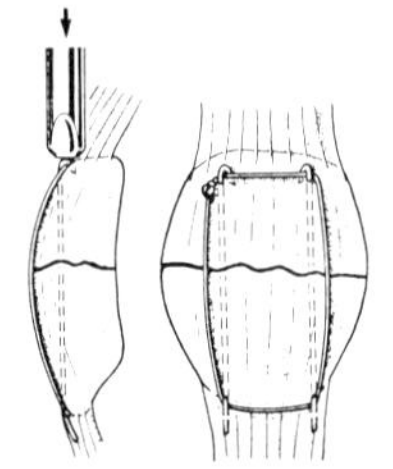

Mehrfragmentbruch

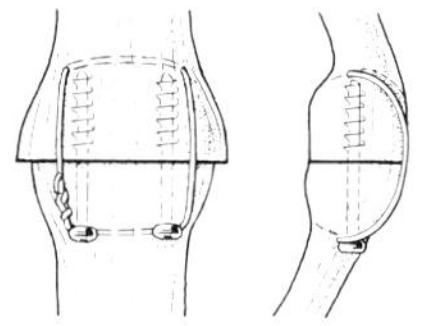

Vorbereiten der Instrumente

1. Allgemeine chirurgische Instrumente
2. Knochen-chirurgische Instrumente B
   und Cerclage-Instrumente (s. S. 300)
3. Reduziertes Kleinfragment-Instrumentarium
4. Kleine Bohrmaschine (evtl. Säge) und Preßluftschlauch
5. Extra: Saugvorrichtung, Redon, Kauter

Instrumente für OP mit Cerclage (und evtl. 4,0-Spongiosa-Schraube)

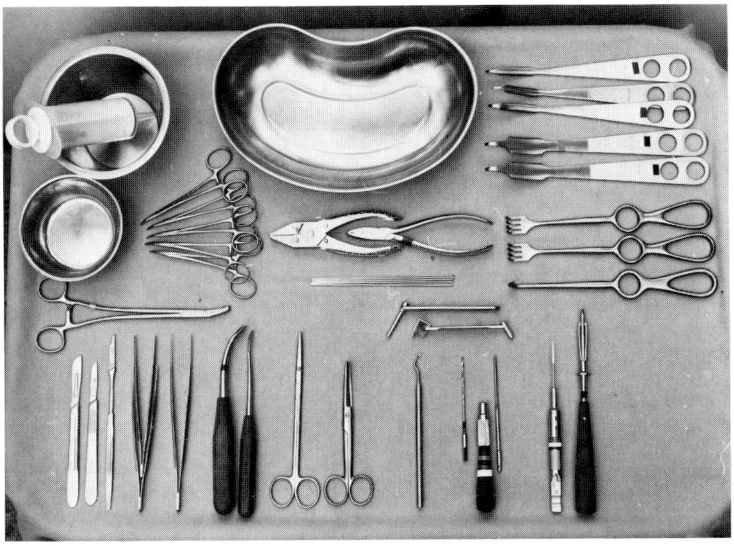

- Messer, Pinzetten, Scheren
- Raspatorien (mittlere und klein), scharfer Haken
- Bohrer 2,0
- Ziel- und Plattenbohrbüchse 2,0
- Gewebeschutzhülse 3,5
- Schraubenmeßgerät klein
- Schraubenzieher klein
- Knochenhaltezange
- 5 Gefäßklemmen
- Kirschner-Drähte (kurze), Flachzange, Drahtbiegezange
- Scharfe Wundhaken
- Einzinkhaken, Knochenhebel, versch. Größen
- 2 runde Schalen, Nierenschale
- Gefäß und Spritze für Spüllösung

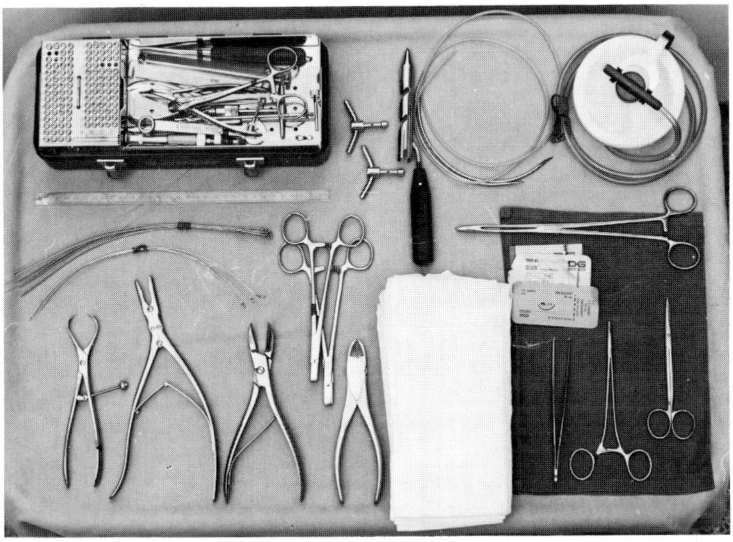

- Reduziertes Kleinfragment-Instr.
- Patellafaßzange
- Knochensplitterzange (mittel)
- Hohlmeißelzange (mittel)
- Drahtschneidezange
- Cerclagedrähte mit Ösen
- Faßzangen für Cerclagedrähte
- Drahtspanner mit Griff
- Metallmaßstab
- Nahtmaterial, Nadelhalter, Pinzette, Schere
- Redonnadel, Drain, Redonflasche

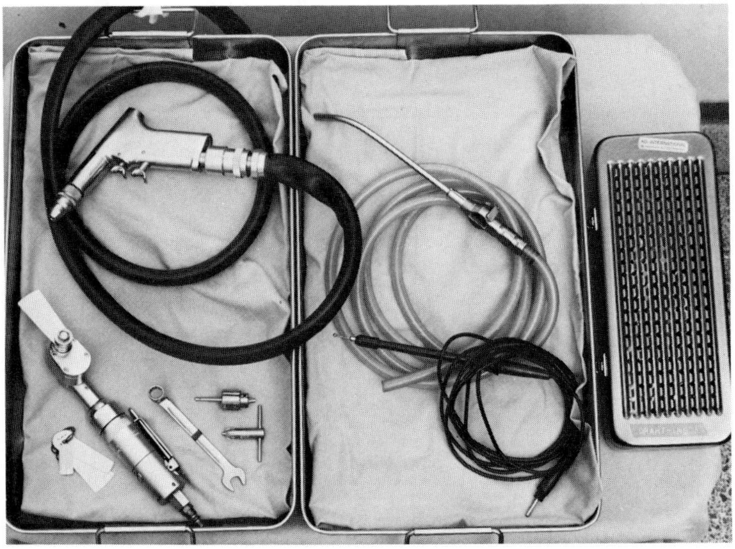

- Instrumentensiebe (allgemeine, Knochen- und Cerclage-)
- Kleine Bohrmaschine und Preßluftschlauch
- Bohrfutter und Schlüssel
- Säge, Gabelschlüssel, Sägeblätter

11 Tibiakopffrakturen

Beispiele

Spaltbrüche

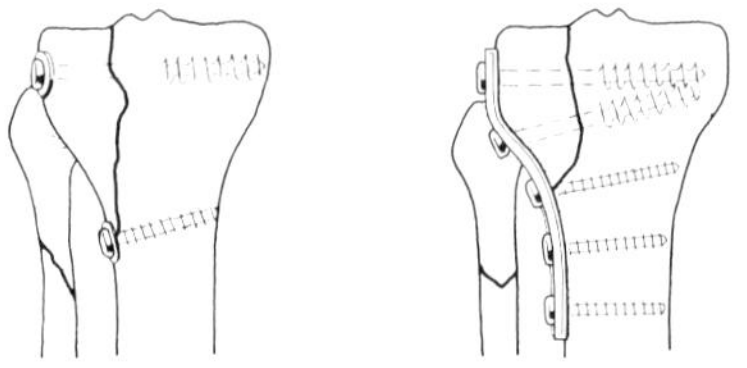

Trümmerbrüche

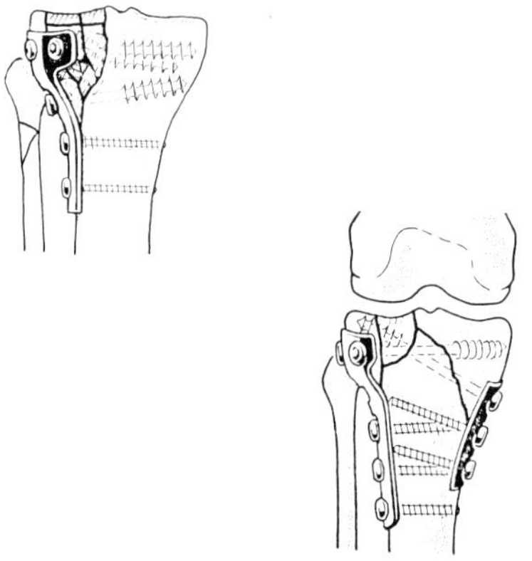

Vorbereiten der Instrumente

1. Allgemeine chirurgische Instrumente
2. Knochen-chirurgische Instrumente A und Cerclage-Instrumente (s. S. 298.)
3. Grundinstrumentarium
4. Schraubenkassette
5. Plattenkassette
6. Kleine Bohrmaschine und Preßluftschlauch
7. Instrumentensatz mit Spongiosastößel und Meißel
8. Extra: Saugvorrichtung, Redon, Kauter
9. Instrumente für Menisectomie

Instrumente für OP mit T- oder L-Abstützplatte

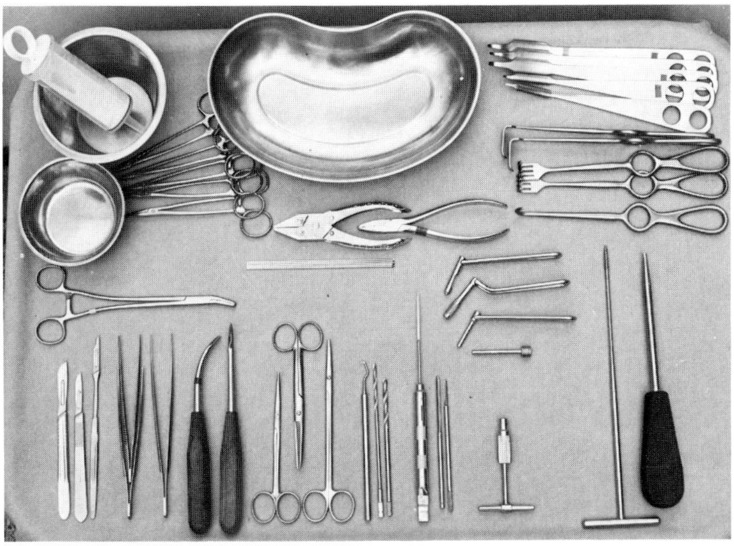

- Messer, Pinzetten, Scheren
- Raspatorien (mittlere), scharfer Haken
- Bohrer 3,2 und 4,5
- Gewebeschutzhülsen 3,5 und 4,5
- Gewindeschneider 4,5 (kurz und lang) und Griffstück
- Gewindeschneider 6,5
- Bohrbüchse 3,2 für Platten
- Schraubenmeßgerät groß
- Schraubenzieher
- 5 bis 10 Gefäßklemmen
- Kirschner-Drähte, Flachzange, Drahtbiegezange
- Einzinkhaken, Knochenhaltezange
- Scharfe Wundhaken, Langenbeckhaken, Knochenhebel versch. Größen
- 2 runde Schalen, Nierenschale
- Gefäß und Spritze für Spüllösung

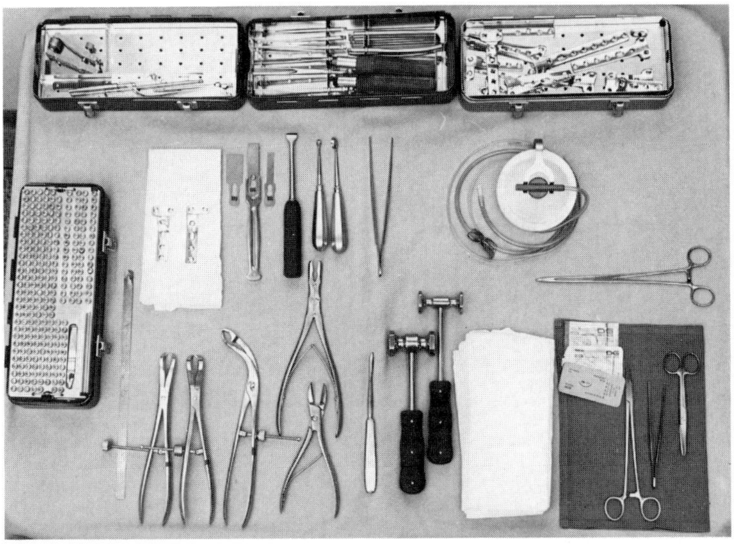

- Grundinstrumentarium
- Schraubenkassette, Plattenkassette
- Instrumentensatz mit Spongiosastößel und Meißel
- Repositionszangen (verschiedene Größen)
- Hohlmeißelzange (mittel), scharfe Löffel
- Knochensplitterzange (mittel)
- Meißelgriff mit Klingen, Hammer
- Elevatorium
- Metallmaßstab
- Nahtmaterial, Nadelhalter, Pinzette, Schere
- Redonnadel, Drain, Redonflasche

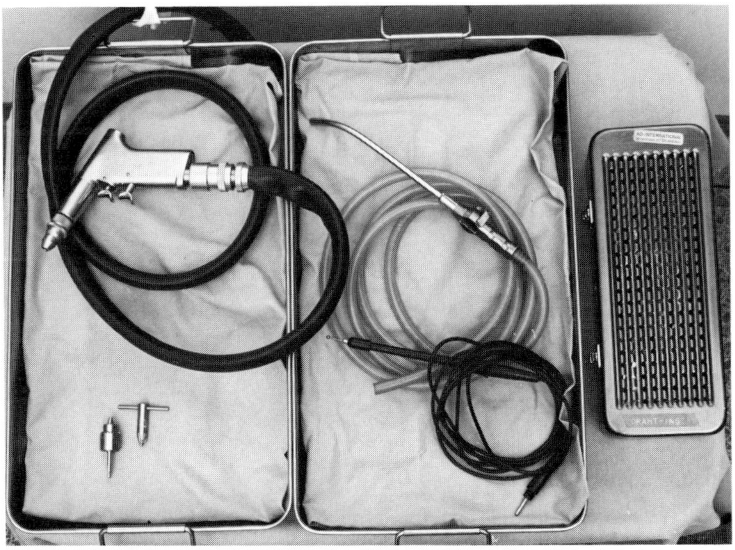

- Instrumentensiebe (Allgemeine-, Knochen- und Cerclage-)
- Bohrmaschine, Preßluftschlauch
- Bohrfutter und Schlüssel

12 Tibiaschaftfrakturen

Beispiele
Drehkeilfraktur

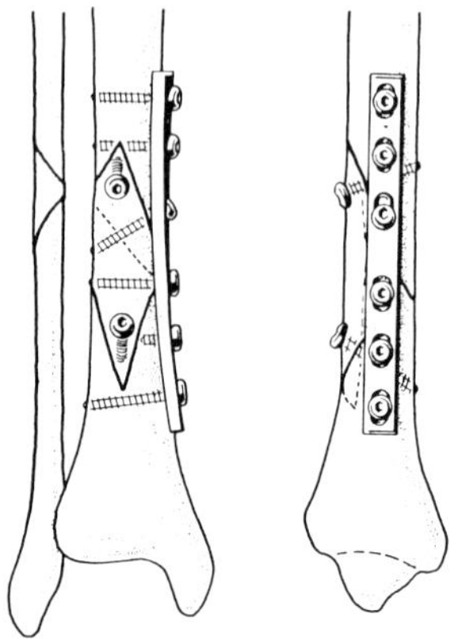

Stückfraktur

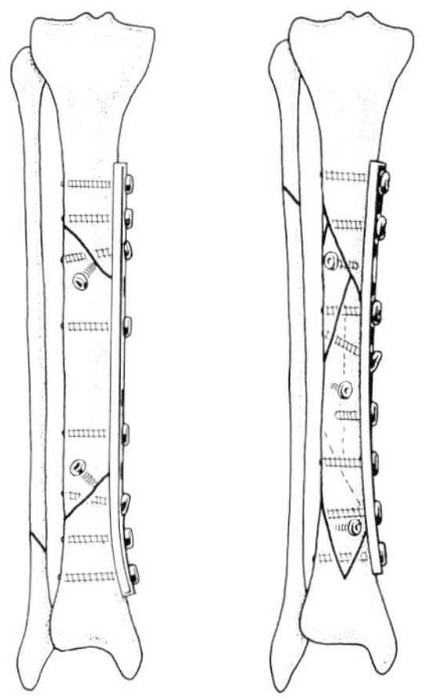

Vorbereiten der Instrumente

1. Allgemeine chirurgische Instrumente
2. Knochen-chirurgische Instrumente A und Cerclage-Instrumente (s. S. 298)
3. Grundinstrumentarium
4. Schraubenkassette
5. Plattenkassette
6. Biegezange (oder Biegepresse) und Schränkeisen
7. Kleine Bohrmaschine und Preßluftschlauch
8. Eventuell Instrumentensatz mit Spongiosastößel und -meißel
9. Extra: Saugvorrichtung, Redon, Kauter

Tibia-Marknagelung s. Nr. 17.

Instrumente für OP mit schmaler DC-Platte

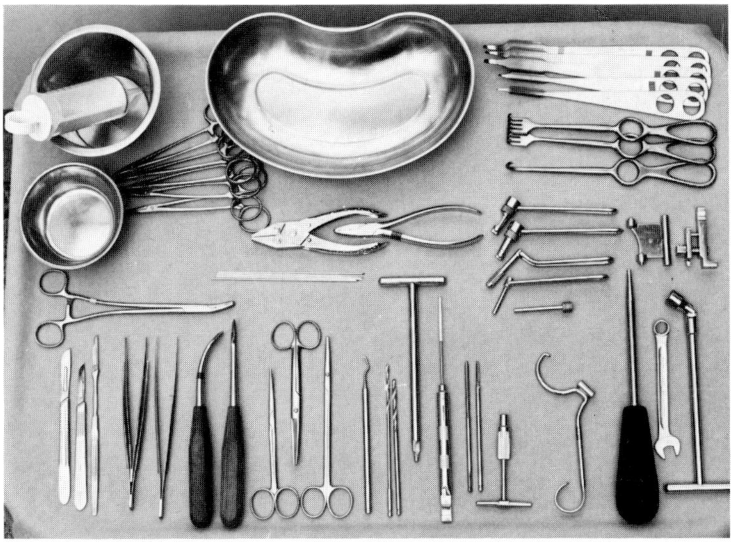

- Messer, Pinzetten, Scheren
- Raspatorien (mittlere), scharfer Haken
- Bohrer 3,2 und 4,5
- Gewebeschutzhülsen 3,5 und 4,5
- Gewindeschneider 4,5 (kurz u. lang) und Griffstück
- Steckbohrbüchse 3,2 und 4,5
- Zielgerät mit Spitze
- Kopfraumfräser
- DCP-Bohrbüchsen 4,5 (neutral + exzentrisch)
- Schraubenmeßgerät
- Schraubenzieher
- Bohrlehre für Plattenspanner
- Plattenspanner (oder Plattenspanner mit Gelenken)
- Kardanschlüssel, Gabelschlüssel
- 5 Gefäßklemmen
- Kirschner-Drähte, Flachzange, Drahtbiegezange
- Einzinkhaken, Knochenhaltezange
- Scharfe Wundhaken, Knochenhebel, versch. Größen
- 2 runde Schalen, Nierenschale
- Gefäß und Spritze für Spüllösung

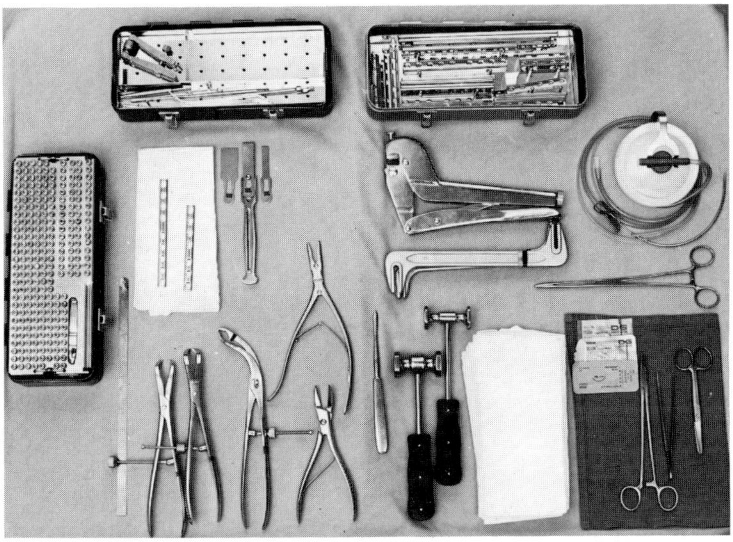

- Grundinstrumentarium
- Schraubenkassette, Plattenkassette
- Repositionszangen (versch. Größen)
- Hohlmeißelzange (mittel)
- Knochensplitterzange (mittel)
- Elevatorium
- Meißelgriff und Klingen, Hammer
- Schränkeisen
- Biegezange
- Metallmaßstab
- Nahtmaterial, Nadelhalter, Pinzette, Schere
- Redonnadel, Drains, Redonflasche

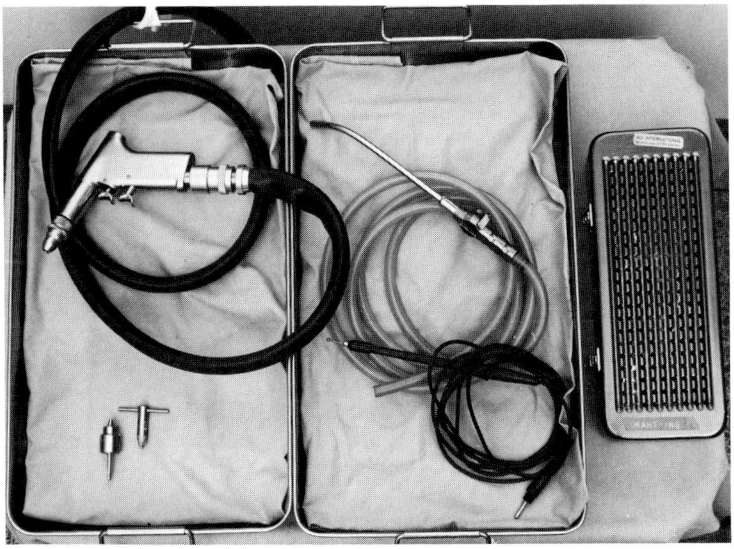

- Instrumentensiebe (allgemeine, Knochen- und Cerclage-)
- Bohrmaschine und Preßluftschlauch
- Bohrfutter und Schlüssel

13 Distale Tibiafrakturen

Beispiele
Kurze Torsionsfraktur

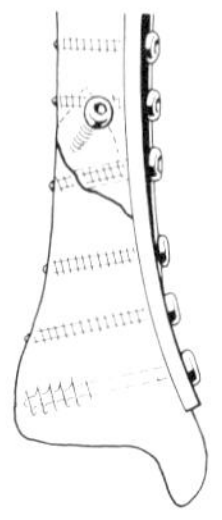

Pilonfrakturen

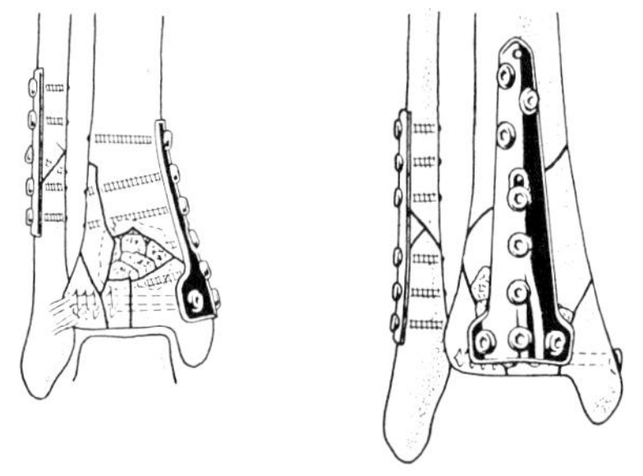

Vorbereiten der Instrumente

1. Allgemeine chirurgische Instrumente
2. Knochen-chirurgische Instrumente B und Cerclage-Instrumente (s. S. 300)
3. Grundinstrumentarium
4. Schraubenkassette
5. Plattenkassette
6. Reduziertes Kleinfragment-Instrumentarium
7. Kleine Bohrmaschine und Preßluftschlauch
8. Instrumentensatz mit Spongiosastößel und -meißel
9. Extra: Saugvorrichtung, Redon, Kauter

Instrumente für OP mit Drittelrohrplatte (Fibula), Kleeblatt-, Löffel- oder T-Platte, schmaler DC-Platte (Tibia)

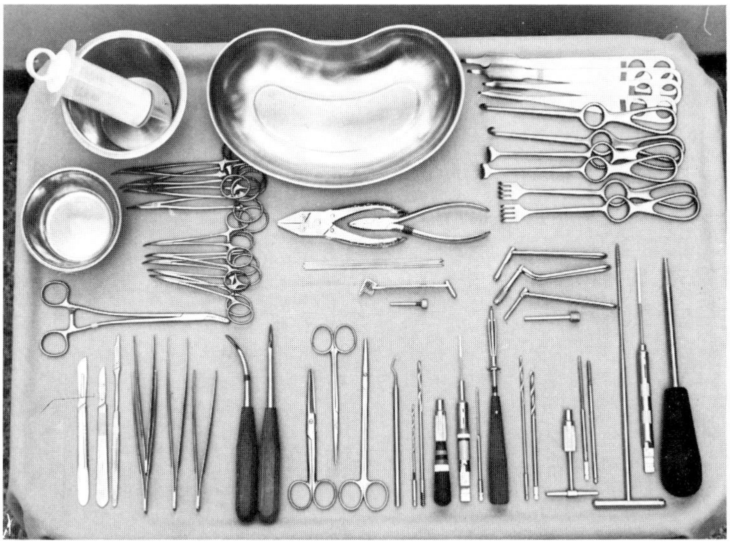

- Messer, Pinzetten, Scheren
- Raspatorien (mittlere) scharfer Haken
- Bohrer 2,0; 3,5; 3,2; 4,5
- Gewebeschutzhülsen 3,5 und 4,5
- Ziel- und Plattenbohrbüchse 2,0
- Bohrbüchse 3,2 für Platten
- Gewindeschneider 3,5 und 4,5 (kurz und lang)
- Handstück und Griffstück
- Gewindeschneider 6,5
- Schraubenmeßgerät klein und groß
- Schraubenzieher klein und groß
- Steckbohrbüchsen 3,5/2,0 und 3,2/4,5
- 5 bis 10 Gefäßklemmen
- Einzinkhaken, Knochenhaltezange
- Kirschner-Drähte, Flachzange, Drahtbiegezange
- Scharfe Wundhaken, Langenbeck-Haken, Knochenhebel, versch. Größen
- 2 runde Schalen, Nierenschale
- Gefäß und Spritze für Spüllösung

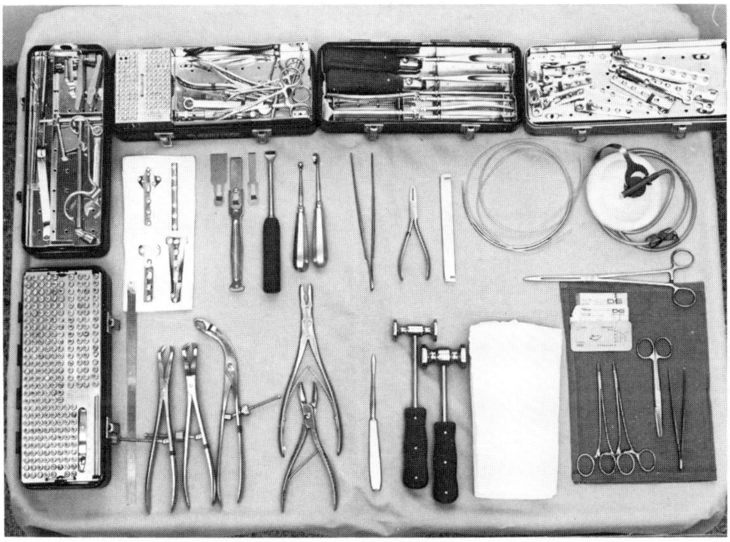

- Grundinstrumentarium
- Schraubenkassette, Plattenkassette
- Reduziertes Kleinfragment-Instrumentarium
- Instrumentensatz mit Spongiosastößel und -meißel
- Repositionszangen (versch. Größen)
- Hohlmeißelzange (mittel), scharfe Löffel
- Knochensplitterzange (mittel)
- Meißelgriff mit Klingen, Hammer
- Metallmaßstab
- Elevatorium
- Kleine Biegezange
- Kleines Schränkeisen
- Nahtmaterial, Nadelhalter, Pinzette, Schere
- Redonnadel, Drains, Redonflasche

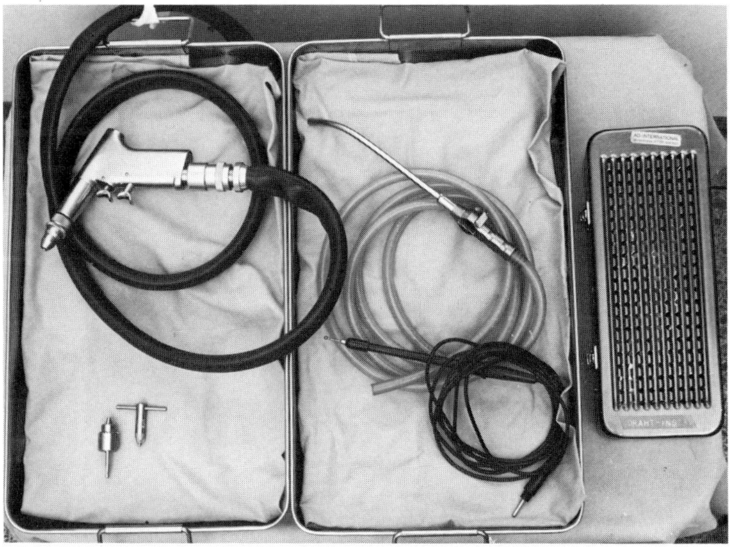

- Instrumentensiebe (allgemeine-, Knochen- und Cerclage-)
- Bohrmaschine und Preßluftschlauch
- Bohrfutter und Schlüssel

14 Malleolarfrakturen

Beispiele
Laterale und mediale Abrißfraktur (Typ A)

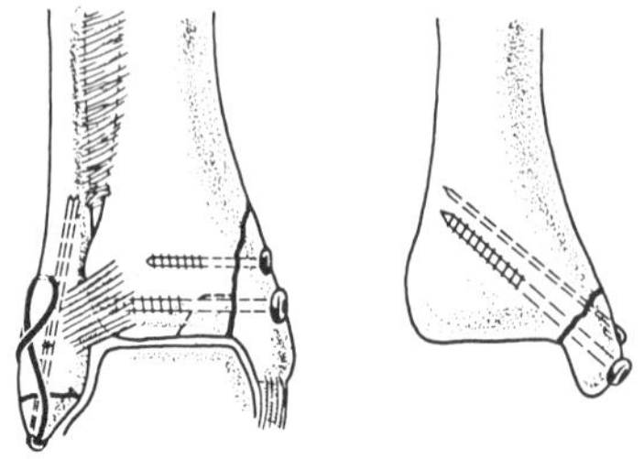

Kurze Spiralfraktur des Außenknöchels, Ligamentenabriß und dorso-laterales Tibiafragment (Typ B)

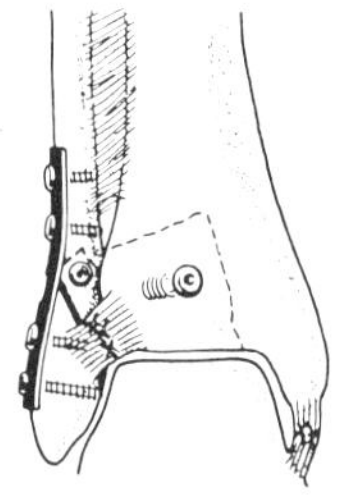

Fibulafraktur oberhalb des Syndesmose, mediales Abrißfragment und Bandrupturen (Typ C)

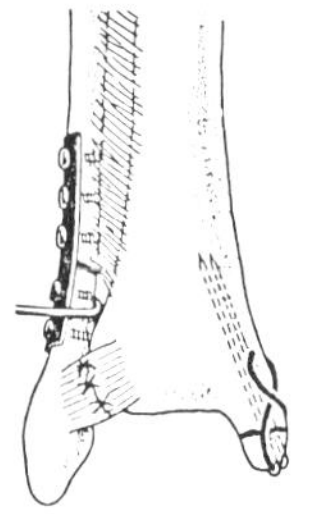

Vorbereiten der Instrumente

1. Allgemeine chirurgische Instrumente
2. Knochen-chirurgische Instrumente B und Cerclage-Instrumente (s. S. 300)
3. Reduziertes Kleinfragment-Instrumentarium
4. Grundinstrumentarium
5. Schraubenkassette
6. Kleine Bohrmaschine und Preßluftschlauch
7. Extra: Saugvorrichtung, Redon, Kauter

Instrumente für OP mit Drittelrohr- oder 3,5-DC-Platte und Cerclage

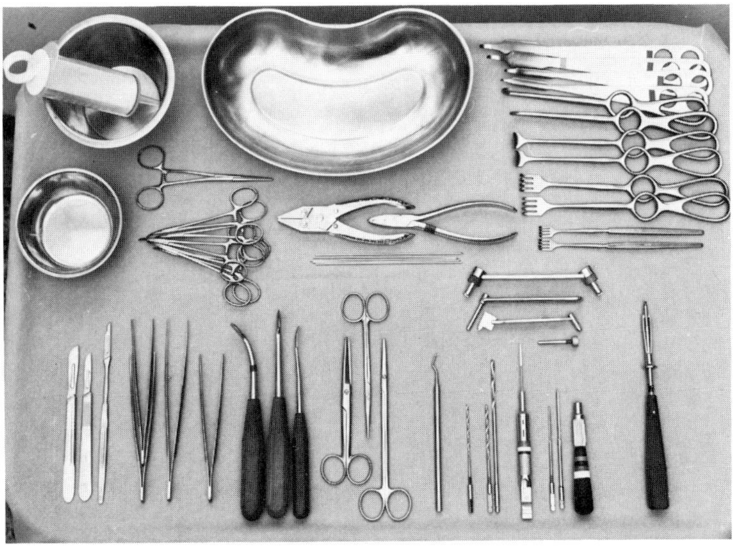

- Messer, Pinzetten, Scheren
- Raspatorien (mittlere und kleine) scharfer Haken
- Bohrer 2,0; 2,7 und 3,5
- Ziel- und Plattenbohrbüchse 2,0
- Gewebeschutzhülse 3,5
- Gewindeschneider 2,7 und 3,5, Handstück
- Steckbohrbüchse 3,5/2,0
- DCP Bohrbüchse 3,5
- Schraubenmeßgerät klein
- Schraubenzieher klein
- 5 kleine Gefäßklemmen
- Kirschner-Drähte, Flachzange, Drahtbiegezange
- Einzinkhaken, Knochenhaltezange
- Scharfe Wundhaken, Langenbeck-Haken, Knochenhebel, versch. Größen
- 2 runde Schalen, Nierenschale
- Gefäß und Spritze für Spüllösung
- Reduziertes Kleinfragment-Instrumentarium

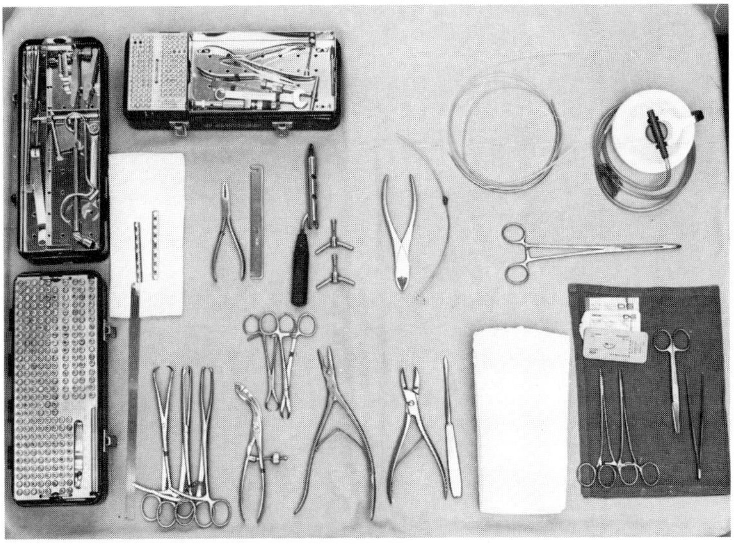

- Grundinstrumentarium
- Schraubenkassette
- Biegezange und Schränkeisen für kleine Plättchen
- Hohlmeißelzange (klein)
- Knochensplitterzange (mittel)
- Repositionszangen (versch. Größen)
- Cerclagedrähte mit Ösen
- Drahtspanner mit Griffe
- Drahtschneidezange
- Nahtmaterial, Nadelhalter, Pinzette, Scheren
- Redonnadel, Drain, Redonflasche

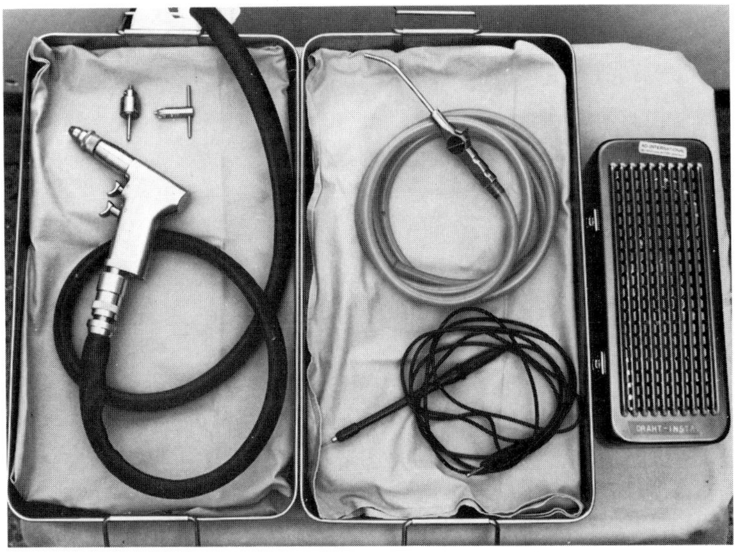

- Instrumentensiebe (allgemeine, Knochen- und Cerclage-)
- Bohrmaschine und Preßluftschlauch
- Bohrfutter und Schlüssel

15 Fußfrakturen

Beispiele
Vorderfußfrakturen

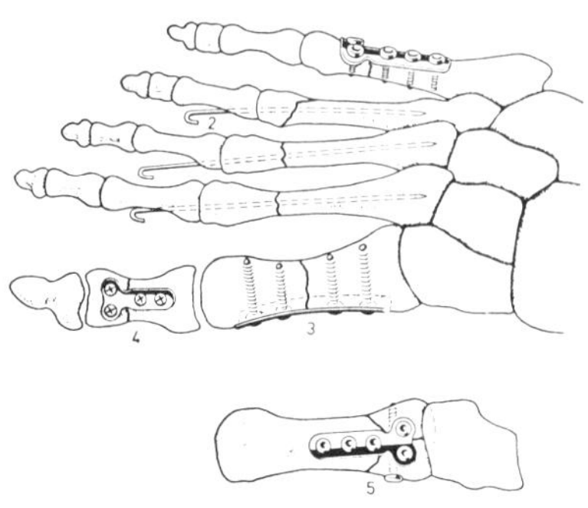

Vorbereiten der Instrumente

1. Allgemeine chirurgische Instrumente
2. Knochen-chirurgische Instrumente B und Cerclage-Instrumente (s. S. 300)
3. Kleinfragment- und Mini-Instrumentarium
4. Kleinfragment- und Mini-Implantate
5. Kleine Bohrmaschine und Doppelschlauch
6. Extra: Saugvorrichtung, Redon, Kauter

Instrumente für OP mit kleinen Plättchen

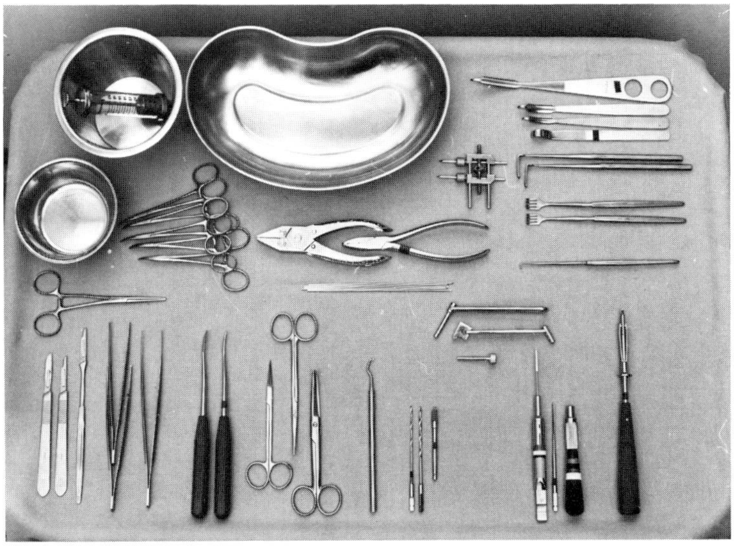

- Messer, Pinzetten, Scheren
- Raspatorien (kleine), scharfer Haken
- Bohrer 2,0; 2,7
- Kleiner Kopfraumfräser
- Ziel- und Plattenbohrbüchse 2,0
- Gewebeschutzhülse 3,5
- Gewindeschneider 2,7 und Handstück
- Einsatzhülse 3,5/2,7
- Schraubenmeßgerät klein
- Schraubenzieher klein
- 5 kleine Gefäßklemmen
- Knochenhaltezange
- Kirschner-Drähte, Flachzange, Drahtbiegezange
- Kleiner Distraktor
- Scharfe Wundhäkchen, kleine Langenbeck-Haken, Einzinkhäkchen, Knochenhebel, versch. kleine Größen
- 2 runde Schalen, Nierenschale
- Gefäß und Spritze für Spüllösung

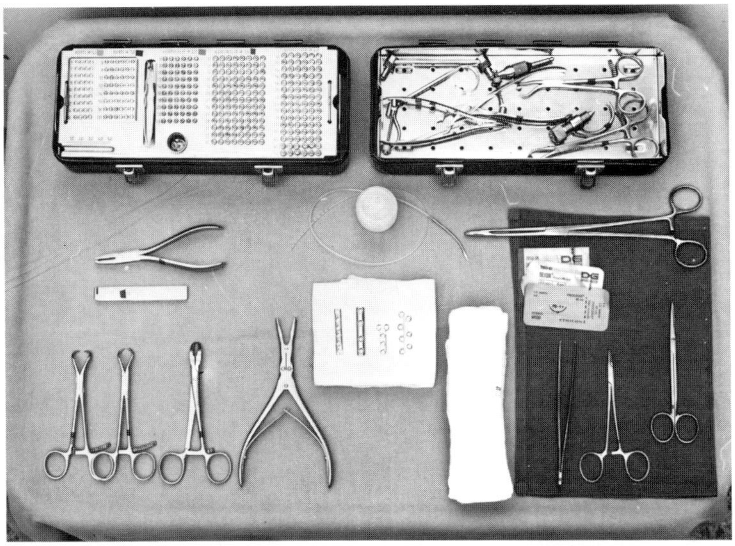

- Mini- und Kleinfragment-Instr.
- Mini- und Kleinfragment-Impl.
- Repositionszangen (versch. kleine Größen)
- Hohlmeißelzange (klein)
- Biegezange für Plättchen
- Kleines Schränkeisen
- Nahtmaterial, Nadelhalter, Pinzette, Schere
- Redonnadel, Drain, Redonflasche

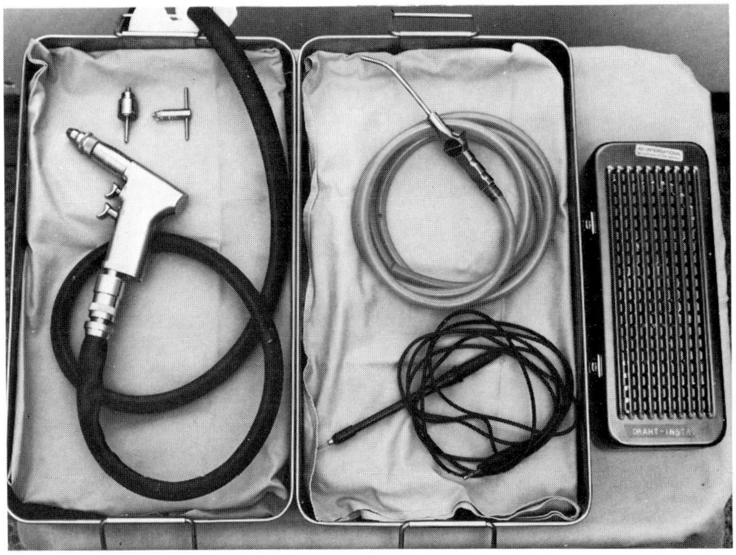

- Instrumentensiebe (allgemeine, Knochen- und Cerclage-)
- Kleine Bohrmaschine und Preßluftschlauch
- Bohrfutter und Schlüssel

16 Indikationen für Marknagelungen am Femur

Beispiele

Querfraktur mittleres Drittel des Femurschaftes

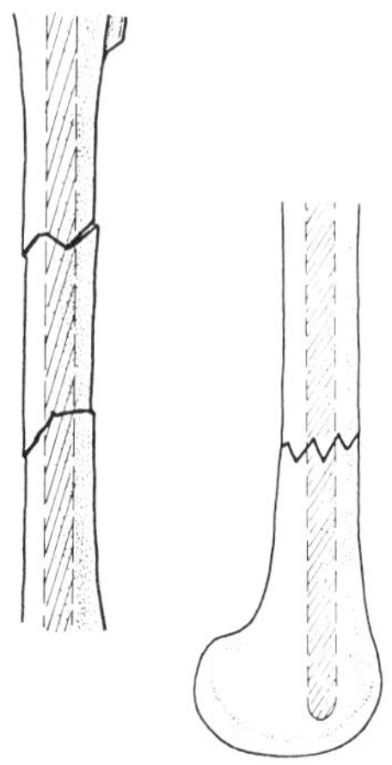

Vorbereiten der Instrumente

1. Allgemeine chirurgische Instrumente
2. Knochen-chirurgische Instrumente A und Cerclage-Instrumente (s. S. 298)
3. Marknagel-Instrumentarium
4. Verschiedene Femur-Marknägel
5. Markraumbohrmaschine (oder Universalbohrmaschine mit Winkelgetriebe) und Preßluftschlauch
6. Bei *offener* Marknagelung werden evtl. folgende Zusätze benötigt:
   - Distraktor
   - Grundinstrumentarium
   - Schraubenkassette
   - Platte für die zusätzliche Fixation der Fraktur
7. Extra: Saugvorrichtung, Redon, Kauter

Instrumente für Marknagelung am Femur

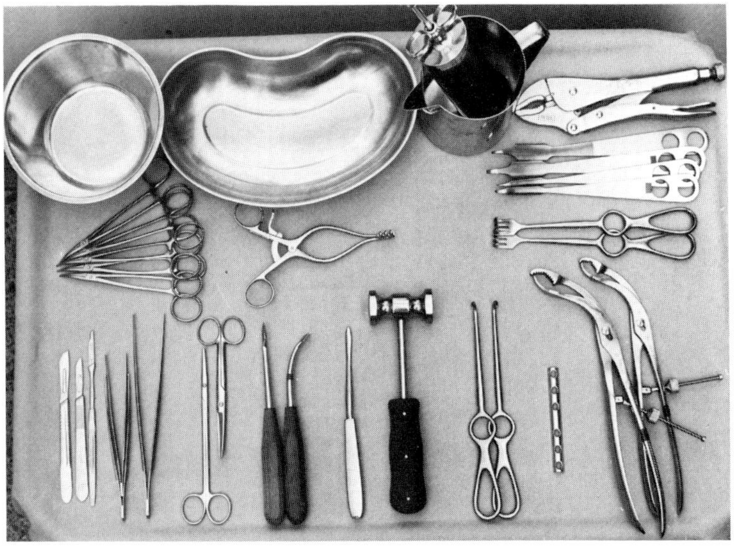

- Messer, Pinzetten, Scheren
- Raspatorien (mittlere)
- Hohlmeißel
- Hammer 800 g
- Elevatorium
- Einzinkhaken
- Repositionszangen
- Platte für Reposition
- Tonnenzange
- 5 Gefäßklemmen
- Scharfe Wundhaken
- Selbsthalterhaken (mittlere Größe)
- Knochenhebel, versch. Größen
- Runde Schale, Nierenschale
- Gefäß und Spritze für Spüllösung

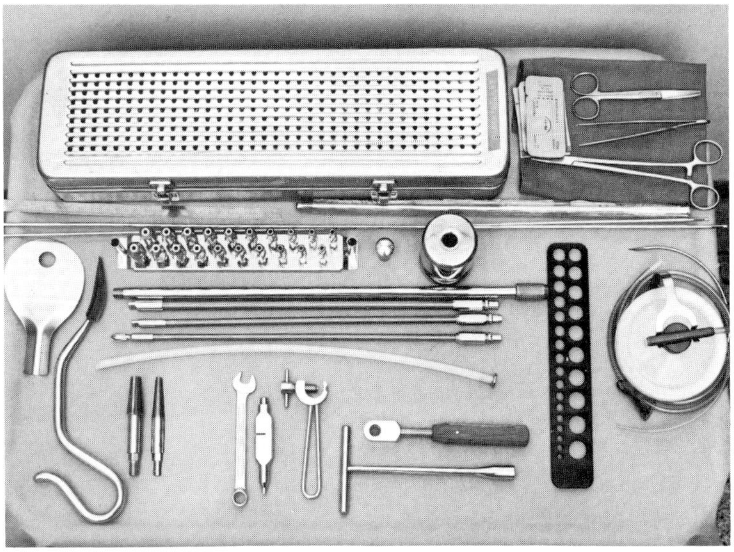

- Marknagel-Instrumentarium
- Ausgewählte Marknägel
- Pfriem
- Gewebeschutzblech
- Bohrdorn, Führungsstab
- 3 flexible Wellen und Bohrkopfsatz
- Festhalter
- Markraumspülrohr
- 2 konische Bolzen
- Evtl. abgekröpftes Einschlagstück
- Schlagkopf
- Steckschlüssel und Gabelschlüssel
- Hohle Führungsstange mit Schlaggewicht und elastischem Griff
- Metallmaßstab
- Nahtmaterial, Nadelhalter, Pinzette, Schere
- Redonnadel, Drain, Redonflasche

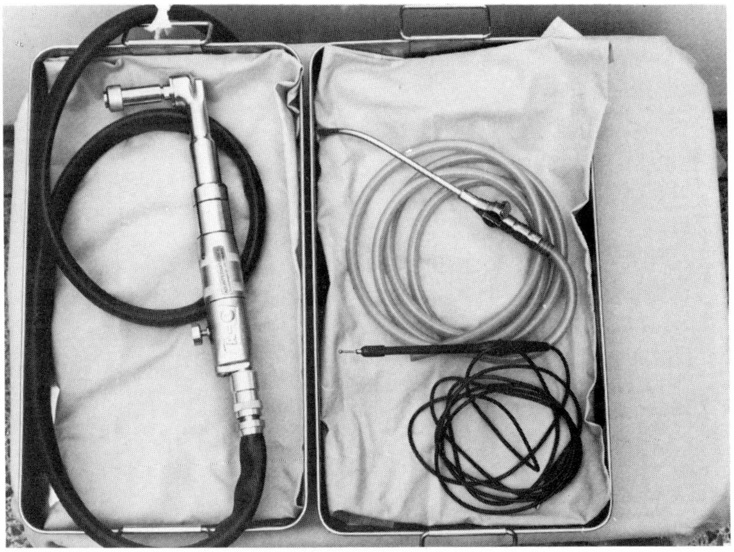

- Instrumentensiebe (allgemeine, Knochen- und Cerclage-)
- Markraumbohrmaschine und Preßluftschlauch

17 Marknagelung an der Tibia

Beispiele
Querfraktur mittleres Drittel der Tibia

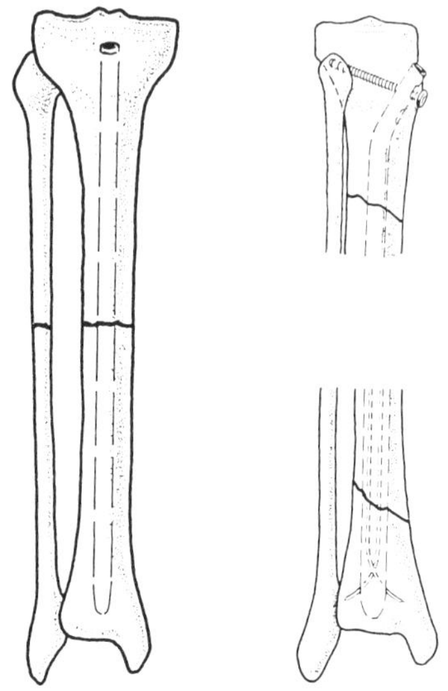

Vorbereiten der Instrumente

1. Allgemeine chirurgische Instrumente
2. Knochen-chirurgische Instrumente A und Cerclage-Instrumente (s. S. 298)
3. Marknagel-Instrumentarium
4. Verschiedene Tibia-Marknägel und evtl. Ausklinkdrähte
5. Markraumbohrmaschine (oder Universal-Bohrmaschine mit Winkelgetriebe) und Preßluftschlauch
6. Bei offener Marknagelung werden evtl. folgende Zusätze benötigt:
   - Grundinstrumentarium
   - Schraubenkassette
   - Halbrohrplatte für zusätzliche Fixation der Fraktur
7. Extra: Saugvorrichtung, Redon, Kauter

Instrumente für Marknagelung an der Tibia

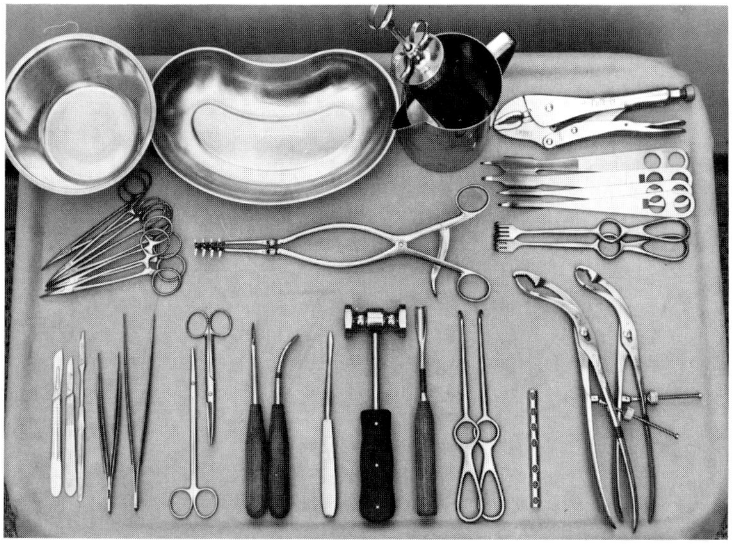

- Messer, Pinzetten, Scheren
- Raspatorien (mittlere)
- Hammer 500 g
- Elevatorium
- Einzinkhaken
- Repositionszangen
- Platte für Reposition
- Tonnenzange
- 5 Gefäßklemmen
- Scharfe Wundhaken
- Selbsthalterhaken (kleiner)
- Knochenhebel, versch. Größen
- 2 runde Schalen, Nierenschale
- Gefäß und Spritze für Spüllösung

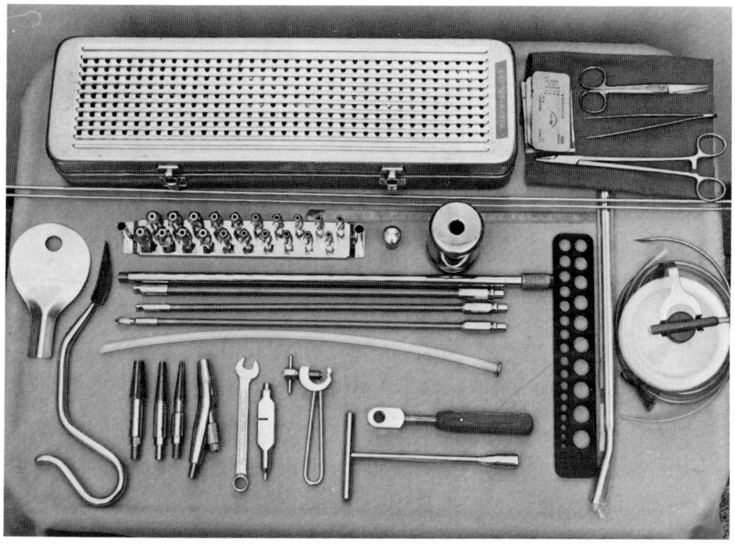

- Marknagel-Instrumentarium
- Ausgewählte Marknägel
- Pfriem
- Gewebeschutzblech
- Bohrdorn, Führungsstab
- 3 flexible Wellen und Bohrkopfsatz
- Festhalter
- Markraumspühlrohr
- 3 konische Bolzen
- Abgekröpftes Einschlagstück
- Schlagkopf
- Steckschlüssel und Gabelschlüssel
- Hohle Führungsstange mit Schlaggewicht und elastischem Griff
- Metallmaßstab
- Meßlehre
- Nahtmaterial, Nadelhalter, Pinzette, Schere
- Redonnadel, Drain, Redonflasche

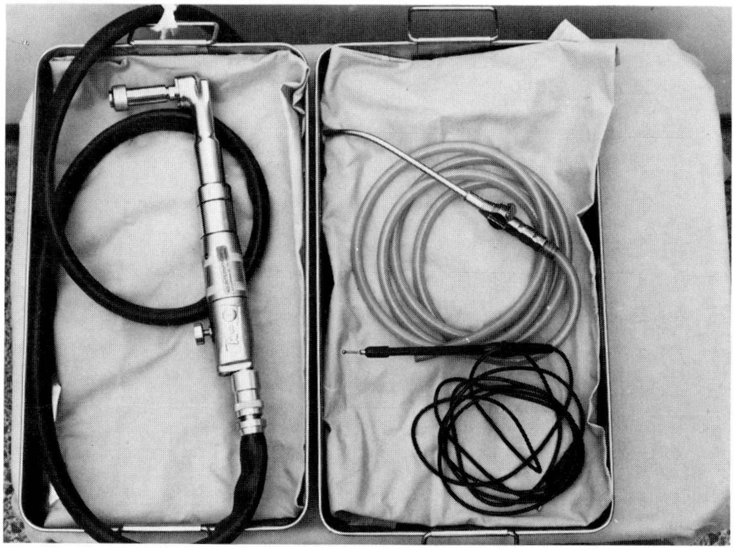

- Instrumentensiebe (allgemeine, Knochen- und Cerclage-)
- Markraumbohrmaschine und Preßluftschlauch

18 Vorschlag für Knochen-Grundsieb A

Für größere Eingriffe benötigt

Original-AO-Instrumente in Standard-Sätzen vorkommend:

2 Knochenhebel 8 mm
2 Knochenhebel 18 mm, kurze schmale Spitze
1 Knochenhebel 18 mm, lange schmale Spitze
1 Knochenhebel 24 mm, langer breiter Schnabel
1 Raspatorium, gerade, gerade Schneide 6 mm
1 Raspatorium, gerade, runde Schneide
1 Raspatorium, gebogen, gerade Schneide 13 mm
1 Meißelgriff und 3 Meißelklingen, 10 + 16 + 25 cm
1 Hammer 500 g
1 Spanmeißel gerade, 10 mm breit
1 Selbstzentrierende Knochenhaltezange, Nr. 3
1 Selbstzentrierende Knochenhaltezange, Nr. 2
1 Selbstzentrierende Knochenhaltezange, Nr. 0
2 Repositionszangen, mit Schraubenverschluß 220 mm
1 Repositionszange, mit Schraubenverschluß 160 mm
1 Repositionszange, mit Spitzen, 220 mm
2 Einzinkhaken

Als Ergänzung vorgeschlagene Original-AO-Instrumente:

1 Knochenhebel 43 mm, schmale Spitze
1 Humeruskopfhebel
1 Raspatorium gebogen, runde Schneide 14 mm
1 Raspatorium gerade, 20 mm
1 Hammer 800 g
1 Spannmeißel gebogen 15 mm
1 Spannmeißel gerade 5 mm
1 Distraktor und 2 Verbindungsbolzen
1 Universalbohrfutter mit Handgriff
1 Teleskop-Spickdrahtführung (wenn entsprechende AO-Preßluftmaschine vorhanden ist)

AO-Standardsatz Drahtzangen- und Cerclage-Instrumente:

2 Faßzangen für Cerclagedraht
1 Drahtbiegezange
1 Parallelflachzange
1 Tonnenzange
1 Drahtschneidezange klein
1 Drahtschneidezange groß
1 Drahtumführungsinstrument normale Größe
1 Drahtspanner mit Griff und 2 Wirbeln
10 Cerclagedrähte mit Öse Φ 1,0 280 mm
20 Cerclagedrähte mit Öse Φ 1,25 280 mm
2 Drahtspulen Φ 1,0 mm und 1,25 mm
10 Kirschner-Drähte Φ 1,00 mm 150 mm
10 Kirschner-Drähte Φ 1,25 mm 150 mm
20 Kirschner-Drähte Φ 1,60 mm 150 mm
10 Kirschner-Drähte Φ 2,00 mm 150 mm
10 Kirschner-Drähte Φ 2,50 mm 150 mm
10 Kirschner-Drähte Φ 3,00 mm 150 mm

Zur Ergänzung sind folgende Drähte vorgeschlagen:

10 Cerclagedrähte mit Öse Φ 1,00 600 mm
10 Cerclagedrähte mit Öse Φ 1,25 600 mm
10 Kirschner-Drähte Φ 1,6 mm 280 mm
10 Kirschner-Drähte Φ 2,0 mm 280 mm
10 Kirschner-Drähte Φ 2,5 mm 280 mm
10 Kirschner-Drähte Φ 3,0 mm 280 mm

Weitere nützliche Instrumente, die im AO-Instrumentarium nicht enthalten sind:

2 Elevatorien
1 Knochenhaltezange nach Semb z. B.
2 Hohlmeißelzangen (große und mittlere)
2 Knochensplitterzangen (große und mittlere)
3 Flachmeißel 15–20–30 mm breit
1 Metallmaßstab

19 Vorschlag für Knochen-Grundsieb B

Für kleinere Eingriffe benötigt

Original-AO-Instrumente in Standard-Sätzen vorkommend:

2 Knochenhebel 8 mm
2 Knochenhebel 18 mm, kurze schmale Spitze
1 Raspatorium gebogen, gerade Schneide 13 mm
1 Raspatorium gerade, runde Schneide
1 Raspatorium gerade, gerade Schneide 6 mm
1 Hammer 500 g
1 Meißelgriff und 3 Meißelklingen 10 + 16 + 25 mm
1 Spanmeißel gerade 10 mm
1 Repositionszange mit Gewindesperre, 160 mm
1 Selbstzentrierende Knochenhaltezange, Nr. 0
1 Repositionszange mit Spitzen
2 Einzinkhaken

Als Ergänzung vorgeschlagene Original-AO-Instrumente:

1 Hebel für Großzehenoperationen
1 Hammer 300 g
1 Repositionszange, selbstzentrierend, Nr. 1
1 gerade Fibulazange
1 abgekröpfte Fibulazange
1 Haltezange für Tibiakantenfragmente
1 Knöchelfaßzange
1 Distraktor klein
1 Spanmeißel, gerade 5 mm
1 Universalbohrfutter mit Handgriff
1 Meißelklinge 5 mm

AO-Standardsatz Drahtzangen- und Cerclage-Instrumente:

2 Faßzangen für Cerclagedraht
1 Drahtbiegezange
1 Parallelflachzange
1 Tonnenzange
1 Drahtschneidezange klein
1 Drahtschneidezange groß
1 Drahtumführungsinstrument
1 Drahtspanner mit Griff und 2 Wirbeln
10 Cerclagedrähte mit Öse Φ 1,00 mm 280 mm
10 Cerclagedrähte mit Öse Φ 1,25 mm 280 mm
2 Drahtspulen Φ 1,0 und 1,25 mm
10 Kirschner-Drähte Φ 1,00 mm 150 mm
10 Kirschner-Drähte Φ 1,25 mm 150 mm
20 Kirschner-Drähte Φ 1,60 mm 150 mm
10 Kirschner-Drähte Φ 2,00 mm 150 mm
10 Kirschner-Drähte Φ 2,50 mm 150 mm

Zur Ergänzung sind folgende Drähte vorgeschlagen:

10 Cerclagedrähte mit Öse Φ 0,8 280 mm
10 Kirschner-Drähte 0,8 mm 70 mm

Weitere nützliche Instrumente, die im AO-Instrumentarium nicht enthalten sind:

2 Elevatorien (fein und mittel)
1 Knochenhaltezange nach Semb
2 Hohlmeißelzangen (fein und mittel)
2 Knochensplitterzangen (fein und mittel)
3 Flachmeißel 8–15–20 mm breit
1 Metallmaßstab

Sachverzeichnis

Instrumente für Marknagelung an der Tibia

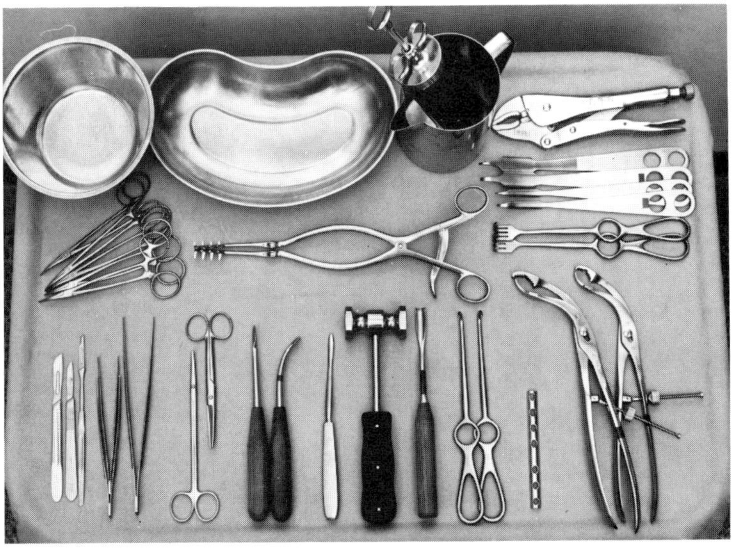

- Messer, Pinzetten, Scheren
- Raspatorien (mittlere)
- Hammer 500 g
- Elevatorium
- Einzinkhaken
- Repositionszangen
- Platte für Reposition
- Tonnenzange
- 5 Gefäßklemmen
- Scharfe Wundhaken
- Selbsthalterhaken (kleiner)
- Knochenhebel, versch. Größen
- 2 runde Schalen, Nierenschale
- Gefäß und Spritze für Spüllösung

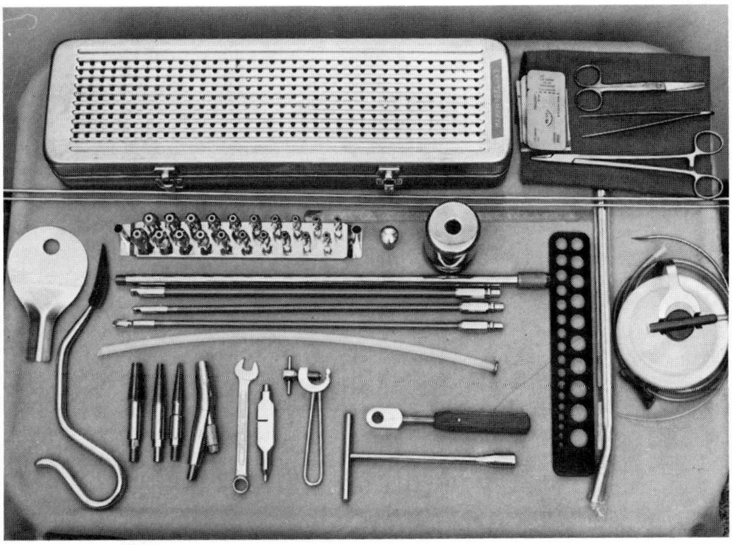

- Marknagel-Instrumentarium
- Ausgewählte Marknägel
- Pfriem
- Gewebeschutzblech
- Bohrdorn, Führungsstab
- 3 flexible Wellen und Bohrkopfsatz
- Festhalter
- Markraumspühlrohr
- 3 konische Bolzen
- Abgekröpftes Einschlagstück
- Schlagkopf
- Steckschlüssel und Gabelschlüssel
- Hohle Führungsstange mit Schlaggewicht und elastischem Griff
- Metallmaßstab
- Meßlehre
- Nahtmaterial, Nadelhalter, Pinzette, Schere
- Redonnadel, Drain, Redonflasche

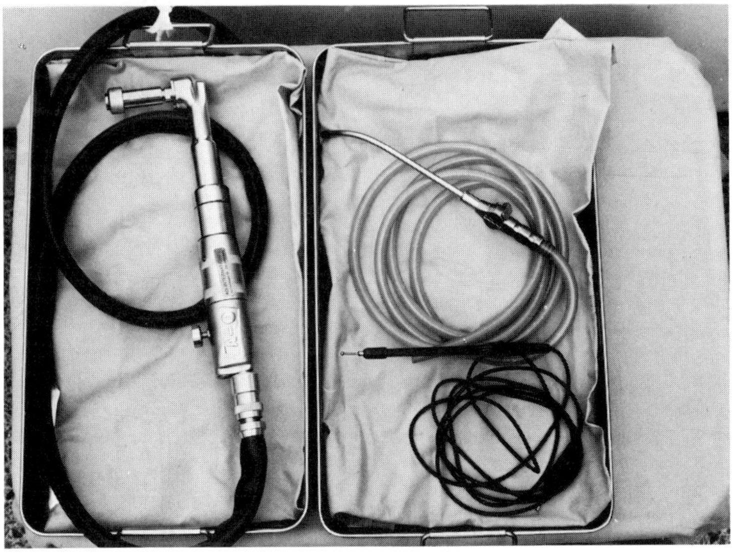

- Instrumentensiebe (allgemeine, Knochen- und Cerclage-)
- Markraumbohrmaschine und Preßluftschlauch

17 Marknagelung an der Tibia

Beispiele
Querfraktur mittleres Drittel der Tibia

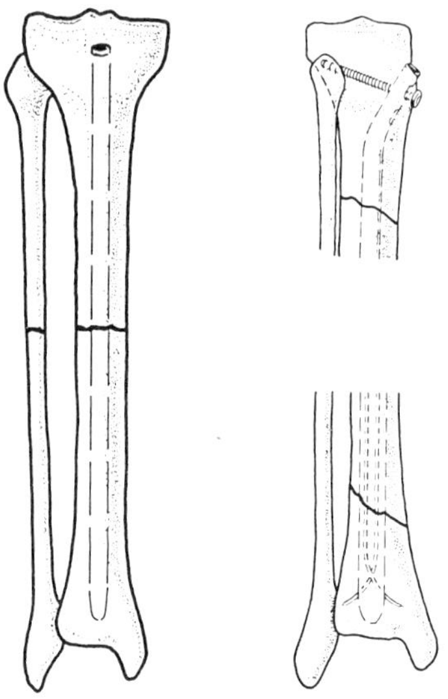

Vorbereiten der Instrumente

1. Allgemeine chirurgische Instrumente
2. Knochen-chirurgische Instrumente A und Cerclage-Instrumente (s. S. 298)
3. Marknagel-Instrumentarium
4. Verschiedene Tibia-Marknägel und evtl. Ausklinkdrähte
5. Markraumbohrmaschine (oder Universal-Bohrmaschine mit Winkelgetriebe) und Preßluftschlauch
6. Bei offener Marknagelung werden evtl. folgende Zusätze benötigt:
   - Grundinstrumentarium
   - Schraubenkassette
   - Halbrohrplatte für zusätzliche Fixation der Fraktur
7. Extra: Saugvorrichtung, Redon, Kauter

Beilage zu F. Séquin/R. Texhammar, Das AO-Instrumentarium

Instrumente für Marknagelung am Femur

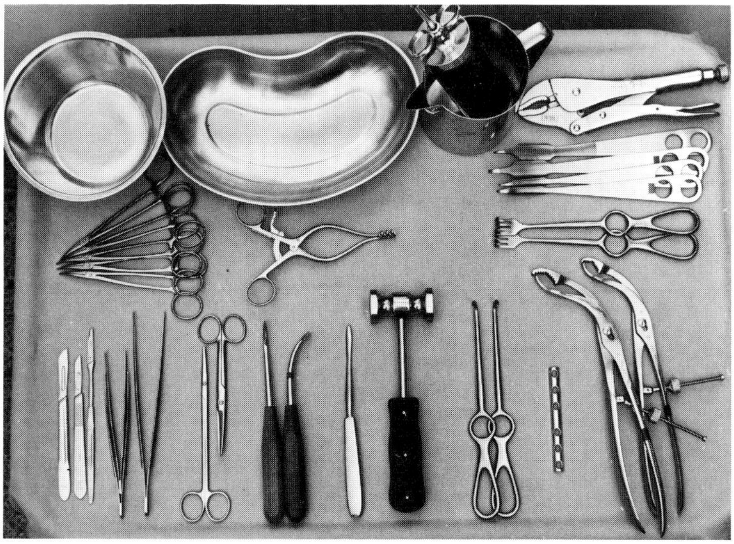

- Messer, Pinzetten, Scheren
- Raspatorien (mittlere)
- Hohlmeißel
- Hammer 800 g
- Elevatorium
- Einzinkhaken
- Repositionszangen
- Platte für Reposition
- Tonnenzange
- 5 Gefäßklemmen
- Scharfe Wundhaken
- Selbsthalterhaken (mittlere Größe)
- Knochenhebel, versch. Größen
- Runde Schale, Nierenschale
- Gefäß und Spritze für Spüllösung

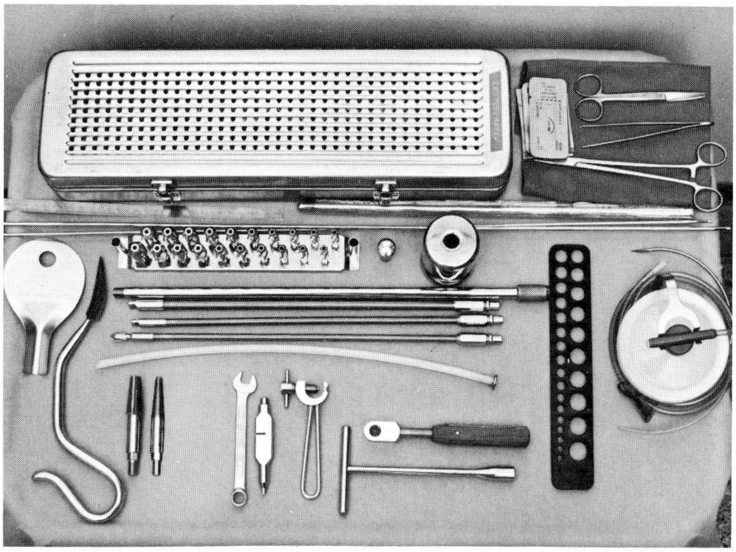

- Marknagel-Instrumentarium
- Ausgewählte Marknägel
- Pfriem
- Gewebeschutzblech
- Bohrdorn, Führungsstab
- 3 flexible Wellen und Bohrkopfsatz
- Festhalter
- Markraumspülrohr
- 2 konische Bolzen
- Evtl. abgekröpftes Einschlagstück
- Schlagkopf
- Steckschlüssel und Gabelschlüssel
- Hohle Führungsstange mit Schlaggewicht und elastischem Griff
- Metallmaßstab
- Nahtmaterial, Nadelhalter, Pinzette, Schere
- Redonnadel, Drain, Redonflasche

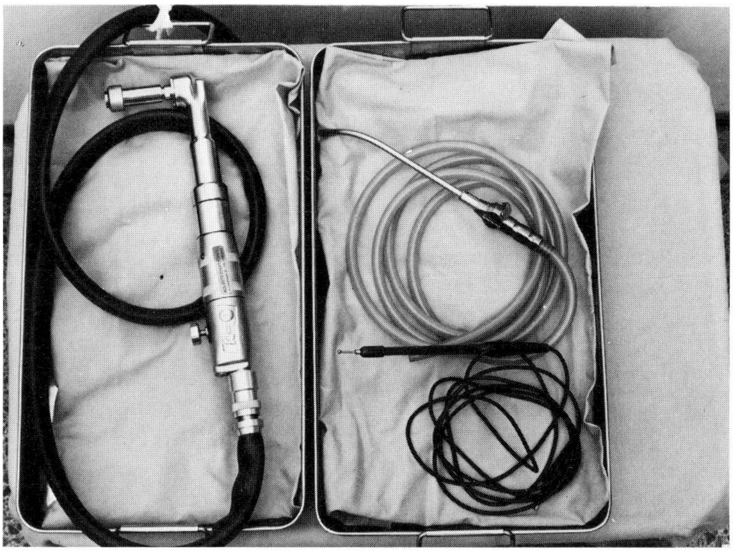

- Instrumentensiebe (allgemeine, Knochen- und Cerclage-)
- Markraumbohrmaschine und Preßluftschlauch

16 Indikationen für Marknagelungen am Femur

Beispiele
Querfraktur mittleres Drittel des Femurschaftes

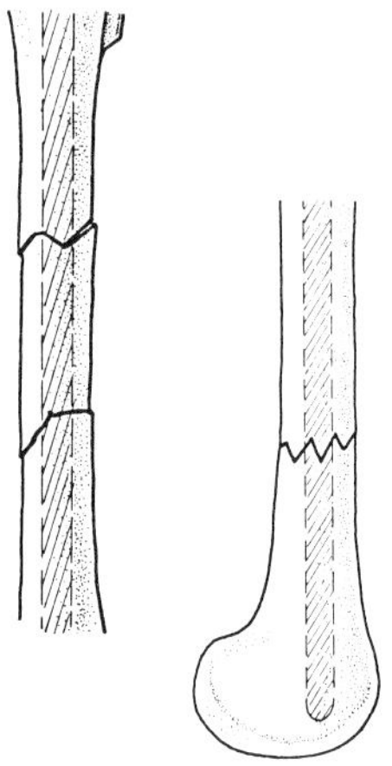

Vorbereiten der Instrumente

1. Allgemeine chirurgische Instrumente
2. Knochen-chirurgische Instrumente A und Cerclage-Instrumente (s. S. 298)
3. Marknagel-Instrumentarium
4. Verschiedene Femur-Marknägel
5. Markraumbohrmaschine (oder Universalbohrmaschine mit Winkelgetriebe) und Preßluftschlauch
6. Bei *offener* Marknagelung werden evtl. folgende Zusätze benötigt:
   - Distraktor
   - Grundinstrumentarium
   - Schraubenkassette
   - Platte für die zusätzliche Fixation der Fraktur
7. Extra: Saugvorrichtung, Redon, Kauter

Beilage zu F. Séquin/R. Texhammar, Das AO-Instrumentarium

Instrumente für OP mit kleinen Plättchen

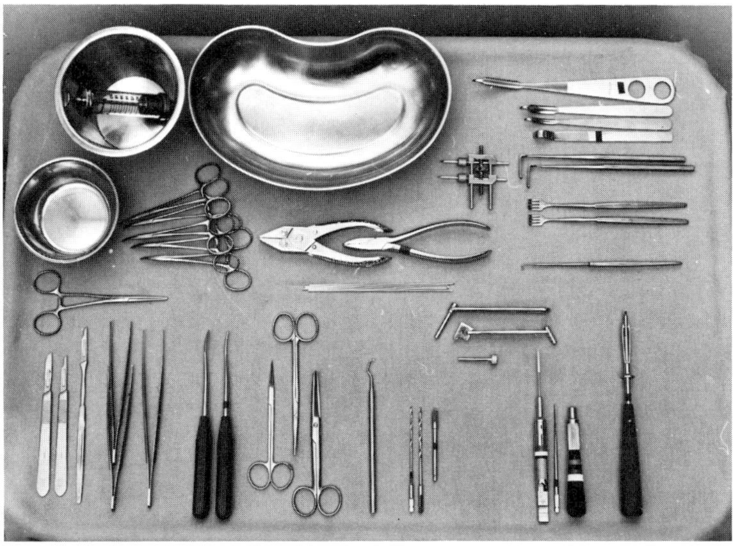

- Messer, Pinzetten, Scheren
- Raspatorien (kleine), scharfer Haken
- Bohrer 2,0; 2,7
- Kleiner Kopfraumfräser
- Ziel- und Plattenbohrbüchse 2,0
- Gewebeschutzhülse 3,5
- Gewindeschneider 2,7 und Handstück
- Einsatzhülse 3,5/2,7
- Schraubenmeßgerät klein
- Schraubenzieher klein
- 5 kleine Gefäßklemmen
- Knochenhaltezange
- Kirschner-Drähte, Flachzange, Drahtbiegezange
- Kleiner Distraktor
- Scharfe Wundhäkchen, kleine Langenbeck-Haken, Einzinkhäkchen, Knochenhebel, versch. kleine Größen
- 2 runde Schalen, Nierenschale
- Gefäß und Spritze für Spüllösung

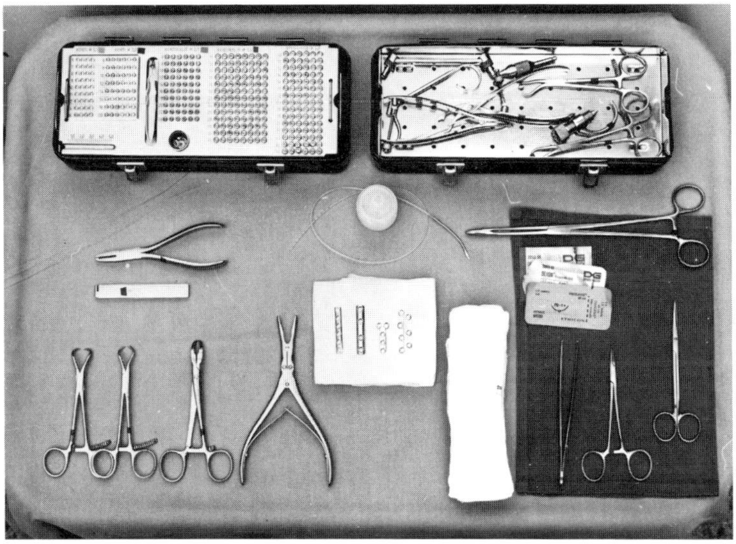

- Mini- und Kleinfragment-Instr.
- Mini- und Kleinfragment-Impl.
- Repositionszangen (versch. kleine Größen)
- Hohlmeißelzange (klein)
- Biegezange für Plättchen
- Kleines Schränkeisen
- Nahtmaterial, Nadelhalter, Pinzette, Schere
- Redonnadel, Drain, Redonflasche

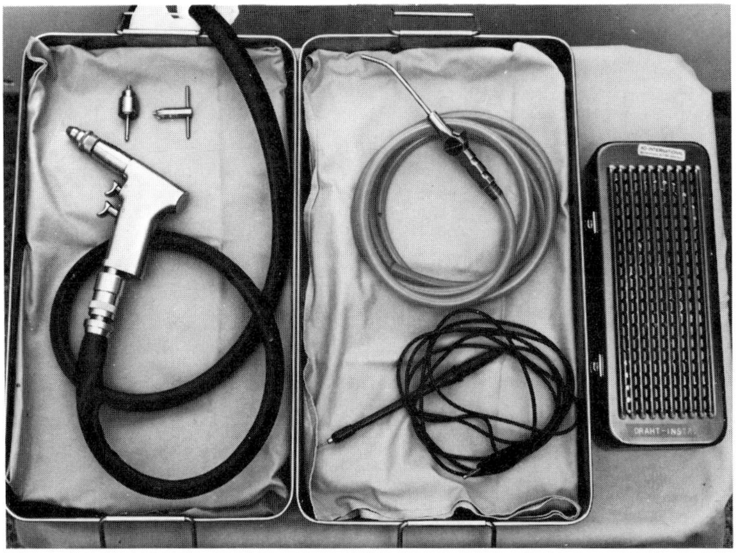

- Instrumentensiebe (allgemeine, Knochen- und Cerclage-)
- Kleine Bohrmaschine und Preßluftschlauch
- Bohrfutter und Schlüssel

15 Fußfrakturen

Beispiele
Vorderfußfrakturen

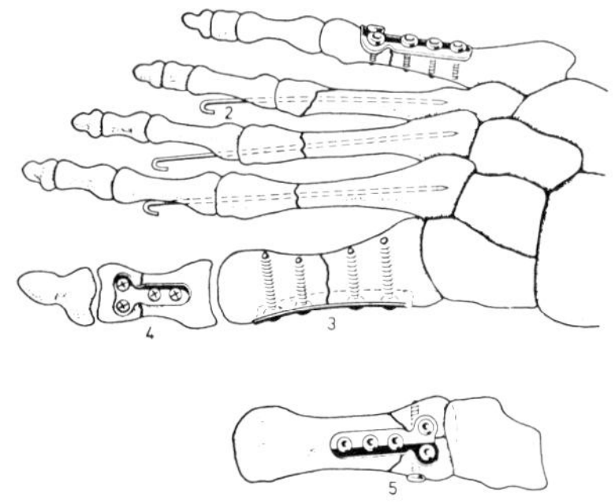

Vorbereiten der Instrumente

1. Allgemeine chirurgische Instrumente
2. Knochen-chirurgische Instrumente B und Cerclage-Instrumente (s. S. 300)
3. Kleinfragment- und Mini-Instrumentarium
4. Kleinfragment- und Mini-Implantate
5. Kleine Bohrmaschine und Doppelschlauch
6. Extra: Saugvorrichtung, Redon, Kauter

Beilage zu F. Séquin/R. Texhammar, Das AO-Instrumentarium

Instrumente für OP mit Drittelrohr- oder 3,5-DC-Platte und Cerclage

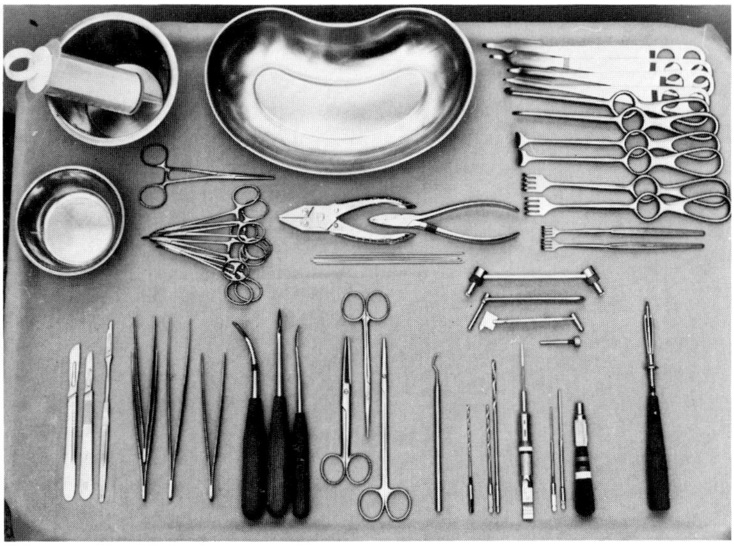

- Messer, Pinzetten, Scheren
- Raspatorien (mittlere und kleine) scharfer Haken
- Bohrer 2,0; 2,7 und 3,5
- Ziel- und Plattenbohrbüchse 2,0
- Gewebeschutzhülse 3,5
- Gewindeschneider 2,7 und 3,5, Handstück
- Steckbohrbüchse 3,5/2,0
- DCP Bohrbüchse 3,5
- Schraubenmeßgerät klein
- Schraubenzieher klein
- 5 kleine Gefäßklemmen
- Kirschner-Drähte, Flachzange, Drahtbiegezange
- Einzinkhaken, Knochenhaltezange
- Scharfe Wundhaken, Langenbeck-Haken, Knochenhebel, versch. Größen
- 2 runde Schalen, Nierenschale
- Gefäß und Spritze für Spüllösung
- Reduziertes Kleinfragment-Instrumentarium

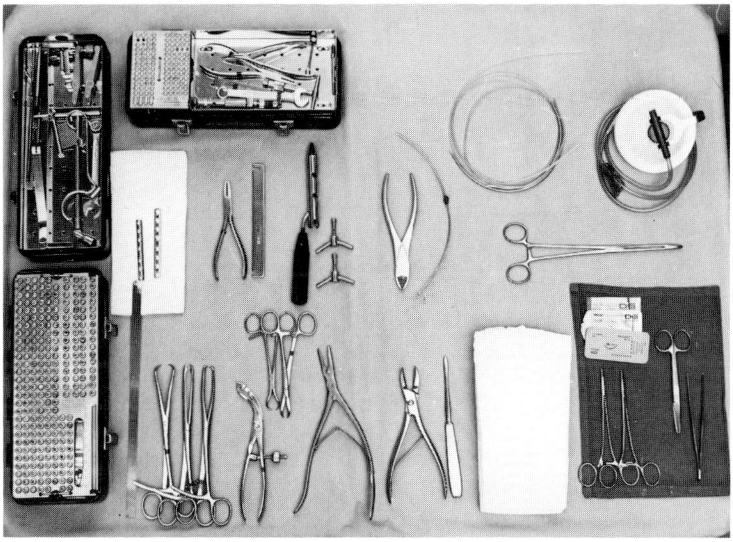

- Grundinstrumentarium
- Schraubenkassette
- Biegezange und Schränkeisen für kleine Plättchen
- Hohlmeißelzange (klein)
- Knochensplitterzange (mittel)
- Repositionszangen (versch. Größen)
- Cerclagedrähte mit Ösen
- Drahtspanner mit Griffe
- Drahtschneidezange
- Nahtmaterial, Nadelhalter, Pinzette, Scheren
- Redonnadel, Drain, Redonflasche

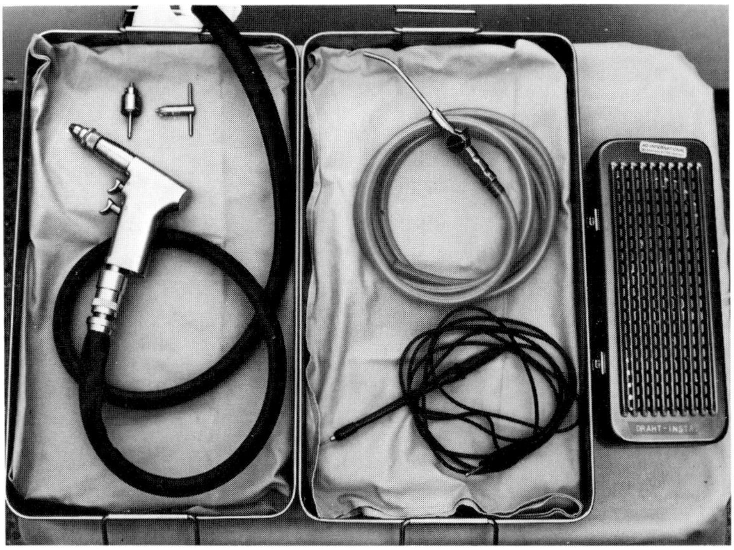

- Instrumentensiebe (allgemeine, Knochen- und Cerclage-)
- Bohrmaschine und Preßluftschlauch
- Bohrfutter und Schlüssel

14 Malleolarfrakturen

Beispiele
Laterale und mediale Abrißfraktur (Typ A)

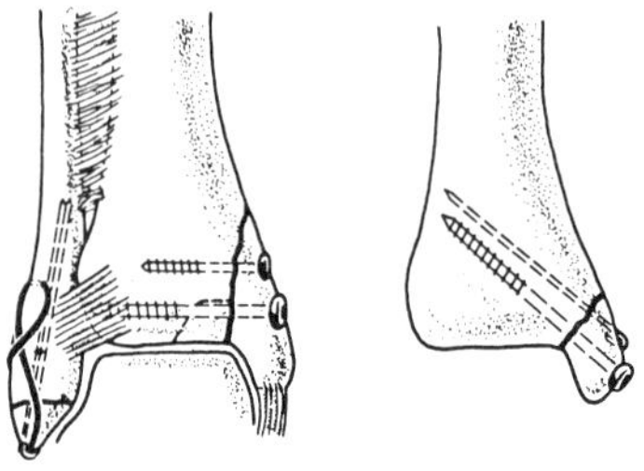

Kurze Spiralfraktur des Außenknöchels, Ligamentenabriß und dorso-laterales Tibiafragment (Typ B)

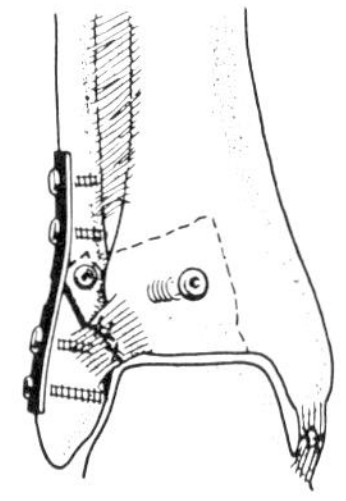

Fibulafraktur oberhalb des Syndesmose, mediales Abrißfragment und Bandrupturen (Typ C)

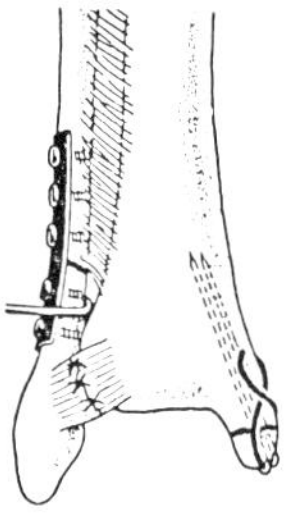

Vorbereiten der Instrumente

1. Allgemeine chirurgische Instrumente
2. Knochen-chirurgische Instrumente B und Cerclage-Instrumente (s. S. 300)
3. Reduziertes Kleinfragment-Instrumentarium
4. Grundinstrumentarium
5. Schraubenkassette
6. Kleine Bohrmaschine und Preßluftschlauch
7. Extra: Saugvorrichtung, Redon, Kauter

Beilage zu F. Séquin/R. Texhammar, Das AO-Instrumentarium

Instrumente für OP mit Drittelrohrplatte (Fibula), Kleeblatt-, Löffel- oder T-Platte, schmaler DC-Platte (Tibia)

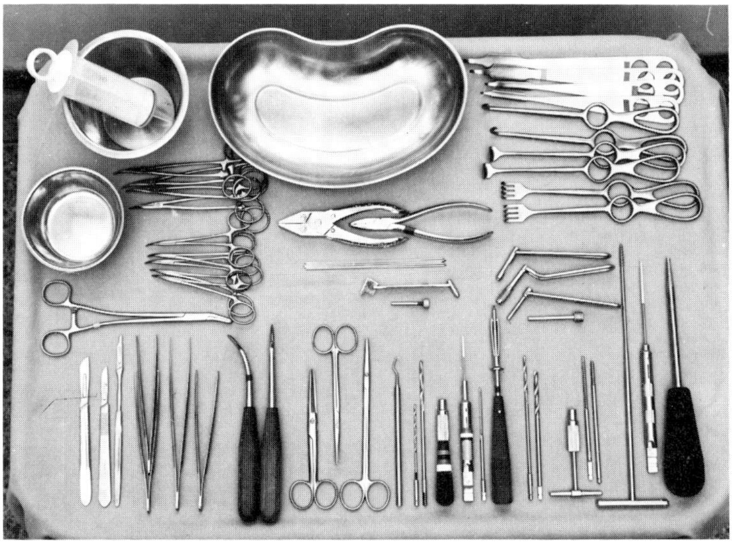

- Messer, Pinzetten, Scheren
- Raspatorien (mittlere) scharfer Haken
- Bohrer 2,0; 3,5; 3,2; 4,5
- Gewebeschutzhülsen 3,5 und 4,5
- Ziel- und Plattenbohrbüchse 2,0
- Bohrbüchse 3,2 für Platten
- Gewindeschneider 3,5 und 4,5 (kurz und lang)
- Handstück und Griffstück
- Gewindeschneider 6,5
- Schraubenmeßgerät klein und groß
- Schraubenzieher klein und groß
- Steckbohrbüchsen 3,5/2,0 und 3,2/4,5
- 5 bis 10 Gefäßklemmen
- Einzinkhaken, Knochenhaltezange
- Kirschner-Drähte, Flachzange, Drahtbiegezange
- Scharfe Wundhaken, Langenbeck-Haken, Knochenhebel, versch. Größen
- 2 runde Schalen, Nierenschale
- Gefäß und Spritze für Spüllösung

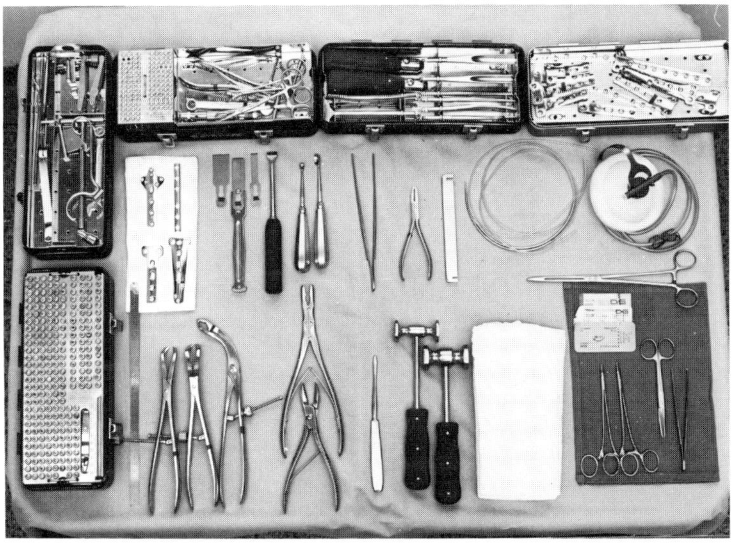

- Grundinstrumentarium
- Schraubenkassette, Plattenkassette
- Reduziertes Kleinfragment-Instrumentarium
- Instrumentensatz mit Spongiosastößel und -meißel
- Repositionszangen (versch. Größen)
- Hohlmeißelzange (mittel), scharfe Löffel
- Knochensplitterzange (mittel)
- Meißelgriff mit Klingen, Hammer
- Metallmaßstab
- Elevatorium
- Kleine Biegezange
- Kleines Schränkeisen
- Nahtmaterial, Nadelhalter, Pinzette, Schere
- Redonnadel, Drains, Redonflasche

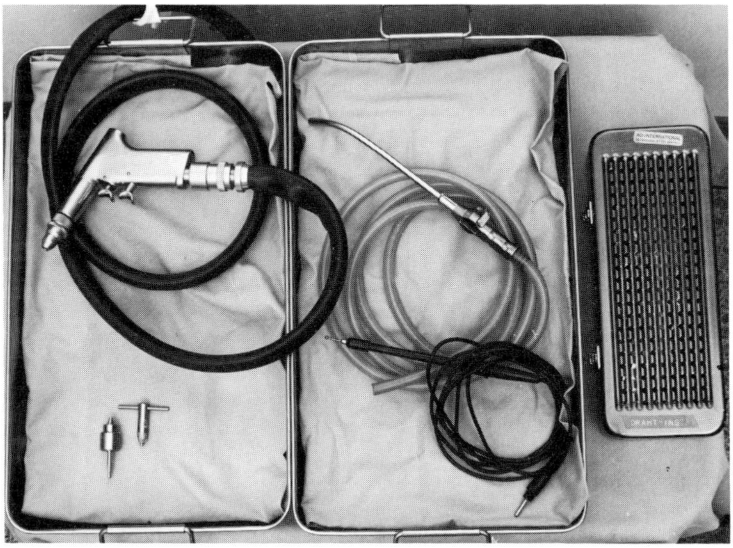

- Instrumentensiebe (allgemeine-, Knochen- und Cerclage-)
- Bohrmaschine und Preßluftschlauch
- Bohrfutter und Schlüssel

13 Distale Tibiafrakturen

Beispiele
Kurze Torsionsfraktur

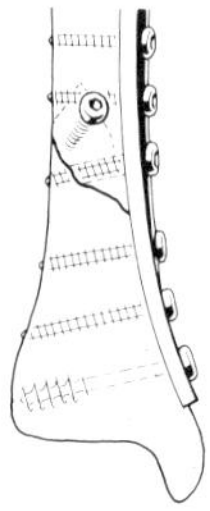

Pilonfrakturen

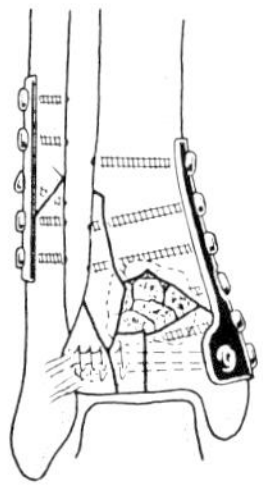

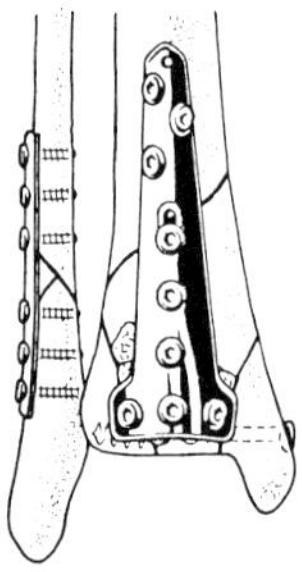

Vorbereiten der Instrumente

1. Allgemeine chirurgische Instrumente
2. Knochen-chirurgische Instrumente B und Cerclage-Instrumente (s. S. 300)
3. Grundinstrumentarium
4. Schraubenkassette
5. Plattenkassette
6. Reduziertes Kleinfragment-Instrumentarium
7. Kleine Bohrmaschine und Preßluftschlauch
8. Instrumentensatz mit Spongiosastößel und -meißel
9. Extra: Saugvorrichtung, Redon, Kauter

Beilage zu F. Séquin/R. Texhammar, Das AO-Instrumentarium

Instrumente für OP mit schmaler DC-Platte

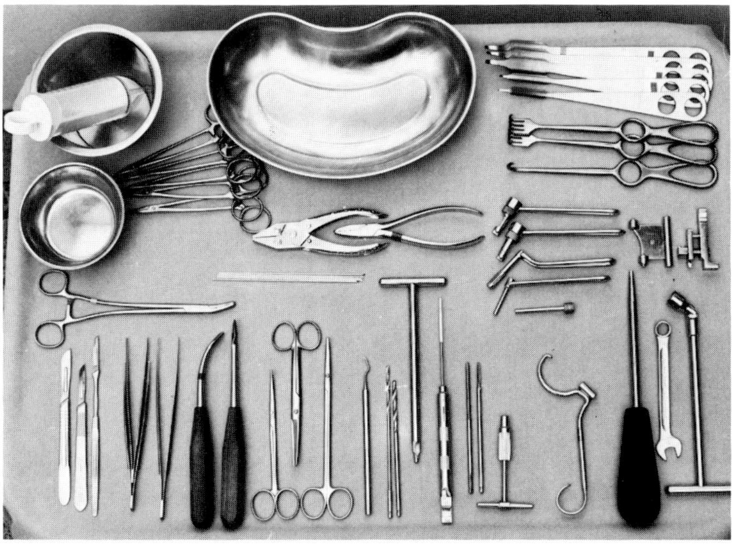

- Messer, Pinzetten, Scheren
- Raspatorien (mittlere), scharfer Haken
- Bohrer 3,2 und 4,5
- Gewebeschutzhülsen 3,5 und 4,5
- Gewindeschneider 4,5 (kurz u. lang) und Griffstück
- Steckbohrbüchse 3,2 und 4,5
- Zielgerät mit Spitze
- Kopfraumfräser
- DCP-Bohrbüchsen 4,5 (neutral + exzentrisch)
- Schraubenmeßgerät
- Schraubenzieher
- Bohrlehre für Plattenspanner
- Plattenspanner (oder Plattenspanner mit Gelenken)
- Kardanschlüssel, Gabelschlüssel
- 5 Gefäßklemmen
- Kirschner-Drähte, Flachzange, Drahtbiegezange
- Einzinkhaken, Knochenhaltezange
- Scharfe Wundhaken, Knochenhebel, versch. Größen
- 2 runde Schalen, Nierenschale
- Gefäß und Spritze für Spüllösung

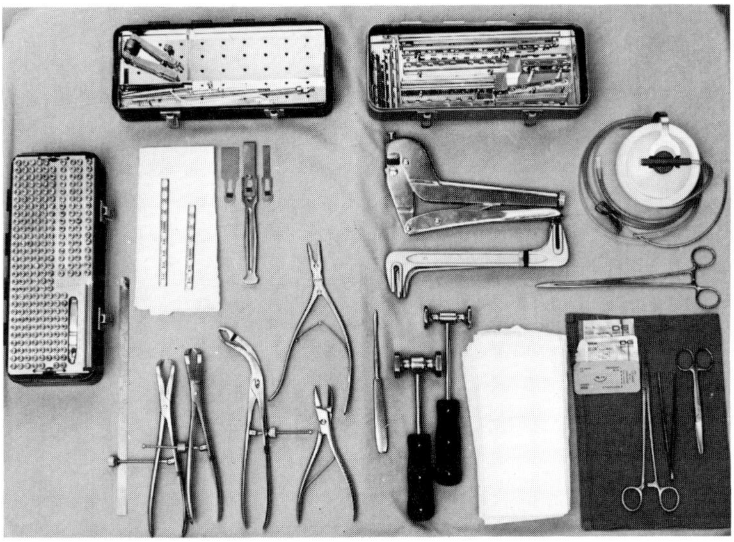

- Grundinstrumentarium
- Schraubenkassette, Plattenkassette
- Repositionszangen (versch. Größen)
- Hohlmeißelzange (mittel)
- Knochensplitterzange (mittel)
- Elevatorium
- Meißelgriff und Klingen, Hammer
- Schränkeisen
- Biegezange
- Metallmaßstab
- Nahtmaterial, Nadelhalter, Pinzette, Schere
- Redonnadel, Drains, Redonflasche

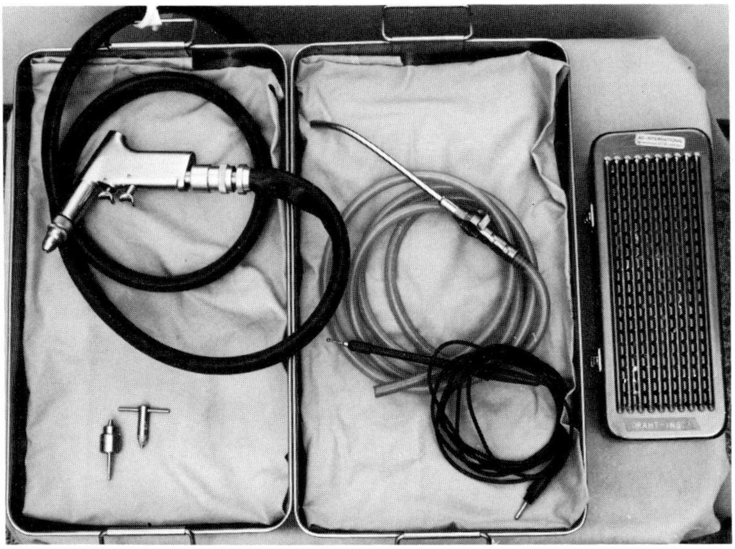

- Instrumentensiebe (allgemeine, Knochen- und Cerclage-)
- Bohrmaschine und Preßluftschlauch
- Bohrfutter und Schlüssel

12 Tibiaschaftfrakturen

Beispiele
Drehkeilfraktur

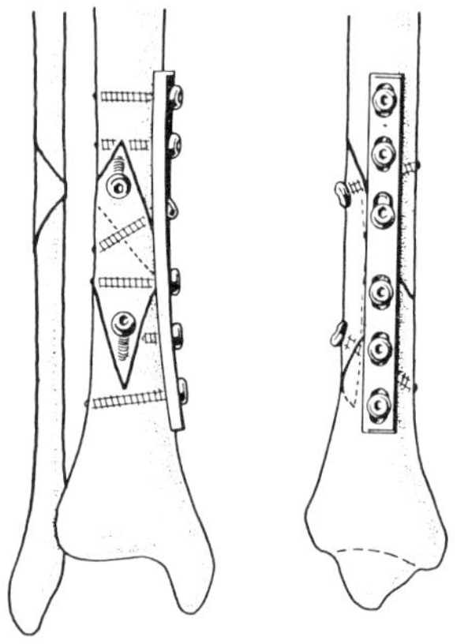

Stückfraktur

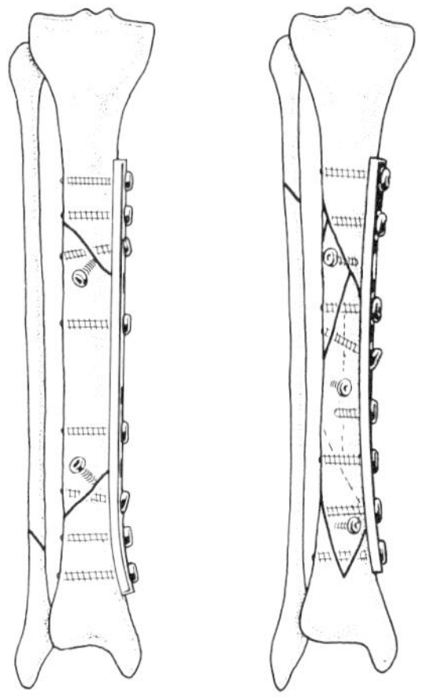

Vorbereiten der Instrumente

1. Allgemeine chirurgische Instrumente
2. Knochen-chirurgische Instrumente A und Cerclage-Instrumente (s. S. 298)
3. Grundinstrumentarium
4. Schraubenkassette
5. Plattenkassette
6. Biegezange (oder Biegepresse) und Schränkeisen
7. Kleine Bohrmaschine und Preßluftschlauch
8. Eventuell Instrumentensatz mit Spongiosastößel und -meißel
9. Extra: Saugvorrichtung, Redon, Kauter

Tibia-Marknagelung s. Nr. 17.

Beilage zu F. Séquin/R. Texhammar, Das AO-Instrumentarium

Instrumente für OP mit T- oder L-Abstützplatte

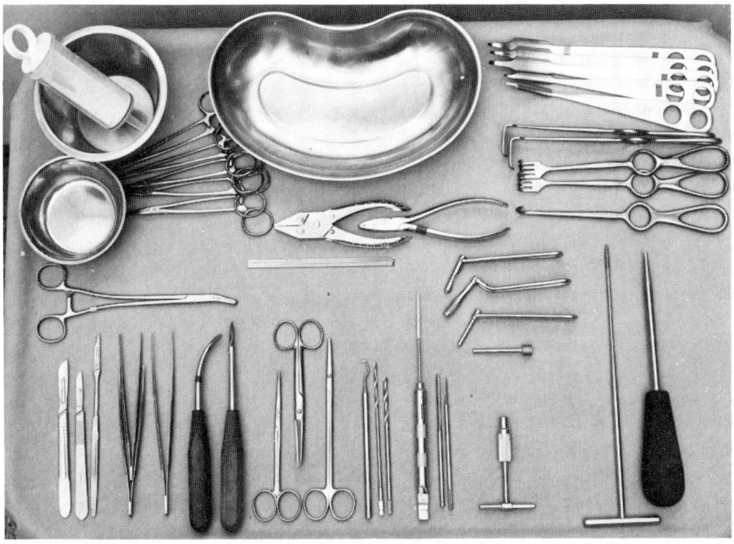

- Messer, Pinzetten, Scheren
- Raspatorien (mittlere), scharfer Haken
- Bohrer 3,2 und 4,5
- Gewebeschutzhülsen 3,5 und 4,5
- Gewindeschneider 4,5 (kurz und lang) und Griffstück
- Gewindeschneider 6,5
- Bohrbüchse 3,2 für Platten
- Schraubenmeßgerät groß
- Schraubenzieher
- 5 bis 10 Gefäßklemmen
- Kirschner-Drähte, Flachzange, Drahtbiegezange
- Einzinkhaken, Knochenhaltezange
- Scharfe Wundhaken, Langenbeckhaken, Knochenhebel versch. Größen
- 2 runde Schalen, Nierenschale
- Gefäß und Spritze für Spüllösung

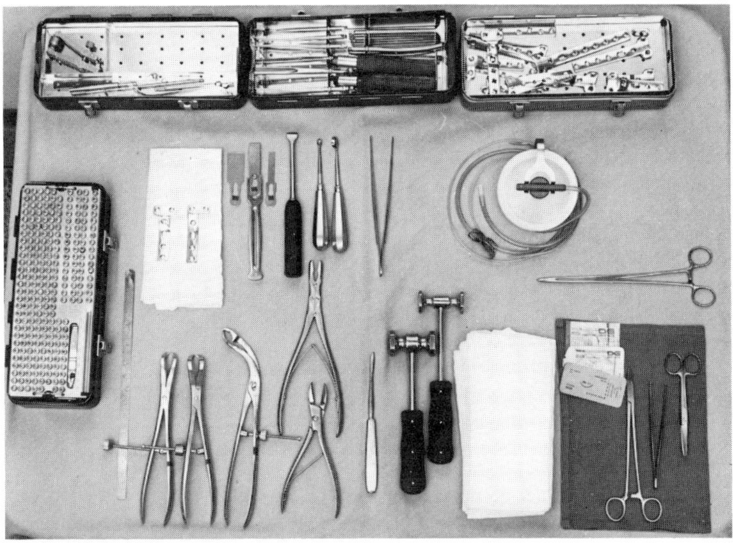

- Grundinstrumentarium
- Schraubenkassette, Plattenkassette
- Instrumentensatz mit Spongiosastößel und Meißel
- Repositionszangen (verschiedene Größen)
- Hohlmeißelzange (mittel), scharfe Löffel
- Knochensplitterzange (mittel)
- Meißelgriff mit Klingen, Hammer
- Elevatorium
- Metallmaßstab
- Nahtmaterial, Nadelhalter, Pinzette, Schere
- Redonnadel, Drain, Redonflasche

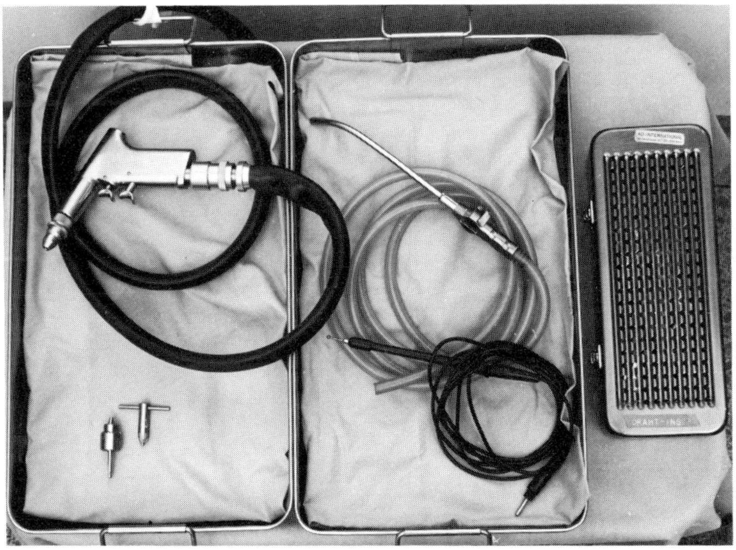

- Instrumentensiebe (Allgemeine-, Knochen- und Cerclage-)
- Bohrmaschine, Preßluftschlauch
- Bohrfutter und Schlüssel

11 Tibiakopffrakturen

Beispiele
Spaltbrüche

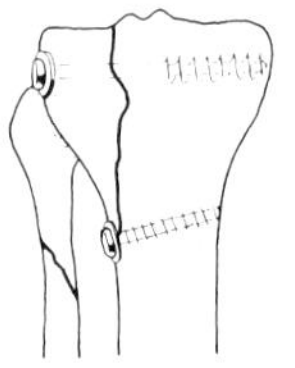

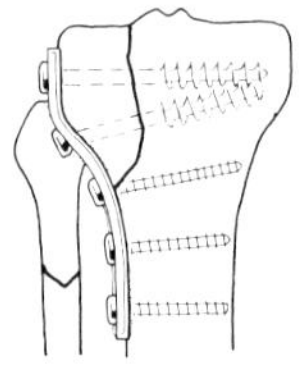

Trümmerbrüche

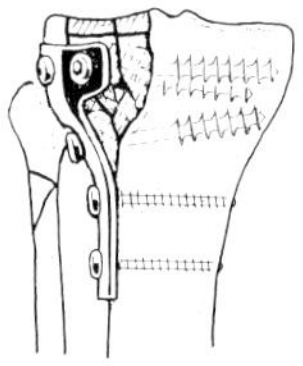

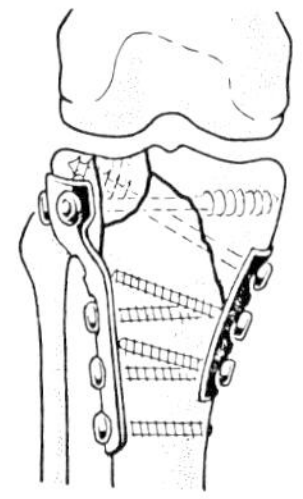

Vorbereiten der Instrumente

1. Allgemeine chirurgische Instrumente
2. Knochen-chirurgische Instrumente A und Cerclage-Instrumente (s. S. 298.)
3. Grundinstrumentarium
4. Schraubenkassette
5. Plattenkassette
6. Kleine Bohrmaschine und Preßluftschlauch
7. Instrumentensatz mit Spongiosastößel und Meißel
8. Extra: Saugvorrichtung, Redon, Kauter
9. Instrumente für Menisectomie

Beilage zu F. Séquin/R. Texhammar, Das AO-Instrumentarium

Instrumente für OP mit Cerclage (und evtl. 4,0-Spongiosa-Schraube)

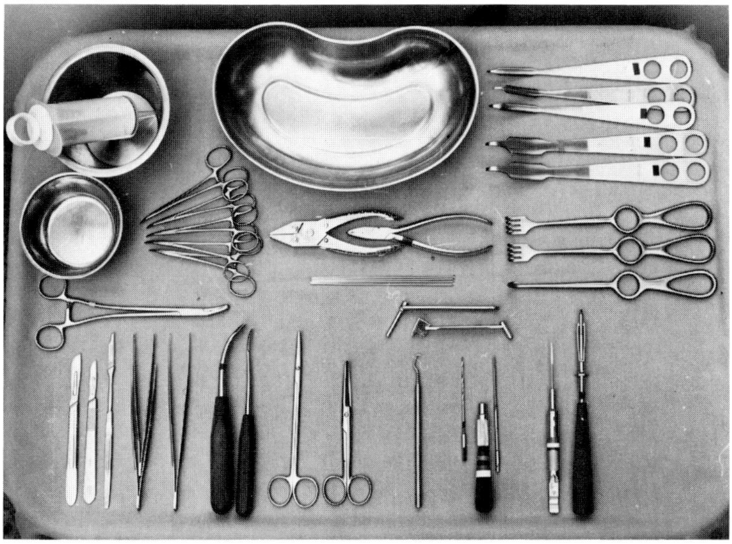

- Messer, Pinzetten, Scheren
- Raspatorien (mittlere und klein), scharfer Haken
- Bohrer 2,0
- Ziel- und Plattenbohrbüchse 2,0
- Gewebeschutzhülse 3,5
- Schraubenmeßgerät klein
- Schraubenzieher klein
- Knochenhaltezange
- 5 Gefäßklemmen
- Kirschner-Drähte (kurze), Flachzange, Drahtbiegezange
- Scharfe Wundhaken
- Einzinkhaken, Knochenhebel, versch. Größen
- 2 runde Schalen, Nierenschale
- Gefäß und Spritze für Spüllösung

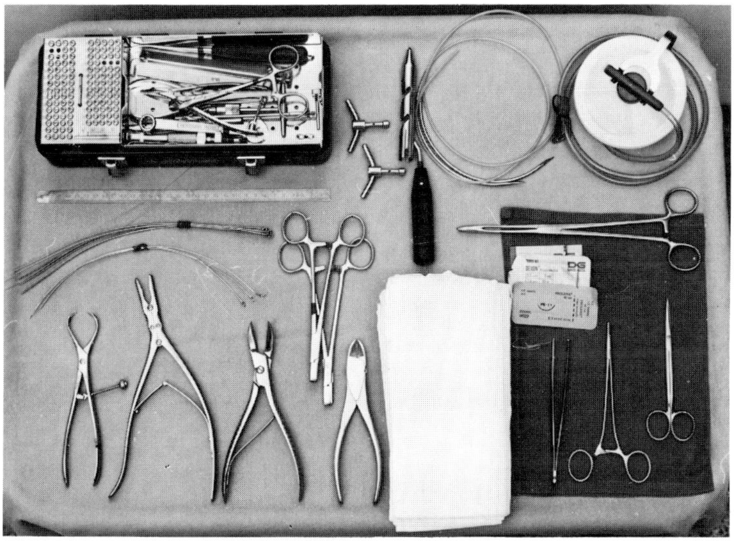

- Reduziertes Kleinfragment-Instr.
- Patellafaßzange
- Knochensplitterzange (mittel)
- Hohlmeißelzange (mittel)
- Drahtschneidezange
- Cerclagedrähte mit Ösen
- Faßzangen für Cerclagedrähte
- Drahtspanner mit Griff
- Metallmaßstab
- Nahtmaterial, Nadelhalter, Pinzette, Schere
- Redonnadel, Drain, Redonflasche

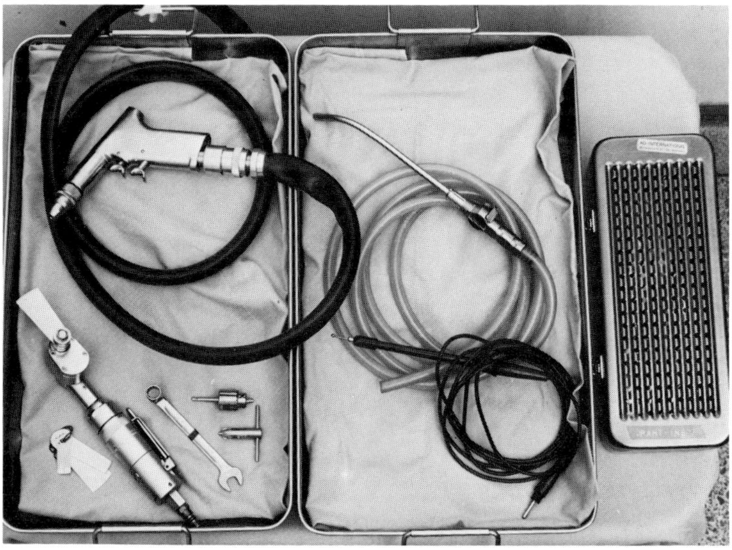

- Instrumentensiebe (allgemeine, Knochen- und Cerclage-)
- Kleine Bohrmaschine und Preßluftschlauch
- Bohrfutter und Schlüssel
- Säge, Gabelschlüssel, Sägeblätter

10 Patellafrakturen

Beispiele
Querbruch-Patella

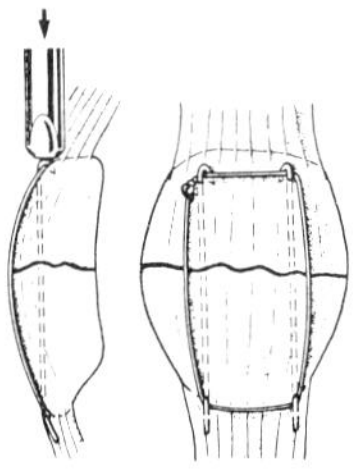

Mehrfragmentbruch

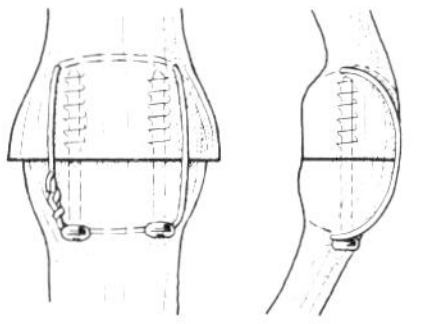

Vorbereiten der Instrumente

1. Allgemeine chirurgische Instrumente
2. Knochen-chirurgische Instrumente B
   und Cerclage-Instrumente (s. S. 300)
3. Reduziertes Kleinfragment-Instrumentarium
4. Kleine Bohrmaschine (evtl. Säge) und Preßluftschlauch
5. Extra: Saugvorrichtung, Redon, Kauter

Beilage zu F. Séquin/R. Texhammar, Das AO-Instrumentarium

Instrumente für OP mit Kondylenplatte (DCP)

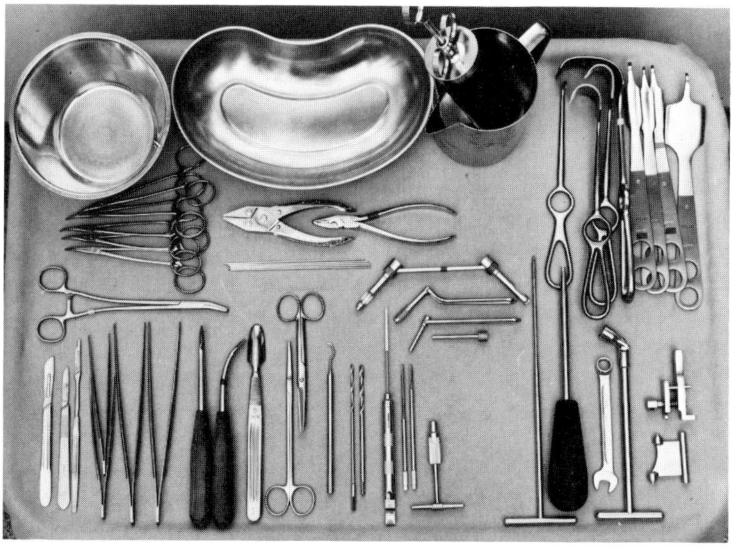

- Messer, Pinzetten, Scheren
- Raspatorien (mittlere und breite), scharfer Haken
- Bohrer 3,2 und 4,5
- Gewebeschutzhülse 3,2 und 4,5
- DCP-Bohrbüchse (neutral + exzentrisch)
- Gewindeschneider 4,5 (kurz und lang) und Griffstück
- Gewindeschneider 6,5
- Steckbohrbüchse 3,2/4,5
- Schraubenmeßgerät groß
- Schraubenzieher groß
- Plattenspanner groß (oder mit Gelenken)
- Bohrlehre für Plattenspanner
- Kardanschlüssel und Gabelschlüssel
- 5 bis 10 Gefäßklemmen
- Kirschner-Drähte, Flachzange, Drahtbiegezange
- Einzinkhaken, Knochenhaltezange
- Scharfe Wundhaken, Langenbeck-Haken, Knochenhebel, versch. Größen
- 2 runde Schalen, Nierenschale
- Gefäß und Spritze für Spüllösung

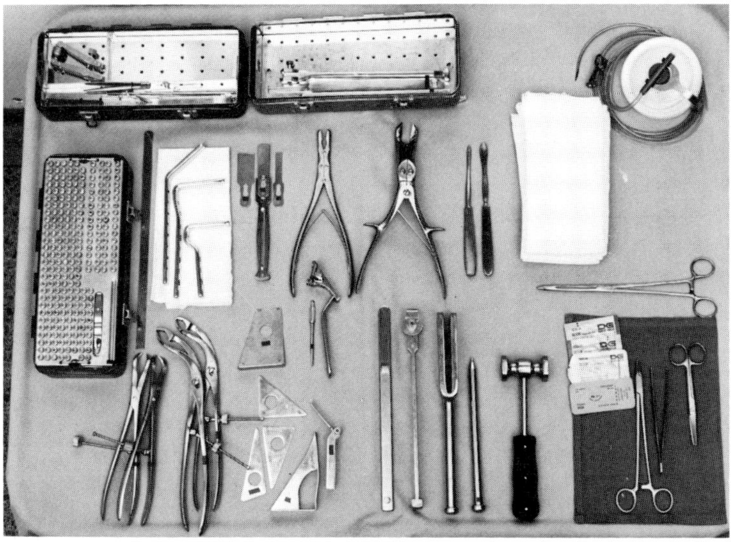

- Grundinstrumentarium
- Schraubenkassette
- Winkelplatten-Instrumentarium
- Ausgewählte Winkelplatten
- Repositionszangen (versch. Größen)
- Hohlmeißelzange (groß)
- Knochensplitterzange
- Elevatorium
- Meißelgriff mit Klingen, Hammer
- Dreieckzielgerät, Kondylen-Zielgerät, Zielgerät für Varisationsosteotomie
- Zielgerät mit Aufsatz, Zapfenfräser
- Platteninstrument, Führungsplatte
- Ein- und Ausschlag-Instrument
- Schlitzhammer
- Nachschlagbolzen
- Metallmaßstab
- Nahtmaterial, Nadelhalter, Pinzette, Schere
- Redonnadel, Drains, Redonflasche

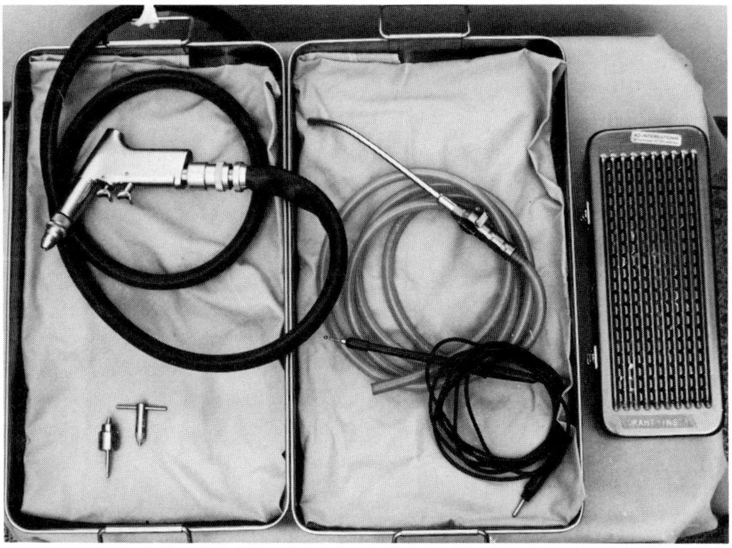

- Instrumentensiebe (allgemeine, Knochen- und Cerclage-)
- Bohrmaschine und Preßluftschlauch
- Bohrfutter und Schlüssel

9 Distale Femurfrakturen

Beispiele

Suprakondyläre Fraktur

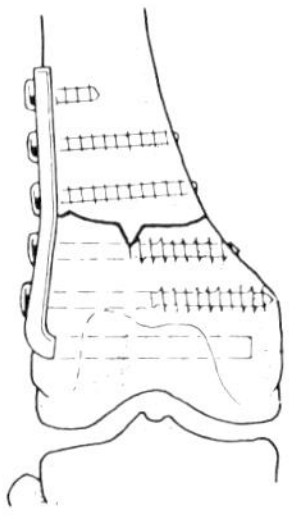

Bikondyläre und distale Trümmerfraktur

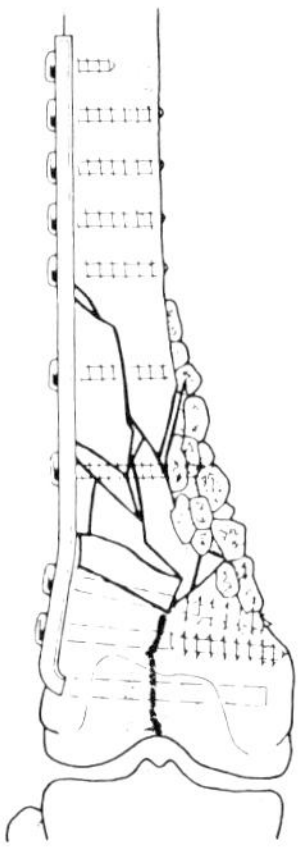

Vorbereiten der Instrumente

1. Allgemeine chirurgische Instrumente
2. Knochen-chirurgische Instrumente A und Cerclage-Instrumente (s. S. 298)
3. Grundinstrumentarium
4. Schraubenkassette
5. Winkelplatten-Instrumentarium
6. Eventuell Biegepresse
7. Eventuell Plattenkassette (wenn T-Platte)
8. Kleine Bohrmaschine, Preßluftschlauch
9. Eventuell Instrumentensatz mit Spongiosastößel und -meißel
10. Extra: Saugvorrichtung, Redon, Kauter

Beilage zu F. Séquin/R. Texhammar, Das AO-Instrumentarium

Instrumente für OP mit breiter DC-Platte

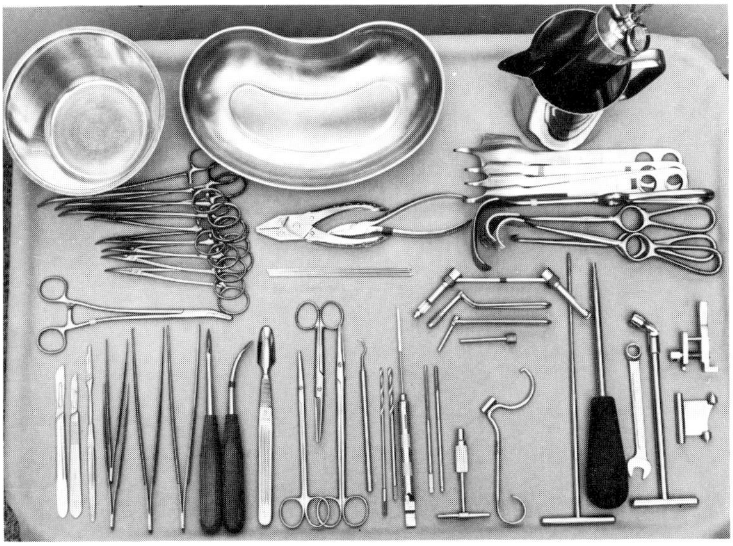

- Messer, Pinzetten, Scheren
- Raspatorien (mittlere und breite), scharfer Haken
- Bohrer 3,2 und 4,5
- Gewebeschutzhülsen 3,5 und 4,5
- Zielgerät mit Spitze
- Gewindeschneider 4,5 (kurz und lang) und Griffstück
- DCP-Bohrbüchse, lang (neutr. + exz.)
- Steckbohrbüchse 3,2/4,5
- Schraubenmeßgerät groß
- Schraubenzieher
- Plattenspanner (groß oder mit Gelenken)
- Bohrlehre für Plattenspanner
- Kardanschlüssel oder Gabelschlüssel
- 5 bis 10 Gefäßklemmen (kurze und lange)
- Knochenhaltezange
- Kirschner-Drähte, Flachzange, Drahtbiegezange
- Scharfe, breite Wundhaken, große Langenbeck-Haken, Knochenhebel, versch. Größen
- 2 runde Schalen, Nierenschale
- Gefäß und Spritze für Spüllösung

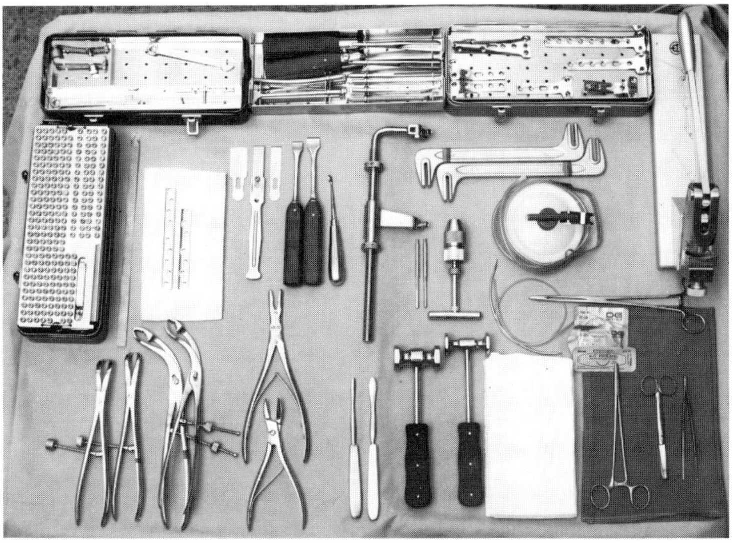

- Grundinstrumentarium
- Schraubenkassette, Plattenkassette
- Instrumentensatz mit Spongiosastößel und -meißel
- Repositionszangen
- Hohlmeißelzange groß, scharfe Löffel (große)
- Knochensplitterzange groß
- Elevatorium
- Meißelgriff und Klingen, Hammer
- Schränkeisen, Biegepresse
- Distraktor, Bolzen, Schlüssel, Universalhandgriff
- Metallmaßstab
- Nahtmaterial, Nadelhalter, Pinzetten, Schere
- Redonnadel, Redon, Redonflasche

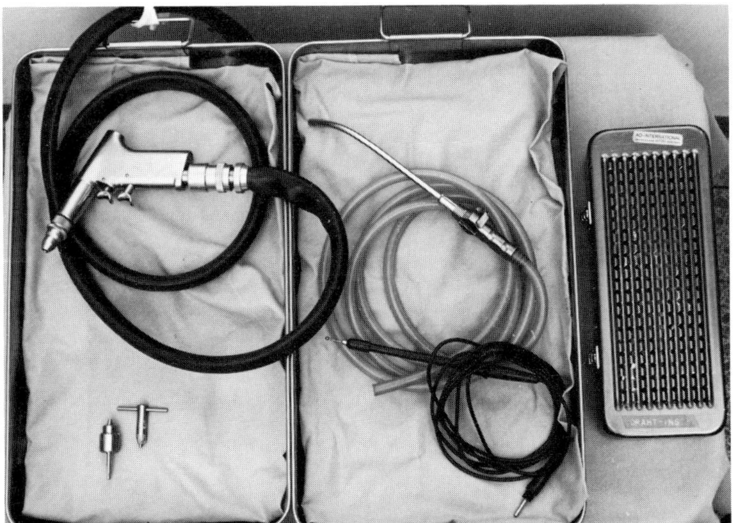

- Instrumentensiebe (allgemeine, Knochen- und Cerclage-)
- Bohrmaschine und Preßluftschlauch
- Bohrfutter und Schlüssel

8 Femurschaftfrakturen

Beispiele
Schrägfraktur

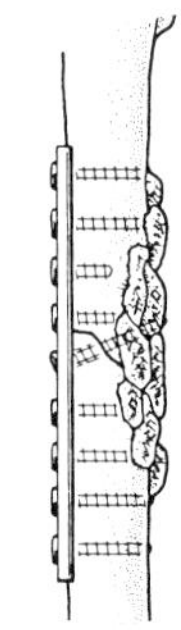

Vorbereiten der Instrumente

1. Allgemeine chirurgische Instrumente
2. Knochen-chirurgische Instrumente A und Cerclage-Instrumente (s. S. 298)
3. Grundinstrumentarium
4. Schraubenkassette
5. Plattenkassette
6. Biegepresse und Schränkeisen
7. Distraktor
8. Kleine Bohrmaschine und Preßluftschlauch
9. Instrumentensatz mit Spongiosastößel und -meißel
10. Extra: Saugvorrichtung, Redon, Kauter

Femur-Marknagelung s. Nr. 16.

Beilage zu F. Séquin/R. Texhammar, Das AO-Instrumentarium

Instrumente für OP mit Winkelplatten

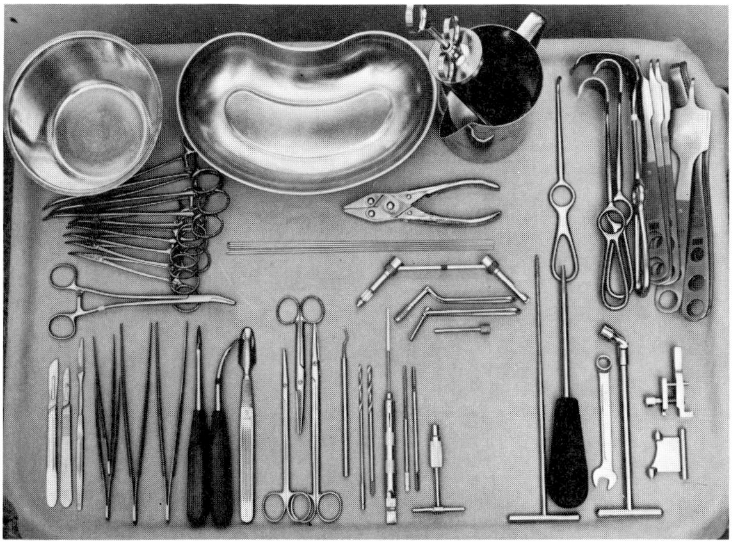

- Messer, Pinzetten, Scheren
- Raspatorien (mittlere und breite), scharfer Haken
- Bohrer 3,2 und 4,5
- Gewebeschutzhülsen 3,5 und 4,5
- Gewindeschneider 4,5 (kurz u. lang) und Griffstück
- 6,5 Gewindeschneider
- Steckbohrbüchse 3,2/4,5
- DCP-Bohrbüchse lang
- Schraubenmeßgerät groß
- Schraubenzieher (+ Einsatz)
- Plattenspanner lang (oder mit Gelenken)
- Bohrbüchse für Plattenspanner
- Kardanschlüssel und Gabelschlüssel
- 5 bis 10 Gefäßklemmen (kurz und lang)
- Kirschner-Drähte (lange) Flachzange
- Einzinkhaken, Knochenfaßzange
- Scharfe, breite Wundhaken, große Langenbeck-Haken, Knochenhebel (versch. Größen)
- 2 runde Schalen, Nierenschale
- Gefäß und Spritze für Spüllösung

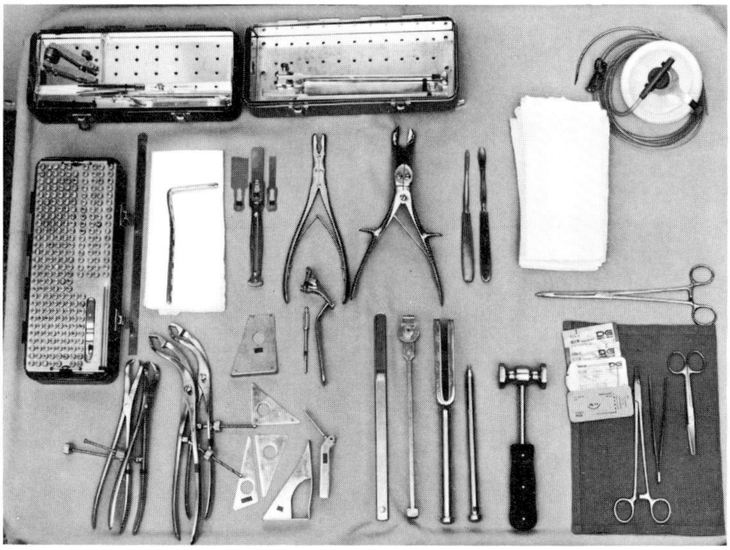

- Grundinstrumentarium
- Schraubenkassette
- Winkelplatten-Instrumentarium
- Ausgewählte Winkelplatten
- Repositionszangen (versch. Größen)
- Hohlmeißelzange (groß)
- Knochensplitterzange
- Elevatorium
- Meißelgriff mit Klingen, Hammer
- Dreieckzielgerät, Kondylen-Zielgerät, Zielgerät für Varisationsosteotomie
- Zielgerät mit Aufsatz, Zapfenfräser
- Platteninstrument, Führungsplatte
- Ein- und Ausschlag-Instrument
- Schlitzhammer, Nachschlagbolzen
- Metallmaßstab
- Nahtmaterial, Nadelhalter, Pinzette, Schere
- Redonnadel, Drains, Redonflasche

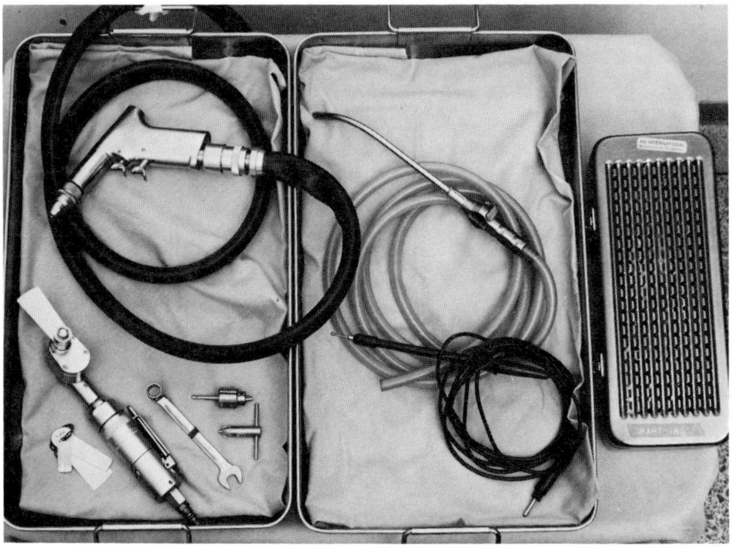

- Instrumentensiebe (allgemeine, Knochen- und Cerclage-)
- Bohrmaschine und Preßluftschlauch, Säge, Sägeblätter
- Gabelschlüssel
- Bohrfutter und Schlüssel

7 Proximale Femurfrakturen und intertrochantere Osteotomien

Beispiele

Subkapitale Schenkelhalsfraktur

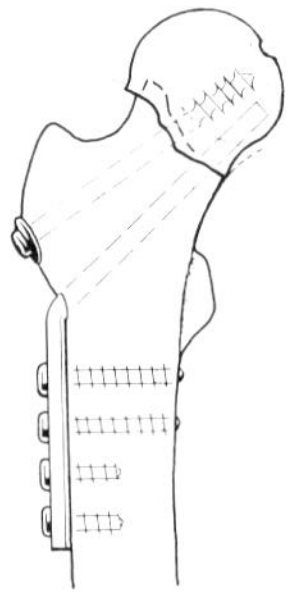

Pertrochantere Femurfrakturen

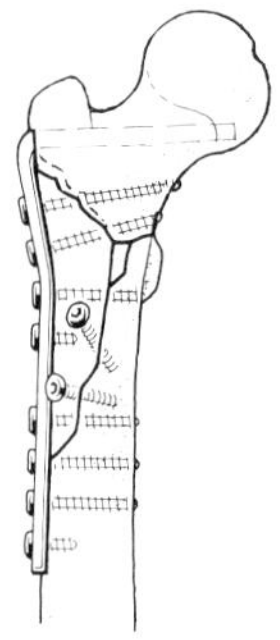

Proximale Femurschaftfrakturen

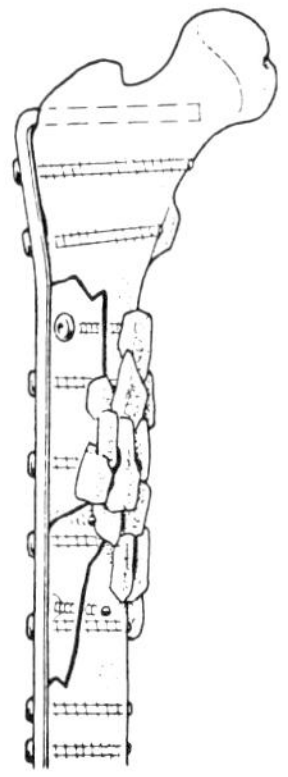

Vorbereiten der Instrumente

1. Allgemeine chirurgische Instrumente
2. Knochen-chirurgische Instrumente A und Cerclage-Instrumente (s. S. 298)
3. Grundinstrumentarium
4. Schraubenkassette
5. Winkelplattenkassette
6. Winkelplatten
7. Bohrmaschine, Säge und Preßluftschlauch
8. Extra: Saugvorrichtung, Redon, Kauter

Beilage zu F. Séquin/R. Texhammar, Das AO-Instrumentarium

Instrumente für OP an der Mittelhand und den Phalangen

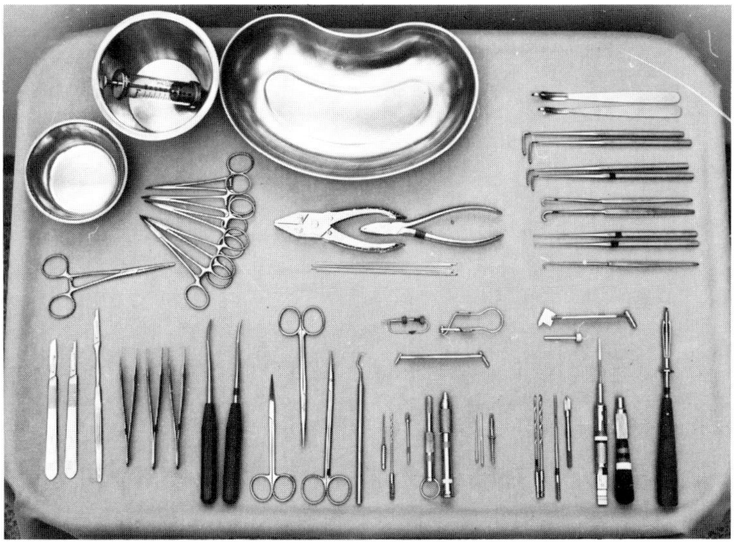

- Feine Messer, Pinzetten und Scheren
- Raspatorium (kleine), scharfer Haken
- Bohrer 1,1- 1,5 und 2,0 (Phalangen), 2,7 (Metacarpus)
- Gewindeschneider 1,5 (Phalangen), 2,0; 2,7 (Metacarpus)
- Mini-Bohrbüchse 1,1–1,5 (Phalangen), Ziel- und Plattenbohrbüchse 2,0 (Metacarpus)
- Steckbohrbüchse 3,5/2,7
- Handstück mit Schnellkupplung
- Handstück mit Dentalverschluß (Mini)
- Kopfraumfräser klein und mini
- Schraubenmeßgerät klein und mini
- Schraubenzieher klein und Schraubenzieher-Einsatz mini
- Haltezielgerät für Mini-Plättchen und Einsatzhülsen
- 5 kleine Gefäßklemmen (Mosquito)
- Kirschner-Drähte, Flachzange, Drahtbiegezange
- Kleiner Einzinkhaken, Knochenhaltezange (kleiner Kocher)
- Kleine scharfe Wundhaken, Gillies-Haken, kleine Langenbeck-Haken, Nervhäkchen (versch. kleine), Knochenhebel
- 2 runde Schalen, Nierenschale
- Spritze und Gefäß für Spüllösung

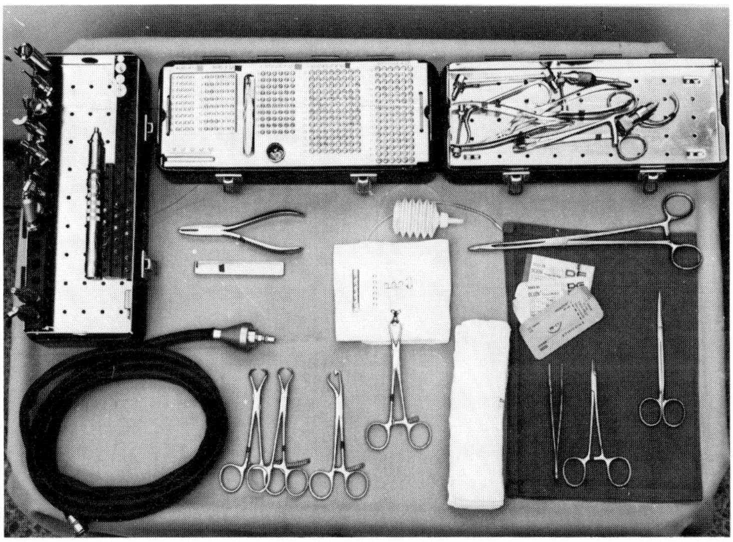

- Mini- und Kleinfragment-Instr.
- Mini- und Kleinfragment-Impl.
- Eventuell Mini-Bohrmaschine
- Repositionszange (kleine)
- Kleine Plattenbiegezange
- Kleines Schränkeisen
- Nahtmaterial, Nadelhalter, Pinzette, Schere
- Redonnadel, Drain, Redonflasche

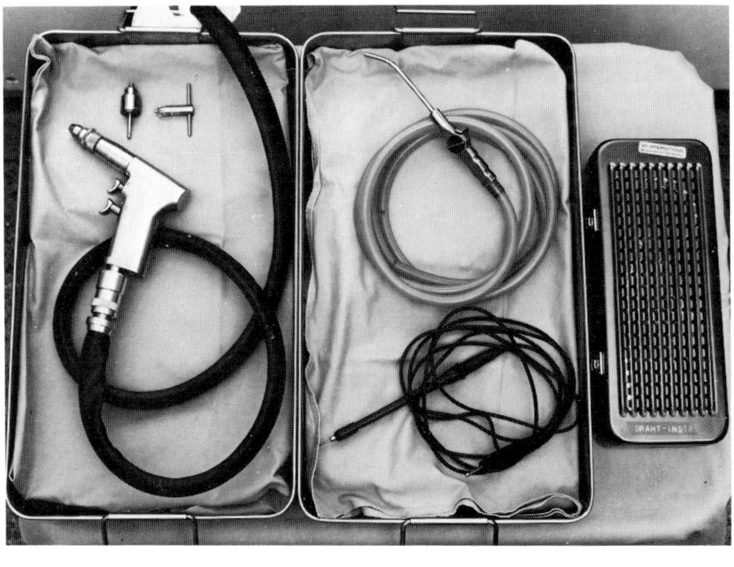

- Instrumentensiebe (allgemeine, Knochen- und Cerclage-)
- Eventuell kleine Bohrmaschine und Preßluftschlauch

6 Handfrakturen

Beispiel
Fraktur der Metakarpal-Knochen und der Phalangen

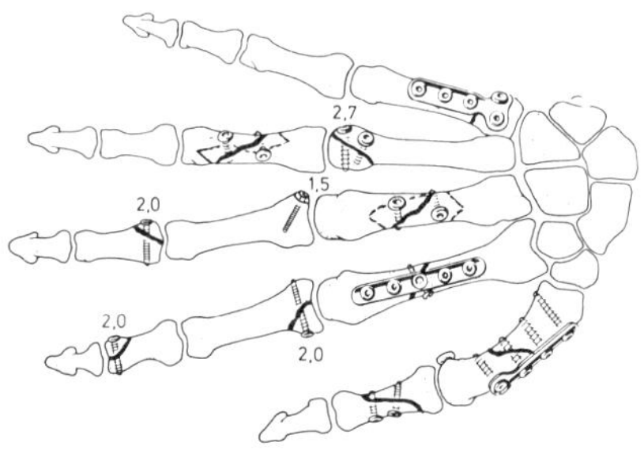

Vorbereiten der Instrumente

1. Allgemeine chirurgische Instrumente
2. Knochen-Instrumente B und Cerclage-Instrumente (s. S. 300)
3. Mini- und Kleinfragment-Instrumentarium
4. Mini- und Kleinfragment-Implantate
5. Kleine Bohrmaschine und Preßluftschlauch oder evtl. Minibohrmaschine
6. Extra: Saugvorrichtung, Redon, Kauter, „Bleihand"

Beilage zu F. Séquin/R. Texhammar, Das AO-Instrumentarium

Instrumente für OP mit kleiner T-Platte

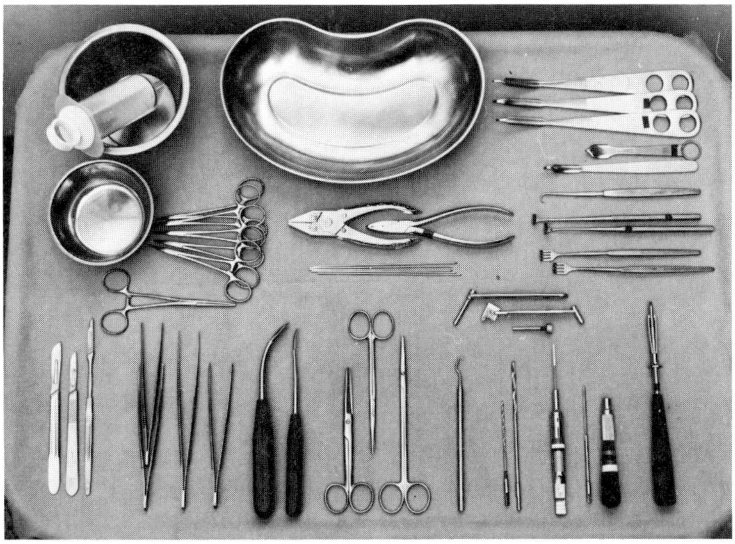

- Messer, Scheren, Pinzetten
- Raspatorien (klein und mittel), scharfer Haken
- Bohrer 2,0 und 3,5
- Ziel- und Plattenbohrbüchse 2,0
- Gewindeschneider 3,5
- Griffstück
- Gewebeschutzhülse 3,5
- Steckbohrbüchse 3,5/2,0
- Schraubenmeßgerät klein
- Schraubenzieher klein
- 5 Gefäßklemmen
- Kleiner Einzinkhaken, Knochenhaltezange klein
- Kirschner-Drähte, Flachzange, Drahtbiegezange
- Scharfe Wundhaken, Langenbeck-Haken, Knochenhebel, versch. Größen
- 2 runde Schalen, Nierenschale
- Gefäß und Spritze für Spüllösung

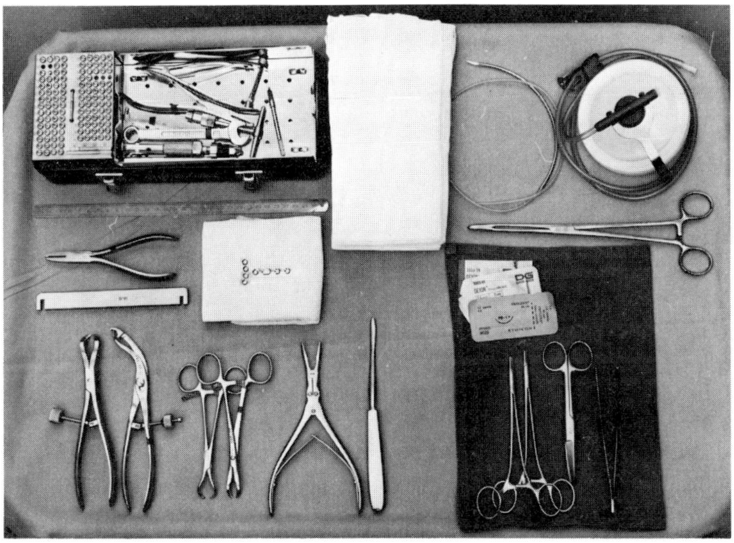

- Reduziertes Kleinfragment-Instr.
- Kleine Hohlmeißelzange
- Elevatorium
- Metallmaßstab
- Verschiedene Repositionszangen
- Kleine Plattenbiegezange
- Kleines Schränkeisen
- Nahtmaterial, Nadelhalter, Schere, Pinzette
- Redonnadel, Drain, Redonflasche

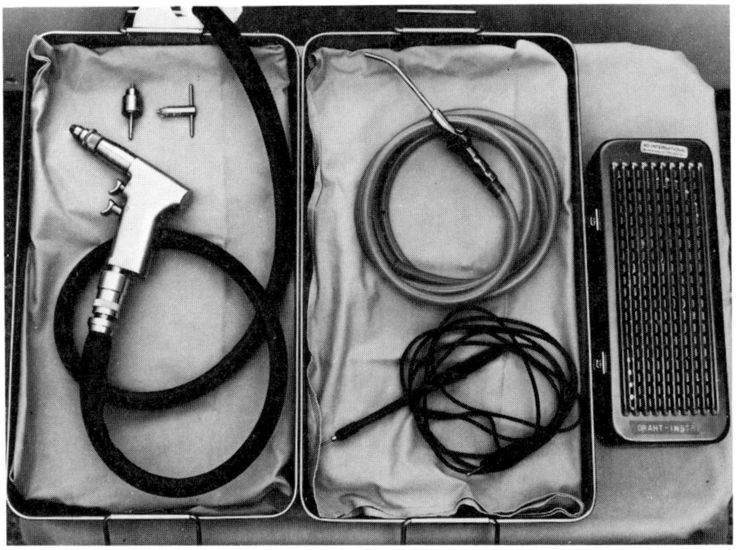

- Instrumentensiebe (allgemeine, Knochen- und Cerclage-)
- Kleine Bohrmaschine und Doppelschlauch
- Bohrfutter und Schlüssel

5 Distale Vorderarmfrakturen

Beispiel
Fraktur nach Smith Goyrand

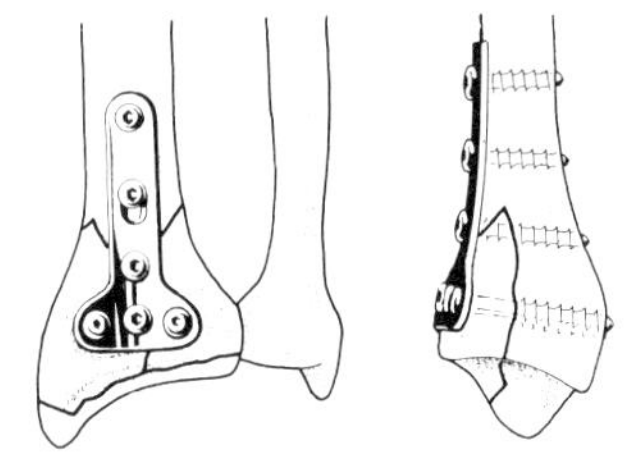

Vorbereiten der Instrumente

1. Allgemeine chirurgische Instrumente
2. Knochen-chirurgische Instrumente B (s. S. 300)
3. Reduziertes Kleinfragment-Instrumentarium
4. Kleine Bohrmaschine und Preßluftschlauch
5. Extra: Saugvorrichtung, Redon, Kauter

Instrumente für OP mit Drittelrohr-, 3,5-DC-, Halbrohr- oder schmaler DC-Platte

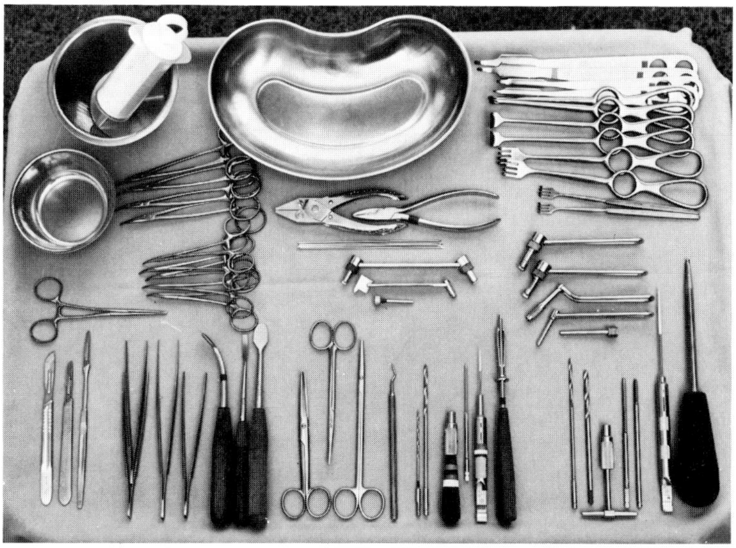

- Messer, Scheren, Pinzetten
- Raspatorien (versch. Größen), scharfer Haken
- Bohrer 2,0- 3,2- 3,5 und 4,5
- Gewebeschutzhülsen 3,5 und 4,5
- Gewindeschneider 3,5 und 4,5 (kurz und lang)
- Griffstück und Handstück
- Steckbohrbüchsen 3,5/2,0 und 3,2/4,5
- Ziel- und Plattenbohrbüchse 2,0
- DCP-Bohrbüchse 3,5 und 4,5 (neutr. + exz.)
- Schraubenmeßgerät, groß und klein
- Schraubenzieher groß und klein
- 5 Mosquito-Klemmen
- 5 Gefäßklemmen
- Kirschner-Drähte, Flachzange, Drahtbiegezange
- Einzinkhaken, Knochenhaltezange
- Scharfe Haken, Langenbeck-Haken, Knochenhebel, versch. Größen
- 2 runde Schalen, Nierenschale
- Gefäß und Spritze für Spüllösung

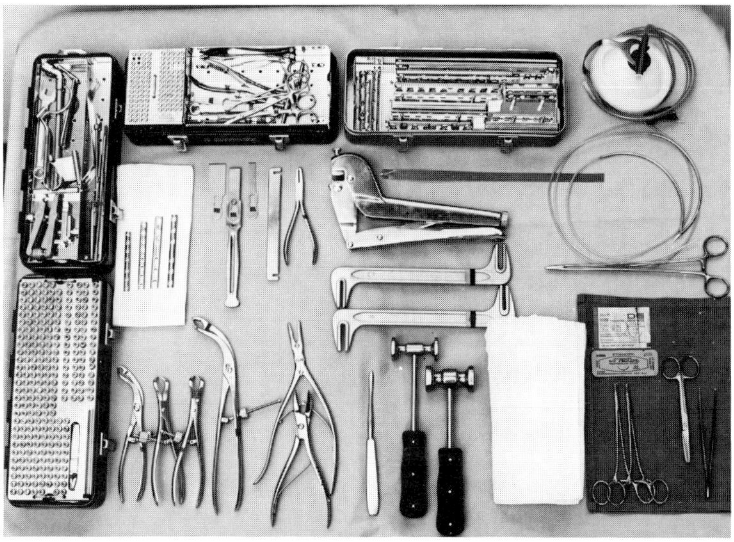

- Grundinstrumentarium
- Schraubenkassette, Plattenkassette
- Reduziertes Kleinfragment-Instrumentarium
- Hohlmeißelzange (klein)
- Knochensplitterzange (mittel)
- Meißelgriff und Klingen, Hammer
- Elevatorium
- Metallmaßstab
- Repositionszangen (versch. Größen)
- Biegezange und Schränkeisen
- Biegezangen und Schränkeisen für kleine Plättchen
- Nahtmaterial, Nadelhalter, Pinzette, Schere
- Redonnadel, Drains, Redonflasche

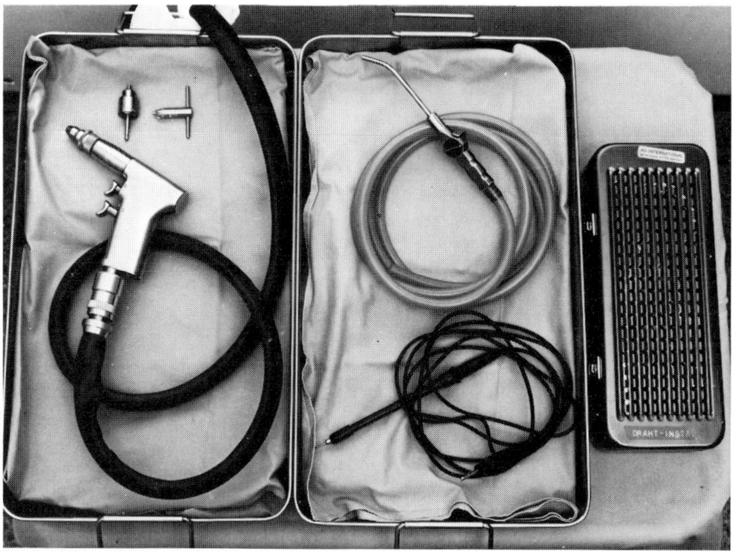

- Instrumentensiebe (allgemeine und Knochen-)
- Bohrmaschine und Preßluftschlauch
- Bohrfutter und Schlüssel

4 Vorderarmschaftfrakturen und Olekranonfrakturen

Querfraktur eines oder beider Knochen

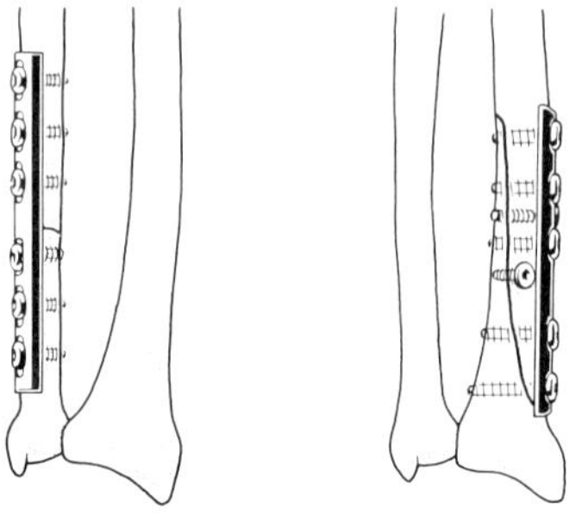

Trümmerfraktur beider Knochen

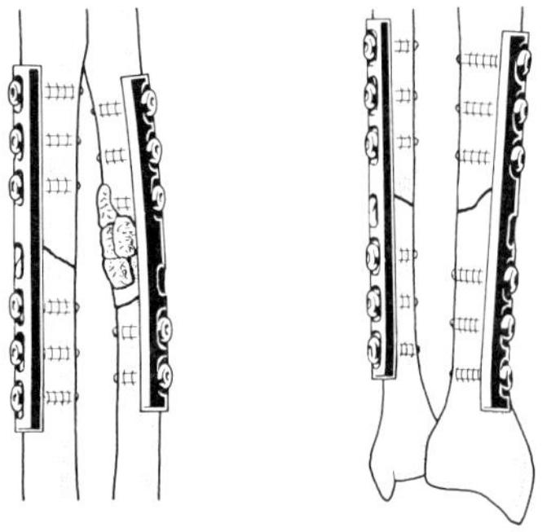

Querbruch des Olekranons.

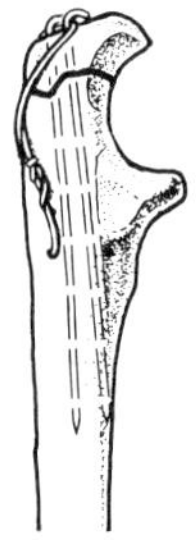

Schrägbruch des Olekranons.

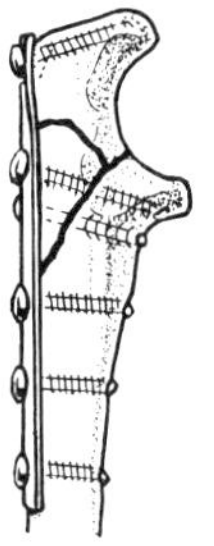

Trümmerfraktur proximal der Ulna

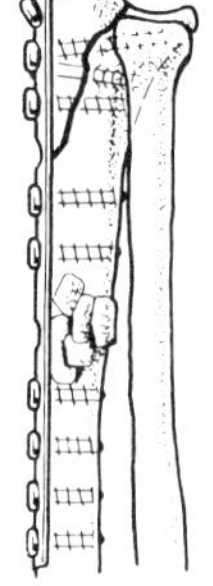

Vorbereiten der Instrumente

1. Allgemeine chirurgische Instrumente
2. Knochen-Instrumente B und Cerclage-Instrumente (s. S. 300)
3. Grundinstrumentarium
4. Schraubenkassette
5. Plattenkassette
6. Reduziertes Kleinfragment-Instrumentarium
7. Kleine Bohrmaschine und Preßluftschlauch
8. Eventuell Instrumentensatz mit Spongiosastößel und -meißel
9. Extra: Saugvorrichtung, Redon, Kauter

Beilage zu F. Séquin/R. Texhammar, Das AO-Instrumentarium

Instrumente für OP mit Drittelrohrplatte, 3,5-DCP, Halbrohrplatte oder schmaler DC-Platte

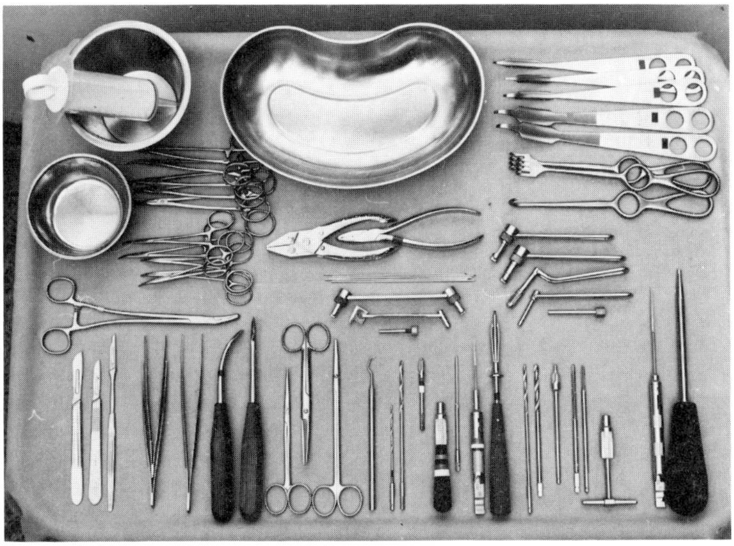

- Messer, Pinzetten, Schere
- Raspatorien (versch. Größen), scharfe Haken
- Bohrer 2,0- 3,2- 3,5 und 4,5
- Gewindeschneider 3,5 und 4,5 (kurz und lang)
- Griffstück oder Handstück
- Gewebeschutzhülsen 3,5 und 4,5
- Bohrbüchsen 2,0 und DCP-3,5 und DCP-4,5 (exz. + neutr.)
- Steckbohrbüchse 3,5/2,0 und 3,2/4,5
- Kopfraumfräser klein, Kopfraumfräser-Einsatz (für Malleolarschrauben)
- Schraubenmeßgerät groß und klein
- Schraubenzieher groß und klein
- 5 bis 10 Gefäßklemmen
- Kirschner-Drähte, Flachzange, Drahtbiegezange
- Einzinkhaken, Knochenhaltezange
- Scharfe Wundhaken, Knochenhebel, versch. Größen
- 2 runde Schalen, Nierenschale
- Gefäß und Spritze für Spüllösung

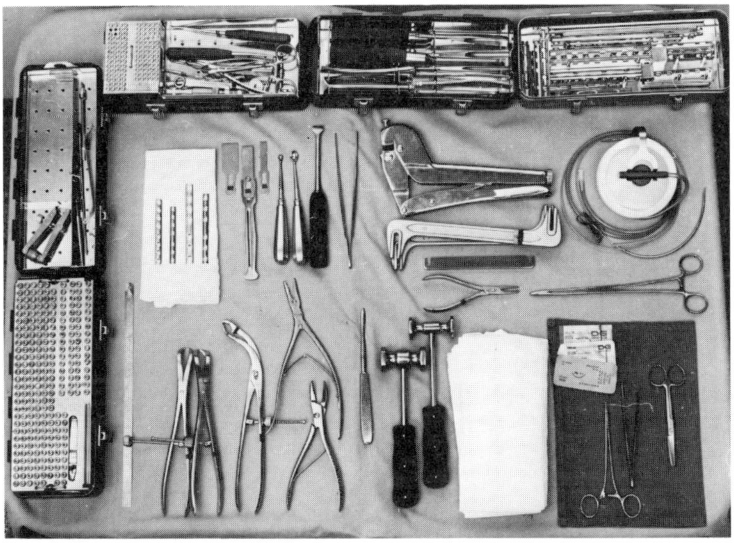

- Grundinstrumentarium
- Schraubenkassette, Plattenkassette
- Reduziertes Kleinfragmentinstrumentarium
- Instrumentensatz mit Spongiosastößeln und Meißel
- Hohlmeißelzange (klein), scharfe Löffel
- Knochensplitterzange (mittel)
- Meißelgriff und Klingen, Hammer
- Elevatorium
- Metallmaßstab
- Repositionszangen (versch. Größen)
- Biegezange und Schränkeisen
- Biegezange und Schränkeisen für kleine Plättchen
- Nahtmaterial, Nadelhalter, Pinzette, Schere
- Redonnadel, Drains, Redonflasche

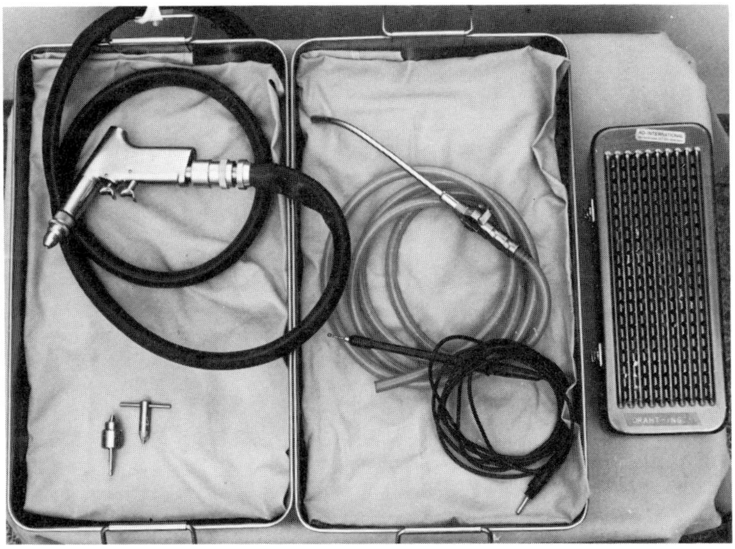

- Instrumentensiebe (allgemeine und Knochen-Cerclage-), Cerclage-Instrumente
- Bohrmaschine und Preßluftschlauch
- Bohrfutter und Schlüssel

3 Distale Humerusfrakturen (intraartikulär)

Beispiele
Distale kurze Schrägfraktur

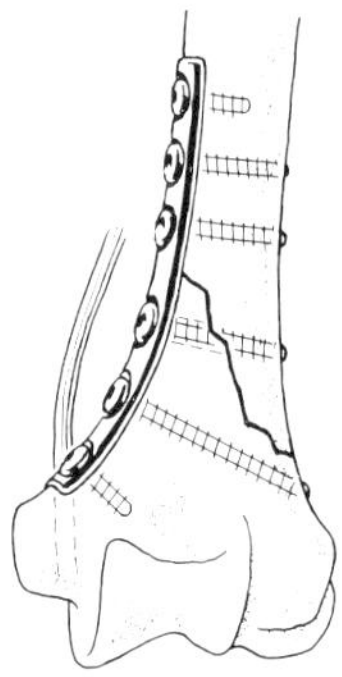

Intraartikuläre Trümmerfraktur

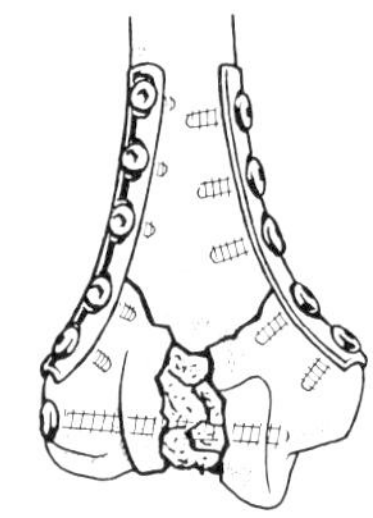

Vorbereiten der Instrumente

1. Allgemeine chirurgische Instrumente
2. Knochen-chirurgische Instrumente A und Cerclage-Instrumente (s. S. 298)
3. Grundinstrumentarium
4. Schraubenkassette
5. Reduziertes Kleinfragment-Instrumentarium
6. Kleine Bohrmaschine und Preßluftschlauch
7. Instrumentensatz mit Spongiosastößel und -meißel
8. Extra: Saugvorrichtung, Redon, Kauter

Beilage zu F. Séquin/R. Texhammar, Das AO-Instrumentarium

Instrumente für OP mit breiter DC-Platte

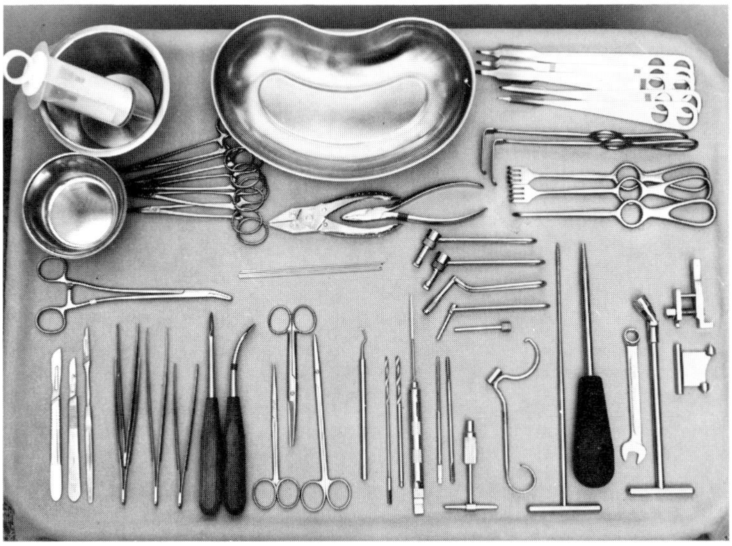

- Messer, Pinzetten, Scheren
- Raspatorien (mittlere und breite), scharfer Haken
- Bohrer 3,2 und 4,5
- Gewebeschutzhülsen 3,5 und 4,5
- Gewindeschneider 4,5 und Griffstück
- Steckbohrbüchse 3,2/4,5
- Zielgerät mit Spritze
- Schraubenmeßgerät
- Schraubenzieher
- DCP-Bohrbüchsen (neutr. + exz.)
- Plattenspanner (groß od. mit Gelenken)
- Bohrlehre für Plattenspanner
- Kardanschlüssel und Gabelschlüssel
- 5 bis 10 Gefäßklemmen
- Kirschner-Drähte, Flachzange, Drahtbiegezange
- Einzinkhaken, Knochenfaßzange
- Scharfe Haken, Knochenhebel verschiedene Größen
- 2 runde Schalen, Nierenschale
- Gcfäß und Spritze für Spüllösung

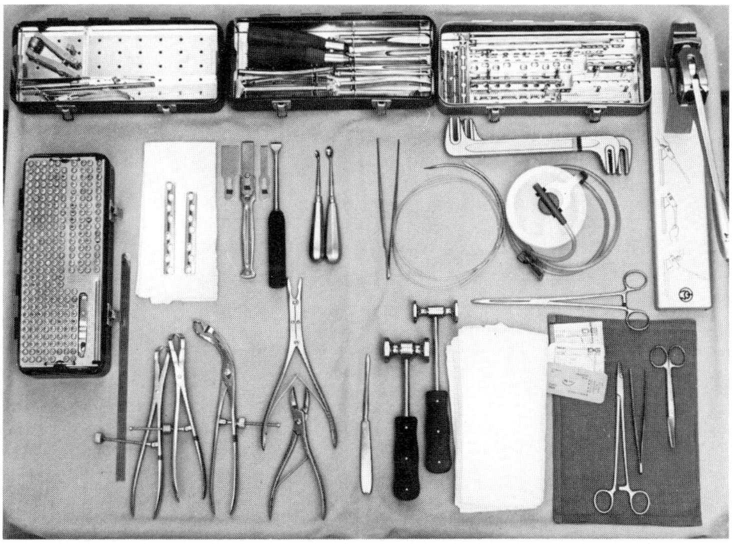

- Grundinstrumentarium
- Schraubenkassette, Plattenkassette
- Instrumentensatz mit Spongiosastößel und Meißel
- Hohlmeißelzange (mittel), scharfe Löffel
- Knochensplitterzange (mittel)
- Meißelgriff und Klingen, Hammer
- Elevatorium
- Metallmaßstab
- Repositionszangen (versch. Größen)
- Biegepresse und Schränkeisen
- Nahtmaterial, Nadelhalter, Pinzette, Schere
- Redonnadel, Drains, Redonflasche

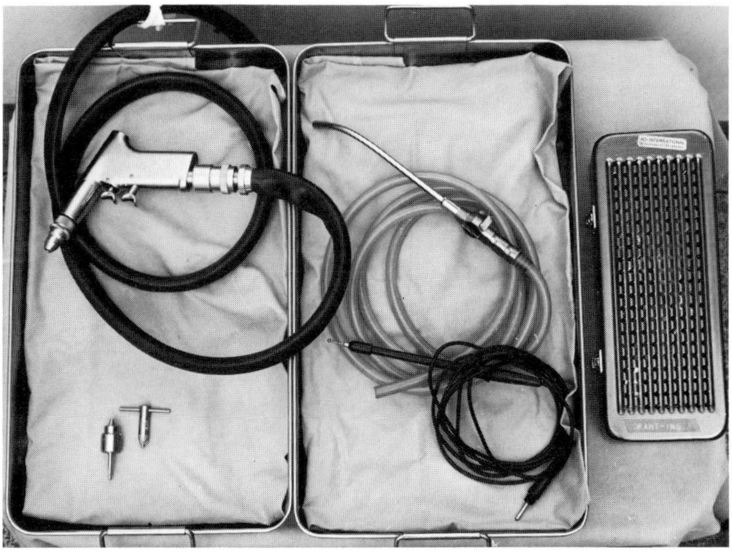

- Instrumentensiebe (allgemeine und Knochen-)
- Bohrmaschine und Preßluftschlauch
- Bohrfutter und Schlüssel

2 Humerusschaftfrakturen

Beispiele

Quere kurze Schrägfraktur

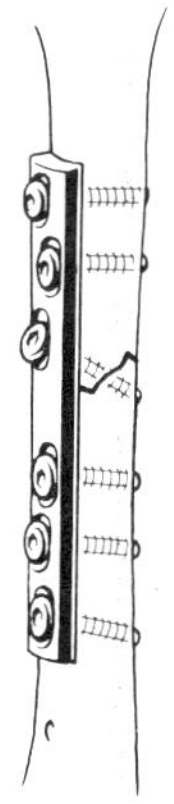

Trümmerfraktur mit kleinen Splittern

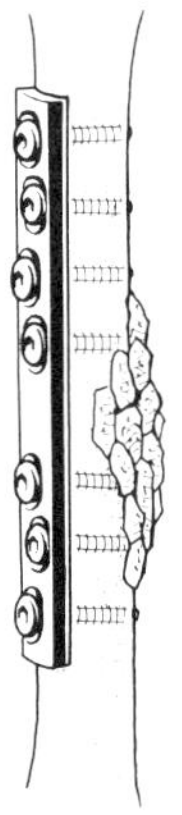

Vorbereiten der Instrumente

1. Allgemeine chirurgische Instrumente
2. Knochen-chirurgische Instrumente A und Cerclage-Instrumente (s. S. 298)
3. Grundinstrumente
4. Schraubenkassette
5. Plattenkassette
6. Biegepresse und Schränkeisen
7. Kleine Bohrmaschine und Preßluftschlauch
8. Instrumentensatz mit Spongiosastößel und -meißel
9. Extra: Saugvorrichtung, Redon, Kauter

Beilage zu F. Séquin/R. Texhammar, Das AO-Instrumentarium

Instrumente für OP mit Kleeblatt- oder T-Platte

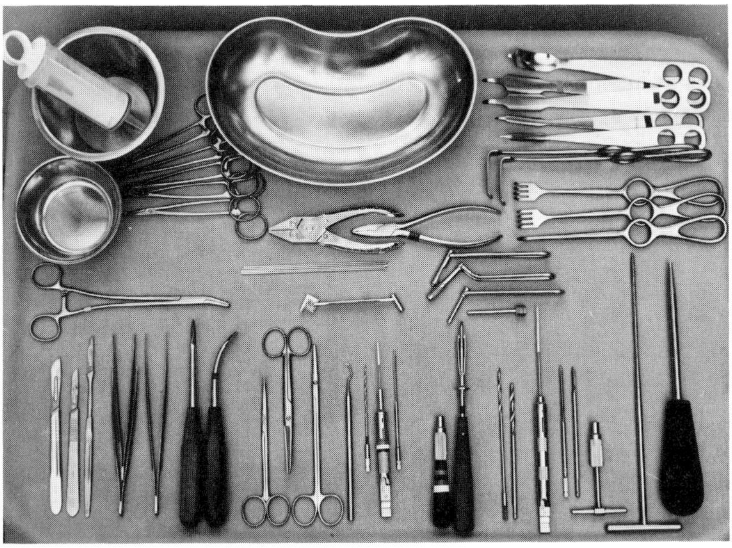

- Messer, Pinzetten, Scheren
- Raspatorien (versch. Größen), scharfer Haken
- Bohrer 2,0, 3,2 und 4,5
- Gewindeschneider 3,5 und 4,5 (kurz und lang)
- Griffstück und Handstück
- Gewindeschneider 6,5
- Gewebeschutzhülsen 3,5 und 4,5
- Steckbohrbüchse 3,2/4,5
- Plattenbohrbüchse 2,0 und 3,2
- Schraubenmeßgerät groß und klein
- Schraubenzieher groß und klein
- Kirschner-Drähte, Flachzange, Drahtbiegezange
- 5 bis 10 Gefäßklemmen
- Einzinkhaken, Knochenfaßzange
- Scharfe Haken, Knochenhebel, versch. Größen
- Humeruskopf-Hebel
- 2 runde Schalen, Nierenschale
- Gefäß und Spritze für Spühllösung

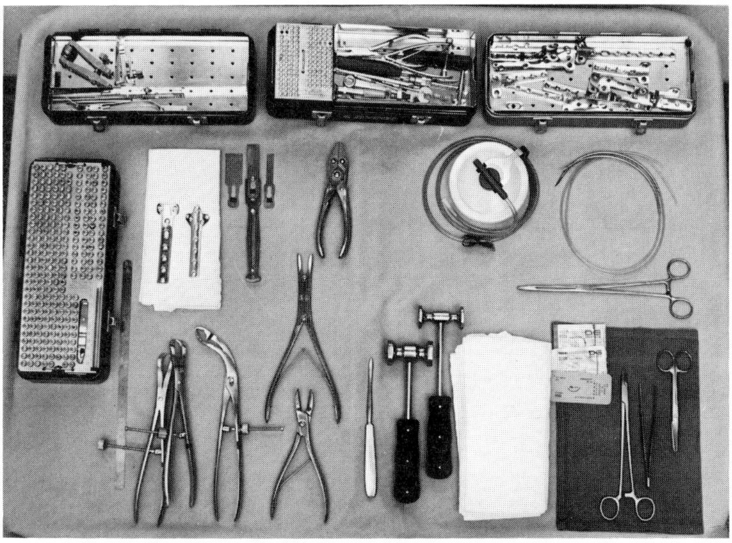

- Reduziertes Kleinfragment-Instr.
- Grundinstrumentarium
- Schraubenkassette, Plattenkassette
- Hohlmeißelzange (mittel)
- Knochensplitterzange (mittel)
- Meißelgriff und Klingen, Hammer
- Elevatorium
- Metallmaßstab
- Repositionszangen (versch. Größen)
- Nahtmaterial, Nadelhalter, Pinzette, Schere
- Redonnadel, Drains, Redonflasche

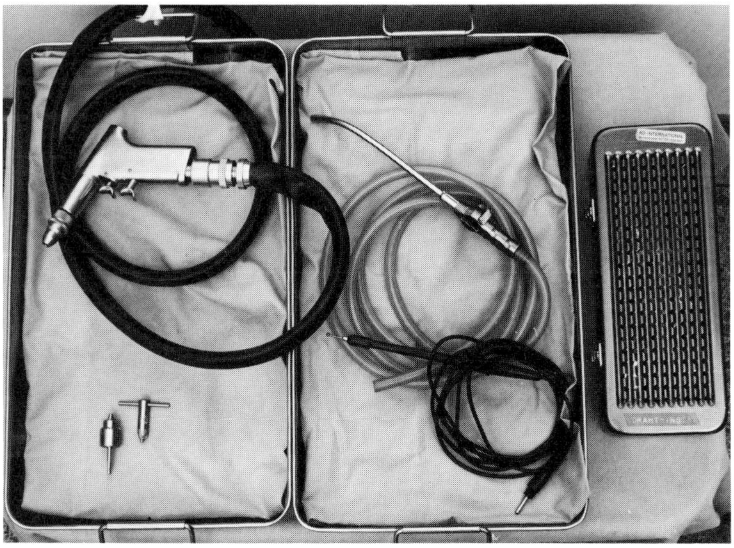

- Instrumentensiebe (allgemeine und Knochen-Cerclage)
- Bohrmaschine und Preßluftschlauch
- Bohrfutter und Schlüssel

1 Proximale Humerusfrakturen

Beispiele

Luxationsfraktur mit Dislokation des Humeruskopfes

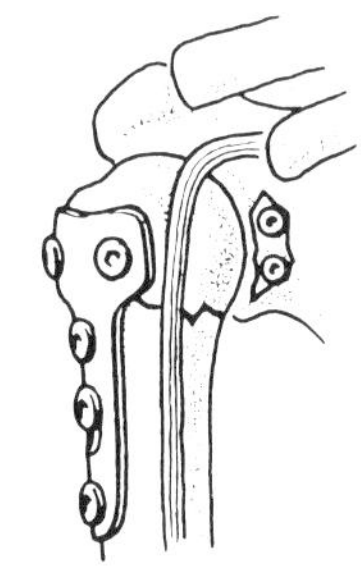

Mehrfragmenten-Bruch

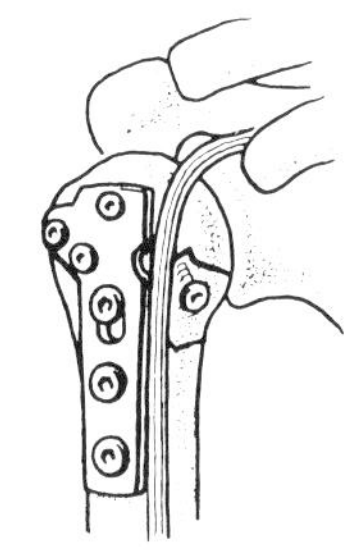

Vorbereiten der Instrumente

1. Allgemeine chirurgische Instrumente
2. Knochen-chirurgische Instrumente A und Cerclage-Instrumente (s. S. 298)
3. Grundinstrumentarium
4. Schraubenkassette
5. Plattenkassette
6. Reduziertes Kleinfragment-Instrumentarium
7. Kleine Bohrmaschine und Preßluftschlauch
8. Evtl. Instrumentensatz mit Spongiosastößel und -meißel
9. Extra: Saugvorrichtung, Redon, Kauter

Beilage zu F. Séquin/R. Texhammar, Das AO-Instrumentarium

In der Deckeltasche:

17 lose Arbeitsblätter mit Vorschlägen zum Auftischen der Instrumente für folgende Operationen

1 Proximale Humerusfrakturen
2 Humerusschaftfrakturen
3 Distale Humerusfrakturen (intraartikulär)
4 Vorderarmschaftfrakturen und Olekranonfrakturen
5 Distale Vorderarmfrakturen
6 Handfrakturen
7 Proximale Femurfrakturen und intertrochantere Osteotomien
8 Femurschaftfrakturen
9 Distale Femurfrakturen
10 Patellafrakturen
11 Tibiakopffrakturen
12 Tibiaschaftfrakturen
13 Distale Tibiafrakturen
14 Malleolarfrakturen
15 Fußfrakturen
16 Marknagelung am Femur
17 Marknagelung an der Tibia

Die Vorschläge für die Knochen-Grundsiebe A und B sind nur im Textteil des Buches abgedruckt, s. S. 298 und 300.